MENTAL HEALTH

제2판

정 신 건 강 론

박선환 박숙희 이주희 정미경 김혜숙 공저

양서원

2판 머리말

2008년 3월 초판을 시작으로 지금까지 많은 분들이 본 저서에 관심을 보여주시고 소중한 충고와 조언을 해주시는 등 고견을 주심에 진심으로 감사의 마음을 전한다.

최근 적응곤란, 정신과적 문제로 전문가의 도움을 받아야 하는 경우가 점점 늘어나고 있으며, 전 발달단계에 걸쳐 정신질환자의 비율이 증가하면서 정신건강에 대한 관심도 이전에 비해 훨씬 높아졌다. 국민의 정신건강증진을 위한 역할을 수행하기 위해 지역구마다 정신건강증진센터가 운영되고 있으며, 교육부는 학생들의 건강한 정서 · 행동발달을 지원하기 위해 학생정신건강증진협의체를 구축 · 운영하고 있다.

지난 8년여 동안 정신건강과 관련하여 주요 원리나 이론 등이 크게 달라지지는 않았지만 그동안 정신질환을 진단 · 평가하는 DSM-5®이 새로이 출간되어 기존의 관점 및 접근 등에 다소 변화가 있었고, 우리 사회에도 많은 변화가 있었다.

제2판에서는 초판의 총 6부, 10장으로 구성된 틀을 유지하되 이러한 학문적 · 시대적 흐름과 독자 분들의 고견을 반영하여 새롭게 제안 · 검증된 내용과 최신 자료들을 보완하는 데 역점을 두었다. 초판과 비교하여 수정 및 보완된 내용들을 간략히 요약하면 다음과 같다.

1장 정신건강의 의미에서는 정신건강에 영향을 미치는 뇌의 생리적 기능을 보완하였으며, 4장 정신건강과 적응에서는 스트레스 대처유형과 대처전략을 보완하였다. 6장 가정에서의 병리문제에서는 이혼가족뿐만 아니라 최근 우리 사회에 점점 많아지고 있는 다양한 가족형태(한부모가족, 재혼가족, 조손가족, 다문화가족)를 추가하여 포괄적으로 다루었으며, 7장 청소년기 병리문제에서는 최근 심각한 사회문제로 대두되고 있는 스마트폰 중독과 자살을 추가하여 심층적으로 다루었다. 8장 유아 · 아동 · 청소년기의 이상행동과 9장 성인기의 이상행동에서는 최근 발간된 DSM-5®을 토대로 전반적으로 재구성하여 수정 및 보완이 이루어졌다. 10장 심리치료에서는 인지행동치료법과 현실치료법, 심리극을 추가하여 보다 심도 있게 다루고자 하였다.

저자들로서는 각고의 노력으로 나온 책이지만 부족한 부분에 대해서는 앞으로도 독자 여러분의 아낌없는 충고와 조언을 기대한다. 끝으로 제2판이 나올 수 있도록 격려와 고견을 주신 독자 여러분과 양서원 박철용 회장님 이하 관계 직원 여러분께 진심으로 감사의 마음을 전한다.

2017년 2월

저자 일동

1판 머리말

21세기 정보사회를 살아가는 현대인은 급격한 사회변화와 이에 따른 사회구조 및 가족구조의 변화, 치열한 경쟁, 가치관의 혼란 등으로 인해 과거 그 어느 때보다 더 스트레스가 가중되는 환경에 노출되어 있다. 이러한 상황에서 정신적 안정이나 여유를 기대하기는 어렵게 되었고 이는 곧 개인의 적응곤란 문제로 이어져 정신질환의 발생비율을 높이는 결과를 초래하고 있다.

최근 자살이 급증하면서 심각한 사회문제로 대두되고 있고 학교부적응으로 학교를 중도 탈락하는 학생이 늘어나고 있으며, 청소년 문제는 양적으로 증가추세일 뿐만 아니라 질적으로도 흉폭화, 저연령화 경향을 나타내고 있다. 우리나라 청소년의 정신건강 문제는 매우 심각한 수준으로 서울대병원 소아정신과와 서울시가 2005년, 서울지역 초·중·고교생 2,672명을 대상으로 조사한 결과에 의하면 이들 중 958명(35.9%)이 정신장애를 겪고 있는 것으로 나타났으며, 두 가지 이상의 정신장애를 갖고 있는 학생도 354명(13.2%)이나 되는 것으로 나타났다.

이에 교육부는 초·중·고 학생을 대상으로 자살방지교육, 우울증과 자살을 초래하는 집단따돌림 등 학교폭력을 예방하기 위한 대책을 수립·실시하고 있으며, 기획예산처에서도 지역 정신보건센터를 현재 105개에서 2010년에는 230여 개로 늘리기로 한 바 있다.

환경이 변하면 모든 유기체는 환경에 적응해야지만 살아남을 수 있다. 인간이 환경에 어떻게 적응해 나가는가 하는 것은 곧 정신건강과 직접적으로 관련된다. 갈등이나 좌절, 스트레스와 같이 적응을 요하는 문제상황에서 합리적 방법으로 잘 적응하는 사람도 있지만 비합리적 방법을 사용하거나 적응하지 못하여 문제를 일으키는 경우도 종종 있다.

'건강한 신체에 건강한 정신이 깃든다'라는 말도 있지만 '정신건강이 신체건강의 근본'이라는 점 또한 현대의학에서 강조되고 있다. 경제수준의 향상으로 생활수준이 높아지면서 사람들은 신체건강뿐만 아니라 정신건강에도 많은 관심을 갖게 되었고 정신건강에 관한 지식의 요구도 점차 증가하고 있다. 이러한 경향에 발맞추어 많은 대학에서 정신건강 강좌가 개설되었고 평생교육 측면에서 일반인을 대상으로 한 정신건강 강좌도 속속 생겨나고 있다.

이 책은 이러한 필요성에 입각하여 정신없이 바쁘게 살아가는 현대인이 정신건강에 좀 더 관심을 갖고 행복하고 건강한 삶을 영위하는 데 도움이 되었으면 하는 바람으로 집필하였다. 저자들은 대학에서 수년간 정신건강 관련 과목을 강의한 경험을 토대로 전공자는 물론 비전공자, 그리고 정신건강에 관심 있는 일반인도 정신건강을 보다 쉽게 이해하고 정신건강을 유지, 증진시키고 정신건강 문제에 효과적으로 대처할 수 있도록 실용적 지식을 담아내고자 노력하였다.

이 책은 총 6부, 10장으로 구성되어 있으며 각 장의 내용을 간추리면 다음과 같다. 1장 정신건강의 의미에서는 정신건강의 개념, 건강과 이상, 정신건강의 기초, 정신건강론의 성립과정을 개괄적으로 고찰하였다. 2장에서는 정신건강에 영향을 주는 개인 내적 요인으로서 유전적·신체적·심리적 요인을 중심으로 이들 요인이 개인의 정신건강에 미치는 영향을 살펴보았으며, 3장에서는 정신건강에 영향을 주는 개인 외적 요인으로서 가족, 학교, 사이버 환경, 물리적 환경, 종교, 스트레스 등을 살펴봄으로써 정신건강을 도모하기 위한 대처에 도움이 될 수 있도록 하였다. 4장 정신건강과 적응에서는 적응의 의미와 중요성, 스트레스 대처양식을 고찰하였으며, 5장 정신건강과 대처방법에서는 방어기제와 일상생활에서의 대처방법을 살펴보았다. 6장에서는 가정에서의 병리문제로서 가정폭력, 이혼을 다루었으며, 7장에서는 청소년기의 병리문제로서 학교폭력, 집단따돌림, 약물남용, 인터넷 중독에 관하여 그 원인과 형태, 바람직한 대처방안을 제시하였다. 8장 유아·아동·청소년기의 이상행동에서는 이상행동의 의미와 분류, 이상행동의 진단적 특징과 원인, 증상, 치료 그리고 임상적 관심을 요하는 문제를 다루었다. 9장 성인기의 이상행동에서는 성인에서 빈발하는 정신장애와 성인기의 임상적 관심을 요하는 문제로 대별하여 그 진단적 특징과 원인, 증상, 치료 등에 관해 살펴보았다. 10장 심리치료에서는 심리치료의 정의와 목표, 심리적 장애에 대한 이론적 배경과 심리적 장애를 보는 시각에 따른 다양한 치료접근법을 제시하였다.

이 책의 특징은 각 부마다 학습목표와 개관을 제시하여 각 장의 전반적 내용을 쉽게 알 수 있도록 하였으며, 가능한 한 이론과 실제를 병행하고자 노력하였다. 각 장의 끝 부분에 제시한 토론주제는 각 장의 주제와 관련된 내용으로서 집단토의를 통해 주제에 대해 보다 심도 있게 다루어 볼 수 있도록 하였다.

1장은 정미경, 2장과 3장은 박숙희, 4장과 5장은 김혜숙, 6장과 7장 및 10장은 이주희, 8장과 9장은 박선환 선생이 집필하였다. 저자들로서는 각고의 노력 끝에 얻어진 것이지만 독자들이 보기에는 부족한 점과 보완해야 할 점이 있으리라 생각된다. 향후 독자들의 아낌없는 충고와 조언을 기대한다.

끝으로 양서원 박철용 회장님 이하 관계 직원 여러분께 진심으로 감사의 마음을 전한다.

2008년 3월

저자 일동

제 1 부 정신건강의 이해

제 2 부 정신건강에 영향을 주는 요인

제 3 부 적응과 대처

제 4 부 현대사회의 병리

제 5 부 정신건강과 이상행동

제 6 부 심리치료

제1부

정신건강의 이해

학습목표

1. 정신건강의 정의와 조건을 이해한다.
2. 건강과 이상, 건강과 불건강, 정상과 이상의 차이를 명확히 알고 설명한다.
3. 정신건강의 생리적 · 심리적 · 환경적 기초를 이해하고 실생활에 적용한다.
4. 정신건강론이 전개된 시대적 배경과 성립과정을 이해하고 종합한다.

정신이란 말은 일상적 대화에서 흔히 사용하는 어휘이며, 겉으로 드러나는 육체와는 달리 인간의 내면적인 것으로서 사고하는 작용과 정서적 작용뿐만 아니라 대인관계에서 나타나는 모든 자질을 통틀어 말한다. 따라서 정신건강은 이러한 정신을 건강하게 유지하고 증진시키고자 하는 것을 말한다. 대체로 건강 또는 정상이란 말은 불건강 또는 이상과 대비해서 사용하는 말이지만, 그 차이는 엄밀하지 않고 이행하는 양적인 차이로 볼 수 있다. 즉 건강과 이상, 건강과 불건강 혹은 정상과 이상에 대한 개념은 어떤 입장에서 고려되느냐에 따라 얼마든지 달라질 수 있다. 따라서 보다 본질적이고, 가치적이면서 기능적 수준의 측면이 동시에 고려되어야 한다.

정신건강은 뇌의 영역별 기능과 아울러 이에 따르는 각 신경세포의 활동에서 일어나는 물질의 대사 등과 같은 생리적 요인과 밀접한 관련을 맺고 있으며, 개인의 동기와 정서 및 인간의 행복감, 효과적 대인관계, 성적 만족감, 현실 검증력, 신뢰감, 자아의 일체감 등과 같은 환경적 상황 역시 정신건강의 여러 가지 요인에 크게 영향을 미친다.

정신건강론의 역사는 인간에 대한 관점의 변천과 함께 변화되어 왔다. 정신질환에 대해 미신적 이해에서 벗어나 과학적 태도로 이해하려는 최초의 노력은 1793년 프랑스 비세르트 병원에 의사로 부임한 P. Pinel이 환자를 치료하기 위해 주위의 반대를 무릅쓰고 정신질환자의 묶여 있던 쇠사슬을 풀어 주어 자유롭게 산책하도록 하고, 편안하고 위생적 주거공간을 마련해 주면서 개방치료를 시도한 일이다.

제1장

정신건강의 의미

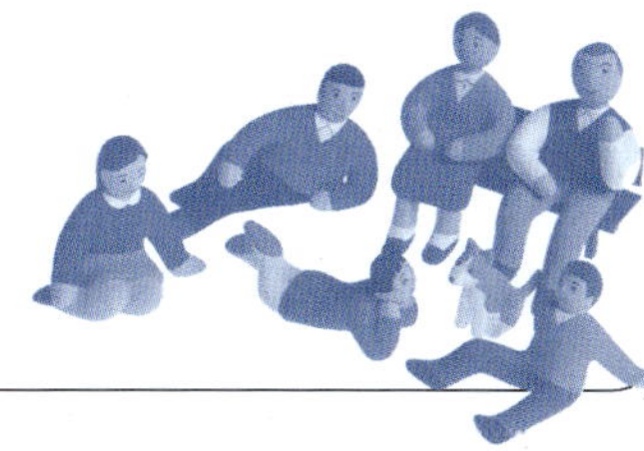

1. 정신건강의 개념

1) 정신건강의 개념

정신(精神)이란 말은 일상적 대화에서 흔히 사용하는 어휘로서, 정신과 관련하여 가장 많은 빈도로 사용하는 관용구는 '정신(을) 뽑다', '정신(을) 차리다', '정신(이) 나다', '정신(이) 들다', '정신(이) 빠지다', '정신(이) 좋다' 등이다. 이때 사용하는 정신이라는 말에 담긴 의미는 무엇인가?

국립국어원의 표준국어대사전(2015)에서는 정신이란 ① 육체나 물질에 대립되는 영혼이나 마음, ② 사물을 느끼고 생각하며 판단하는 능력 또는 그런 작용, ③ 마음의 자세나 태도, ④ (주로 일부 명사 뒤에 쓰여) 사물의 근본적 의의나 목적 또는 이념이나 사상, ⑤「철학」우주의 근원을 이루는 비물질적 실재. 만물의 이성적인 근원력이라고 생각하는 헤겔의 절대적 정신이 대표적이다. 라고 정의되어 있다. 이 정의에 의하면, 정신과 마음을 동일하게 보고 있음을 알 수 있다. 즉 정신은 겉으로 드러나는 육체와는 달리 인간의 내면적인 것으로서 사고하는 작용과 정서적 작용뿐만 아니라 대인관계에서 나타나는 모든 자질을 통틀어 말한다. 따라서 이러한 정신을 건강하게 유지하고 증진시키고자 하는 것이 정신건강이라고 말할 수 있다. 교육학 대백과사전(1999)에서는 정신적 건강이란 일상생활을 언제나 독립적·자주적으로 처리해 나갈 수 있고, 스트레스에 대한 통제력을 갖추고 있으며, 원만한 개인생활과 사회생활을 할 수 있는 상태를 말한다고 정의되어 있다.

흔히 정신건강(精神健康)은 정신위생(精神衛生)과 혼용된 채 두 용어가 거의 유사하게 사용되기도 한다. 그러나 엄격하게 구분한다면 정신위생이란 정신의학을 기초로 위생학적 지식이나 기술을 적용하는 것을 의미하며, 정신건강을 도모하고 정신질환을 예방하기 위해 필요한 원리나 지식을 말한다. 정신건강을 증진하거나 정신질환을 사전에 예방하기 위하여 필요한 조건을 구비하거나 활동을 수행하는 위생학의 한 분과이다. 정신건강과 혼용되고 있으나 정신건강을 위한 실천적 수단이 정신위생이라는 점에 차이가 있다(교육심리학용어사전, 2000). 즉 인간이 바라고 원하는 방향이 정신건강이라면, 정신건강을 유지하기 위해 스스로의 노력과 일상생활에서 최적의 적응과 원만한 인간관계를 유지해 나가기 위한 정신건강의 적극적이고 실천적인 자세가 정신위생이다. 이런 의미에서 볼 때 정신건강이란 정신적으로 건강하지 못한 상태의 예방 및 치료라는 소극적인 정신위생적 측면과 정신적으로 건강한 상태의 유지 및 향상이라는 적극적인 정신위생적 측면을 내포하고 있다.

미국 정신의학회에서는 "정신위생은 정신적 질환을 예방하고 초기에 치료를 통하여 정신질환을 감소시키며, 정신의 건강을 유지하고 증진시키는 방법"으로 정의하고 있다. 즉 정신적 장애와 정서적 장애로 야기되는 여러 가지 장애를 예방하고 나아가서 이를 치료하며 동시에 사람들이 자기와 사회에 보다 잘 적응할 수 있도록 정신의 건강상태를 관리하며 증진시키는 모든 활동이라고 할 수 있다.

또한 미국 정신위생위원회(National committee for Mental Hygiene)의 보고서에서는 "정신건강이란 다만 정신적 질병에 걸려 있지 않은 상태만이 아니고 만족스러운 인간관계와 그것을 유지해 나갈 수 있는 능력을 의미한다."고 정의 내리고 있다. 이것은 정신적 장애와 정서적 장애로 야기되는 여러 가지 장애를 예방하고 나아가서는 이를 치료하며 동시에 모든 종류의 개인적·사회적 적응을 포함하며, 어떠한 환경에도 대처해 나갈 수 있는 건전하고(wholesome) 균형적이며(balanced) 통일된(integrated) 성격(personality)의 발달을 의미한다. 즉 정신건강은 정신적으로 병적 증세가 없을 뿐만 아니라 자기 능력을 최대한 발휘하고, 환경에 대한 적응력이 있으며, 자주적이고 건설적으로 자기생활을 처리해 나갈 수 있는 성숙한 인격체를 갖추고 있는 상태이다.

따라서 정신건강 활동은 두 개의 영역으로 구분될 수 있다. 즉 적극적으로 정신의 건강을 유지하고 그 상태를 보전하고 향상시키려는 예방적 활동 분야와 정신적 혹은 정서적으로 장애를 받고 있는 사람들로 하여금 정신적 건강을 회복할 수 있도록 도와주는 소극적 활동 분야이다.

- 정신건강의 적극적 활동: 주로 정신적 적응을 증진시키며, 정신적 이상을 예방하는 각종 활동으로서 가정, 학교, 사회구성원의 정신건강 문제에 대하여 올바른 이해와 자세를 갖도록 지도하고 계몽하며 여가를 효율적으로 사용하도록 도와주거나 창조적 자기표현을 할 수 있는 기회를 마련하며 정신건강의 증진을 위한 기회를 마련해 주는 것이다.
- 정신건강의 소극적 활동: 정신질환의 증상을 파악하고 인식시켜 주며 초기에 환자를 발견하여 치료할 수 있도록 각종 정보를 제공해 주어 정신질환을 감소시키려는 임상적 활동이 주를 이루는 것이다.

한편 정신건강의 요소에는 자기통제, 성장추구, 자아존중, 스트레스에 대한 대처와 환경에 대한 적응 및 지배가 포함된다. 이와 같은 맥락에서 일부에서는 정신건강을 '적응'과 같은 뜻으로 사용하기도 하고, 적응이라는 말 대신에 '건전한 성격(healthy personality)'이라는 말을 사용하기도 한다. 따라서 정신건강 내지는 건전한 성격특성에 대해 학자들이 각각 어떤 규준을 제시하며 이를 어떻게 설명하고 있는지를 살펴보면 다음과 같다.

정신분석학(psychoanalysis)의 창시자인 S. Freud(1856~1939)는 건강이란 사랑할 수 있고 생산적인 일을 할 수 있는 능력에 있다고 보았다. 건강한 성격은 원초아(id), 자아(ego), 초자아(super-ego)의 세 영역이 조화를 이룬 상태를 의미한다. 즉 원초아, 자아, 초자아가 잘 통합되어 어느 한쪽에 치우치지 않으며 본능과 현실을 교섭하고 조화와 적응을 이룰 수 있을 만큼 강해져서 욕구 간의 갈등을 적절히 해결할 수 있는 사람이라고 보았다. Freud는 특히 유아기 및 아동기 초기를 성격구조 형성과정의 결정적 역할의 시기로 강조하고 있다. 그는 성격발달에 있어서 특히 5세까지의 초기 경험이 결정적인 영향을 미친다고 하였고, 그 이후의 성장은 대부분이 기본적 구조가 정교화되는 과정이라고 생각하였다.

C. G. Jung(1875~1961)은 정신분석 이론의 추종자였으나, 나중에는 떨어져 나와 분석심리학(analytic psychology)을 체계화하였다. 그는 성격 전체를 정신이라고 부르며, 이는 개인을 규명하고, 그 사회적・물리적 환경에 적응시키는 지침의 구실을 한다고 보았다. 또한 성격의 과업을 수행하는 에너지를 정신에너지라는 가설적 개념으로 설명하고 있다. 정신은 서로 관련되어 있는 수많은 체계와 수준으로 이루어져 있는데, 이를 의식, 개인무의식, 집단무의식으로 구별한다. Freud가 무의식을 인정하고 무의식에 의해 성격이 지배되고 통제된다고 본 것과 대비하여 Jung은 무의식에 바탕을 둔 목적성과 창조성을 강조하였다. 따라서 건전한 성격이란 무의식의 세력에 대한 의식의 감독과 지시를 통해 이루어진다고 보았다. 이는 의식의 세계와 무의식의 세계가 통합되고 양쪽이 모두 자유롭게 발달되도록 허용되어야 함을 의미하므로, 성격은 과거의 무의식적 경험에 의해 결정될 뿐만 아니라 미래에 대한 목적의식에 의해서도 결정된다.

A. Adler(1870~1937)는 1911년 성에 관한 논쟁을 통해 기존의 Freud와 의견을 같이하던 데서 벗어나 사회적 관심 및 우월감 추구의 두 가지 본질적 개념 위에 자신의 개인심리학(individual psychology)을 발전시켜 나갔다. 이 외에도 인간의 자기신장, 성장, 능력을 위한 모든 노력의 근원이 열등감이며, 이런 열등감에 대한 보상적 노력이 결국 건강한 성격이라고 보았다. 즉 인간생활의 궁극적 목적은 '우월에 대한 추구'로 이는 전 생애를 통해 개인의 환경에 대한 적응능력을 좌우한다고 보았다. 이 우월에의 추구는 파괴적 경향과 건설적 경향을 취하는데, 전자는 신경증 환자에게서 나타나고, 후자는 심리적으로 건강한 사람에게서 나타난다.

H. S. Sullivan(1892~1949)은 성격이란 인간관계 상황을 떠나서는 관찰되거나 연구될 수 없다고 보아 성격을 "인간생활을 특징짓는 주기적 인간관계의 비교적 지속적인 유형"이라고 정의한다. 따라서 성격의 지배적 주체를 대인관계로 보았고, 그중에서도 특히 개인생활에 의미를 부여하고 타인에 대한 지각과 태도를 강조하고 있다. 한 개인이 타인과의 관계에서 지속적 만족과 안정을 이룰 수 있는 것은 그가 타인과 자기, 그리고 그들 사이에 이루어지는 모든 관계에 대해 명백한 이해와 사고를 가지고 있어야만 가능하다고 한다. 따라서 그는 정신적으로 건강한 사람은 타인과 현실적이고 통합적인 관계를 맺으며 행동한다고 보았다. 그리하여 궁극적 만족과 안정은 정확한 지각과 자기 자

신 및 타인에 대한 신념을 가질 때에만 이루어지는 것으로 보고 있다.

G. W. Allport(1897~1967)는 성격이란 각 개인의 정신적·신체적 체계 안에서 그의 특징적 사고와 행동을 결정해 주는 역동적 조직이라고 정의했다. 그는 건강한 사람은 그들이 볼 수 없고 영향을 미칠 수도 없는 무의식적 힘에 의한 통제나 지배를 받지 않으며 무의식적 갈등에 의해 조정되지 않는다고 했다. 무의식적 힘은 신경증 환자의 행동에 중요한 영향을 미친다고 믿었기 때문에 건강한 사람은 이상적이고 의식적인 상태에서 기능을 수행하고 자기를 지배하는 힘들을 잘 알고 통제할 수 있다고 보았다. 즉 건강한 성격을 가진 사람은 지각과 인식이 효율적이고 정확한 것이 특징이며, 과거에 속박받지 않으며 현재와 미래를 의도하고 추구한다고 하였다.

A. H. Maslow(1908~1970)와 C. R. Rogers(1902~1987) 등의 현상학적 이론가는 건강한 성격의 초점을 심리적으로 건강한 개인의 기능에 두고 있다. 지금-여기(here and now)를 경험한 건강한 성격을 가진 개인은 과거나 미래의 행동에 지나치게 얽매이지 않는다. 즉 새로운 경험에 대해 보다 개방적이고, 자신의 직관을 신뢰한다. 건강한 성격을 가진 개인은 세계와 가치에 대한 자신의 지각에 도전해 보는 사고와 생활방식을 가지고 있다. 또한 내적인 장점을 믿고 자신의 충동을 두려워하지 않는다.

2) 정신건강의 조건

(1) McKinney가 제시한 정신건강의 조건

McKinney는 정신건강을 내적 안정성으로 보았고 행복감, 활동성, 사회성, 통일성, 조화성, 현실세계에의 지향적응성, 자기책임성의 7가지 요인을 정신건강의 조건으로 제시하고 있다.

(2) Fenton이 제시한 정신건강의 조건

① 통일성과 일관성

통일성과 일관성은 인격체의 조화를 의미하는 것으로 감성과 이성이 잘 조화되고 균형 잡힌 건전한 성격의 측면을 말한다. 즉 인격이 조화롭고 환경에 적응적이어서 적절한 정서를 나타내게 될 줄 아는 것이다. 이는 일시적 갈등, 불안, 공포 등으로 고통을 겪다가도 곧 인격체의 평형을 회복할 줄 아는 능력이 있다는 것이다. 결과적으로 이러한 사람은 마음의 행복을 유지할 수 있고, 적응적이며 성공적인 성격을 소유한다.

② 자신에 대한 승인

자신에 대한 승인이란 자기 자신을 객관적으로 판단하고, 있는 그대로 수용하며, 자신의 한계를 받아들이는 것이다. 즉 현실적 원칙에 따르며 자신이 놓여 있는 현실을 인정하는 것이다. 자신에 대한 정당한 이해 없이 과대평가나 과소평가하면, 열등감이나 좌절감이 지속되며, 또한 자신의 잠재능력과 유용한 자질을 계발하지도 못하게 된다. 따라서 자신의 능력 조건을 올바로 파악하여 그 한계 내에서 최대한의 노력을 하는 것이 바람직하다.

③ 사회적 승인

인간은 사회적 존재이므로 사회 속에서 타인과의 정신적 유대와 협력 및 신뢰 관계가 이루어져야 한다. 즉 인기, 친화성, 지도성, 사회적 유능은 집단 내에서 바람직한 인간관계와 연관된다. 집단 내에서 자신이 맡은 일에 충실하고 성실히 노력하며 제 역할을 다할 때 자신의 지위가 확보되고 그 집단에서 꼭 필요한 성원으로 인정되며, 대인관계에서도 신뢰와 조화를 이룰 수 있다.

④ 사회적 승인의 유지

정신적으로 건강한 사람은 보다 바람직한 환경조성을 위해 노력한다. 따라서 사회적 현상을 중요시하고 자신의 요구나 욕망을 사회적 이상으로 정정해 나가는 것을 말한다. 현실에 맹종하거나 불평만으로는 건강회복이 불가능하다. 항상 이상을 가지고 이상실현에 노력하는 것이 건강한 생활이다. 즉 개인적 욕구만족에 매달리지 않고 자기계발과 사회적 이상실현을 위해 자신의 특성이나 능력을 최대로 발휘한다는 것이 생산적이며 자기실현적인 바람직한 삶이 된다.

(3) M. Jahoda가 제시한 정신건강의 조건

① 자아에 대한 태도와 성장

정신적으로 건강한 사람은 자기를 의식화하여 행동하고, 때로는 자아개념을 수정하기도 하며, 지아정체감을 갖고 있다.

② 성장·발달 그리고 자아실현

자아를 인정할 뿐만 아니라 성장과 발달을 하려는 욕구를 가지고 있으며, 궁극적으로는 자아실현의 동기를 갖고 있다.

③ 통합력

정신적으로 균형 잡혀 있고, 삶에 대한 통합적 노력을 하며, 스트레스 상황에서도 항상 안정된 행동을 한다.

④ 자율성

타율을 배척하면서 행동의 결정과정에서 자율적으로 행동하고, 독립적 행동에 대해 스스로 통제하는 자율성을 보인다.

⑤ 현실에 대한 왜곡되지 않은 지각

현실 지각능력이 정확하여 사물을 왜곡하지 않을 뿐만 아니라 현실에 대한 민감성도 갖추고 있어서 다른 사람에게도 보다 적절히 대응할 수 있으며, 적절히 자신의 감정을 주고받을 수 있다.

⑥ 환경의 지배

환경을 지배하려는 것이 아니라 환경의 지배를 받아 대인관계가 적절하고, 환경에의 적응능력 및 조정능력도 있어서 사랑할 수 있는 능력이 있고 문제해결에서도 효율성을 보인다.

2. 건강과 이상

어떤 상태가 정신적으로 건강하다고 하는지 명확히 한계를 설정하고 규정하기란 참으로 어렵다. 유교에서는 수(壽), 부(富), 강녕(康寧), 유호덕(攸好德), 고종명(考終命)을 오복이라고 하여 인간의 다섯 가지 행복으로 생각하였다. 이 가운데에서 강녕은 몸이 건강하고 마음이 편안함을 이르는 말로 강녕의 중심이 되는 우리말의 건강은 굳세고 아무 탈이 없음을 의미하는 건(建)과 편안하고 즐거움을 의미하는 강(康)이 어우러져 신체가 튼튼하고 아무 탈이 없으므로 편안하고 즐겁다는 의미로 받아들여져 왔다.

서양에서 건강을 의미하는 'Health'의 어원은 고어인 'hal'에서 유래되었는데, 이는 신체조건이 양호하다, 완전무결하다는 의미를 지닌 영어의 'whole'에 해당하는 용어로서 "신체상태가 완전하고 양호하다."는 의미를 지닌다. 어원을 중심으로 정의한다면, '건강'이란 질병이 없거나 허약하지 않은 상태라고 생각하기 쉽다(교육학 대백과사전, 1999).

그러나 1948년 세계보건기구(WHO)에서는 건강을 "단순히 질병에 걸리지 않았거나 허약한 상태가 아닌 신체적, 심리적, 사회적으로 양호한 상태"라고 선언하고 있다. 즉 건강이란 단순히 신체적 측면만이 아닌 심리적 · 사회적 · 도덕적 측면에서 올바른 조화와 균형을 유지하는 상태라고 볼 수 있다. 1974년 세계보건기구(WHO)에서는 변화되는 건강의식에 적합하도록 기존의 건강에 대한 정의를 수정 · 보완하여 "건강이란 다만 병이나 불구의 상태가 아닌 것만을 의미하는 것이 아니라 신체적, 정신적, 그리고 사회적으로 만족한 안녕의 상태가 유지되는 것이다."라고 하여 건강의 질에 대한 관심을 표명하였다.

이러한 측면에서 건강의 개념은 일상적으로 단지 질병이 없고 신체에 이상이 없는 것이라는 과거 협의의 개념으로부터 확대되어 신체적 · 정신적 · 정서적 · 사회적 측면뿐만이 아니라 더 나아가서 가치적 · 윤리적 측면까지도 포함하여 개인의 전인적 능력을 주위환경에 잘 적응시키면서 최대로 발휘할 수 있는 상태라는 광의의 개념으로 발전하고 있다고 할 수 있다.

대체로 건강 또는 정상이란 말은 불건강 또는 이상과 대비해서 사용되는 말이지만, 그 차이는 엄밀하지 않고 이행하는 양적 차이로 볼 수 있다. 즉 건강과 이상, 건강과 불건강 혹은 정상과 이상에 대한 개념은 다음에 제시된 바와 같이 어떤 관점에서 고려되느냐에 따라 얼마든지 달라질 수 있다. 따라서 보다 본질적이고, 가치적이면서 기능적 수준의 측면이 동시에 고려되어야 한다.

1) 통계적 관점

지능, 신장, 체중 등과 같이 인간의 어떤 특성을 수량화했을 때 대부분이 [그림 1−1]과 같은 형태의 정상분포곡선(normal distribution curve)을 나타낸다.

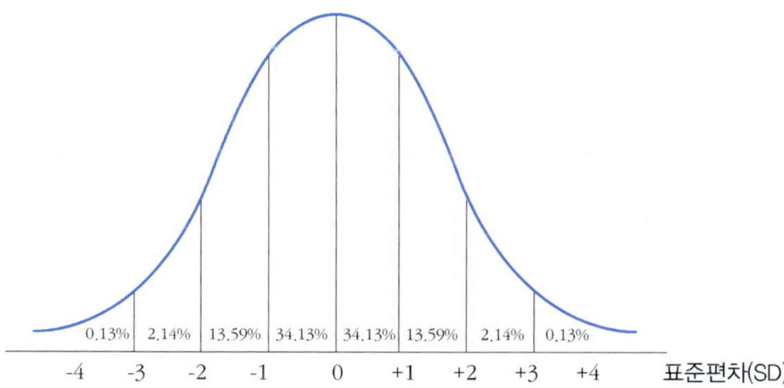

[그림 1-1] 정상분포곡선

정상분포곡선이란 종 모양의 좌우대칭형의 분포형태를 말하며, 분포의 중앙인 평균 쪽에 많이 밀집해 있고 평균에서 양방향으로 멀어질수록 분포 상태가 희박해진다. 이러한 통계적 관점에서 본다면 평균으로부터 이탈 정도가 정상과 이상을 구분하는 기준이 된다. 그런데 체중의 경우 대부분의 현대 여성은 많은 사람이 밀집해 있는 평균 체중을 유지하기보다는 분포 상태가 희박한 저체중을 선호하고 있다. 지금도 이와 같이 저체중을 유지하려는 많은 여성을 위해 수많은 다이어트 광고와 전략이 홍수를 이루고 있는 것을 볼 때 통계적 관점에서 정상과 이상을 결정짓는 것에는 한계가 있음을 알 수 있다.

2) 임상적 관점

몸이 아파 병원을 가게 되면 의사는 '어떻게 왔느냐'는 질문을 하면서 기초 체온과 혈압을 재곤 한다. 이는 평상시의 체온과 혈압을 유지하는 것이 정상이며, 그러지 못할 때는 이상을 의미하기 때문에 평상시와 다른 점을 임상적 측면에서 발견하려는 것이다.

병의 원인이 뚜렷이 나타날 때도 있지만, 정신적 문제와 관련된 경우 병의 원인이 불명확할 수 있고, 또 병의 원인이 동일하다 하더라도 그 증상은 다르게 나타날 수도 있다. 인간의 정신적 이상에는 불안, 환각, 망상 혹은 반사회적 행동과 같이 증상이 뚜렷한 경우가 있는가 하면 병리학적으로 이상이 없는데도 기능적으로 어떤 증상이 나타나는 경우도 있으며, 시대에 따라서 그 증상이 변화성을 갖기도 하기 때문에 많은 어려움이 있다(임승권, 1995).

그렇다면 정신과 의사가 환자를 대할 때, 가장 고민하는 것은 무엇일까? 바로 환자가 어떠한 상태에 있을 때 퇴원 허가를 해도 좋을지를 판단하는 일이라고 한다(차동엽, 2007: 250-251).

일본의 정신과 의사인 나카이 히사오 교수는 고심한 끝에 '정신건강의 기준'을 만들었다. '정신이 건강하다'는 증거라고도 할 수 있는 이 기준에 환자가 부합하면, 병이 회복되었다고 보고 퇴원 허가를 해 주어도 좋다는 지침 같은 것이었다. 이후, 이 기준에 합격한 환자에게서는 자살자가 나오지 않고 사회에 잘 적응하는 모습을 보였다고 한다. 나카이 교수가 생각한 '정신건강의 기준'의 일부는 다음과 같다.

① 싫은 일은 자연적으로 나중으로 미루는 능력
② 혼자서 있을 수 있는 능력, 또 둘이서 있을 수 있는 능력
③ 거짓말을 하는 능력
④ 적당히 타협하는 능력, 고집을 부리지 않는 능력
⑤ 하지 않으면 안 된다고 하는 기분에 대항할 수 있는 능력

생각보다 그리 특별하지도 요란스럽지도 않은 이 기준을 보고 '이게 정말 정신건강의 증거라고 할 수 있을까?'라는 의심이 들 수도 있다. 하지만 거꾸로 생각을 해보면 이런 능력을 다 갖춘 사람이 바로 평범한 정상인이라는 사실이다.

3) 사회 · 문화적 관점

“로마에 가서는 로마법을 따르라.”는 격언에서도 느낄 수 있듯이 어떤 사회 · 문화권에서는 지극히 정상으로 받아들여질 만한 행동이 다른 사회 · 문화에서는 이상한 행동으로 받아들여지는 경우가 흔히 있다. 예를 들어, 열대지방에서는 옷을 걸치는 것 자체가 몸에 땀을 발산하는 데 방해가 되므로 옷 대신에 몸에 장식하는 것을 선택하였다. 예를 들어, 마사이족은 귀에 커다란 구멍을 낸다. 열 살쯤 되면 귓불을 찢어 굵은 나무를 꽂아 구멍을 만들고, 쇠붙이를 매달아 귓불이 늘어나게 한 뒤 각종 구슬로 만든 장신구를 단다. 또한 아프리카의 수르마족 여자들은 입술에 끼운 원반의 크기가 미의 기준이 된다(전국지리교사연합회, 2011).

또한 세계 대부분의 나라가 같은 성끼리(남성 : 남성, 여성 : 여성)의 동성 결혼은 혼인의 실질적 성립요건을 만족하지 않는 것으로서 무효로 하고 있으나, 네덜란드와 벨기에는 동성 결혼을 합법화하고 있으며, 네덜란드는 2001년 4월 세계에서 처음으로 동성애자의 결혼 및 입양권을 인정한 바 있다. 이 외에도 덴마크, 포르투갈, 헝가리, 프랑스 등이 동성애자에게 법적 지위, 재산권 등을 인정하고 있다(조선일보, 2001). 이렇듯 정상과 이상의 구분을 사회 · 문화적 관점에 관계없이 일률적으로 적용하는 것에는 한계가 뒤따른다.

3. 정신건강의 기초

1) 정신건강의 생리적 기초

인간의 행동과 뇌 기능은 밀접히 관련되어 있다. 따라서 인간의 정신(마음)을 바로 알기 위해서는 행동에 미치는 뇌의 생리적 기능에 관한 이해가 선행되어야 한다(김이영 외, 2015: 52-54).

(1) 뇌의 생리적 기능

뇌의 평균 무게는 1.3kg 정도이며, 300억에서 1,000억 개의 신경세포들로 구성되어 있다. 인간의 뇌 중에서 복잡한 정신활동이 일어나는 부분이 대뇌피질이다. 대뇌피질은 대뇌를 둘러싸고 있는 3mm 정도의 두께로 이루어진 뉴런의 세포체로 된 층이다. 이 대뇌피질에서 고도의 감각과 지각, 운동과 기술, 사고력, 상상력, 언어활동이 일어난다. 대뇌피질은 다시 네 가지 영역, 즉 전두엽(이마엽, frontal lobe), 측두엽(관자엽, temporal lobe), 두정엽(마루엽, parietal lobe), 후두엽(뒤통수엽, occipital lobe)으로 나누어지고, 이 부분을 제외한 나머지는 연합영역으로 대뇌피질의 75%를 차지한다.

전두엽에는 근육을 통제하는 1차 운동피질이 있으며, 이 부분에서는 움직임을 계획하고, 계속 받아들이는 정보를 움직임과 통합하는 데, 부적절한 행동을 억제하는 데 중요한 역할을 한다.

측두엽에는 1차 청각피질이 있어, 청각을 처리하게 된다.

두정엽은 신체 각 부위에서 수용한 체감각 정보를 받아들이고 공간 내에서의 신체적 위치나 운동지각에 중요한 역할을 한다.

좌우 대뇌반구의 후두엽에는 1차 시각피질이 있다. 오른쪽 시야는 좌우 망막의 왼쪽에 상이 맺히고 왼쪽 시야는 좌우 망막의 오른쪽에 상이 맺힌다. 각 눈의 망막에서 나온 시각신경은 시각신경에서 교차한 후 각 망막의 왼쪽에서 나온 섬유는 왼쪽 뇌로, 각 망

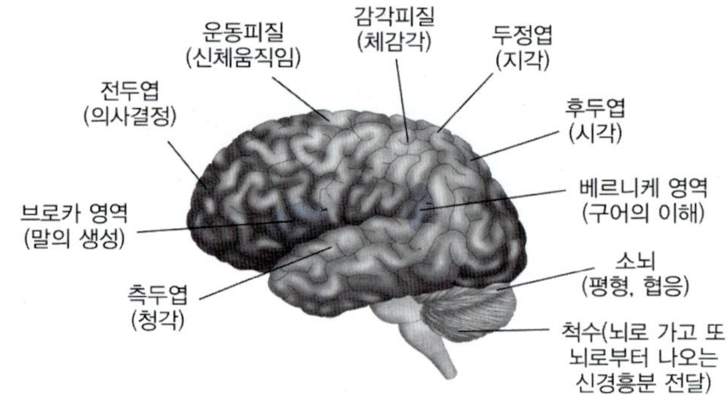

[그림 1-2] **대뇌피질**

출처: 김이영 외(2015: 52).

막의 오른쪽에서 나온 정보는 오른쪽 뇌로 도달한다.

뇌는 좌반구와 우반구로 나누어지는데, 대뇌반구는 축색다발로 이루어진 뇌량(corpus callosum)으로 연결되어 있다. 좌반구는 신체 우측의 정보를 받아들이고, 우반구는 신체 좌측의 정보를 받아들이게 되는데, 뇌량을 통해 좌반구와 우반구가 정보를 교환하여 세상을 하나로 지각하게 된다.

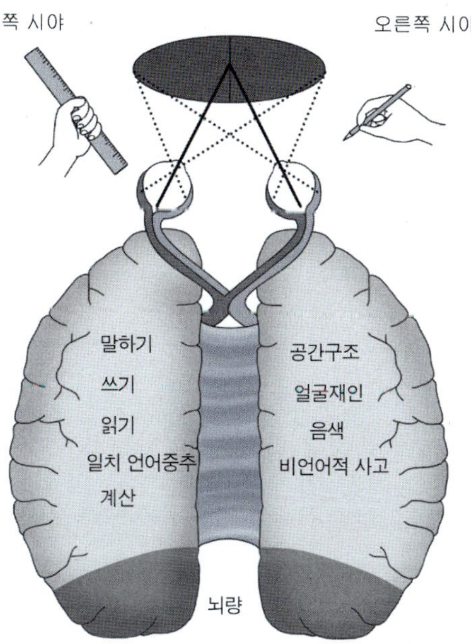

[그림 1-3] **대뇌반구의 기능**

출처: 김이영 외(2015: 53).

두 반구는 외형적으로는 비슷하게 생겼으나, 그 기능은 서로 다르다. 좌반구는 수학, 언어, 과학, 논리적인 기능을 주로 담당하고, 우반구는 음악, 미술, 공간지각, 직관적인 기능을 주로 담당한다. 따라서 어느 쪽의 반구가 손상되는가에 따라 외형적으로 나타나는 현상은 다르다. 특히 좌반구에는 언어중추([그림 1-2] 대뇌피질 참조)가 있어 언어능력을 가지고 있는데, 그중 브로카(Broca) 영역에 손상을 입게 되면, 말이 느려지고 발음이 명확하지 못하고 어눌해지고, 베르니케(Wernicke) 영역에 손상을 입게 되면, 말을 빨리 할 수 있고 발음도 명확하지만 전혀 말이 되지 않는 이야기를 하는 현상을 보인다.

(2) 정신과 신체의 관계

"건강한 신체에 건강한 정신이 깃든다."는 말이 의미하듯이 정신건강은 신체건강과 밀접히 관련되어 있다. 흔히 인간의 신체적 조건은 정신건강에 영향을 미친다. 예를 들어, 매우 피로할 때 작업능률이 저하된다든가 여성의 경우 월경 시나 임신 중의 감정상태 등은 신체적 조건과 정신이 밀접한 관계가 있음을 나타낸다. 또한 심리적·정서적 요인이 원인이 되어 신체적 질환을 야기하는 것을 정신신체장애(psychosomatic disorders)라고 하는데, 시험을 앞두고 배가 아프거나 손에 땀이 배는 등의 현상이 이에 해당한다. 즉 건강이란 자신의 몸과 마음을 사랑하는 데서 온다. 또한 정신과 신체의 관계를 알고 존중하며 책임지고 보살피는 데서 온다.

이와 같이 인간의 정신(마음)과 신체(몸)의 관련성을 찾으려는 노력은 과거 수세기 동안 계속되어 왔다. 즉 인간 자체의 생물학적 속성인 신체와 철학적 속성인 정신에 관해 주로 사색적 기술이 이루어져 왔으며, 이 심신의 관계에서 인간을 지배하는 법칙을 찾고자 했던 것이 심신관계론이다.

인간의 이러한 상호 기능적 성질에 대해 고대 철학자들은 다음과 같이 논의를 하고 있다.

심신일원론(psycho-physical monism)의 Aristoteles(384~322 B.C.)는 사물의 실체와 영혼의 실체가 생명현상 속에 통합된다고 보았다. 즉 심신은 별개의 존재가 아니라 동일한 존재의 양면이라고 보았다.

심신이원론(psycho-physical dualism)의 Platon(427~347 B.C.)은 영혼의 실체와 사물의 실체는 분리된 것으로 인간은 영혼과 육체의 능력을 아울러 갖추고 있다고 보았다.

이와 같은 철학적 사색에도 불구하고 아직 인간의 신체적 기능의 어디부터가 정신이냐 하는 것을 분명히 밝히기는 어렵다. 예를 들어, 피부의 감각신경을 통해 추위와 더위가 감지됨과 동시에 "매우 춥다", 혹은 "매우 덥다"라는 것을 느끼기 때문에 그 한계가 불분명하다. 이것은 구분하기 어려운 정신신체 현상이며, 인간행동의 대부분이 이러한 것들이다.

이와 관련하여 우리는 흔히 생각이 많은 사람을 보고 "오만 가지 생각을 다한다."고 말한다. 그런데 미국의 유명한 심리학자이며 동기부여가인 Shad Helmstetter는 『Self

Talking』이라는 책에서 인간의 생각에 대한 통계를 말했는데 사람들은 하루에 깊이 자는 시간을 빼고 20시간 동안에 5~6만 가지 생각을 한다고 한다. 중요한 사실은 이러한 생각 가운데 75%인 3~4만 가지 생각은 자신의 의도와 상관없이 저절로 부정적 방향으로 흐른다는 것이다. 그런 까닭에 우리는 행복보다는 불행을 더 많이 생각하고, 긍정적이고 적극적인 사고보다는 부정적이고 소극적인 시각으로 자신을 바라보며 세상을 평가한다. 문제는 우리가 부정적이고 소극적인 생각이 깊어지면 깊어질수록 심한 스트레스와 우울증에 빠지게 되는 까닭에 어떻게 해서든지 부정적으로 흐르기 쉬운 3~4만 가지 생각을 긍정적으로 바꾸어서 기쁜 마음이 들도록 만들어 주어야 하는데, 일상생활에서 손쉽게 할 수 있는 방법이 웃음이라는 것이다. 심리학자인 Tomkins의 '안면 피드백 가설(facial feedback theory)'에 따르면, "얼굴 표정의 모습이 감정을 일으킨다."라고 한다. 곧, 웃는 얼굴은 즐거운 기분을 만들고 화난 얼굴은 불쾌한 기분을 일으키며, 그에 따라 억지로라도 웃는 게 좋다는 것이다(새전북신문, 2005. 2. 14).

2) 정신건강의 심리적 기초

인간행동을 이해하기 위해서는 무엇보다도 인간의 동기와 정서를 이해하는 것이 중요하다.

(1) 동기

동기(motivation)란 개인으로 하여금 어떤 목표를 추구하도록 행동을 이끌어 가는 내적 충동상태이다. 어원적으로 동기란 움직인다는 의미로 라틴어 movere에서 유래되었으며, 인간의 행동을 일으키는 근원적 힘으로 이해되고 있다. 즉 인간의 행동을 일으키고, 이끌고, 지속시키게 하는 내적 상태가 동기이다. 이는 내적 정신 에너지로서 또는 정신적 힘으로서 인간이 목표를 달성하는 데 도움을 주며, 세 가지 속성을 내포하고 있다.

- 동기의 발생적 기능: 동기가 유발된다는 것은 목표를 향해 움직인다는 것이다. 동기는 목표 혹은 대상이 존재하기 때문에 행동이 선별적으로 일어난다. 즉 행동을 하게끔 하는 작용이며, 시발적 기능이라고도 한다.

- 동기의 방향적 기능: 동기는 목표가 있는 방향으로 움직이는 경향성이 있다. 즉 동기란 내적 힘이라는 뜻이며 동시에 행동을 규제하고 제어하는 방향타의 기제가 존재한다는 것을 말한다.
- 동기의 강화적 기능: 동기는 행동의 원동력이 되어 행동을 강화시킨다. 강도가 약하면 그 행동은 지속되지 않고 감소하거나 소멸하며 강도가 강해야 그 행동은 지속된다.

동기이론의 역사적 배경은 동물이나 인간행동은 본능에 의해 결정된다고 주장한 Darwin의 본능론(instinct theory)에서 시작되었다고 볼 수 있다. 즉 본능론이란 인간도 동물과 마찬가지로 생리적 압력에 의해 동기화되기 때문에 인간행동의 동기는 통제할 수 없는 것이라고 보는 것이다.

본능을 최초로 심리학적으로 규정한 학자는 W. James(1890)이다. 그는 "사전에 학습한 일도 없고 결과에 대한 통찰도 없이 어떤 목적을 달성하는 것"과 같은 행동을 본능적 행동이라고 하였다. 그 후 본능 개념은 Thorndike에 의해 발전되었는데, 그는 유전적 연구를 통해 행동에 있어서 본능의 중요성을 강조하였다.

동물이 갖고 있는 본능과 마찬가지 차원의 본능을 인간에게 적용한 최초의 심리학자인 McDougall(1908)은 인간의 본능을 여러 개로 구분하였다. 그는 본능을 인간정신의 가장 근원적인 것으로 인정하였으며, 모든 행동의 근원이라고 생각하여 사회적 행동까지도 본능으로 보았다.

정신분석학자인 S. Freud 역시 행동은 생득적 힘에서 나온다고 하였다. 그는 성 행동에서 표현되는 삶의 본능(eros)과 공격행위의 바탕이 되는 죽음의 본능(thanatos)이 행동을 결정한다고 믿었다. 본능은 무의식적인 것이지만 강력한 동기적인 힘이 있다. 이와 같은 본능론은 인간에 대한 이성적 개념으로부터 동기적 관점으로의 변화에 영향을 주었다. 그러나 복잡한 인간의 행동을 설명하기에는 너무 많은 본능이 필요했으며, 어떤 특정한 행위를 간단히 본능으로만 설명하는 것은 행위에 대한 진정한 원인을 충분히 설명해 줄 수 없다는 비판이 제기되면서 본능론은 행동주의 심리학자에 의해 욕구(drive)의 개념으로 대치되었다. 욕구란 개체의 신체적 결함이나 결핍으로 인한 기, 갈, 성욕, 피로, 배설, 체온 보존 등과 같은 행동을 의미하는 말로서, 인간 동기의 근원을 내부의 생리적 욕구(need)에 있는 것으로 보았다.

인간의 동기과정을 설명하는 이론으로는 행동주의이론, 인지주의이론, 인본주의이론이 있다.

행동주의 동기이론은 인간의 관찰 가능하고 측정 가능한 객관적인 외현적 행동에만 관심을 두었기 때문에 외재적 동기만을 관심의 대상으로 삼았다. 즉 특별한 사고과정 없이 인간행동의 힘과 방향이 결정된다는 관점을 취하므로 내적이며 관찰 불가능한 동기를 구체적으로 연구하기에는 한계가 있었다. 따라서 특정 행동을 유발시키는 보상이나 벌의 종류 등 외적 조건에만 관심을 두었다.

이에 따라 신행동주의의 대표적 학자인 C. Hull(1951)은 사람의 모든 행동이 욕구나 충동으로 인한 긴장을 감소시키는 방향으로 진행된다는 욕구감소이론(drive reduction theory)을 제안했다. Hull에 의하면 욕구에는 1차적 또는 기본적 욕구와 2차적 또는 학습된 욕구가 있나. 전자는 생리적인 디고난 욕구로서 배고픔, 목마름, 고통 회피, 하등동물에서의 성충동 등이 있고, 후자는 경험을 통해서 배운 욕구로서 돈에 대한 욕구, 좋은 물건에 대한 욕구, 권력에 대한 욕구 등이 있다. 이와 같이 형성된 이차적 욕구는 충동을 감소시키는 방향으로 행동을 유발시킨다. 이때 자극에 대한 반응은 감소된 추동으로 인해 자극과 반응에 대한 강화가 습관적으로 발생하게 되며, 이처럼 자극과 반응 간의 짝 지어지는 정도를 습관강도(habit strength)라 한다. 신행동주의에서 설명하는 동기란 내면적 추동과 습관강도와의 함수관계로 나타나는 반응경향성으로, 외적 보상을 동기로 개념화한 전통적인 행동주의와 차별화된다.

이는 인간의 활동적이고 역동적인 측면을 보다 적절하게 이해할 수 있는 수단을 제공하기는 했으나, 인간을 수동적으로 보는 행동주의적 관점에서 완전히 벗어나지 못했다는 비판을 받고 있다. 특히 인간의 많은 행동이 욕구감소이론으로 설명하기에는 어려운 경우가 있다. 예를 들면 사람들이 공포영화를 보는 것을 좋아하거나, 놀이공원에서 보기만 해도 아찔한 자이로드롭을 타고 낙하할 때 평소 중력의 4배의 중력을 느끼거나 밧줄에 몸을 묶고 번지점프(bungee jumping)를 즐기는 젊은이에게는 두려움 자체가 즐거움이 될 수 있다는

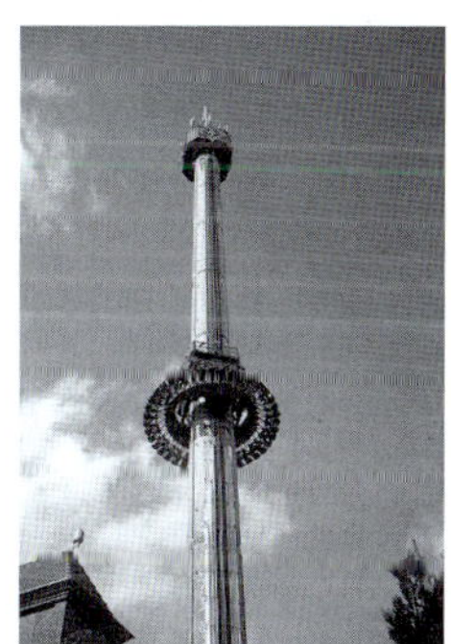

것을 보여주고 있다. 그러나 욕구감소이론의 틀 안에서는 두려움이라는 것은 사람이 감소시키기를 원하는 욕구로 간주된다.

동기에 관한 인지주의 관점에서는 인간을 능동적이고 적극적으로 사고하는 이성적 존재로 본다. 인지주의 동기이론을 대표하는 것은 귀인이론(attribution theory)이다. 귀인이론은 성공이나 실패에 대해 자신의 행동에 대한 원인을 귀속시키는 경향성에 관한 이론이다.

귀인이론의 대표적 학자인 Weiner(1986)는 성취 관련 상황에서 성공과 실패에 대한 원인으로 가장 많이 귀인하는 것으로 능력(ability), 노력(effort), 운(luck), 과제의 난이도(task difficulty) 네 가지 요소를 들었다. 또한 지각된 성공과 실패의 원인을 통제소재(locus of control), 안정성(stability), 통제가능성(control ability)이라는 세 차원으로 분류하였다.

〈표 1-1〉 귀인 차원에 따른 귀인 분류

귀인 차원	능력	노력	운	과제의 난이도
통제소재	내부	내부	외부	외부
안정성	안정적	불안정	불안정	안정적
통제가능성	통제 불가능	통제 가능	통제 불가능	통제 불가능

원인의 통제소재(locus of control) 차원이란 원인의 출처를 묻는 것으로, 성공과 실패의 원인을 학생 자신(내부)에서 찾느냐 아니면 환경(외부)에서 찾느냐와 관련되는 것이다. 예를 들면, 능력과 노력은 학습자 자신에게서 발생된 것이기 때문에 내적 차원으로 분류되고, 학습과제의 난이도와 운은 학습자의 외부에서 발생된 것이기 때문에 외적 차원으로 분류된다. 여기서 통제소재란 자아존중감(self-esteem)과 연관이 있다. 만약 성공이나 실패가 내적 요인에 귀인된다면, 성공은 자아존중감을 증진시키고 이에 따라 동기를 높이겠지만, 실패가 내적으로 귀인되면 자아존중감은 감소될 것이다.

안정성(stability) 차원이란 시간이 경과하거나 상황이 바뀌어도 항상성을 가지는 요인이냐 아니면 상황에 따라 수시로 변할 수 있는 불안정한 요인이냐를 근거로 해서 원인을 구별한다. 능력은 시간과 상황이 바뀌어도 크게 변화하지 않기 때문에 비교적 안정적 요인으로 간주된다. 그러나 노력, 운은 상황에 따라 언제든지 변할 수 있기 때문에 불안정한 요인으로 분류된다. 따라서 안정성 차원은 미래에 대한 기대와 관련이 있다. 만약 학생이 자신의 성공 혹은 실패를 교과의 난이도와 같은 안정된 요인에 돌린다면 이후에도 그 교과에 대한 안정적 결과를 기대할 것이다.

통제가능성(controllability) 차원이란 학습자의 의지에 의해 통제될 수 있느냐 없느냐의 문제로 통제 가능 또는 통제 불가능 차원으로 분류된다. 노력은 학습자 의지에 따라 통제되므로 통제 가능한 차원으로 분류하지만 능력, 운, 과제의 난이도는 의지와는 무관한 것이므로 통제 불가능한 차원으로 분류된다.

한편 인본주의 심리학자는 인간 자체를 연구의 대상으로 삼아 전체적 접근을 시도하였다. 따라서 개인의 지각과 내부적 요구에 대한 반응에 초점을 맞추고, 전체로서의 인간 혹은 자아를 중시하여 중심개념으로 자아개념(self-concept)을 강조하였다.

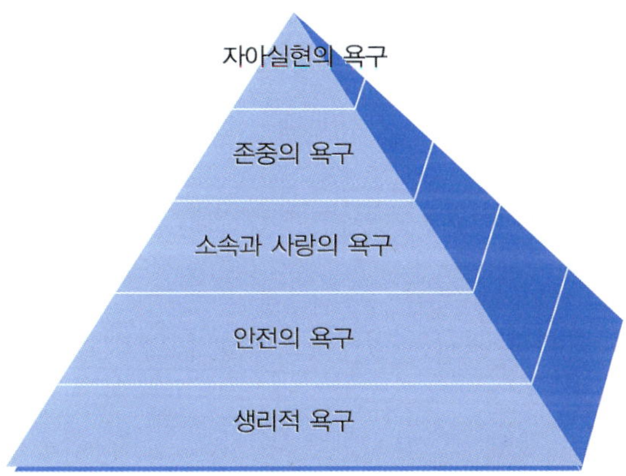

[그림 1-4] Maslow의 욕구위계설

인본주의 심리학을 대표하는 것으로는 Maslow(1954)의 욕구위계이론(hierarchy of need theory)을 들 수 있다. Maslow는 [그림 1−4]와 같이 인간의 행동을 활성화시키고 지시하는 것으로서 생리적 욕구, 안전의 욕구, 소속과 사랑의 욕구, 존중의 욕구, 자아실현의 욕구를 제안하였다. 이러한 5가지 인간의 본능적 욕구는 하위 단계의 욕구가 어느

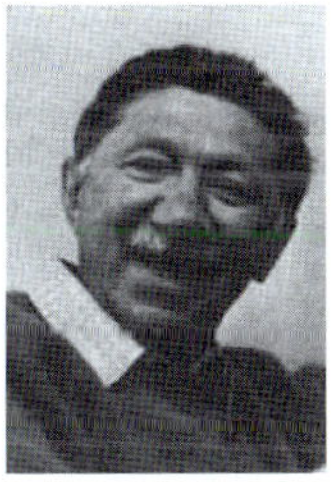

Maslow

정도 충족되어야 비로소 상위 단계의 욕구가 활성화되며, 궁극적으로 자아실현에 도달한다는 욕구의 위계이론을 정립하였다.

(2) 정서

정서(emotion)가 무엇인지를 한마디로 정의하기란 매우 어렵다. 왜냐하면 정서란 개인적이고 주관적인 성질을 지니고 있기 때문이다. 그래도 대다수의 심리학자는 정서라는 것이 여러 가지 요소, 즉 신체적 감각을 포함한 생리적 변화, 이러한 감각에 대한 주관적 인식과 의미 있는 해석, 그러한 인식이 외현적 행동으로 나타날 수 있다는 높은 가능성 등으로 구성되어 있다는 점에 동의하고 있다. 근본적으로 정서는 우리를 행동하게끔 동기를 부여하는 힘을 가지고 있는 외적 표현과 내적 감각과 관련된 복합적 인식 상태이다. 즉 어떤 학자는 정서를 일종의 동기라고 하고, 다른 한편에서는 정서와 동기는 전혀 다른 생리심리학적 과정이라고 보기도 한다. 다만 동기를 언급할 때는 주로 목표지향적 활동에 초점을 두는 반면, 정서를 논의할 때는 그 행동에 수반되는 주관적인 감정적 경험에 초점을 둔다. 따라서 정서란 내·외적 자극에 의해 유발된 주관적 심리 상태이다. 정서는 상태정서(state emotion)와 특질정서(trait emotion)로 구분할 수 있다.

① 상태정서

자극이 없어지면 그에 따른 정서는 없어지고 새로운 자극에 따라 새로운 정서가 유발되는 일시적 심리과정

② 특질정서

정서적으로 안정되어 있다든지 불안정하다든지 하는 등 자극이 없더라도 개인이 항상 지니는 개인의 정서적 특성

이처럼 정서를 한마디로 명확히 정의하기가 어렵기 때문에 정서를 연구하는 심리학자는 정서와 관련이 있다고 여겨지는 뇌, 자율신경계통의 기능 및 내분비선의 활동 등을 연구하였을 뿐만 아니라 정서적 경험에 대한 분석과 정서의 발달에 따른 분화 등에 관심을 가졌다.

Darwin도 일찍이 정서라는 것이 주로 진화과정에 있어서 생존하려는 각성에 대한 유전적 반응이라고 주장한 바 있다. 이처럼 정서의 기본적 역할은 유기체가 각자 자신을 방어할 수 있도록 깨우쳐 주고 기동성 있게 해 주는 것이다. 정서가 어떻게 이러한 역할을 하는지에 대한 설명은 각각의 정서이론에 따라 다소 차이가 있다.

의식의 기능을 최초로 연구한 미국의 심리학자인 W. James(1884)와 덴마크의 생리학자인 C. Lange(1885)는 거의 동시에 정서 자극을 지각하는 순간에 근육과 자율신경계가 반사적으로 반응하고, 대뇌가 이 신체반응을 지각하는 것이 정서라고 주장하였다. 따라서 이 두 사람의 견해를 합쳐서 James-Lange 이론이라고 한다. 즉 James-Lange 이론이란 정서자극에 대하여 신체·생리적 변화와 행동반응이 먼저 오고, 이것이 대뇌로 진달되이 특정 정서를 경험한다는 것이다. 상식적 설명으로는 슬프기 때문에 운다고 하지만, James-Lange 이론은 울다 보니 슬퍼진다는 것으로 유기체가 정서유발 자극을 지각하면 그에 대한 신체반응을 일으키고, 그 신체반응의 결과가 대뇌에 전달되어 정서적 느낌을 의식하게 된다는 것이다. 예를 들어, 당신이 아무 생각 없이 거리를 걷고 있을 때 오토바이를 탄 사람이 순간적으로 스쳐 지나가는 아슬아슬한 상황을 상상해 보자. 아마 부딪치는 위험한 순간을 모면하기 위해 자신의 몸을 피한 후에 "아휴, 깜짝이야." 하며 놀라는 자신을 발견하는 경우를 생각해 볼 수 있을 것이다.

James와 Lange의 "울다 보니 슬퍼진다."라는 견해와는 달리 "우는 것과 슬픈 것"이 동시 과정이라고 보는 견해가 Cannon-Bard 이론이다. 이들은 정서의 의식적 느낌과 신체변화는 인과관계에 있는 것이 아니라, 두 구성성분은 외부자극에 의하여 동시적으로 나타나는 동반적 성분이라고 해석하고 있다. James와 Lange와는 달리 생리학자인 W. Cannon(1927)은 정서에서 중심저 여한을 하는 것은 뇌의 시상이라고 생각했다. 즉 환경으로부터 정서를 유발시키는 자극은 시상에 전달되며, 이 시상은 다시 대뇌피질과 신체의 여러 부위에 정보를 보내어 정서적 경험과 신체적 변화를 동시에 유발시킨다고 주장하였다. Cannon의 이러한 주장은 Bard(1934)에 의해 확장되어 Cannon-Bard 이론이라고 부른다. 이처럼 Cannon과 Bard는 정서의 원천이 중추신경조직에서 비롯된다는 것을 알아냈다. 정서만 전담하는 특정한 뇌 중추는 없지만, 정서에는 우리의 정신과 육체와 관련된 생리적 변화의 복잡한 조직망과 관련이 있음을 알게 된 것이다. 즉 이들에 의하면 인간은 동시에 느끼고 행동한다고 볼 수 있다.

Schachter는 정서경험은 자율신경계의 각성과 각성에 대한 인지적 해석이라는 두 요인에 달려 있다고 보았다. Schachter는 정서는 각성에서 비롯된다는 James-Lange의 이론에 동의하면서 정서경험이 달라도 각성 패턴은 다르지 않다는 Cannon-Bard의 이론도 수용하였다. 그는 이 두 이론을 절충하였지만, 이와는 달리 사회적·환경적 요인을 더 강조한다.

Schachter는 한 가지 흥미 있는 실험을 하였다. 에피네프린(epinephrine)은 교감신경계를 흥분시켜 각성상태를 일으키는 호르몬제로서 강한 정서적 흥분상태와 같은 생리적 변화를 일으킨다. 피험자에게 새로 개발한 비타민의 효과를 알아보기 위한 실험이라고 설명한 후 집단 1에게는 "이 약물의 부작용으로 호흡이 가빠지고 심장이 뛰는 부작용이 있을 것이다."라고 설명해 주고, 집단 2에게는 부작용에 대한 거짓 정보를 제공하였다. 그리고 집단 3에게는 아무런 정보도 주지 않았다. 집단 4에게는 에피네프린 대신 포도당을 주사하고 아무런 정보도 주지 않았다.

이들은 주사를 맞고 난 후 두 명씩 한 방에 있게 되었다. 이때 둘 중의 한 명은 실험조수였다. 이 상황에서 가짜 피험자 역할을 하는 실험조수가 행복하고 즐거운 행동과 화난 행동 중 하나를 연기하였다. 행복하고 즐거운 행동을 연기하는 가짜 피험자는 신나는 몸짓으로 종이비행기를 만들어 날리거나, 종이를 뭉쳐 쓰레기통에 던져 집어넣는 등의 놀이를 하자고 피험자에게 제의하였다. 화난 행동을 연기하는 가짜 피험자는 실험에 대한 불평을 하고 결국은 설문지를 찢어 버리며 실험실을 나가 버렸다.

이러한 일련의 실험상황이 일방거울을 통해 관찰되었다. 그들이 보여주는 행복이나 분노의 정도가 기록되었고, 후에 피험자에게 자신이 느낀 분노나 행복의 정도를 평가하도록 요구하였다. 그 결과 〈표 1-2〉와 같이 자신이 맞은 주사가 무엇인지, 왜 자신에게 신체적 변화가 일어나는지 정확히 알고 있는 집단 1은 실험조수의 행동에 의해 영향을 받지 않았는데, 집단 2와 집단 3의 피험자들은 실험조수의 행동과 일치되는 정서를 느낀다고 보고하였다. 집단 4는 에피네프린 주사가 아닌 포도당 주사를 맞았기 때문에 생리적 각성이 없었으므로 실험조수의 정서를 따라 경험할 이유가 없었다. 이러한 것을 볼 때 똑같은 생리적 각성이 주변 상황을 어떻게 해석하는지에 따라 행복한 정서로 또는 화를 내는 정서로 달리 경험된다는 것을 알 수 있다.

〈표 1-2〉 에피네프린 실험

상황 단서	피험자 집단			
	집단 1	집단 2	집단 3	집단 4
	에피네프린 투여	에피네프린 투여	에피네프린 투여	포도당 투여
	약의 부작용 알려 줌	거짓 정보 줌	아무 정보 안 줌	아무 정보 안 줌
유쾌한 가짜 피험자	정서경험 없음	즐거워 함	즐거워 함	정서경험 없음
화가 난 가짜 피험자	정서경험 없음	화를 냄	화를 냄	정서경험 없음

3) 정신건강의 환경적 기초

현대사회의 급속한 변화는 불가피하게 인간의 신체와 정신에 많은 영향을 미친다. 예를 들어, 결혼, 이혼, 가까운 사람의 죽음, 이사, 전학 등으로 생활환경의 변화를 경험하게 되면, 인간은 당혹하게 되고 때로는 방향감각을 상실하기도 한다. 그러나 동시에 새로운 생활과제와 싸워 나가는 가운데 성장을 경험하는 계기가 마련되기도 한다. 이처럼 생활과 환경의 급속한 변화는 피할 수 없는 것으로 보이고 그에 따른 변화 또한 피할 수 없는 것으로 생각된다. 따라서 정신건강과 환경은 밀접한 관계에 놓여 있고, 정신건강에 대한 문제에서 환경의 문제를 배제할 수 없다.

인간의 행동을 이해하려면 개체요인과 환경요인을 모두 고려해야 하는데, 인간의 사회화 과정을 위한 중요한 환경 단위로는 가정, 학교, 사회 등을 들 수 있다. 사람은 출생과 동시에 한 가정의 구성원이 되고, 일찍부터 부모-자녀 관계, 형제자매 관계를 통해 세상에 대한 기본적 감정을 발달시키게 된다. 따라서 그 속에서 생활하는 동안 부부관계, 부모-자녀 관계, 형제자매 관계, 고부관계 등의 관계 속에서 무수한 갈등과 문제가 표출될 수 있기 때문에 정신건강 측면에서 가정은 가장 중요한 환경 단위이다.

또한 학교는 누구나 거쳐야 할 교육기관이며, 학령기에는 가정에서 지내는 시간보다 더 많은 시간을 보내게 되는 생활터전이 된다. 학교에서의 교우관계, 사제관계를 통해 자아상, 가치, 성격이 형성되기도 하지만, 여러 가지 변화와 위기를 통해 적응상의 문제를 갖게 되는 곳이기도 하다. 뿐만 아니라 현대사회의 생활환경 역시 여러 가지 정신건강의 문제를 야기하고 있다.

이렇듯이 다양한 환경적 요인에 의해 건강과 행복이 좌우되지 않기 위해서는 자신의 환경에 대처하며 개인적 욕구를 충족시키는 과정으로 적응과 성장이 필요하다.

적응이란 환경에 대한 관계를 강조한 반면, 성장이란 개인 자신을 강조한다는 점에서 개념적 차이가 있다. 또한 적응이란 변화하는 환경에 자기를 맞추어 가는 과정인 현상유지를 강조하는데, 성장은 변화, 특히 긍정적이고 의미 깊은 변화를 강조한다. 즉 인간은 내적·외적 환경의 다양한 요구에 적응해야 하지만, 동시에 우리 자신을 발견하고 자신의 잠재력을 찾아내고 실현시켜야 한다. 이를 신체건강에 비유하자면, 적응은 질병이 없는 상태를 의미하고, 성장은 건강한 것 또는 건강해지는 것을 말한다. 질병이 없는 것은 건강의 조건이 되기는 하나, 그 자체는 소극적 의미의 건강이라 할 수 있다. 적극적 의미의 건강이란 특별히 병이나 아픈 데가 없는 현상유지 이상의 것으로서, 삶의 활력과 기운이 넘치는 상태를 포괄할 것이다.

이와 같은 의미에서 심리학자인 S. Jourard(1975)는 성장을 세 가지 단계로 나누어 설명하고 있다.

첫째, 변화를 인정하는 단계이다. 실제 인간은 항상 변화하고 있지만 보통 때는 그것을 의식하지 못하고 지나는 때가 많다. 그러다 어느 순간에 자신이나 환경이 달라졌다는 것에 대해 놀라움을 갖게 된다. 따라서 자기 자신 혹은 주위환경의 변화에 대해 의식을 가지고 인정할 때 성장이 시작될 수 있다.

둘째, 불안과 불만족의 단계이다. 물론 변화의 인식이 언제나 성장을 유도하는 것은 아니다. 많은 경우에 대체로 인간은 변화에 대해 방어적 반응을 하고 달라진 것이 하나도 없다고 믿고 싶어 한다. 성장의 이 단계에서는 불가피하게 불안과 불만감 그리고 괴로움이 따르게 된다.

셋째, 경험의 재조직 단계이다. 경험을 재조직한다는 것은 새로운 생각에 접했을 때 자신의 태도와 가치 등을 변화시키는 것을 의미한다. 전 단계의 불안이나 불만족에 이어 이 단계에서는 만족이나 자신감이 충만해지는 경향이 있다. 즉 나 자신을 다른 눈으로 바라보게 되고 깨닫게 됨으로써 한 단계 더 나아가 있는 자신을 발견하게 된다.

이상과 같이 Jourard가 서술한 성장의 과정을 보면, 성장은 보통 변화에 대한 내적 반응으로부터 시작되어 결국 행동과 성격을 변하게 하는 것이다.

4. 정신건강론의 성립과정

1) 정신건강론의 탄생기

정신건강론의 성립과정은 정신건강과 밀접한 관계가 있는 정신의학의 발달과정을 통해 살펴볼 수 있다. 고대에 있어서 정신병은 악마나 귀신의 장난이라고 생각하여 가혹한 대우를 받았고, 치료의 경우에도 초월적 힘을 빌려서 굿, 주문, 부적, 귀신 쫓기, 황홀 상태의 유도 등 마술적 내지 종교적 의식으로 나타났다. 따라서 이에 대한 치료는 악령이 빠져나가도록 두개골에 구멍을 뚫거나 환자를 때리거나 불에 태우는 등의 방법을 사용하였고 무당이나 기도사가 환자를 담당하였다.

그리스-로마 시대에는 자연과학적, 물질주의적 관념이 나타나 일반 질환에서뿐만 아니라 정신질환에 대해서도 관찰과 실험적 탐구가 시작되었다. 이는 Hippocrates(460~377 B.C.)가 간질발작과 같은 사람들의 이상행동이 뇌의 질병에서 비롯된다고 보았고, 이를 치료하기 위해 휴식, 목욕, 식이요법 등을 행해야 한다는 과학적 견해를 내세운 것이 중요한 계기가 되었다. 특히 그는 감각장애나 운동장애는 두부의 손상과 밀접히 관계가 있으며, 현대의 정신의학에 훨씬 앞서 꿈의 분석이 환자의 성격 이해에 도움이 됨을 주장하기도 하였으며 정신질환의 유전적 소인을 강조하기도 하였다.

중세시대 서구사회는 계몽주의 사조가 쇠퇴하고, 고대와 마찬가지로 미신이 꽃을 피우는 시대가 되었다. 이러한 결과로 정신장애인을 악마 신앙에 의한 배교자라 하여 종교재판에 의해 화형에 처하였다.

15세기에 이르러 점차 과학적, 인문주의적 사조와 인간 육체에 대한 존중사상이 철학자와 의사 사이에 퍼지기 시작하면서, 정신질환이 심리적 원인에 의해 생길 수 있다는 것과 정신기능도 자연적 법칙에 따른다는 견해가 나타나기 시작했다.

2) 정신건강론의 형성기

정신질환에 대한 인식은 18세기 후반에 이르러 계몽사상과 휴머니즘의 영향으로 비신적 이해에서 벗어나 과학적으로 연구되기 시작했다. 정신질환자에 대한 이와 같은 대우가 개선된 대표적 사건은 프랑스 혁명 이후 1793년 프랑스의 비세트르(Bicetre) 병원에 의사로 부임한 P. Pinel(1745~1826)이 환자를 치료하기 위해 주위의 반대를 무릅쓰고 정신질환자들을 묶었던 쇠사슬을 풀어 주어 자유롭게 산책하게 하고, 편안하고 위생적 주거공간을 마련해 주면서 개방치료를 시도한 일이다.

그의 치료방법은 마음을 고치는 의사(psychiatrist)로서의 치료자를 받아들이는 태도와 이해, 환자에 대한 존중과 친절, 직원과 환자와의 대화 및 설득, 운동, 오락 등이었는데, 이를 도덕적 치료(moral treatment)라고 불렀다. 그의 병원환경 개혁, 교육, 체계화된 운영과 임상기록을 통한 분류·진단 등 임상적 연구와 전통은 계속 발전하여 20세기에 개방병동정책(open ward policy)과 지역사회 정신의학 운동으로 발전하였다. 또한 J. E. D. Esquirol(1772~1840)은 이러한 Pinel의 노력을 계승하여 프랑스에 10개의 새로운 정신병원을 설립하여 인간적·도덕적 치료를 시작하였다.

19세기에 이르러서는 모든 질병의 연구에 있어 임상적 및 병리학적 방법이 주종을 이루게 되었다. 이 당시 E. Kraepelin(1856~1926)은 정신질환도 신체질환처럼 기술하고, 여러 정신질환에 대한 증상 표현, 경과, 예후, 병리소견 등의 관점에서 연구하고 분류하며 병명을 붙이게 되었는데, 이를 기술적 정신의학(descriptive psychiatry)이라고 한다. 그의 기술, 분류, 병명은 지금까지도 통용되고 있다.

3) 정신건강론의 확립기

20세기에 접어들면서 이 방면의 연구는 눈부시게 발전하였다. 이러한 자연과학적, 의학적 견해가 지배하던 때에 그 의학적 모델에 대비되는 제2차 혁명으로 불리는 정신역동적 모델(psycho-dynamic model)의 대표적인 정신분석학(psychoanalysis)이 발전하였다. S. Freud(1856~1939), C. G. Jung(1875~1961), A. Adler(1870~1937), K. Horney(1885~1952), E. Erikson(1902~1994) 등이 대표적이다. 이들에 의해 정신장애는 생물학적 근원뿐 아니라 무의식, 정서적 근원, 사회문화적 환경에 기인한다는 점이 밝혀졌다. 특히 생후 초기의 어릴 적 경험과 발달, 부모의 양육방법과 가정환경 그리고 사회환경이 정신장애의 유발과 밀접한 인과관계를 갖는다는 점이 강조되면서 정신장애에 대한 과학적 연구, 인도주의적 치료 및 환경적 변화에 의한 치료가 크게 발달하였다(장연집 외, 1997).

한편 심리학 분야에서 행동주의(behaviorism)의 발전은 정신의학에 크게 공헌하였다. I. Pavlov(1849~1936)의 고전적 조건형성 이론을 시작으로 B. F. Skinner(1904~1990)의 조작적 조건형성 이론 등의 학습 이론이 발전하였고, J. B. Watson은 이를 치료에 이용하는 임상적 응용을 시작하였다. 이는 현재 행동수정 등으로서 치료분야에서 큰 비중을 차지하고 있다.

이러한 역사적 과정은 20세기에 이르러 정신건강 운동의 모체가 되었으며, 이러한 운동에 직접 공헌한 것은 미국이었다. 특히 미국에서 정신위생 운동이 발전하는 데 실제적으로 공헌한 사람은 미국의 실업가인 C. W. Beers(1876~1943)였다. 그는 1879년 Yale대학 졸업 후, 사업에 종사하는 중 불안과 실의에 빠져 자살을 기도한 끝에 정신병원에 입원하였고, 정신장애로 인한 3년간 정신병원에서의 가혹한 체험을 바탕으로 『마음의 실체(A Mind That Found Itself)』(1908)라는 저서를 발간하게 되었다. 이는 그 당시 많은 사람으로부터 환영을 받게 되어 정신위생 운동(mental hygiene movement)이 시작된 기폭제가 되었다. 그는 정신병원의 조건 개선에 기여했고, 교육적인 노력을 통해 사회적인 요인들이 정신장애를 발생시킬 수 있다는 점을 강조하였다. 특히 W. James (1842~1910), A. Meyer(1866~1950) 등 당대의 유명한 정신과 의사에게 영향을 미쳐 1909년 미국 정신위생위원회(National Committee for Mental Hygiene) 결성에 기초를 마련하였으니 이것이 오늘날 정신건강 운동의 기원이다. 그 후 정신건강 운동이 세계 여러 나라에 전파됨에 따라 군소학회를 흡수·통합하여 국제정신건강협회(International Committee for Mental Hygiene)로 발전하도록 이끌었다.

1930년에는 이 위원회가 주최하여 제1회 국제정신위생회의(International conference on Mental Hygiene)가 워싱턴에서 개최되어 53개국 대표 4,000명이 참석하였다. 제2회 국제회의는 1937년 파리에서 개최되었고, 제3회는 1948년 런던에서 개최되었는데, 그 때 국제회의는 UNESCO, WHO 및 기타 UN 기관의 협력으로 세계정신보건연합(World Federation for Mental Health)으로 개조되어 정신건강에 관해 세계 모든 기관의 적극적 협력을 얻게 되었다. 그 후 1951년에는 멕시코시티에서 제4회 국제회의가 열려, 36개국에서 약 70개 단체가 참가하는 등 현저한 발전을 보였다.

C. W. Beers가 시작한 이 정신건강 운동의 초기 사업은 정신병원에서 정신질환자의 보호상태를 조사하고 그 수준을 향상시키는 것이었다. 그 후 미국이 제1차 세계대전에 참전하게 되자 정신위생위원회에서는 군대나 귀환병사를 위한 정신건강 운동에 노력을 기울였고, 종전 후부터는 그 활동이 정신장애의 치료와 예방을 위해 발전하기 시작했으며, 그 이후에는 환경에 적절하게 적응하지 못하는 사람뿐만 아니라 건강한 사람을 위한 정신건강에도 관심을 두어 오늘날에 이르고 있다.

4) 한국 정신건강론의 역사

한국에서는 20세기에 들어와 비로소 정신질환자를 위한 시설이 마련되기 시작하였다. 1913년 조선총독부 의원에 위생과 병실이 마련되었고, 1919년 종로구 당주동에 최초의 사립정신 위생시설이 설치되었는데, 그것이 바로 지금의 청량리 정신병원이다. 그 후 광복이 되면서 조선정신신경학회가 발족되어 오늘의 대한신경정신의학회로 이어지고 있다.

한국에서 정신장애를 일으킨 환자는 오랫동안 편견과 경멸의 대상으로 여겨져 왔으나, 오늘날 정신건강에 관한 일반 대중의 관심이 매우 증가되어 정신질환자에 대한 선입견도 차차 해소되어 가고 있다. 즉 정신병원 내에서의 정신건강 문제에서부터 사회 전체가 정신건강의 인식을 달리하여 예방문제로 생각하게 되었고, 더 나아가서 정신질환자의 치료와 사회 복귀를 위해서는 사회 전체가 참여해야 한다는 방향으로 인식이 전환되어 가고 있으며, 여러 가지 시설 면에서도 많은 발전이 이루어지고 있다.

헌법에서도 건강을 "모든 국민이 마땅히 누려야 할 기본적인 권리"라고 규정하고 있어 건강을 하나의 기본권적 개념으로 보고 있다. 또한 1959년 12월 30일 정신보건법이 제정되었고, 1997년 12월 구 정신보건법을 전문 개정하여 1998년 4월 1일부터 시행하고 있다. 2000년 1월 정신의료기관의 시설기준에 관한 조항이 개정되었고 2004년 1월 재개정이 이루어졌는데, 정신보건법령(2015)에 고시된 법 제정의 목적과 기본이념은 다음과 같다.

정신보건법

제1조(목적) 이 법은 정신질환의 예방과 정신질환자의 치료 및 사회복귀에 관하여 필요한 사항을 규정함으로써 국민의 정신질환 증진에 이바지함을 목적으로 한다.

제2조(기본이념) ① 모든 정신질환자는 인간으로서의 존엄과 가치를 보장받는다.

② 모든 정신실환자는 최적의 치료를 빋을 권리를 보장받는디.〈개정 2008. 3. 21〉

③ 모든 정신질환자는 정신질환이 있다는 이유로 부당한 차별대우를 받지 아니한다.

④ 미성년자인 정신질환자에 대하여는 특별히 치료, 보호 및 필요한 교육을 받을 권리가 보장되어야 한다.

⑤ 입원치료가 필요한 정신질환자에 대하여 늘 항상 자발적 입원이 권장되어야 한다.

⑥ 입원 중인 정신질환자는 가능한 한 자유로운 환경이 보장되어야 하며 다른 사람들과 자유로이 의견교환을 할 수 있도록 보장되어야 한다.

[시행 2015. 7. 29][법률 제13110호, 2015. 1. 28., 일부개정]

이와 같은 목적과 기본이념 위에서 정신보건법은 국민의 정신질환에 관한 국가와 지방자치단체, 정신보건시설의 설치 · 운영자 등의 책임에 관한 규정과 정신요양시설의 설치 · 운영, 정신질환자의 보호와 치료 등에 관해 상세한 규정을 두고 있다. 이는 현대사회에서 정신장애의 발생 책임을 그 가족에게만 돌릴 것이 아니라, 현대사회의 모순에서 시작되어 정상인의 정신건강을 해치는 많은 악조건의 제거와 개선을 위해 사회 전체가 참여해야 한다는 것을 의미한다.

따라서 보건복지부(2015)에서는 '4'라는 숫자가 우리 국민에게 액운을 따르는 불운한 숫자라는 오래된 편견이 있는 것처럼 정신질환 또한 편견의 질병으로서, 이러한 편견을 극복하려는 의지를 담아 대한신경정신의학회에서 1968년 5월 7일부터 기념하기 시작한 정신건강의 날을 4월 4일(1970)로 지정하게 되었다. 이는 정신실환에 대한 올바른 인식과 사회적 편견, 국민적 무관심에서 소외되어 있는 정신질환자와 그 가족에게 치료 · 사회복귀의 기회를 마련하고, 사회적 편견을 해소하며 국민의 정신건강 증진에 대한 관심을 촉구하려는 것이다.

또한 일상생활에서 정신건강을 증진시키기 위해 지켜야 할 10가지 수칙을 원로 정신과 전문의 100인의 추천을 받아 다음과 같이 제정하였다.

■ 정신건강 증진 수칙

① 긍정적으로 세상을 본다.

② 감사하는 마음으로 산다.

③ 반갑게 마음이 담긴 인사를 한다.

④ 하루 세 끼 맛있게 천천히 먹는다.

⑤ 상대의 입장에서 생각한다.

⑥ 누구라도 칭찬한다.

⑦ 약속시간엔 여유 있게 가서 기다린다.

⑧ 일부러라도 웃는 표정을 짓는다.

⑨ 원칙대로 정직하게 산다.

⑩ 때로는 손해 볼 줄도 알아야 한다.

[참고자료 1-1] OECD Health Data 2014

OECD Health Data 2014에 의하면 본인의 건강상태(주관적 건강상태 양호 비율)가 양호하다고 생각하는 비율은 다음과 같다.

- 2012년 우리나라 국민 중 본인의 건강상태가 양호(좋음, 매우 좋음)하다고 생각하는 비율은 33.3%로 OECD 평균 69.4%에 비해 상당히 낮은 수준이다. OECD 회원국 평균 건강상태가 양호하다고 응답한 비율은 남자 72.0%, 여자 67.0%인 반면, 우리나라는 남자 38.4%, 여자 28.2%로 남·녀 모두 매우 낮은 수준이다.
- OECD 회원국 중 일본(30.0%, 2010년)과 한국은 주관적인 건강상태가 양호하다고 생각하는 비율이 40% 미만으로 가장 낮으며, 뉴질랜드(89.3%), 캐나다(88.8%), 미국(87.5%), 호주(85.4%, 2011년)에서 가장 높다. OECD 모든 회원국에서 주관적인 건강상태는 남성이 여성보다 더 양호한 것으로 나타났다.
- 주관적 건강상태는 객관적 건강상태 이외에도 이를 해석하는 태도나 주관적 신념, 조사 질문과 답변범주 등의 영향을 받는다. 따라서 국가별 주관적 건강상태의 차이는 객관적 건강상태의 차이와 개인의 태도나 신념체계에 영향을 미치는 사회·문화적 차이의 결합으로 이해되어야 한다.
- 2012년 우리나라의 자살에 의한 사망률(자살률)은 인구 10만 명당 29.1명으로 OECD 평균(12.1명)에 비해 17.0명 높으며, 10년 연속 OECD 회원국 1위를 기록하였다. 우리나라의 자살률은 2009년까지 지속적으로 증가하다가 최근 3년간 다소 감소하는 양상을 나타냈다. 그러나 2012년 사망률은 2007년에 비하여 여전히 높은 수준이다.

〈우리나라의 자살에 의한 사망률 추이〉

	2003	2004	2005	2006	2007	2008	2009	2010	2011	2012
전체	28.1	29.5	29.9	26.2	28.7	29.0	33.8	33.5	33.3	29.1
남성	44.0	45.0	45.1	39.9	41.9	41.9	48.3	49.6	50.0	43.2
여성	16.5	17.7	18.6	15.9	19.3	19.4	22.8	21.4	20.2	17.8

- OECD 회원국의 평균 자살률은 남성 19.6명, 여성 5.5명으로 나타났으며, 모든 회원국에서 남성의 자살률은 여성에 비해 높다. 2012년 OECD 회원국 평균 자살률은 2007년 12.7명에 비하여 다소 감소하는 양상을 나타냈다.
- OECD 회원국 중 자살률이 가장 낮은 국가는 터키(1.7명, 2011년)와 그리스(3.9명, 2011년)이며, 헝가리(22.0명)는 우리나라 다음으로 가장 높은 지살률을 기록하였다. 자살에 의한 사망은 대부분의 국가에서 자살에 대한 부정적인 생각 때문에 낮게 추정되는 경향이 있다. 국가 간 자살률의 차이는 매우 크다.
- 자살을 시도한 이들 중 90% 이상이 심각한 우울이나, 양극성 장애, 분열병 등 정신장애 진단을 받은 적이 있다. 낮은 임금, 주류와 약물 남용, 실업과 미혼 등 사회적 맥락도 높은 자살률과 관련 있다. 우리나라는 고령인구 및 단독가구의 증가, 경제사회적 원인 등으로 자살률이 높아진다. 사회전반에 걸쳐 자살예방을 위한 생명존중 인식의 확산이 필요하다.

출처: 보건복지부(2014). OECD Health Data 2014

토론주제

1. 정신건강과 정신위생의 개념적 차이를 논의해 보자.
2. 건전한 성격특성에 관해 학자들이 어떤 규준을 제시하고 있는지 토의해 보자.
3. 정신건강과 생리적·심리적·환경적 문제는 어떤 관계를 갖고 있는지 토의해 보자.
4. 정신질환자에 대한 대우가 개선된 대표적 사건은 무엇이었는지 토론해 보자.

제2부

정신건강에 영향을 주는 요인

학습목표

1. 정신건강과 개인의 유전적·신체적·생리적 요인과의 관련성을 이해한다.
2. 가족, 학교, 사이버 환경, 물리적 환경, 종교 및 스트레스 요인이 정신건강에 미치는 영향을 이해한다.

정신건강에 영향을 미치는 다양한 변인에 관해 이해함으로써 개인의 정신건강 증진을 위한 적절한 대처방안을 마련하는 데에 도움이 될 수 있는 실제적 내용을 다루고 있다.

개인의 정신건강에 영향을 주는 요인은 매우 다양하며 복합적으로 상호작용하므로 어떤 특정 요인이 개인의 정신건강에 어떻게 작용하는지에 관한 인과관계를 명확히 설명하기는 어렵다.

제2부에서는 정신건강에 영향을 미치는 요인을 개인 내적 요인과 개인 외적 요인으로 대별하여, 제2장에서는 내적 요인으로서 유전적 요인과 신체적 요인, 그리고 심리적 요인을 다루고, 제3장에서는 외적 요인으로서 가족, 학교, 사이버 환경, 물리적 환경, 종교, 그리고 스트레스 요인으로 구분하여 고찰하고자 한다.

제2장

정신건강에 영향을 주는 개인 내적 요인: 유전적, 신체적 및 심리적 요인

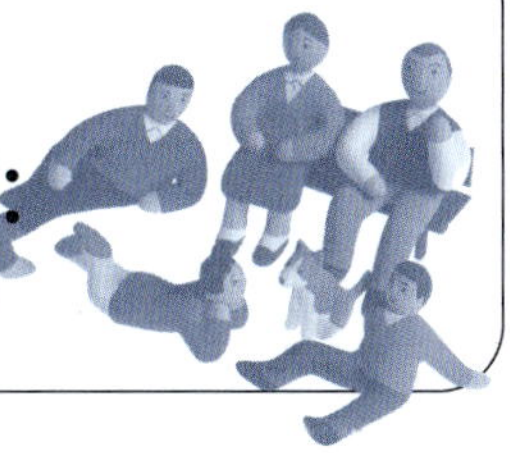

1. 유전적 요인

한 세대에서 다른 세대로 전해지는 생화학적 전달자를 유전자(genes)라고 하는데, 인간 모두가 서로 다른 이유는 서로 다른 유전자군이 유전되기 때문이다. 반대로 한 가족 내에서 매우 유사한 특질을 볼 수 있는 이유는 친척 간에는 혈연관계가 아닌 사람보다 더 많은 유전자를 공유하고 있기 때문이다. 수천 개의 유전자는 신체의 각 세포 핵 내에 있는 46개의 모든 염색체(chromosome)에서 볼 수 있다. 염색체는 23쌍이 작용하는데 각 쌍의 한쪽은 부모 중 어느 한 사람에게서 전달받는다. 특수한 유전자가 쌍을 이루고 이것이 사람의 특질을 결정하는 각 쌍들의 본질이 된다.

그러나 이러한 짝 짓기는 매우 복잡하다. 왜냐하면 어떤 유전자는 다른 유전자에 비해 우성을 발휘하는 반면, 다른 것들은 함께 '융합'되어 있기 때문이다. 따라서 유전적 전달은 모든 결과가 확률적인 복잡한 과정이다. 유전자의 복잡한 연합이 가능하기 때문에 자녀가 부모로부터 특별한 특질을 유전받은 것인지 아닌지는 확실하게 말할 수 없다.

유전적 과정은 많은 특질이 하나 이상의 유전자 쌍에 의해 통제되기 때문에 더욱더 복잡하다. 눈의 색깔, 머리색, 혈액형과 같은 특질은 단일유전자 쌍에 의해 결정되지만, 다른 특성은 많은 유전자 쌍의 복잡한 상호작용의 산물이다. 예컨대 피부색은 세 개에서 다섯 개 유전자 쌍의 상호작용에 의해서 결정되는 것으로 보인다. 자동적 반응 또는 정서적 기질과 같은 더욱 복잡한 개인적 속성은 더 많은 유전자 쌍의 혼합된 작용에 의존한다. 하나 이상의 유전자 쌍에 의해 통제되는 특질을 다인자적 유전(polygenic inheritance)이라고 한다(김시업, 1995: 172).

유전은 수정된 순간에 부모로부터 자녀에게 생물학적 형질이 전수되는 것을 뜻한다. 개개인의 인간적 특성은 유전자와 환경 사이의 상호작용의 결과이기는 하나 그 특성이 유전인자의 결합으로 나타날 때에는 유전된 것으로 간주하는 것이 통례이다. 그러나 유전은 선천적이란 말과는 엄격히 구별되어야 한다. 선천적이라 함은 유전인자에 의한 것이 아니라 태내환경에 의한 것도 지칭하는 말이다(임승권, 1993: 298).

흔히 유전이라는 말을 사용할 때에는 완전히 고정되어서 움직일 수 없는 의미를 가지고 있는 것처럼 생각하기 쉬우나 유전화 예후(prognosis)를 반드시 연결시켜 생각할 필요는 없다. 유전에 관한 연구의 역사는 매우 길다. 지금까지 알려진 바에 의하면 시각 및 청각장애의 경우는 멘델의 유전법칙에 의해 결정되며 여러 가지 크고 작은 결함도 유전인자와 밀접한 관계가 있다. 후각, 촉각, 통각의 차이도 유전적으로 결정되며 일반지능은 높으면서도 읽고 쓰는 능력에 결함이 있는 난독증(dyslexia)도 유전적 바탕에 기인한다. 근육위축, 신경위축과 같은 장애는 모두 단일 유전자에 의해 결정되며 단일 유전자는 지능이나 감정의 장애보다는 감각과 운동기능의 장애와 밀접한 관계가 있다.

언어기능의 장애, 지적장애, 그리고 정서적 장애의 증후를 수반하는 무도병(chorea)은 한 개의 우성 유전인자에 의해서 유전된다. 그러나 정신장애에 유전적 소질이 어떠한 영향을 주는지는 아직 뚜렷한 결론에 이르지 못하고 있다.

주로 쌍생아 연구와 경험적 유전 예후에 관한 정보를 통해 개인의 정서적 건강의 문제가 유전적 요인의 작용에 기인하고 있음을 설명하기도 한다. 쌍생아 간의 정신질환 일치율과 친족 간의 정신질환 발병률을 통해 정신건강의 문제에 유전적 요인이 크게 작용한다는 사실을 보여준다. 대개 쌍생아 연구에서는 정신건강의 문제에 있어서 일란성 쌍생아가 이란성 쌍생아보다 일치율이 더 높을 때 유전자적 요인이 더 크게 작용한 것으로 해석한다.

독일과 미국, 영국의 세 나라에서 보고한 자료에 의하면 조현병이나 조울증 모두 이란성 쌍생아의 일치율보다 유전적 정보가 더욱 일치하는 일란성 쌍생아의 일치율이 더 높은 것으로 나타났으며, 부모가 정신질환에 걸린 경우 자녀도 걸릴 확률이 다른 친족

중에서 나타날 확률보다 현저히 높은 것으로 나타났다.

최근 Zuckerman(1991)도 검사를 통해 신경증과 정신증/충동성의 일란성 쌍생아와 이란성 쌍생아 간의 검사점수 상관을 구하였는데, 그 결과에 의하면 서로 다른 연구를 통해 나타난 결과가 상당한 정도의 일치성을 나타낸다. 신경증과 정신증/충동성의 쌍생아 간 상관이 이란성 쌍생아 간의 상관보다 일란성 쌍생아 간의 상관이 더 높게 나타나며, 이러한 결과들은 정신건강의 문제에 유전적 요인이 작용한다는 사실을 뒷받침한다.

그러나 정신건강의 문제에 대한 유전적 원인설에 대해 만일 단일 유전인자를 통제할 수 있다면 결과는 달라질 수 있으므로(김시업, 1995: 173), 하나의 유전자가 모든 사람에게 똑같은 문제를 일으킨다고 볼 수 없으며 특정의 유전인자가 어떤 사람에게는 결정적으로 작용하지만 다른 사람에게는 그렇지 않다고 볼 수 있다. 즉 정신건강의 문제에 유전적 요인이 관여하긴 하지만 어떠한 유전인자가 결정적으로 작용하는지에 관해서는 아직 명확히 설명하기 어렵다.

2. 신체적 요인

비만이나 만성 신체질환과 같은 신체적 요인이 개인의 정신건강에 영향을 미칠 수도 있다.

비만은 에너지 섭취와 소비의 불균형에 의한 체지방의 과잉 축적 상태로 제2형 당뇨병, 고혈압, 고지혈증, 심혈관계 질환 등의 위험요인이 될 뿐만 아니라(대한임상비만학회, 2001), 열등감, 우울증, 의욕상실을 일으키기도 한다. Simon(2007)은 미국의 성인 9,000명을 대상으로 연구한 결과 우울증 등 기분장애와 불안장애의 경우 비만인 사람이 그렇지 않은 사람보다 25% 더 많이 보였다고 밝혔다(http://www.sciencemd.com).

비만이 열등감이나 우울증을 일으키게 되는 원인은 인간이 저마다 형성하게 되는 신체상(body image)과도 관련이 있다. 신체상이란 자신의 신체를 마음속으로 떠올려 보는 것으로(Gergen, 1971), Kalish(1975)에 따르면 신체상은 자아개념을 이루는 중요한 요소 중 하나이다. 그동안 많은 학자들은 신체상을 평가하기 위한 방법의 하나로 신체만족도를 측정하기도 하였는데, 신체만족도란 인간이 자신의 신체의 각기 다른 부분에 대해 만족 또는 불만족의 정도를 표시하는 것을 의미한다. 이것이 개인의 자아존중, 자아개념의 형성과도 밀접한 관계를 가지게 되는 것이다. 즉 인간은 자신의 신체에 만족할수록 자신을 존중하며 신체에 불만족할수록 자신감을 잃고 자신을 비하한다는 것이다. 현대에는 특히 외모의 매력이 인간관계에서 중시되기 때문에 외모가 다른 이에 비해서 뒤처지면 이는 신체 불만족으로 연결되고 결국 개인의 자기평가에 부정적 영향을 끼친다.

개인이 신체상을 형성하는 시기는 아동기 무렵이지만, 청소년기에는 신체와 외모에 더욱 큰 관심을 가지며 변화된 자신의 신체를 지각하고 새로운 신체상을 형성한다. 청소년기의 신체에 대한 평가는 청소년의 정체성 형성뿐만 아니라 성인이 된 후에도 자아개념 및 사회성 발달에 중대한 영향을 미친다(윤진, 1993; 황진숙 외, 2005).

현대사회에서는 대중매체를 통해서 이상적 신체상을 극도로 마른 체형으로 묘사하기도 한다. 따라서 정상적 체형의 소유자라 해도 이상적 신체상과의 비교로 인해 왜곡된 신체상을 갖게 하여 거식증과 같은 부작용을 초래하게 되기도 한다.

31kg 거식증 여성 모델

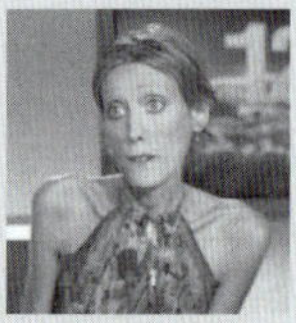

의류업체 광고모델로 등장한 31kg 거식증 여성이 자신의 심경을 밝혀 화제를 모으고 있다. 더 이상 숨어 살지 않겠다는 결심을 털어놓은 것이다. 프랑스 파리에 거주하는 이사벨 카로(27)는 15년 동안 거식증을 앓아 키가 165cm이지만 체중은 31kg에 불과하다. 에이즈 환자를 내세운 광고사진으로 세계적 반향을 일으킨 바 있는 이탈리아 사진작가 올리비에로 토스카니는 이사벨을 광고 모델로 기용했고, 그녀의 사진들이 이탈리아 밀라노의 거리에 나붙었으며 일간지에도 실리게 되었다.

이사벨 카로는 의류업체의 광고모델이 되어 뜻밖의 명성을 얻게 된 것이다. 이사벨의 광고사진에는 '거식증은 그만'이라는 슬로건이 적혀 있다.

이사벨 카로는 이번 주 발행되는 잡지 베너티 패어와의 인터뷰에서 '나를 너무나 오랫동안 숨겨왔지만 이제는 두려움 없이 내 자신을 보이겠다'며 세상 밖으로 나가겠다는 의지를 밝혔다.

한편 거식증 여성을 모델로 기용한 이번 광고사진의 전략에 대해 찬반 주장이 일고 있다. 26일 독일 슈피겔이 보도한 바에 따르면, 광고가 거식증 퇴치에 기여할 것이라는 찬사가 있다. 반면 광고사진이 '너무 잔인하고' 카로를 선망하는 거식증 환자들의 증세를 더욱 악화시킬 것이라는 비판도 제기된다.

출처: http://blog.daum.net/kbrass/12618860

3. 심리적 요인

정신건강에 영향을 미치는 심리적 요인은 매우 다양하나 여기서는 성격 및 자아개념과 정신건강과의 관련성에 관해 다루어 보고자 한다.

1) 성격과 정신건강

(1) 성격 이론

성격(personality)은 개인이 갖고 있는 선천적 요인과 타인이나 환경과의 상호작용을 통해 한 개인이 형성하는 독특하고도 일관성 있게 나타나는 행동양식이라고 할 수 있다. 성격이 사회적으로 결정되는지 유전의 영향인지에 대한 질문은 심리학에서 매우 중요한 관심사이다. 성격이 환경이냐 유전이냐의 문제가 왜 중요한가에 대한 답은 성격연구의 두 가지 입장을 살펴보면 알 수 있을 것이다.

첫 번째 입장은 사회심리학과 사회학에 근거한 이론들로서 환경이 개인의 행동양식을 결정하는 데 매우 큰 영향을 갖는다고 주장한다. 극단적으로는 성격을 개인의 내부에 있는 그 '무엇'이 아니라 타인에 의해 추론되는 것이라고 강조한다. 이들에게 있어 성격연구의 문제는 성격특성이 타인에게 기인되는 사회적 과정을 밝히는 것이다.

두 번째 입장은 성격이 신경체계의 생물학적 현상과 연결고리를 갖는다고 주장한다. 그들은 성격을 개인의 '내부'에 있는 실존의 생물학적 구조들이 행동으로 나타난 결과로 해석한다.

성격연구는 크게 두 종류로 이루어지고 있다. 그중 하나는 성격을 단적 상태로 이해하려는 연구들이다. 이러한 연구들은 성격이 어떻게 형성되고 발달하는가보다는 현재 어떤 종류의 성격유형이 있는지에 관심이 더 많다. 대표적 연구는 특성이다. 특성 이론에는 어떤 유형의 사람이 어떤 성격이고 어떤 특질의 사람은 어떤 성격을 가지는지를 다루는 유형론과 특질론이 있다.

다른 하나의 연구는 성격이 어떻게 형성되고 어떻게 발달하며, 그러한 성격이 생활하는 데 어떤 기능을 하는지를 알고 이해하고자 하는 과정 이론이다. 과정 이론에는 무의식과 어린 시절의 경험을 강조하는 정신분석, 개인과 환경과의 상호작용을 강조하는 행동주의적 관점의 사회학습 이론, 개인의 주관적 경험과 자기실현을 강조하는 인본주의 이론 등이 있다. 이들 두 가지 입장에 관해 좀 더 자세히 살펴보면 다음과 같다.

① 특성 이론

사람들은 평소에 뚱뚱하면 여유롭고 마르면 지적이며, 옹니에 곱슬머리면 고집이 세다는 등 나름대로의 상식을 동원하여 성격을 분류하고 있다. 이처럼 일반인들이 누구나 나름대로 독특하게 가지고 있는 성격 판단기준을 암묵적 성격 이론(implicit personality theory)이라고 한다. 성격특징은 사람마다 다르다는 독특성에 있지만 좀 더 생각해 보면 사람들의 성격 간에는 공통점이 존재하고 있음을 알 수 있다. 특성 이론은 이러한 특성을 찾아내어 성격을 분류하는 이론이다.

가. 유형론

유형론(typology)은 성격 이론 중에서 가장 오랜 역사를 가진 이론이라고 할 수 있다. 고대 그리스의 의사인 Hippocrates는 사람의 체액을 혈액, 점액, 담즙, 흑담즙으로 구분하고 그중 어느 체액이 신체 내에서 우세한지에 따라 성격이 결정된다고 주장했다. 그의 성격 이론을 4체액설이라 하며, 이러한 생각은 Galenus(A.D. 130~200)에 의해 계승되었다.

Hippocrates-Galenus 유형론에서는 기질 특성을 혈액, 점액, 황담즙, 흑담즙 등의 체액의 우세성에 따라 다혈질(sanguine), 점액질(phlegmatic), 담즙질(choleric), 흑담즙질(melancholia)로 분류하고 있다. 가령 혈액이 우세하면 다혈질의 성격유형으로 다정하고 유쾌하며 사교적인 성격특성을 갖는다는 것이다.

인간의 체격유형과 성격과 관련이 있다고 주장하는 Kretschmer(1925)와 Sheldon (1940; 1942)의 이론도 있다. 이들의 이론은 특히 체격유형에 따른 성격과 정신건강과의 관련성을 시사하고 있다.

Kretschmer(1925)는 체형을 쇠약형, 비만형, 투사형 및 이상발육형으로 나누었다. 그는 쇠약형은 체격이 마르고 키가 큰 사람이 대부분이며 이들은 조현병에 걸릴 성향이 많고, 뚱뚱한 비만형은 조울증에 걸릴 성향이 많으며, 사교적이고 변덕이 심하며 활발한 성격특성을 갖는다. 투사형은 활동적이고 모험적인 사람들로 조울증보다는 조현병의 경향이 다소 많고, 이상발육형은 신체발달이 균형 잡히지 않은 사람들로서 투사형과 유사한 성향을 보인다고 믿었다.

Sheldon(1942)은 Kretschmer의 연구를 더 발전시켜 체격을 내배엽형, 중배엽형, 외배엽형의 세 가지 유형으로 나누었다. 내배엽형은 둥글고 부드러운 체격과 큰 배를 가진 신체적 특징을 보이며 내장 근육이 잘 발달한 유형으로 비만형과 유사한데, 성격특성은 편안함을 좋아하며 사교적이고 애정을 중시한다고 생각했다. 중배엽형은 강한 배와 근육이 잘 발달한 유형으로 긴장하고 곧은 체격을 가지며, 활동적이고 자기주장적이며 정력적인 성격특성을 가졌다고 생각하였다. 외배엽형은 근육이 섬세하고 약한 유형으로 수줍어하고 내성석 성격득성을 가진 깃으로 믿었다.

정자와 난자가 만나 수정이 되면 세포분열이 시작되는데 이때 수정체는 내배엽과 외배엽이 발달하고 다음에 중배엽이 발달한다. 각각의 배엽은 서로 다른 장기로 분화되는데 외배엽은 주로 소화계로, 내배엽은 신경계와 순환계로, 중배엽은 근육과 골격 및 호흡계로 분화된다.

성격연구를 위한 체격유형론은 사회적 행동과의 상관과 관련하여 연구된 바가 거의 없기 때문에 타당도는 낮지만 체격유형에 따라 타인으로부터 받는 인상과 피드백에 영향을 주어서 각자가 다른 자기상(self-image)을 가지게 되는 가능성도 생각해 볼 수 있다.

나. 특질론

특질(trait)이란 한 사람을 다른 사람과 비교적 영속적으로 구분해 주는 심리적 경향성을 말한다. 이는 성격을 이루는 기본단위이자 인간행동의 다양성을 설명해 주는 중요한 요소이다. 특질은 선천적으로 획득될 수도 있고, 후천적으로 형성될 수도 있다. 사람은 나름대로 독특한 특질을 가지고 있으며, 이러한 특질은 사회생활이나 대인관계를 영위할 때 사람에게 공통적으로 나타나는 공통특질과 개인을 특징짓는 개별특질로 구분된다. 이러한 공통특질과 개별특질을 찾아내어 성격을 분류하려는 이론이 특질론이다.

특질론의 대표적 학자는 Allport이다. 그는 인간을 설명하는 약 18,000개 정도의 형용사를 분석하여 성격의 특질을 구분하였다. 무의식적 힘의 영향보다는 현재와 미래를 추구하는 것을 건강한 성격으로 본 그는 개인이 가지고 있는 특질을 기본 특질, 중심 특질, 이차적 특질로 분류하였다.

기본 특질은 개인이 가지고 있는 지배적 동기이며 정열이다. 재산을 모으려는 것이나, 권력을 잡으려는 것, 매력적이 되려는 것 등이 여기에 속한다. 중심 특질은 개인의 대부분을 지배하는 것으로 우리가 어떤 개인에 대해 능력 있고 정직하고 부지런하며 최선을 다하는 사람이라고 평가할 때는 주로 그 사람의 중심 특질에 대해 이야기하고 있는 것이다. 이차적 특질은 한 개인이 좋아하는 옷 스타일, 좋아하는 영화유형, 현상에 대한 관점 등으로 한 개인의 이차적 특질을 알기 위해서는 그 사람에 대해 상당히 많이 알고 있어야 한다. 예를 들어, 한 여성운동가가 밖에서는 여성의 평등과 권리를 주장하면서 실제로 집에서는 누구보다도 가부장적 제도에 철저하게 복종하고 있는 경우 후자가 이차적 특질에 해당한다.

기본 특질은 한 개인의 행동에 가장 큰 영향을 미치며 중심 특질과 이차적 특질의 순으로 영향을 미친다. Allport의 성격 이론을 이해하기 위한 중요한 개념으로서 '기능적 자율성'이 있다. 이는 한 개인이 특정 목표를 위해 처음에는 어떤 행동이나 활동을 시작했을지라도 그 행동 중 일부는 개인이 좋아한다는 이유만으로 계속 지속될 수 있다는 것이다. 예를 들어, 상을 타기 위해 공부를 열심히 하던 아이가 점점 공부 자체에 재미를 가짐으로써 공부하고자 하는 동기가 유발되는 경우가 이에 해당한다.

Cattell은 인간을 설명하는 18,000개 정도의 형용사를 비슷한 의미를 갖는 단위로 묶어 약 200개의 성격 특질을 찾아내었고, 최종적으로 요인분석을 통하여 인간의 성격을 가장 잘 나타낼 수 있는 16개의 성격요인을 선정하였다. 그가 이론적 기반 없이 요인분석적 방법을 사용하여 추출해 낸 성격의 요인은 성격진단에 유용하다는 평가를 받고 있다.

이와는 달리 Eysenck(1981)는 이론적 근거가 있는 가설로부터 출발하여 요인을 추정하고 요인분석 방법을 통하여 가설을 확인하며 이렇게 추출된 요인의 생리적 기반을 탐색하는 연구를 계속하는 접근법을 택하고 있다. 그는 성격을 내향적－외향적 경향성, 신경증적 경향성(안정성-불안정성), 정신병적 경향성으로 분류하였다. 가령 내향적인 사람은 각성수준이 높아 외부자극에 민감하고 주의력이 높아 조건화가 잘 이루어지는 반면, 외향적인 사람은 각성수준이 낮아 자극에 민감하지 못하고 주의를 기울이지 못해 조건화가 어렵고 쉽게 소거되는 경향이 있다고 주장했다. 그래서 내향적인 사람은 조용하고 내성적이며, 의사결정 시 신중하고 위험이 따르는 일을 좋아하지 않고 질서 있는 생활을 선호한다. 이에 비해 외향적인 사람은 사교적이고 친구가 많으며, 파티에 참석하기를 좋아하고 흥분을 잘하고 충동적이다.

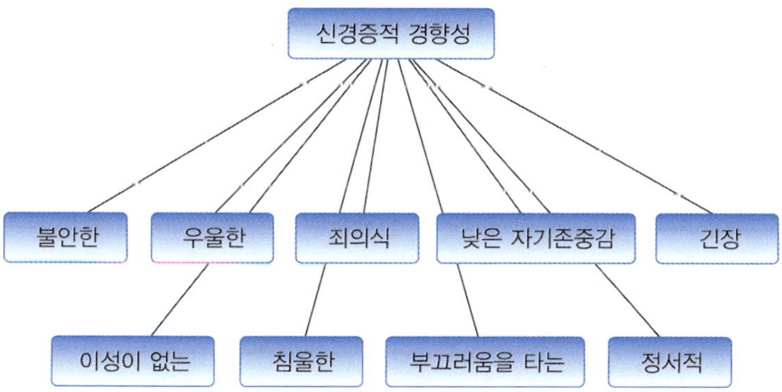

[그림 2-1] 신경증적 경향성을 구성하고 있는 특성

출처: 김혜숙 외(2000: 83).

신경증적 경향성은 정서적 안정성을 나타내는 차원으로서 [그림 2-1]은 신경증적 경향성을 구성하고 있는 성격의 특성을 제시한 것이다. 이러한 경향성이 많은 사람은 적은 사람보다 쉽게 흥분하고 불안해하며 정서적으로 불안정한 특성을 보인다.

[그림 2-2]는 정신질환 경향성을 구성하고 있는 성격의 특성을 제시한다. 이러한 성격의 경향성이 높은 사람은 공격적이고 냉정하며 타인을 배려를 하지 못하고 사회적 관습을 받아들이지 않으며 충동적 행동특성을 보인다. 이 척도의 점수가 높은 사람은 낮은 사람에 비해 더 공격적이며 냉담하고 죄의식이 결여되어 있는 행동특성을 보인다.

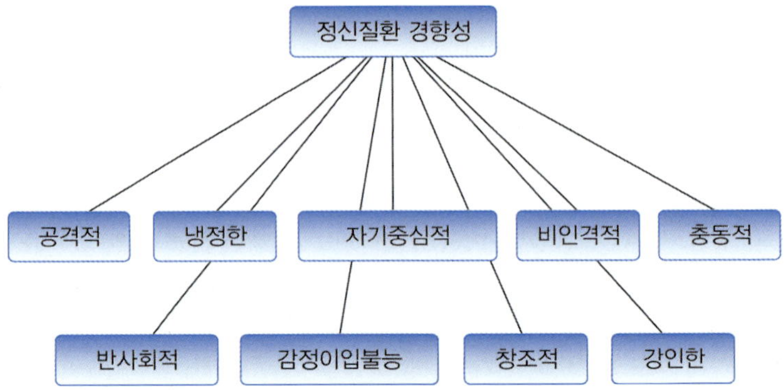

[그림 2-2] **정신질환 경향성을 구성하는 특성**

출처: 김혜숙 외(2000: 83).

② 과정 이론

특성론은 사람의 성격을 묘사하고 분류하는 데는 유용하지만, 성격이 어떻게 형성되고 형성된 성격이 어떤 의미를 갖는지는 제대로 설명하지 못한다. 이런 측면에 초점을 맞추어 이루어지는 연구가 성격의 과정 이론이다. 이 이론의 대표적인 유형이 정신분석학이다.

가. Freud의 정신분석 이론

Freud(1856~1939)의 정신분석학(psychoanalysis)은 인간의 무의식적 동기나 소망, 갈등을 다루기 때문에 심층심리학이라고도 하며, 인간의 심리적 과정과 움직임을 다루고 있으므로 정신역동 이론(psychodynamic theory)이라고도 한다.

비엔나의 신경과 의사였던 Freud는 병원을 찾는 환자의 고통은 대부분 심리적 원인에 기인한 것임을 발견하고 신경증의 원인을 규명하고 치료하는 데 일생을 바쳤다. Freud의 이론은 정신결정론(psychic determinism)과 무의식적 동기(unconscious motivation)를 기본개념으로 한다. 정신결정론이란 사람이 생각하거나 느끼는 모든 것에는 의미와 목적이 있으며, 개인의 경험에 의해 이미 결정되어 있다는 가정이다. 무의식적 동기란 그가 마음의 구조를 빙산에 비유하면서 지형학적으로 분석한 데서 나온 개념으로서 사람이 가지고 있는 의식수준은 무의식, 전의식, 의식으로 구성된다고 한다. 인간의 행동에는 반드시 원인이 있는데, 그 원인을 이루는 것이 바로 무의식적 동기이며 이는 성본능과 공격성이 주된 구성요인이다. 무의식 동기와 의식 간에는 끊임없는 갈등이 빚어지게 되는데 이 갈등들은 인간정신세계를 지배하는 힘이 된다.

Freud는 삶의 에너지의 원천인 리비도(libido)의 만족과 관련시켜 건전한 성격의 발달에 관한 견해를 주장하였는데, 건강한 성격의 소유자는 사랑할 수 있고 일할 수 있는 능력을 가지며 자아가 강해서 현실을 수용하고 자신을 있는 그대로 표현할 줄 안다고 보았으며, 성격구조 간의 통합에 의해 욕구 간의 갈등이 해소되는 것이라는 견해를 주장하였다. 즉 자아가 내적 충동과 욕구를 만족시킬 힘이 없을 때에는 병적인 방법으로 도피하게 되는데 이로 인해 신경증적 성격이 형성된다고 보았다.

정신분석학적 입장에서는 개인의 정신적 부적응 현상에 관해 다음과 같이 설명할 수 있다(조은숙, 2000: 321). 정신분석학에서는 받아들여질 수 없는 욕망이나 충동, 기억이나 갈등 등은 의식적으로 참아낼 수 없기 때문에 무의식의 내용이 되며 이를 표출하기 위해 자아와 투쟁하게 된다고 한다. 이때 자아 그 자체는 합리성을 유지하고 있지만 맞서 싸우는 무의식적 내용이 고도의 불합리성을 내포하고 있기 때문에 부적응행동이 유발된다는 것이다. 특히 자아가 충동을 방어하려는 갈등과정에서 나타나는 불안을 부적응행동의 주된 원인이라고 본다.

불안은 현실적 불안, 신경증적 불안 및 도덕적 불안의 세 종류로 나누어지는데, 현실적 불안은 현실세계로부터 오는 위협에 대한 반응으로 생긴 불안이며, 신경증적 불안은 원초아가 의식 속으로 나오려는 것에 대한 자아의 과도한 반응에 의한 불안이며, 도덕적 불안은 원초아가 부도덕한 방식으로 충족을 얻으려고 위협하는 경우 초자아의 처벌위협 때문에 생기는 불안이다. 이러한 불안들은 여러 가지 증후들을 통해 무의식적 충동을 억압된 상태로 유지시킴으로써 경감될 수 있다. 예를 들어, 강박장애는 받아들여질 수 없는 욕망과 관계있는 죄의식을 경감시키기 위해 항상 손을 씻게 하는 증후를 형성시킨다는 것이다. 정신분석학에서는 개인 자신의 문제의 원천이 자신의 유・아동기에 있음을 깨달아야 하며 그렇게 함으로써 그 문제들은 더 효과적으로 해결할 수 있다고 주장한다.

Freud의 이론에서 획기적인 두 요소는 무의식의 강조와 성충동의 보편성이었다. 물론 Freud 이전에도 무의식의 존재는 언급되었지만, 마음의 영역에서 무의식이 차지하는 관대함과 중요성은 그에 의해 처음 인식되었다. 그러나 이러한 두 요소에 대해 그의 제자나 후계자도 동일한 생각을 했던 것은 아니었는데, 그 예로는 Jung, Adler, Sullivan 등의 이론을 들 수 있다.

S. Freud의 생애

우리는 인류 역사상 기존의 사고체계를 완전히 바꾸어 놓을 만한 주장을 한 몇 명의 사람을 알고 있다. 대표적 인물이 지동설을 주장한 코페르니쿠스, 진화론의 다윈, 그리고 상대성 이론의 아인슈타인 등이다. 이 대열에서 또 한 사람을 결코 빼놓을 수 없는데, 그는 바로 '무의식'의 발견자이자 정신분석학의 창시자인 Freud이다.

S. Freud는 1956년 5월 6일, 오스트리아의 모라비아에서 유태인가의 한 아들로 태어났다. 아버지는 모피를 취급하는 상인이었는데, 일찍 결혼하여 두 아들을 얻은 뒤 40세가 되던 해에 비엔나에서 재혼을 하게 되는데 그녀와의 사이에서 태어난 아들이 바로 Freud이다. 그는 온후하지만 엄격한 양육방식을 가진 늙은 아버지와 자애롭고 젊은 어머니 사이에서 각별한 애정을 받으며 성장한다. 그는 네 살이 되던 해에는 정들었던 고향인 모라비아를 등지고 비엔나로 이사하게 되는데 이곳에서 남은 생애의 대부분을 지낸다.

Freud는 어려서부터 정치가가 되고 싶었다. 그러나 당시 유태인이 정치를 한다는 것은 생각조차 하기 힘든 일이었다. 고민 끝에 그는 의사가 되기로 결심하였고, 1873년 비엔나 의대에 입학하고 8년 뒤 졸업한다. 의학도인 그에게 가장 큰 영향을 미친 교수는 Ernst Brucke로서 Freud는 그의 연구실에서 대부분을 지냈으며 기초의학 연구를 마친 후 1882년부터 임상의학 연구에 종사하게 된다. 이 과정에서 그는 주로 정신장애를 가진 환자를 만나게 되는데 중추신경계통의 기질적 질환을 가진 사람이 대부분이었지만 그는 여기서 기질적 질환을 갖지 않은 신경과의 정신질환 환자도 많다는 사실을 관찰하게 된다.

그러나 당시 비엔나에서는 일찍이 Anton Mesmer에 의해 프랑스에서 들어온 최면술(hypnosis) 말고 그들에게 도움을 줄 수 있는 방법이 거의 없었다. 말하자면 당시의 비엔나에서 신경과는 미개척분야였던 것이다.

의학사상 가장 유명한 돌팔이 의사로 불리기도 하는 Mesmer는 원래 오스트리아 생으로서 비엔나 의대를 졸업했으며 기질적 질환이 없는 정신질환자의 치료에 관심을 가지고 최면기법을 비롯하며 자력에 의한 치료기법을 발전시켰으나 동료들로부터 비난을 받았다. 그는 비엔나 대학에서 추방되어 파리로 무대를 옮겨 활동하였다. 파리에는 비엔나보다 신경과 분야가 훨씬 발달해 있었다. 따라서 Freud도 공부를 계속하기 위해서는 그곳으로 가야 했다.

1885년 29세의 나이로 프랑스로 건너간 Freud는 히스테리 치료에 최면술을 쓰고 있던 신경과 의사 Jean Charcot를 만나 1년간 지도를 받았는데, 그곳에서는 정신질환자가 병 증세의 원인이 되는 여러 가지 기억을 각성 시에는 전혀 알지 못하였으나 최면상태에서 생각해 내는 것을 보고 깊은 감명을 받았으며 이로써 무의식의 이론에 관한 기초를 형성하였다. 그러나 실제로 그가 직접 최면술을 시도해 보았을 때에는 별로 효과를 보지 못했다고 한다. 또한 Charcot의 영향으로 히스테리가 환자의 생식기와 관련이 있을 것이라는 시사를 받았는데 이것은 정신분석학의 근간인 심리성적 발달 이론을 주장하는 계기가 되었다.

Freud는 39세가 되던 해인 1895년에 다시 비엔나로 돌아와 히스테리 치료에 새로운 방법을 사용하고 있던 J. Breuer를 만나게 되고 그와 함께 『히스테리에 관한 연구』를 공동집필하게 되는데, 여기에는 환자가 자신의 증세에 관해 이야기함으로써 치료가 되는 'talkingout technique'에 의해 치료된 사례들을 소개하고 있다. Breuer는 환자의 치료에 최면술을 이용하기도 하였는데 그 결과 최면술의 효과가 매우 일시적이고 시간이 지나면 다시 원점으로 돌아가게 되는 현상이 생겨남에 따라 이 방법의 적용을 기피하게 되었다. 따라서 Freud도 다른 방법론을 발전시키게 되는데 그것이 바로 자유연상(free association)이다. 그는 환자의 자유연상 속에 흔히 꿈의 내용이 나타나고 또한 그 꿈의 내용이 되풀이되는 현상을 발견하게 되면서 꿈은 환자의 심리를 이해하는 데 매우 중요한 의미를 가지는 것이라고 생각하게 되었다. 그러므로 꿈의 의미를 이해할 수만 있다면 환자 증세의 원인을 찾을 수 있을 것이라고 여겼다.

41세가 되던 해인 1897년부터 Freud는 자기분석(self analysis)을 하기 시작한다. 이것은 아버지가 세상을 떠난 것에 대한 충격이 동기가 되어서 자신의 꿈, 기억, 어린 시절의 경험을 분석한 것이다. 이 과정에서 자신이 존경의 대상으로 여겨 왔던 아버지를 유아기부터 분노와 질투의 대상으로 삼고 있었다는 사실과 자신이 4세 때에 어머니의 나체를 보고 성욕을 느꼈던 일을 알아내고는 유아기 성욕론과 오이디푸스 콤플렉스(Oedipus complex)에 대한 확증을 얻게 된다. 그 후 Freud는 Breuer와 히스테리의 원인에 대한 문제로 갈등을 겪게 된다. 즉 Freud는 성적 갈등이 히스테리의 원인이 된다고 주장하였으나, Breuer는 이에 대해 매우 보수적인 견해를 가짐으로써 두 사람은 결별하게 되고 Freud는 독립하여 정신분석학의 기초개념들을 정리하여 1900년경 『꿈의 해석』을 집필한다. 이것을 계기로 학계에 커다란 반향을 불러일으켰으며, 관심 있는 사람들이 모여 매주 토론회를 열게 되었다. 여기에는 Adler, Jung, Rank 등이 함께하였고 이 모임이 발전하여 1902년 비엔나 정신분석학회를 창설한다. 그 후 Freud는 1909년에 Stanly Hall의 초청으로 미국의 클라크 대학 창립 20주년 기념식에 연사로 초청되면서 미국에 자신의 견해를 보급하는 동시에 이것이 그의 학설이 세계적으로 인정받는 계기가 되었다.

1917년에 Freud는 61세의 나이로 자신의 견해를 정리한 『정신분석 입문』을 저술하기까지 왕성한 활동을 벌이다가 만년에 큰 시련을 맞이한다. 즉 1933년 나치스에 의해 정신분석 이론이 외설적이라는 이유로 불법으로 규정되어 탄압이 시작되었으며, 관련 서적이 모두 소각되고 재산까지 몰수당하게 된 것이었다. 결국 그는 탄압을 이기지 못하고 1938년 영국의 런던으로 망명하였으며 이듬해인 1939년 9월 23일 83세를 일기로 생의 최후를 맞이하였다.

출처: 박숙희(1996).

나. Jung의 분석심리 이론

Jung의 분석심리 이론을 초기에는 콤플렉스 심리학이라고 하였다. 콤플렉스란 무의식 속의 감정, 사고, 기억의 연합군으로 무의식적 정서이다. 그는 단어연상검사를 통해 피험자가 반응을 나타내는 데 긴 시간을 소요하는 단어가 있음을 관찰하고 이는 무의식적 정서가 반응을 저해하는 것으로 생각하였는데, 이것을 한 개인의 콤플렉스라고 본 것이다. 즉 '어머니 콤플렉스'를 가진 사람은 어머니의 언행에 민감하게 반응하며, 어머니의 상이 그 개인의 마음속에 중심을 차지하는 경향이 있다. 또한 연상의 여성을 더 좋아해서 어머니의 친구들에게 더 끌린다. 이러한 콤플렉스는 신경증적 상태로 볼 수도 있지만, 뛰어난 업적을 쌓는 데에 필요한 영감과 충동의 원천이 될 수 있다.

Jung은 인간의 인격체를 정신(psyche)으로 보면서 이것을 집단무의식이란 용어를 사용한다. 즉 정신이란 개인을 규정하고 그가 속한 사회적・물리적 환경에 적응하게 되는 지침역할을 하는데, 이러한 정신은 의식과 개인무의식 및 집단무의식으로 구성된다고 보았다. 그의 분석심리는 집단무의식과 그것의 내용인 원형(archetypes)을 성격의 중요 요소로 보고 있다.

집단무의식은 개인의 삶 속에서 한 번도 의식적이었던 일이 없었던 것으로서 인류 이전의 선행인류, 동물의 조상도 포함해서 조상 대대의 과거에서 물려받고 있는 '원시적 이미지'이다. 직접 경험하지는 않았지만, 이 세대에서와 마찬가지로 세상을 경험하고 반응하는 잠재적 가능성이다. 어둠, 뱀, 불에 대한 공포 등도 집단무의식의 한 예이다. 그러나 같은 집단무의식을 가졌더라도 현재 개인이 접할 수 있는 교육 또는 학습경험의 기회 정도에 따라 의식화의 정도에는 차이가 있다. 집단무의식의 내용인 원형은 페르소나(persona), 아니마-아니무스(anima-animus), 그림자(shadow), 자기(self)로 구성된다.

페르소나는 개인이 공적으로 보여주는 가면이나 외관으로서, 개인이 사회생활을 하면서 2차적으로 맺게 되는 인간관계 속에서 나타나는 얼굴이다. 이는 개인의 사회생활, 공동생활의 기반이 되며, 한 개인은 여러 개의 가면을 갖고 있다. 예컨대 직장생활을 하는 기혼 여성은 여성, 부인, 어머니, 직장인, 며느리, 딸 등의 여러 개의 가면을 가지고 생활한다. 이러한 가면의 합으로 나타나는 것이 바로 페르소나이다. 그러므로 보석이 각도에 따라 다양한 빛이 나타나는 것처럼 한 개인을 어떤 장소, 어떤 시간, 무엇을 하고 있을 때 만났느냐에 따라 다르게 보이는 것이 페르소나의 특징이다. 페르소나는 진정한 자아는 아니다. 만약에 개인이 하나의 가면에만 동일시하게 되면 페르소나에 압도되어 자기 본성에서 소외되고 다른 가면과 갈등을 일으켜 건강하지 못한 성격이 나타난다.

아니마는 남성 정신의 여성적 측면으로 남성이 여러 세대에 걸쳐 여성접촉을 통해 아니마의 원형을 발달시키게 된다. 아니무스는 여성 정신의 남성적 측면으로 여성이 여러 세대에 걸쳐 남성과 접촉함으로써 발달시키는 원형이다. 우리가 일상생활에서 이성에게 매력을 느끼는 일차적 이유는 무의식 속의 아니마와 아니무스가 서로 일치하기 때문이다. 가끔은 자신이 갖고 있는 아니마-아니무스와 모순되는 이성과 유대관계를 맺으려고 하지만 불만과 적대감정이 남게 되는 경우가 많다. 또한 사회적 기대나 교육이 여성과 남성에게 요구하는 페르소나로 인해 이런 원형이 위축될 수 있다. 동성연애자나 여장을 하고 싶어 하는 남자 중에는 이런 무의식적 원형이 폭발된 결과로 발생하는 경우가 많다.

그림자는 동물적 본성을 대표하며 개인 자신의 성을 대표하고 동성과의 관계에 영향을 미치는 원형이다. 그림자는 적절한 돌파구를 찾게 되면 무한한 자발성과 창의성, 통찰력을 발휘할 수 있는 가능성을 갖는다. 예를 들어, 사회적으로 성공한 교향악단의 유능한 연주자가 억누를 수 없는 끼로 인해 몇 년 후 패션 코디네이터로 변신한 후 행복감을 느끼는 것은 그가 가지고 있는 그림자의 적절한 돌파구를 찾은 경우이다. 물론 그림자의 원형에만 충실해서는 사회생활을 영위하기 어렵기 때문에 그림자에 대항하는 페르소나를 발달시킴으로써 공동사회의 일원으로 적응하는 것이 필요하다. 그러나 그림자가 지나치게 억압을 당해서 그 탈출구를 찾지 못할 경우 엽기적 살인이나 상상을 초월하는 사회적 사건이 발생하는 결과를 초래하기도 한다.

마지막으로 자기는 집단무의식 속의 중심적 원형으로서 집단무의식의 내용을 통합하고 질서를 부여하고 조직하는 역할을 한다. 그러므로 한 개인이 자기를 인식한다면 그 사람은 자아실현이 가능한 사람이다. Jung도 '자기' 원형을 중요시하고 있다.

정신분석학에서 리비도는 삶을 영위하는 에너지이다. Jung은 개인의 리비도가 외부로 향하게 될 때 외향적 성격이 되고, 내부로 향하게 될 때 내향적이 된다고 본다. 그러나 각 개인은 외향성만 갖는다거나 내향성만을 갖지는 않는다. 겉으로 드러나는 성격적 특징은 내향적이지만 무의식적인 내부에는 외향적 특성을 갖고 있으며, 반대로 겉으로 드러나는 자아는 외향적이지만 그의 무의식은 내향적일 수 있다. 이렇게 겉으로 드러나는 자아와 드러나지 않는 개인무의식은 상보적으로 심리균형을 맞춘다.

다. Adler의 개인심리 이론

Adler(1970~1937)는 인간이 주로 사회적 자극에 의해서 동기가 유발된다고 가정하였으며, 1911년 Freud의 곁을 떠나서 개인심리학을 창시하였다. 인간과 사회의 특정관계 유형은 단순히 사회적 과정을 통해서 발전될 수는 있지만, 기본적으로 인간은 이미 사회적 관심을 가지고 태어나는 것으로 본다. Freud는 생득적 성질로서 성(性)을, Jung은 사고양식을, 그리고 Adler는 사회적 관심을 강조했다. 초기에는 기관열등감(organ inferiority)에 대해서 사람들이 그것을 어떻게 보상하는지에 관심을 가졌다. 약한 기관열등감을 가진 사람은 그 기관을 강화시키기 위해 특별한 노력을 하나 다른 기관을 발달시킨다고 생각하였다(김정희 외, 1996). 예를 들면, 공격성이나 힘에 대한 의지, 우월에 대한 추구를 통해 인간의 성격에 일관성과 통일이 부여된다고 본다.

Adler의 초기 이론에서는 개인이 초기 경험에서 발생한 열등감을 극복하기 위해 권력에 의지(will to power)하는 것으로 강조하였으나, 후기에 열등감에 대한 보상적 노력으로 우월에 대한 추구(striving for superiority)를 강조하였다. 각 개인은 일정한 형태로 우월을 추구하는 방법을 갖고 있다. 예를 들어, 건강한 사람은 우월에 대한 추구가 긍정적이며 건설적이므로 타인의 행복에 공헌하기 위해 자신의 우월 목표보다는 사회적 목적에 관심을 갖고 투쟁한다. 그러나 신경증적인 사람은 자기중심적 목적을 위해 싸우며 이기적이고 자존심과 권력을 위해 투쟁한다. 이들은 파괴적이고 타인에 대해 통제적이다.

또한 그는 성격발달이 부모와 아동 간에 주고받는 사랑과 가족관계, 출생순위에 의해서도 영향을 받을 수 있음을 강조한다. 예를 들면, 맏이인 경우 둘째가 태어날 때까지 많은 관심을 받아 오다가 갑자기 동생(경쟁자)이 출현함으로써 자신이 받아오던 애정, 관심, 총애 등을 동생과 나눠야 한다. 이때 부모가 맏이를 위해 현명하게 준비하고 대처한다면 맏이는 보다 책임 있고 보호적인 사람이 되지만 그렇지 못한 경우에는 신경증 환자, 범죄자, 술꾼 및 타락자로 될 가능성이 높다고 보았다.

라. Sullivan의 대인 이론

Sullivan은 정신의학적 측면에서 대인 이론을 창시하였다. 그는 성격이란 "인간생활을 특징짓는 인간관계 상황의 비교적 지속적인 유형"(1953: 111)이라고 정의 내리고 있다. 사람은 태어나는 날부터 인간관계 상황의 일부가 되며, 여생을 사회적 장의 구성원으로 살아간다. 사회를 떠난 은둔자라도 과거의 인간관계에 대한 끝없는 추억 속에서 살며, 그것은 계속해서 그의 사고와 행동에 영향을 준다. Sullivan은 한 개인을 인간답게 하는 것은 사회적 상호작용의 산물이라고 생각한다. 더구나 개인의 대인경험은 순수한 생리적 기능마저도 변화 가능하기 때문에 유기체는 사회화된 방법으로 호흡하고, 소화하고, 배설하고, 순환함으로써 사회적 유기체가 된다.

성격은 대인관계의 장에서 연속적으로 발생하는 다양한 과정의 역동적 중심으로 이러한 과정에서 중요한 개념은 역동성(dynamic), 인격화(personification), 그리고 인지과정(cognitive process)이다.

역동성은 "유기체가 살아가는 동안 그 유기체를 특징짓는 비교적 지속적인 에너지 전환의 형태"로 지속되고 반복되는 하나의 형태로서 학습과 거의 같다고 볼 수 있다. 한 개인이 갖는 역동은 그의 인간관계를 특징 짓게 되는데, 예를 들어 특정 개인에게 습관적으로 적대적 행동을 하는 경우 이것을 악의라는 역동의 표현으로 볼 수 있다. 골목길에서 뒤따라오는 남자에게서 두려움을 느끼는 것은 공포라는 역동을 가지고 있기 때문이다. 이렇게 타인에 대한 모든 습관적 반응은 일련의 역동으로 구성되어 있다. 모든 사람은 기본적으로 똑같은 역동을 가지고 있지만, 역동의 표현양식은 상황과 개인의 인생경험에 따라 달라진다.

인격화란 개인이 자신이나 타인에 대해서 가지는 이미지다. 우리 머릿속에 간직하고 있는 다양한 이미지는 그 이미지의 주인공을 정확하게 설명하지 못하는 경우가 많다. 처음에는 격리된 인간관계 상황에서 사람과 대처하기 위해 형성된 이미지가 일단 형성되면 오래도록 존속하여 타인에 대한 태도에 영향을 준다. 예를 들면, 어떤 사람이 자기 아버지가 야비하고 독재적이라고 단정한다면 교사나 경찰과 같은 어른도 같은 것으로 본다. 결국 어릴 때의 대인관계를 통해 형성된 타인에 대한 이미지는 긍정적이든 부정적이든 계속적으로 누적됨으로써 성인이 된 후에도 그 개인의 인간관계에 영향을 끼칠 수 있다. 타인에 대한 인격화와 마찬가지로 자기인격화는 객관적 자기평가의 경향을 나타낸다. 타인과의 인간관계를 통해 보상받은 경험의 결과 '좋은 나'에 대한 이미지가 형성되고, 이러한 경험의 축적은 건강한 성격형성에 도움을 준다.

Sullivan은 세 가지 형태－원형(prototaxic), 부형(parataxic), 전형(syntaxic)－의 경험과정이 나타난다고 하였는데, 원형경험은 '유기체의 순간적 상태에서 불연속적으로 느끼는 경험'으로 감각을 가진 사람의 마음속을 흐르는 생생한 감각, 이미지, 느낌과 같은 것이다. 원형경험의 순수형태는 생후 수개월 동안에만 찾아볼 수 있으며 나머지 두 가지 형태의 경험 출현을 위한 전제조건이다. 부형사고는 동시에 일어나는 사건 간의 인과관계를 파악하고자 하는 사고양식이다. 이때 동시에 일어난 사건들은 서로 상관이 없다. 단지 우연히 그 사건이 동시에 발생했을 뿐이다. 그는 대부분의 사고가 부형 수준을 넘어서지 못하기 때문에 서로 관련이 없는 경험 속에서 인과관계를 찾고자 한다고 생각했다(이상노 외, 1988). 예를 들면, 모든 미신이 부형사고의 한 예이다. 전형은 가장 고차원적 사고 형태로서 사람들끼리 합의되고 근거 있는 상징활동으로 구성된다. 단어와 숫자가 가장 대표적인 상징의 예이다.

(2) 정신건강과 관련된 성격특성

성격이 신체 또는 정신적 질병과 연결되는 기제들을 살펴볼 때 그 둘의 관계가 일방적 또는 직선적이지는 않다. 즉 성격이 직접적으로 병을 유발하는 것이 아니라 특정한 습관이나 반응을 통하여 병을 일으키게 하고 일단 신체 또는 정신적인 병이 생겼을 때 그 결과로 성격이 변한다(이인혜, 1999: 98). 정신건강에 직접적 혹은 간접적 영향을 줄 수 있는 성격특성을 살펴보면 다음과 같다.

① 감각추구 성향

Zuckerman(1991)에 따르면 어떤 사람은 높은 자극 수준에 대한 강한 욕구를 가지고 있다. 그들은 쾌속운전, 잦은 여행, 도박, 그리고 파티 이외에도 약물, 다양한 성 파트

〈표 2-1〉 **감각추구 척도(sensation seeking scale; Zuckerman, 1991)**

다음 각 문항에 대해 당신이 좋아하는 것이나 당신의 감정을 잘 기술해 주는 선택지를 하나(A 혹은 B) 택하시오. 만약 당신이 A 혹은 B 중 어느 것도 좋아하지 않는다면 가장 덜 싫어하는 선택지를 고르시오. 한 문항도 빠짐없이 답변해 주세요.

1. A. 나는 둔하거나 싫증나게 만드는 사람에 대해서는 늘 참지를 못한다.
   B. 나는 나와 대화하는 거의 모든 사람에게서 재미있는 어떤 것을 발견한다.
2. A. 훌륭한 그림이란 감성에 쇼크나 충격을 주는 것이다.
   B. 훌륭한 그림이란 평화와 안정을 주는 것이다.
3. A. 오토바이를 타는 사람은 스스로를 해치려는 무의식적 욕구를 갖고 있음에 틀림없다.
   B. 나는 드라이브나 오토바이 타기를 좋아한다.
4. A. 나는 모든 사람이 안전하고 안심이 되고 행복한 이상적 사회에서 살고 싶다.
   B. 나는 역사 중에서 불확실한 시대에 살고 싶다.
5. A. 나는 때로는 아슬아슬한 일을 하기를 좋아한다.
   B. 군자는 위험한 일을 피한다.
6. A. 나는 최면술을 받고 싶지 않다.
   B. 나는 최면술을 받고 싶다.
7. A. 인생의 가장 중요한 목표는 가장 충만하게 그리고 가능한 한 많은 경험을 하면서 사는 것이다.
   B. 인생의 가장 중요한 목표는 평화와 행복을 발견해 내는 것이다.
8. A. 나는 낙하산 점프를 해보고 싶다.
   B. 나는 낙하산을 착용하든 착용하지 않든 간에 결코 비행기에서 점프하고 싶지는 않다.
9. A. 나는 내 몸이 익숙해지게 되는 시간을 기다리면서 찬물에 서서히 들어간다.
   B. 나는 찬물이 담긴 풀장이나 바다에 바로 다이빙하거나 뛰어들기를 좋아한다.
10. A. 휴가 때에는 좋은 방과 침대에서 편히 지내고 싶다.
    B. 휴가 때에는 야외로 캠핑 나가서 변화를 맛보고 싶다.
11. A. 나는 다소 떠들썩하더라도 기분을 표현하는 사람 쪽이 좋다.
    B. 나는 조용하고 차분한 사람 쪽이 좋다.
12. A. 나는 일정한 장소에서 일하는 직업을 갖고 싶다.
    B. 나는 여행을 요하는 직업을 갖고 싶다.
13. A. 나는 추운 날에는 빨리 집 안으로 들어간다.
    B. 나는 쾌청한 날에 생기가 난다.
14. A. 나는 똑같은 사람을 거듭 대하는 것이 재미가 없다.
    B. 나는 매일 친구들과 편히게 지내는 것이 좋다.

채점: 다음 문항을 선택했으면 각 1점으로 채점하시오.
1. A, 2. B, 3. B, 4. B, 5. A, 6. B, 7. A, 8. A, 9. B, 10. B,
11. A, 12. B, 13. B, 14. A

점수를 합하여 감각추구 총점을 계산하고 그 점수를 아래의 규준에 비교해 보시오.
0~3 매우 낮음, 4~5 낮음, 6~9 보통, 10~11 높음, 12~14 매우 높음

출처: 한국심리학회(1997: 282-284).

너, 최면과 같은 신비 경험, 그리고 스카이다이빙 같은 스릴을 경험함으로써 욕구를 만족시킨다. 높은 감각추구의 성향을 가진 자들은 쉽게 지루함을 느끼고 끊임없이 새로운 도전을 필요로 한다. 그들은 자신들의 생활에서 변화를 즐기고 타인의 기분을 고양시키는 일을 수행해야 된다는 압력을 자주 받는다(김시업, 1994: 148-149). 즉 이러한 감각추구의 성향에는 개인차가 있는데 Zuckerman(1991)은 이를 측정하는 검사를 제안하였다(표 2-1 참고).

감각추구의 성향을 가진 사람은 다른 사람이 보통 스트레스라고 여기는 경험을 오히려 적극적으로 추구하므로 약물중독에 빠지기 쉽고 흡연이나 과속운전 등 건강치 못한 일상생활습관을 가지기 쉬우며, 싸움과 같은 충동적 행동을 하기가 쉽다(이인혜, 1999: 99).

Zuckerman은 이 흥미로운 행동의 기질에는 생물학적 기초가 있다고 주장하며, 이를 지지하기 위해 발생학적 유전이 이 같은 성격 차원에 영향을 준다고 제안하는 이란성 쌍생아와 일란성 쌍생아의 감각추구를 비교한 연구를 예로 들고 있다. 그는 감각추구 성향과 적응과정에 관해 다음과 같은 흥미로운 견해를 제시하고 있다.

첫째, 감각추구 성향이 매우 높거나 반대로 매우 낮은 사람이 만나면 서로를 이해하기 어려울 것이다. 그들이 부부나 사업파트너라면 이 같은 이해에서의 간격이 분명히 문제가 된다고 제안한다.

둘째, 높은 그리고 낮은 감각추구자들이 직무상 잘못 짝지어질 수 있는 문제가 있다. 높은 감각추구자는 특히 일상적이고 단조로운 일에 좌절을 겪을 것이고, 반면 낮은 감각추구자는 높은 압력의 직무에서 오는 스트레스에 쉽게 압도당할 것이다(김시업, 1994: 148-149).

② A형 성격과 C형 성격

A형 행동유형은 심장병 전문가인 Friedman과 Rosenman(1974)에 의해 개념화되었다. 그들에 의하면 A형 행동유형이란 보다 적은 시간에 보다 많은 성취를 하려고 끊임없는 투쟁에 적극적으로 개입되어 있는 사람이다. Friedman과 Rosenman(1974)은 A형 행동유형의 13가지 특성을 기술한 바 있는데, 이러한 특성은 조급성(hurry sickness)으로 수렴된다(한국심리학회, 1997: 607).

A형 행동유형의 발견은 소파 수선공

A형 행동유형과 심장병 간의 유의한 관계성은 Friedman 박사 사무실에 있는 의자를 수선하러 간 수선공에 의해 관찰되었다. 그는 박사의 심장병 사무실에 있는 의자를 수선하러 갔을 때, 도대체 Friedman 박사가 치료하는 환자가 어떤 환자인가를 물었다. 왜냐하면 의자의 천은 앞 끝쪽 부분만 닳아서 헤이져 있었기 때문이었다. 심장병 환자는 모두 의자의 뒤편까지 편안하게 앉지 않은 결과였다. 물론 바로 이와 같이 '의자의 한쪽 끝부분'에 앉는 특성이 A형 행동유형의 하나의 특징이라고 볼 수 있다.

출처: 한국심리학회(1997: 607).

〈표 2-2〉는 A형 13가지의 행동특성을 나타낸 자료이며, 〈표 2-3〉은 A형 행동유형 평가질문지를 제시한 것이다.

〈표 2-2〉 **A형 행동특성**

- 두 가지 일을 한꺼번에 생각한다.
- 적은 시간에 많은 일을 성취하려고 계획한다.
- 아름다운 것을 잘 알아내지 못하거나 관심 없어 한다.
- 다른 사람으로 하여금 말을 빨리 하도록 재촉한다.
- 줄 서서 기다리거나 천천히 가는 차 뒤에서 운전하는 경우 지나치게 화를 낸다.
- 무슨 일이든 자신이 직접 해야 속이 시원하다.
- 말을 할 때 제스처를 많이 쓴다.
- 가만히 있지 못하고 무릎을 흔들거나 손가락을 두들기는 등의 행동을 한다.
- 격정적 언어패턴을 갖고 있다.
- 정해진 시간을 꼭 준수하려 애쓴다.
- 가만히 앉아 있는 것을 거북해하며, 항상 무엇인가를 해야만 한다.
- 게임을 하면 항상 이겨야 하고, 어린이와 할 때도 이겨야만 직성이 풀린다.
- 다른 사람들이 하는 일을 보면서 자신이 더 빨리, 더 잘할 수 있다고 생각되면 조급해진다.

출처: 이인혜(1999: 104).

A형 행동유형은 Friedman과 Rosenman이 심장병 환자를 치료하는 과정에서 관상동맥 혈전증에 잘 걸리는 사람을 구체적으로 설명할 수 있는 행위-정서 행동유형을 A형 성격이라 지칭한 데서 비롯되었다. 이 유형의 사람은 강한 시간적 긴박감으로 항상 조

〈표 2-3〉 **A형 행동유형 평가질문지**

※ 다음 질문에 답하시오.

1. 나는 줄서서 기다리는 것을 싫어한다.
   ㄱ. 항상 그렇다. ㄴ. 가끔 그렇다.
   ㄷ. 거의 그렇지 않다. ㄹ. 전혀 그렇지 않다.

2. 시간을 절약하기 위해 오히려 시간에 쫓기고 있는 내 자신을 종종 발견한다.
   ㄱ. 항상 그렇다. ㄴ. 가끔 그렇다.
   ㄷ. 거의 그렇지 않다. ㄹ. 전혀 그렇지 않다.

3. 나는 어떤 일을 하는 데 시간이 오래 걸린다고 생각되면 마음이 편치 못하고 당황하게 된다.
   ㄱ. 항상 그렇다. ㄴ. 가끔 그렇다.
   ㄷ. 거의 그렇지 않다. ㄹ. 전혀 그렇지 않다.

4. 압력을 받고 있을 때는 화를 내기도 한다.
   ㄱ. 항상 그렇다. ㄴ. 가끔 그렇다.
   ㄷ. 거의 그렇지 않다. ㄹ. 전혀 그렇지 않다.

5. 내 친구들은 내가 쉽게 흥분한다고 한다.
   ㄱ. 항상 그렇다. ㄴ. 가끔 그렇다.
   ㄷ. 거의 그렇지 않다. ㄹ. 전혀 그렇지 않다.

6. 나는 경쟁적으로 할 수 없는 일은 좀처럼 하려고 하지 않는다.
   ㄱ. 항상 그렇다. ㄴ. 가끔 그렇다.
   ㄷ. 거의 그렇지 않다. ㄹ. 전혀 그렇지 않다.

7. 어떤 해야 될 일이 있으면 세부적인 일이 구체적으로 계획되기도 전에 내가 제일 먼저 시작한다.
   ㄱ. 항상 그렇다. ㄴ. 가끔 그렇다.
   ㄷ. 거의 그렇지 않다. ㄹ. 전혀 그렇지 않다.

8. 내가 실수를 하는 경우는 대개 충분한 생각과 계획 없이 무모하게 덤벼들기 때문이다.
   ㄱ. 항상 그렇다. ㄴ. 가끔 그렇다.
   ㄷ. 거의 그렇지 않다. ㄹ. 전혀 그렇지 않다.

9. 나는 가능만 하다면 언제나 두 가지 일을 동시에 하려고 노력한다.
   ㄱ. 항상 그렇다. ㄴ. 가끔 그렇다.
   ㄷ. 거의 그렇지 않다. ㄹ. 전혀 그렇지 않다.

10. 나는 뭐든지 적극적으로 추진해 나가지 않으면 죄책감을 느낀다.
   ㄱ. 항상 그렇다. ㄴ. 가끔 그렇다.
   ㄷ. 거의 그렇지 않다. ㄹ. 전혀 그렇지 않다.

• 채점: ㄱ=4, ㄴ=3, ㄷ=2, ㄹ=1점으로 환산하여 합산. 총점 ____________________
• 해석: 합산결과 총점이 26~40점에 속하는 사람은 A형과 유사한 행동유형을 갖고 있는 것으로 볼 수 있으므로 A형 성격을 변화시키기 위한 노력이 필요하다고 할 수 있다. 20~25점 사이는 보통 수준이며, 20점 이하는 A형과는 별로 관계없는 것으로 보아도 무방하다.

출처: 이민규 외 역(1988).

급해하며 말을 빨리 하고 시간에 쫓긴다. 자기보호본능이 강하고 냉소적이며 종종 공격성과 적대감을 표출하며 화를 잘 내고 남을 지배하려 한다. 강한 성취동기를 갖고 있으나 계획성이 부족하여 용두사미식의 일 처리가 많으며, 한 번에 여러 가지 일을 동시에 하는 다면적 행동 등을 그 주요 특징으로 들 수 있다. A유형 성격의 소유자는 성취욕구가 강하다는 점에서 높이 평가할 수는 있지만, 지나치게 과욕을 부리는 것은 어리석은 짓이다. A형 성격은 자신은 물론 남에게도 상당한 스트레스를 유발할 수 있다.

A형과 반대되는 행동특성을 보이는 성격을 B형 성격이라고 부른다. B형 성격에 속하는 사람은 느긋하고 태평하며 시간에 쫓기지 않고 업적성취보다는 자기 자신에게 더 관심이 많은 사람이다. A형은 B형보다 심장병으로 고생하는 사람이 5배나 더 많다고 한다. 또한 부모의 심장 발작 병력, 혈중 콜레스테롤치, 혈압, 흡연 및 운동부족 등의 요인을 통제한 연구에서 A형이 B형보다 명백히 심장질환에 많이 걸리는 것으로 나타났다 (Rosenman et al., 1975; 이인혜, 1999: 104).

C형 성격은 A형과는 달리 매우 협조적이고 유화적이며, 다른 사람의 욕구를 충족시켜 주기 위해 자신의 욕구를 포기하고 분노와 같은 부정적 정서표현이나 자기주장을 자제하고 양보와 수용하는 경향이 높은 행동특성을 말한다. 암으로 인한 사망자의 46.2%가 C형 성격으로 밝혀져(Grossarth-Maticek et al., 1988) 암유발성 성격이라고도 부른다. C형 성격은 관상성 심장질환과 관련이 높은 A형 성격과 구분하기 위해 붙여진 명칭이다(Eysenck, 1999: 이인혜, 1999: 105). 〈표 2-4〉는 C형 행동유형 평가에 관한 질문지를 제시한 것이다.

이 밖에도 성격의 특성이 유전적 요인에 의해 결정되며, 성격과 정신건강과 관련이 있음을 시사하는 연구가 실시되었다. 즉 외향성과 신경증적 경향성에 대한 쌍생아 연구에서 Henderson(1982)의 연구에 의하면 일란성 쌍생아의 상관이 이란성 쌍생아의 상관의 각각 두 배가 넘는 것으로 나타났다. 이러한 결과는 성격 형성에 영향을 미치는 요인으로 유전적 영향이 크다는 것을 의미할 뿐만 아니라 성격특성과 정신건강과 관련이 있음을 시사하는 것이다.

〈표 2-4〉 C형 행동유형 평가질문지

이 검사는 선천적으로 타고난 암유발성 성격특징의 수준을 이해하는 데 도움을 주기 위해 제작된 것입니다. 아래 문항을 읽고 자신의 생각이나 느낌을 '예' 혹은 '아니요'에 ✔표 하시오.

문항	예	아니요
1. 나는 혼자의 힘으로 살아가는 것이 매우 어렵다고 생각한다.	□	□
2. 나는 내 주장을 하기보다는 다른 사람의 의견을 따르는 편이다.	□	□
3. 나는 내가 하고 싶은 것보다는 나와 친한 사람의 기대를 더 채워 주려고 노력하는 편이다.	□	□
4. 나는 다른 사람과 원만히 지내기 위해서 내가 하고 싶은 것을 포기하거나 양보하	□	□
는 편이다.	□	□
5. 나는 다른 사람에게 내 마음이나 생각을 공개적으로 말하는 데 어려움이 있다.	□	□
6. 나는 내가 좋아하지 않는 상황에서 일하게 되어도 반대하지 않고 받아들이는 편이다.		
7. 나는 남에게 화를 내거나 싫은 행동을 하지 못하고 주저하는 편이다.	□	□
8. 나는 기분이 나빠져서 혼란스러운 경우라도 그것을 표현하지 않는 편이다.	□	□
9. 나는 기분이 한번 나빠지면 잘 풀리지 않는 편이다.	□	□
10. 내가 사랑하던 사람이 죽는 것 같은 끔찍한 일이 일어나더라도 나는 감정을 전혀 나타내지 못한다.	□	□

채점 및 결과의 해석

'예'에 ✔표한 수를 센다. 이 점수가 많을수록 자신은 성격상 암유발 가능성이 많다는 것을 의미한다. 그러나 이 점수가 암을 진단하는 절대적인 기준은 아니다. 암유발 가능성을 진단하는 데 참고자료로 활용할 수 있을 뿐이다.

출처: 이현수(1996: 209); 이인혜(1999: 106).

2) 자아개념과 정신건강

자기 자신에 대한 신념체계로서 개인의 행동을 이해하는 데 중요한 구인(construct)의 하나인 자아개념(self-concept)에 대한 관심은 인간의 본질을 규명하고자 하는 탐구가 시작되면서 함께 발전되어 왔다. 즉 자기 자신에 대해 지니고 있는 생각과 신념에 따라 개인의 일상생활사에 대한 태도가 달라지기 때문에 자아개념은 개인의 정신건강에 영향을 미친다.

W. James(1890)는 자아개념을 "한 개인이 자기 것이라고 말할 수 있는 모든 것"이라고 정의하고 크게 3가지 구성요소로 나누어 설명하고 있다.

첫째, 물질적 자아(material self)는 나를 이루고 있으며, 나와 관계된 가시적인 물질적 측면을 말한다. 즉 외모 및 신체적 특성, 물질적 소유물 등을 포함한다. 현대적인 서구 미인의 기준이 문화와 신체조건이 다른 우리 사회에 그대로 통용되면서 다이어트 열풍이나 성형수술 붐이 일고 있는 것은 물질적 자아를 중시하는 현대인의 성향을 잘 나타내는 단적인 예에 해당한다고 볼 수 있다. 이는 그 사람이 속해 있는 문화가 규정한 물질적 자아상이 자아개념과 행동에 커다란 영향을 미치고 있음을 의미한다. 물질적 자아에 대한 지나친 강조로 인한 부작용은 때때로 우울증의 원인이 되기도 한다.

둘째, 사회적 자아(social self)는 타인과의 관계 속에서 나타나는 나의 신분과 위치를 말한다. 그래서 개인에게는 그를 알아보고 또 그를 기억하는 사람의 수만큼의 사회적 자아가 있다고 할 수 있다. 즉 사회적 관계역할을 통해 드러나는 그 사람의 사회적 면모이자 기능적 측면의 자아라고 할 수 있는데 교우관계나 이성관계, 가족관계, 사회적 지위 및 신분을 포함한다. 사람이 자기가 소속된 집단에서 부여하는 여러 가지 역할을 충실히 따른다는 것은 사회적응을 위해 필요한 일이지만 그것은 곧 자기 삶의 전부는 아니며 일부분일 뿐이다.

셋째, 심리적·영적 자아(psychic or spiritual self)는 가치관이나 도덕적 기준 등과 관련된 나의 내면적 특성과 자기반성적 사고를 말하는 것으로 성격, 능력, 적성 등을 포함한다. 이는 그 사람의 외적 평가와 무관한 자신에 대한 생각과 감정이라고 볼 수 있다(이재창 외, 1998).

인간 실존의 본질이라고 할 수 있는 자아개념은 타인의 영향을 받으며 또 영향을 주기도 하며, 개인의 정신건강과도 밀접한 관계가 있는데, 이것의 기능은 다음과 같다(원호택·박현순, 1999).

(1) 여과 기능

자아개념은 세상과 자기 자신을 바라보는 색안경이라고 할 수 있다. 자아개념은 지각적 여과장치로서 그 사람의 모든 경험과 타인과의 상호작용 내용을 일차적으로 걸러내는 기능을 한다(원호택·박현순, 1999).

(2) 자성예언 기능

사람이 어떤 행위를 해석할 때에는 자신이 예견했던 것처럼 자기 생을 입증하는 방향으로 해석하는 경향이 있다. 말이 씨가 된다는 속담이 있듯이 세상일이 우리가 믿고 예견한 대로 되어 가는 것처럼 느끼게 되는 현상이다. 심리학에서는 이를 자성예언, 자기충족적 예언 효과라고 한다(원호택·박현순, 1999).

(3) 주변 정보의 해석

자아개념은 주변 정보를 해석하는 데에도 영향을 준다. 부정적 자아개념을 가진 사람은 대인관계나 주변의 정보를 받아들이는 데 있어서 몇 가지 특징이 있다. 이들은 우선 비난이나 부정적 피드백에 보다 민감하고 다른 사람에 대해 비판적이며, 보편적으로 자기 행동이 타인에 비해 열등하다고 평가하기 때문에 전반적인 대인관계에 두려움이 많으며, 비관적이거나 자기비하적인 태도를 가지기도 하며, 때로는 다른 사람의 작은 칭찬이나 비판에 지나치게 우울해하거나 당황하는 경향이 있다. 반면 긍정적 자아개념을 가진 사람은 다른 사람에 대해 호의적이고 타인의 칭찬에 지나치게 우쭐해하거나 당황하지 않는다. 이들은 자신의 장점과 단점을 모두 인정하며 상대방의 주변에서 벌어지는 사건을 있는 그대로 받아들일 수 있기 때문에 긴장하지 않고 다른 사람과 관계를 맺을 수 있다(원호택·박현순, 1999).

토론주제

1. 개인의 유전적·신체적·심리적 요인 중 정신건강과 가장 직접적인 관계가 있다고 생각되는 것은 무엇이며, 왜 그렇게 생각하는지 토론해 보자.
2. 개인의 성격과 정신건강과의 관련성에 대해 시사하는 성격이론에 관해 토론해보자.

제3장

정신건강에 영향을 주는 개인 외적 요인: 가족, 학교, 사이버 환경, 물리적 환경, 종교, 그리고 스트레스

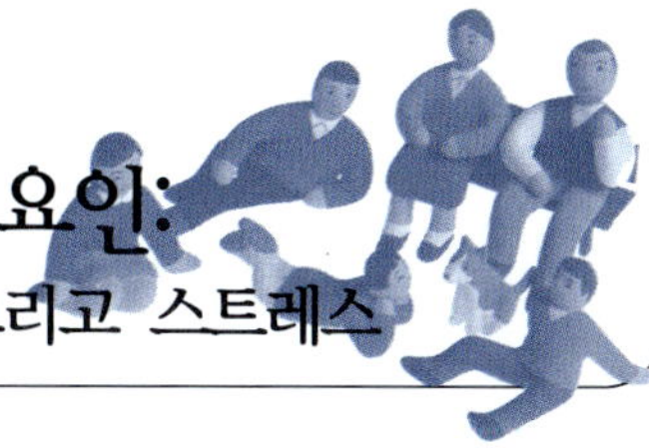

1. 가족

인간은 출생과 동시에 한 가족의 일원이 되어 성장하며 가족구성원으로서 생활한다. 가족은 자녀를 양육하고 가르치며 가족구성원에게 정서적 안정과 지원을 제공함으로써 아동의 발달에 가장 큰 영향을 주는 사회체계이다. 가족은 인간에게 가장 근접한 사회환경으로서 인간발달에 지대한 영향을 끼치기도 한다.

가족관계의 양상은 아동 및 청소년기 자녀의 정신건강과 밀접한 관계가 있다. 특히 청소년기는 부모로부터 독립하고 자율성을 획득하려는 욕구로 부모와 갈등이 증가하여 부모-자녀 간 상호작용방식이 중요해짐으로써 부모와의 개방적 의사소통은 청소년의 정신건강에 중요한 영향을 미친다. 부모와의 의사소통이 개방적일수록 청소년은 긍정적 자아존중감을 가지며, 청소년기에 불안정한 자아를 강화시킨다. 반면 청소년기의 부모 갈등은 청소년의 긍정적 발달과 적응을 저해한다. 부부갈등은 자녀의 정신건강과 심리적 적응에 매우 부정적인 영향을 주며, 부부갈등은 부모에 의해 보고된 갈능보다는 부모갈등에 대한 자녀의 주관적 지각과 해석이 자녀의 심리적 적응에 보다 더 직접적으로 관련이 된다(Grych & Fincham, 1990).

표창원(2016)이 22건의 범죄사건에 대한 프로파일링 결과를 분석·종합하여 보고한 결과에 의하면, 사회적으로 큰 파장을 일으킨 바 있는 희대의 사건 속 주범의 공통점 중에 하나는 어린 시절 가족구성원으로부터 학대경험을 하였거나 방치되어온 것과 무관하지 않다는 것을 알 수 있다.

몇몇 연구들은 가족 간의 관계요인에 초점을 맞추고 가족관계의 중요성을 부각하여 부모와의 의사소통과 부모 간의 갈등이 청소년의 정신건강과 심리적 적응에 많은 영향을 미친다고 주장한다(권혜진 · 윤종희, 1993; 홍상욱 외, 2003; Grych & Fincham, 1990).

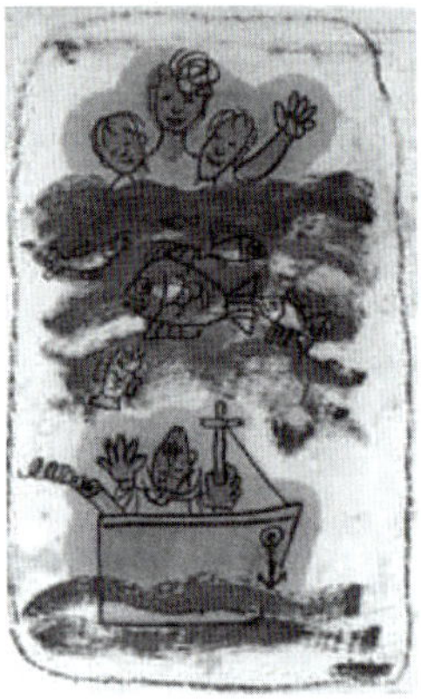
[그림 3-1] **가족(이중섭 작)**

김재엽과 정소연(1997)도 부모와 청소년 간의 대화, 부모에 대한 자부심 등 가족 간의 관계요인이 청소년의 비행과 관련이 있어 비행 청소년은 가족 간의 관계가 유리되어 있다고 하였다. 또한 홍상욱 등(2003)은 아버지와의 대화시간이 적고 부모와의 관계가 좋지 않을수록 청소년의 스트레스가 높은 것으로 나타나 부모와의 관계와 의사소통이 중요함을 보여주었으며 청소년을 둘러싼 가정과 학교가 청소년의 정신건강에 영향을 미치는 주요 원인이라고 하였다(황진숙 외, 2005).

가족환경에 대한 자녀의 지각이 긍정적일수록 정신건강이 양호한 것으로 보고하거나, 부정적일수록 정신건강에 부정적 영향을 미치는 것으로 보고한 몇몇 연구가 있다. 일찍이 Freud(1947)는 유아기에 부모와 겪게 되는 부적절한 관계경험이 신경증의 원인이 된다고 하였으며, Ney(1958)도 부부관계, 부모-자녀 관계, 가정의 사회경제적 지위, 가정의 분위기 등이 개인의 정신건강에 깊이 관여되어 있다고 하였다. 국내 연구의 경우에도 부모의 양육태도가 자녀의 우울성향과 밀접한 관련이 있다고 보고한 연구결과(이현만 외, 1996)도 있고, 가정의 분위기가 적대감, 정신증, 우울, 편집증, 불안, 강박증, 대인예민성, 신체화 등 정신건강의 8개 증상 차원에 영향을 미치며, 부모-자녀 관계는 정신건강의 9개 증상 차원 모두에 영향을 준다고 밝힌 연구결과(박지희, 1987)도 있다.

2. 학교

아동 및 청소년에게 있어서 학교는 가정 다음으로 중요한 의미를 갖는 장소이다. 학교는 아동 및 청소년으로 하여금 사회의 구성원으로서 갖추어야 할 지식과 기술, 가치관을 습득하는 곳으로서 학교의 요소 중 친구관계나 선생님과의 관계가 청소년에게 중요한 영향을 미친다고 연구된 바 있다(김형태, 1989; 박아청 외, 1996; 황진숙 외, 2005).

학교에서의 학업부진은 몇 가지 정신건강 문제와도 관련이 깊다(송인섭 외, 2000). 시험불안도 문제시되지만 우울증이나 조현병 등 정신질환 문제는 학교학습에 지장을 주곤 한다.

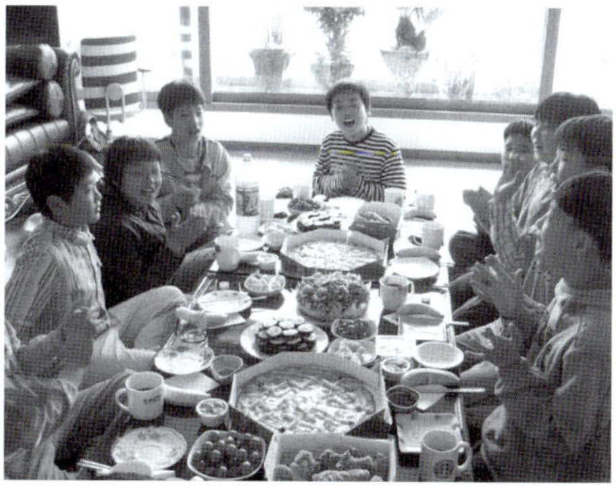

[그림 3-2] 친구들이 불러 주는 생일축하의 노래

학교에서의 사회적 관계, 즉 친구나 선생님과의 관계도 아동, 청소년의 정신건강과 관련이 있다. 홍상옥 등(2003)의 연구에서는 친구관계가 좋을수록 사회적 지지가 높고 대인관계 스트레스가 적어 아동, 청소년기에 있어서 친구관계의 중요성을 강조하였다. 또한 이 연구에서는 학교에서 선생님과의 관계가 좋을수록 아동, 청소년의 사회적 지지가 높고 자신에 대한 존경심도 높아져 선생님과의 관계도 중요함을 보고하였다. 정현희와 이경아(1999)의 연구에서도 교사와 학생 간의 관계가 학교적응에 미치는 영향을 본 결과 교사와의 관계가 좋을수록 또래관계도 좋아지고 정신건강에도 긍정적 영향을 미친다는 것을 확인하였다.

3. 사이버 환경

우리 사회에서 인터넷의 사용은 1990년대 이후로 급속하게 증가하였으며, 주요 정보원으로 또 하나의 사회 및 커뮤니티를 형성하는 원동력으로서 기능하고 있다. 이러한 사이버 문화가 가지는 순기능도 있다. 다중 정체성의 형성으로 현실과는 다른 모습으로 다른 사람과 상호작용을 할 수 있어 사이버상의 대인관계에서 자신감을 가질 수도 있다. 또한 성격적으로 소심하거나 수줍음이 많아 다른 사람 앞에 나서기 어려운 사람이 사이버 공간에서 활동함으로써 자신감이 생길 수도 있다. 사이버 공간은 자신의 의견이나 생각을 자유롭게 표현할 수 있는 기회가 많아 자기주장이 뚜렷해지고, 자신감 또는 자기효능감이 높아질 수도 있다. 그리고 다양한 배경을 가진 사람과 의사소통을 할 수 있게 되어 사회적 배경, 연령, 성 등에 상관없이 개방적이고 평등한 인간관계를 형성할 수 있다.

이처럼 아동과 청소년에게 사이버 문화는 학업과 또래 간의 의사소통, 정보수집, 취미나 여가생활 등 없어서는 안 될 부분이 되어 긍정적 역할을 하기도 하지만, 과다한 사용으로 인한 부작용 역시 간과하기 어려운 수준에 도달하고 있다. 인터넷의 과다 사용으로 사이버 공간에서의 익명성과 다중 정체성으로 분절된 자아상을 형성하게 되어 자아정체감 혼미의 현상으로 이어질 수 있으며, 사이버 상에서의 즉각적 반응은 충동적 성향으로 이어질 수 있다. 또한 사이버 공간의 활동은 익명성에 의해 타인을 배려하는 사회적 능력을 감소시키고, 현실에서 충족되지 못하는 사회적 욕구를 가상공간에서 추구하다 보면 현실감각이 떨어질 수도 있다(황상민 · 한규석, 1999).

사단법인 한국사회조사연구소가 조사한 바에 의하면 청소년의 인터넷 사용은 주로 온라인게임을 하기 위해 이용하는 경향이 있으며, 평일보다 주말에, 여학생보다는 남학생이 더 많이 이용하였으며, 중독 증상과 중독이 의심되는 증상을 보이는 집단이 13.6%에 이르는 것으로 나타났다.

인터넷과 정신건강의 관련성을 밝히고자 하는 몇 편의 연구가 시도되었는데, 엄미경(2002)은 초등학생을 대상으로 연구한 결과 게임중독 경향이 높은 집단은 신체화, 강박증, 대인예민성, 우울, 불안, 적대감, 공포불안, 편집증, 정신증 등에서 게임중독이 낮은 집단에 비해 의미 있게 더 높았다. 또한 김미현(2006)은 중 · 고등학생을 대상으로 하여 연구한 결과 게임중독 성향이 있는 청소년이 다른 청소년에 비해 신체화, 강박증, 대인예민성, 불안, 적대감, 정신증 등의 차원에서 더 높은 경향이 있음을 보고한 바 있다.

4. 물리적 환경

물리적 환경변인이 인간의 행동과 어떤 관계가 있으며, 어떤 영향을 미치고 있는지의 문제를 규명하기란 쉬운 일이 아니지만 어떤 형태로든 개인의 정신건강에 영향을 미치고 있다는 것이 사실로 인식되고 있다(Weinstein, 1979). 물리적 환경은 생태학적 측면과 환경학적 측면의 두 가지 측면에서 의미를 살펴볼 수가 있다. 생태학적 측면에서는 유기체에 밀접하게 관련되는 물리적 현상과 유기체 사이에 관련되는 경험현상으로 구별된다. 즉 순수한 물리적 환경변인과 인간과의 상호작용에 따라 인간이 영향받을 가능성을 시사하는 것이다. 환경학적 측면은 사회적 환경과 물리적 환경으로 구별되며, 물리적 환경은 다시 자연환경과 인공환경으로 분류할 수 있다. 여기서 인공환경은 인간에게 그 환경에 적응하도록 제약한다고 볼 수 있고 인간의 의식, 태도, 정신건강 등에 영향을 미치는 외적 요인으로서 작용할 수 있다(정일출, 1997: 15).

공기와 물의 오염, 소음, 인구밀도, 과밀현상 등의 물리적 상황은 질병과 이상 증후를 유발할 가능성을 높이고 변화를 가하며 스트레스의 수준을 증폭시켜 인간의 내적·생물학적 기능에 그게 손상을 입힐 수 있다(이중석, 1994: 133).

과밀현상을 논의할 때 과밀(overcrowd)과 밀도(density)의 개념을 구별할 필요가 있는데, Stokols(1972)는 "밀도는 물리적·공간적 측면을 나타내는 개념으로서 단위면적당 사람 수이고, 과밀은 그 결과 경험되는 심리적 과정"이라고 정의하고 있다. 즉 밀도는 단순한 물리적·객관적 개념임에 반해 과밀은 심리적·주관적 개념이다. 높은 사회적 밀도 혹은 공간적 밀도는 개인행동의 자유, 선택의 자유를 제한하기 때문에 개인에게 스트레스를 유발할 수 있다. Karline(1978)은 과밀경험에 가장 두드러진 영향을 주는 개인적 변인으로서 성별을 꼽고 있다. 공간적 밀도가 높은 경우 남성은 여성에 비해 부정적 정서를 더 많이 보고하며 공격성의 증가와 같은 반응을 나타내기도 한다.

5. 종교

성격이론가 Adler의 영향을 받은 Mosak과 Dreikurs(1967)는 Adler의 이론에서 암시했던 '일과 여가, 우정, 사랑' 등의 인생의 과제에 더하여 '영성'과 '자기지향'이라는 두 가지 과제를 확장하여 제시하였다. 여기서 영성(sprituality)과제란 인간이 우주와 신(神)과 관련된 개인의 영적 자아를 다루는 것이 모든 인간의 주요한 인생과제 중 하나라는 것이다.

많은 종교이론가는 종교가 신체적·정신적 건강에 긍정적 영향을 미친다고 보고한다. 종교활동은 육체적 건강을 저해하는 스트레스를 감소시키고 내분비기제나 면역기제를 통해 신체적 질병을 감소시키기까지 할 수 있다(맹용길, 1998: 150). 그렇지만 이러한 과정은 단시간 내에 이루어지는 것이 아니라 오랜 시간이 필요하며, 종교가 신체적 건강에 관계된다고 하는 것을 밝히는 것은 대단히 어렵지만, 한 조사결과에 의하면 종교가 신체적 건강과 관계가 있는 것으로 나타나고 있다. 즉 종교집회에 참석하는 사람은 그렇지 않은 사람보다 고혈압 환자가 적었고, 스트레스 수준을 완화시키는 것으로 나타났다. 또한 노인 환자의 경우 신체적 질병에 직면했을 때 종교를 가진 노인이 그렇지 않은 노인보다 훨씬 덜 스트레스를 받았고 덜 우울해하는 것으로 나타났다. 건강이 많이 약화되었을 때에도 종교를 가진 사람이 삶에 대해 더 만족해하는 것으로 나타났다(Kimble et al., 1995: 21). 즉 종교를 갖는 것은 간접적으로라도 혈압을 낮추고 심장질환이나 어떤 종류의 암으로부터 보호하는 데 영향을 미치며 육체적 생명도 연장하는 데 기여한다고 볼 수 있다(맹용길, 1998: 151-152).

종교적 태도나 행동이 노년기의 신체적 건강과 연결되는 증거는 심리적 건강에 비해 두드러지게 나타나지는 않지만 여러 조사결과에 의하면 두 요인 간에 관련이 있음을 암시하고 있다. 그러나 이러한 관계성을 알아보기 위해서는 몇 가지 요소를 고려해야 하는데, 그중의 하나는 종교와 신체적 건강 간의 관계가 정적이 아니라 역동적으로 상호작용한다는 것이다. 신체적 건강과 종교성은 시간의 흐름에 따라 달라진다.

억제(suppressor)가설에 의하면 병약한 부정적 삶으로부터 오는 스트레스가 기도나 묵상과 같은 종교적 활동을 촉진한다는 것이다. 따라서 종교적 활동이 점차적으로 부정적 스트레스를 없애고 내분비나 신체조직의 면역 감시장치를 통해 신체적 질환을 호전시킬 수도 있다. 그러나 이러한 과정은 즉각적일 수가 없고 시간이 걸린다. 이와 같이 종교적 행동이 신체적 건강을 어느 정도 개선했다고 해도 장기적 이득은 병과 종교활동 사이의 단기접촉으로 인해 변질되기 때문에 그것을 탐지하기는 어려울 것이다(장대숙, 1998: 53-54).

한편 신체적 건강과 종교 간의 그릇된 긍정적 관계가 산출될 수 있다는 점을 간과해서는 안 된다. Camstock과 Patridge(1972)는 교회출석과 죽음 간에 강한 부적 상관관계(negative correlation)가 있음을 발견하였는데, 이것은 교회출석이 장수에 이르게 한다는 생각을 긍정하는 것으로 보이지만, 여기에는 고려하지 않은 측면이 있다는 것이다. 즉 노인이 병이 들면 활동하기 어렵고 특히 죽을 고비에 있는 사람은 육신적으로 단순히 교회에 갈 수가 없다. 이러한 요인을 고려하지 않음으로 인해 잘못된 결과를 산출하게 되는 것이다. 그러므로 노인의 종교와 건강 간의 상관관계를 조사할 때에는 꼭 교회출석 이외의 다른 종교성의 지표를 포함시키는 것이 매우 중요하다.

정신건강과 종교활동 간의 관계는 육체적 질병과 종교의 관계보다 더욱 확실한 관계가 있다는 증거가 있다(Kimble et al., 1995: 13-15). 백인 중류층 노인에 대한 연구에서 피험자의 약 45%가 삶에서 정신적으로 대처하는 능력을 갖게 하는 데에 종교가 도움을 주었다고 대답하였다. 또 다른 연구에서는 종교적 활동 가운데에서도 기도, 성경 읽기, 교역자로부터 도움을 받는 것 등이 개인으로 하여금 대처능력을 발휘하게 하였다고 대답하였다. 또한 나이가 들수록 정신건강과 종교활동 간에 정적 상관관계가 있는 것으로 보인다(맹용길, 1998: 153).

"종교가 노인의 문제대처에 도움을 주는가?"라는 질문에 대해 미국의 노인은 90%가 그렇다고 대답하는 경향이 있는데, 이러한 질문은 너무 막연한 것으로서 "어려운 문제를 당할 때 무엇으로 그것을 대처하는가?"라고 구체적으로 물으면 그 반응은 다르게 나타난다. 백인 중산층 100명을 대상으로 한 연구조사에 의하면 45%의 사람이 하나나 셋 이상의 어려운 삶의 과정에서 일어나는 문제에 대처하는 데 종교가 도움이 된다고 응답했다. 그러나 이러한 결과는 남녀 집단 간에 차이가 있는데 여자는 2/3가, 남자는 1/3이 종교가 자신의 삶의 문제를 해결하는 데 도움이 된다고 응답하였다. 그리고 미국 조지아 주 아덴스의 저소득층의 노인을 대상으로 조사한 바에 의하면 흑인의 51%와 백인의 28%가 삶의 과정에서 부딪히는 문제의 해결에 종교가 도움이 된다고 응답하였다(장대숙, 1998: 48-49). 이와 같이 인종이나 계층에 따라 다소의 차이는 있지만 종교가 어려운 문제에 대처하는 데에 도움이 된다는 것은 의심할 여지가 없다.

6. 스트레스

1) 스트레스의 개념

스트레스(stress)에 관한 연구는 욕구좌절이나 갈등 혹은 압박감으로 인한 것뿐만 아니라 심리적인 것으로 이해되고 있다. 즉 심리학적 측면에서의 스트레스는 인간의 신체적·정신적 적응과정을 보다 강조하고 있는데, 대체로 자극으로서의 스트레스, 반응으로서의 스트레스, 그리고 역동적 상호작용으로서의 스트레스의 세 가지로 나누어 볼 수 있다.

첫째, 자극으로서의 스트레스는 스트레스 반응을 일으키는 상황을 의미한다. 즉 소음, 공기오염 등 물리적 환경 혹은 주요한 시험의 실패, 이혼, 범죄로 인한 구속 등과 같은 심리사회적 사건 등도 스트레스 자극이 될 수 있다. 이와 같은 자극으로서의 스트레스는 우리의 삶을 위협하거나 압력이 될 수 있는 사건 자체를 말하는 스트레스원으로 개인의 특성과는 무관하게 발생하며 객관적으로 기술될 수 있는 성질을 가진 자극으로 볼 수 있다. 또한 우리가 목표한 것이나 기대한 것을 이루지 못했을 때는 좌절을 경험하거나 갈등상태에 빠지게도 된다.

둘째, 반응으로서의 스트레스는 이를 경험할 때 일어나는 신체적·심적 반응을 의미한다. 이러한 스트레스 반응으로는 일시적 분노, 노여움, 공포감 등 부정적 정서경험을 할 수 있고, 장기적으로는 개인에게 스트레스성 신체 질병이나 우울증, 불안 등 심리적 장애를 일으킬 수도 있다. 이러한 정의는 생물학적 모형에 뿌리를 둔 것으로서 Selye(1974)의 일반적응증후군으로 대표된다.

셋째, 역동적 상호작용으로서의 스트레스는 사회과학에 기초를 둔 것으로 개인과 주위 생활환경의 특성에 관련 지어 스트레스를 정의한다. 즉 환경 내의 자극 특성과 이에 관한 반응의 매개체로서 개인의 특성을 강조하고 있는데, 환경의 자극요소와 스트레스에 대한 대처능력도 환경의 중요한 일부분이 되며 환경에 영향을 준다는 견해로서 단순한 작용이 아니고 상호작용 또는 역동적 작용으로 보는 것이다.

Bernard(1968)는 스트레스를 효과에 따라 긍정적 결과를 가져오는 순기능적 스트레스인 유스트레스(eustress)와 부정적 결과를 가져오는 역기능적 스트레스인 디스트레스(distress)로 구분하였다. 유스트레스란 흥미롭고 즐거우며 우리에게 활력을 주는 유쾌한 변화 혹은 요구로 인해 긍정적이며 건설적인 스트레스 반응을 보이는 것을 의미하고, 디스트레스는 고통스럽고 불쾌하며 부정적 사건으로 인해 우리의 에너지가 소모되고 질병에 취약하게 만드는 괴로움, 고통, 근심을 의미한다.

스트레스에 대한 일반적 반응증상은 신체적 피로감을 느끼는 것은 물론 두통, 불면증, 근육통/경직(특히 목, 어깨, 허리), 맥박이 빨라짐, 흉부 통증, 복부 통증, 전율, 사지 냉감, 안면홍조, 땀, 자주 감기에 걸림, 그리고 정신적 집중력이나 기억력 감소, 우유부단, 마음이 텅 빈 느낌, 혼동, 유머감각 소실, 감정적 불안, 신경과민, 우울증, 분노, 좌절감, 근심, 걱정, 불안, 성급함, 인내 부족, 행동적 왔다갔다 함, 안절부절못함, 신경질적 습관(손톱 깨물기, 말 떨기), 먹는 것, 마시는 것, 흡연, 울기나 욕설, 비난, 물건을 던지거나 때리는 행동의 증가 등에 이르기까지 매우 다양하다.

과도한 스트레스는 인체 내에서 단백질, 칼륨, 인 등의 배설이 증가하고 칼슘 저장이 줄어드는 반응을 일으키며, 비타민 C는 스트레스 상태에서 부신에서 소모되어 비타민 C가 부족하게 된다. 스트레스로 인한 내분비 계통의 호르몬 분비는 세포나 면역기능의 이상을 유발할 가능성이 크다.

많은 과학자는 스트레스가 신체의 내분비계를 활성화시켜 암과 같은 질환이나 염증에 대한 신체방어작용인 면역계에 변화를 일으킬 수 있다고 믿고 있다. 그러나 면역계는 스트레스뿐만 아니라 그 외 다른 여러 가지 요인에 의해 그 활동력에 영향을 받을 수 있는 신체의 연결망이라고 할 수 있다. 스트레스로 인한 면역계의 변화로 직접 암을 일으키거나 암의 진행을 촉진시킨다는 확실한 증거는 아직 없다. 그러나 현재 많은 연구가 스트레스와 면역기능, 암과의 관계에 대한 가능성을 시사하고 있다.

부신 호르몬인 DHEA(dehydroepiandosterone)는 조직의 발달과 유지에 직접적으로 관여한다. DHEA는 대개 25세를 전후하여 감소하기 시작하며 노인이 되면 매우 낮은 수준에 이른다. 노인에게서 DHEA가 감소하면 NK세포(Natural Killer cell: 자연 살세포)의 활동력이 떨어진다. NK세포는 암세포 등을 찾아내어 공격해서 구멍을 내어 죽이는 능력을 갖고 있다. 따라서 노령에서는 NK세포가 암세포를 잘 공격하지 않게 된다. 실제 DHEA를 노인에게 투여하면 NK세포가 18~20주 정도에 22~37% 증가를 보이고, 세포독성(cytotoxicity)은 45% 증가를 나타낸 결과로 보면 DHEA는 노인에서 NK세포 증가를 자극한다고 할 수 있다. 쥐 실험에서 DHEA는 불안과 절망에 대한 억제효과를 나타내었다.

우리의 신체는 스트레스에 직면했을 때 투쟁이나 도망을 하는데 이 중 먼저 DHEA가 투쟁반응을 시작한다. 그러나 만약 너무나 자극이 강하면 스트레스 호르몬인 코티솔이 생성되는데 이때 너무 많은 코티솔이 생성되면 적과 싸우는 것보다는 도망치는 반응이 나온다. 즉 코티솔은 DHEA와 반대효과를 나타내는데 에이즈 환자에게서는 NK세포의 활동을 의의 있게 억제하는 것을 볼 수 있으며, DHEA의 감소뿐만 아니라 코티솔의 증가로 NK세포를 감소시키고 CD4 면역세포를 감소시킨다고 한다.

코티솔이 장기간 동안 DHEA에 비해 그 비율이 너무 높으면 조직의 부분 특히 뇌나 면역계에 손상을 입히게 된다. 많은 연구에서 스트레스는 면역을 억제시킬 수 있으나 그 효과는 짧다고도 한다. Anderson은 스트레스가 암조직의 발생과 성장에 영향을 미치는 방식으로 면역의 기능을 변화시킬 수 있다고 가정하고 다음과 같은 주장을 하였다.

어떤 것이 스트레스를 일으키는 원인인지를 밝히는 문제는 그리 간단치 않다. 왜냐하면 스트레스를 느끼는 상황적 원인은 매우 개인적이고 주관적인 해석에 기인함으로써 상대적일 수도 있기 때문이다. 그 상황을 어떻게 받아들이느냐에 따라 더 많이 스트레스를 느끼기도 하고, 오히려 즐거워할 수도 있다는 것이다.

스트레스가 면역기능을 바꿀 수 있다. 정신적 스트레스가 신체의 면역기능을 바꿀 수 있다는 많은 증거가 있다. 중추신경에 의해 직접적 임파조직의 신경지배와 뇌에서 스트레스에 의한 호르몬이 면역학적으로 활발한 세포와 결합하며 기능을 변화시킬 수 있다. 건강한 사람은 알기 힘든 일이나 사회적 걱정을 일으키는 일에 노출되면 T세포 분열(mitogenesis)을 억제하는 NK세포의 수가 증가하는 것을 볼 수 있다. 치매를 돌보는 가족, 의과대학 시험, 사고, 임상적 우울증에서는 임파구의 수나 기능의 변화를 볼 수 있다.

출처: http://www.chollian.net/~pain7575

〈표 3-1〉 스트레스 체크(미국 심장학회)

※ 최근 스트레스를 받는 상황에서 당신은 어떻게 합니까? (O, X로 표시)

1. 스트레스거리를 무시하고 평소와 같이 행동한다. ( )
2. 기분이 나쁘면 어떻게 해야 하는지 안다. ( )
3. 심장박동수가 달라지고 온몸이 뻐근하고 급해지는 것 등은 크게 신경 쓰지 않는다. ( )
4. 술을 마시거나 담배를 피우면 곧 시름이 풀린다. ( )
5. 계획을 세워 차근차근 일한다. ( )
6. 독서나 영화, 음악감상을 하면 스트레스가 곧 풀린다. ( )
7. 주위의 밝은 면을 보고 나와 같이 힘든 이를 돕는다. ( )
8. 살아가면서 소중했던 때를 되새기고 삶의 목표를 생각한다. ( )
9. 스트레스거리를 친구나 가족에게 푼다. ( )
10. 지금의 상황이 어쩔 수 없다고 생각한다. ( )
11. 나의 상황을 누구에게도 알리지 않는다. ( )
12. 운동이나 취미활동을 시작했다. ( )

• 채점:

각 문항에 다음과 같이 반응했을 경우 문항당 1점씩 득점

1) X 2) O 3) X 4) X 5) O 6) O 7) O 8) O 9) X 10) X 11) X 12) O

• 해석:

3점 이하: 전문가의 도움이 필요

4~6점: 악화될 위험

7~9점: 보통

10점 이상: 잘 이겨 나가고 있음

2) 스트레스의 발생원인

일반적으로 스트레스의 발생원인은 상황적 원인과 심리적 원인의 두 가지로 구분해 볼 수 있다.

(1) 상황적 원인

일상생활 속에서 경험할 수 있는 천재지변이나 돌발사고, 생활의 변화 등과 같은 상황적 원인은 개인의 스트레스를 발생시키는 하나의 원인이 될 수 있다.

① 천재지변이나 돌발사고

갑작스러운 재난은 엄청난 스트레스 자극이 된다. 이러한 재난에는 지진과 태풍피해와 같은 자연재해가 있는가 하면 삼풍백화점 붕괴나 성수대교의 붕괴, 대구지하철 폭발사고, 이천 지하 대형 냉동고 화재와 같은 인간에 의한 재난사고도 있다.

근래 우리나라에서는 교통사고로 사망하거나 심하게 손상을 입는 재난적 위기를 겪는 경우가 많다. 뿐만 아니라 충격적 강도사건을 경험했거나 강간을 당하는 개인적 재난을 당하는 경우도 있다. 이러한 재난으로 인해 피해 당사자는 불안이나 우울증을 경험하기도 하고, 외상 후 스트레스장애나 적응장애를 보이기도 한다. 특히 이런 천재나 인재를 당하고 생존한 사람 중에는 자기만 살았다는 데서 심한 죄책감에 시달리기도 한다. 이렇듯 재난의 경험은 심각한 정신적 후유증을 일으킬 수 있다.

② 생활의 변화

Lazarus(1976)가 환경여건 변화에 맞추어 조화적 관계를 이루는 과정을 "주변환경 속에서 살아남기 위한 각 개체의 투쟁"이라고 지적한 바와 같이 21세기 현대사회의 다양한 변화와 요구는 각 개인에게 엄청난 스트레스로 다가오고 있다고 해도 과언이 아니다. 최근의 많은 연구는 주요 생활변화의 속성이 스트레스를 유발하는지에 초점을 맞추고 있다.

Holmes와 Rahe(1967)는 Selye가 제의한 대로 생활변화가 개인의 재적응을 요구할 것이고, 이런 변화가 스트레스의 원인이 될 것이라는 가정을 받아들였다. 그리고 일반인을 대상으로 이와 같은 생활사건이 얼마나 재적응하기 어려운지를 평정하는 방식으로 생활사건 변화척도를 표준화하였다.

이 검사는 지난 한 해 동안 어떤 생활사건이 자신에게 일어났는지를 살펴보고 그에 대한 평가척도 점수를 합산하여 스트레스의 양을 측정하는 것이다. 만약 〈표 3-2〉에서 지난 1년간의 스트레스 생활사건 총점이 150 이하이면 생활변화에 근거한 스트레스 수준은 낮은 편이고, 150~199인 사람은 경미한 생활위기에 처해 있으며, 200~299는 견딜 만한 위기라고 할 수 있다. 그러나 300이 넘는다면 심각한 위기에 놓여 있다고 할 수 있는데, 이러한 경우는 스트레스에 관련된 생활변화수준이 지나치게 높기 때문에 다른 변화의 요인들을 조절해야 할 것이다.

〈표 3-2〉 사회적 재적응 평정척도(Holmes & Rahe, 1967)

등위	생활사건	변화치	등위	생활사건	변화치
1	배우자의 사망	100	20	직장에서의 책임의 변화	29
2	이혼	73	21	아들과 딸이 집을 떠남	29
3	부부간의 별거	65	22	인척과의 다툼	29
4	수형기간	63	23	탁월한 개인적 성취	28
5	가까운 가족의 사망	63	24	부인의 출근이나 전직	26
6	자신의 부상 또는 질병	53	25	학교에 입학하거나 졸업	26
7	결혼	50	26	생활조건의 변화	25
8	직장에서 해고당함	47	27	개인적 습관을 고침	24
9	부부화해	45	28	상사와의 다툼	23
10	퇴직	45	29	거주지의 변화	20
11	가족의 건강상의 변동	44	30	학교의 변화	20
12	임신	40	31	레크리에이션의 변화	19
13	성생활문제	39	32	교회활동에서의 변화	19
14	가족 수의 증가	39	33	사교활동에서의 변화	18
15	사업의 재적응	39	34	수면습관의 변화	16
16	경제사정의 변화	38	35	식사습관의 변화	15
17	친한 친구의 사망	37	36	휴가	13
18	다른 종류의 일로 전환	36	37	크리스마스	12
19	저당물의 권리상실	30	38	사소한 법규의 위반	11

출처: 김혜숙 외(2016: 357).

Holmes와 Rahe의 척도에서 또 한 가지 주목할 것은 매우 긍정적인 사건도 스트레스가 될 수 있다는 사실이다. 즉 결혼, 임신, 승진, 휴가 등과 같은 긍정적 생활사건조차도 어느 정도 재적응과 조정을 요구한다는 것을 알 수 있다.

(2) 심리적 원인

앞서 언급한 상황적 원인 이외에도 결핍, 욕구좌절, 갈등, 과잉부담 및 지루함, 외로움과 같은 심리적 원인도 스트레스의 주요 발생원인으로 작용하고 있다. 이것은 경우에 따라서는 개인 내적 요인으로 분류할 수도 있겠으나, 스트레스를 유발하는 인자가 외부에서 선행하여 나타난 다음 개인이 경험하게 되는 것이라는 점에서 외적 요인으로 분류하여 살펴보고자 한다.

① 결핍

결핍(deprivation)이란 개인의 욕구를 만족시킬 수단이 박탈되거나 제거된 상태를 말한다. 음식이나 물에 대한 욕구처럼 생리적인 것이든 정의와 존엄에 대한 욕구처럼 추상적이거나 심리적인 것이든 간에 그 욕구가 충족되지 않으면 스트레스는 불가피한 것이다. 또한 소외되거나 고립되면 심리적·사회적 결핍을 느낀다.

이와 같이 결핍이란 객관적 사실이기는 하지만, 이런 현재의 상황을 과거의 상황과 다른 사람의 처지, 자신이 기대했던 것 등과 비교함으로써 주관적으로 평가하게 되며, 그 결과로 만족과 불만족을 느낀다. 이러한 현상을 상대적 결함이라 하는데 상대적 비교를 통해 주관적으로 더 불행을 느낄 수도 있고, 반대로 자신보다 더 못한 처지의 사람도 있다는 것을 앎으로써 스트레스가 완화될 수도 있다.

② 욕구좌절

욕구좌절(frustration)은 우리가 원하는 목표를 달성하는 데 방해받거나 실패하게 되면 나타나며, 정서적으로는 좌절에 대해 분노와 공격감정으로 반응한다. 이 외에도 자신은 아무것도 할 능력이 없고 자신이 하고 있는 일이 전혀 중요하지 않다는 무력감에 빠지기도 한다.

Coleman과 Hammen(1974)은 사회에서 자연스럽게 나타나는 욕구좌절의 원인을 다음과 같이 제시하였다.

첫째, 지연(delay)에 의해 욕구좌절을 느낀다. 시간을 꼭 지켜야 한다. 시간의 가치를 강조하는 사회에서 지연은 좌절감을 유발한다.

둘째, 재원의 부족으로 좌절을 경험한다. 우리는 무수히 상품을 구매하도록 유혹하는 무차별적 광고에 노출되어 생활하고 경우에 따라서는 상품을 구입해야 할 필요가 있다. 그러나 경제적 사정 때문에 누구나 소유해야 한다고 믿는 것들을 가질 수 없을 때 심한 좌절을 경험하게 된다.

셋째, 상실로 인해 욕구좌절을 경험한다. 사랑하는 사람의 죽음이나 다른 곳으로 이사를 하게 됨으로써 친한 친구와 이별을 해야 하는 것은 다른 슬픔의 원인이 될 뿐만 아니라 좌절의 원인이 되기도 한다.

넷째, 실패 때문에 좌절을 느낀다. 경쟁적 사회에서 개인은 여러 번의 실패를 경험할 수밖에 없고 이러한 실패는 큰 좌절감을 유발한다.

다섯째, 무의미성에 의해 욕구좌절을 경험한다. 삶의 의미라는 것이 사회에서 이상적인 것으로 간주되고 인간의 기본적 욕구라 해도 자신의 인생에서 그 의미를 찾기란 쉽지 않고 이로 인해 좌절을 느끼게 된다.

③ 갈등

갈등(conflict)은 우리가 여러 대안 중에서 어떤 선택을 해야 하는 경우에 발생하는데, 욕구좌절과 밀접하게 관련되어 있어서 서로 영향을 주고받는다. 갈등을 일으키는 상황은 그것이 지닌 힘의 방향에 따라 다음과 같이 네 가지 유형으로 나누어 볼 수 있다.

첫째, 접근-접근 갈등(approach-approach conflict)이다. 이 유형은 두 개의 정적 유의성을 띠고 있는 두 개의 바람직하지만 상호 배타적인 행동목표가 동시에 일어나는 경우이다. 즉 거의 동등한 힘을 가진 매력적 요소가 동시에 양쪽에서 잡아당길 때 느끼는 갈등이다. 예를 들어, 어린이가 친구와 놀고도 싶고 어머니를 따라 외출도 하고 싶다든지, 혹은 아르바이트를 해서 모은 돈으로 자전거를 살까, 게임기를 살까 망설이는 행복한 고민의 경우이다.

둘째, 회피-회피 갈등(avoidance-avoidance conflict)이다. 이 유형은 두 개의 부적 유의성을 띠고 상호 배타적인 행동목표가 동시에 일어날 때의 갈등이다. 즉 두 가지 행동목표를 모두 피하고 싶은데 어쩔 수 없이 택일해야 하는 것이고 소위 진퇴양난의 경우이다. 예를 들면, 공부가 싫어 학교에 가기 싫지만 부모의 꾸중이 무서워 집에 있을 수도 없는 경우이다.

셋째, 접근-회피 갈등(approach-avoidance conflict)이다. 이 유형은 동일한 행동목표가 정적 유의성과 부적 유의성을 각각 동시에 띠고 있는 경우이다. 즉 매력적 요소와 부담이 되는 요소가 공존할 때에 느끼는 갈등이다. 예를 들면, 재미있고 유익한 강좌가 있는데 강좌내용이 어렵고 학점을 따기가 어려운 경우 선택을 할 것인가 말 것인가의 갈등을 들 수 있다.

넷째, 이중 접근-회피 갈등(double approach-avoidance conflict)이다. 이 유형은 각

각 접근-회피 갈등을 보이는 두 개의 목표 중 하나를 선택해야 하는 경우의 갈등이다. 예를 들면, 아버지는 야구를 하라고 하고, 어머니는 피아노를 치라고 하는 상황이다. 야구를 하면 아버지는 좋아하시겠지만 어머니는 싫어하실 것이고, 반대로 피아노를 치면 어머니는 만족하시겠지만 아버지는 불만족하시는 경우이다.

④ 과잉부담 및 지루함과 외로움

과잉부담이란 인간이 살아가는 데 있어서 지나친 요구수준이 그 요구를 실현시킬 자신의 노력을 벗어날 때 느끼는 괴로움을 말한다. 이러한 과잉부담의 과도한 요구에 영향을 미치는 요인으로는 시간적 압력, 과도한 책임감이나 사명감, 지원의 결여, 자신 또는 주위 사람의 지나친 기대를 들 수 있다. 지루함은 너무 반복적이거나 도전해 볼 만한 충분한 가치가 없는 일에 대하여 지겨운 상태를 느끼게 되며, 외로움은 기분이 극도로 우울하고 의욕이 떨어지며 정신집중이 없고 매사에 흥미를 잃어서 즐거운 일이 있어도 즐거운 감정이 솟아나지 않는다. 일반적으로 일상생활에 대한 흥미를 상실하였을 때나 반복되는 단조로운 생활에 대한 반응으로 지루함을 경험하며, 외로움은 친구관계의 상실, 가족과의 별거, 사랑하는 사람과의 이별 등이 원인이 되며 이것은 스트레스를 유발하고 그 결과 개인의 정신건강에 영향을 미친다.

토론주제

1. 중독경험이 있는가? 무엇인가에 중독되었을 때 어떤 어려움이 있으며, 극복방안은 무엇인지에 관해 토론해 보자.
2. 생활의 변화로 인해 경험한 스트레스 상황에 관해 이야기 나누고 이를 극복하기 위한 방안을 토론해 보자.

제3부

적응과 대처

학습목표

1. 적응의 중요성을 이해한다.
2. 문제집중적 대처와 정서집중적 대처의 차이와 특징을 파악한다.
3. 방어기제의 개념 및 주요 방어기제의 특성과 역할을 이해한다.
4. 일상생활에서 적용할 수 있는 다양한 대처방법을 알고 이를 활용한다.

변화와 갈등의 환경 속에서 인간은 끊임없이 자신의 삶을 보다 의미 있는 것으로 만들고자 노력한다. 환경에 대한 적응은 우리의 생활양식은 물론 심리적 행동특성에까지 영향을 미친다. 따라서 인간이 자신이 처한 상황에 효과적으로 적응하는 과정은 정신건강과 직접적 관련이 있다.

갈등과 좌절, 스트레스와 같은 문제상황에 대처하는 최선의 방법은 무엇인가? 우리가 스트레스에 처했을 때 사용하는 대처양식에는 문제집중적 대처와 정서집중적 대처가 있다. 일반적으로 스트레스 상황에서 가장 효과적인 적응방법은 문제상황에 직접 부딪쳐서 이를 적극적으로 해결하는 것이지만 언제나 이러한 효과적인 방법만을 사용하기란 그리 쉬운 일이 아니다. 따라서 우리는 흔히 방어기제와 같은 소극적이고 우회적인 방법을 사용하기도 한다. 그러나 방어기제는 일시적으로 불안과 긴장을 해소하고 순간적 위안을 제공하지만 근본적으로 문제가 해결되는 것은 아니라는 점에서 한계가 있다.

규칙적인 신체운동, 이완훈련과 명상 같은 수행을 통하여 심신의 건강을 유지하고 면역력을 높여 스트레스를 예방할 수 있다. 또한 적절한 자기주장의 필요성과 방법을 알고 이를 효과적으로 활용하는 것은 대인관계에서 발생하는 스트레스 대처방법으로 유용하다.

제4장

정신건강과 적응

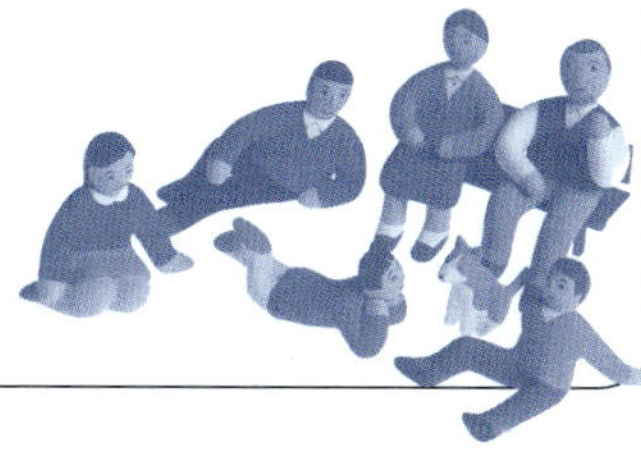

1. 적응

급변하는 복잡한 사회환경 속에서 우리는 자주 스트레스와 욕구좌절을 경험하고 갈등 상황에 직면하게 된다. 적응이란 무엇인가? 일상생활에서 경험하게 되는 어려움과 의견충돌을 피하기 위하여 조용히 나를 낮추고 상대방을 따라가는 것인가, 아니면 목소리를 더 높여서 상대방이 나를 따르도록 하는 것인가? 특정한 상황에 적응하는 방식은 여러 가지가 있을 것이다. 이 장에서는 어떤 방식을 통해서 각각의 상황에 잘 적응할 수 있을 것인지의 문제를 생각해 보고자 한다.

1) 적응의 정의

우리는 우리가 속한 환경 안에서 조화롭게 생활할 때, 즉 자신의 내적 욕구와 자신을 둘러싼 외부 환경의 요구가 서로 만족스러운 상태에 있을 때 행복감을 경험한다. 이와 같이 개인의 내적 욕구와 환경적 요구가 조화를 이루는 관계를 형성하고 그것이 유지되는 과정을 적응이라 한다. 적응에 대한 개념정의를 살펴보면, 개인이 환경에 순응하는 것을 강조하는 소극적 관점과 개인이 자신의 목적을 달성하기 위하여 환경을 개조, 변화시키려 하는 적극적 입장의 관점으로 구분할 수 있다.

소극적 입장에서의 적응은 생물학에서의 순응 개념으로 볼 수 있나. 환경과 직질히 조화를 이루거나 순응하는 과정으로서, 환경변화에 대해 개체의 구조나 기능을 변화시켜 가는 것이다. 여기서 개인은 항상 평형상태를 유지하고자 하는 속성을 지니고 있으므로, 자신의 욕구를 충족하기 위한 노력을 할 때 발생되는 긴장을 감소시킴으로써 평형상태를 이루려고 한다. 정신분석학의 입장 또한 이러한 환경에의 순응을 강조한다. 인간은 욕구좌절이나 결핍에 의해서 긴장이 유발되며, 이를 해소함으로써 평형상태를 이루고자 하는 특성이 있다는 것이다. 이때 인간은 자신의 여러 욕구를 감소시킴으로써 내적 평형상태를 유지하려는 존재라는 것이다. 반면 적극적 입장에서의 적응은 개인의 욕구와 환경과의 조화를 통하여 개인의 욕구를 만족시켜 가는 과정이며, 욕구좌절이나 갈등을 합리적으로 해결해 가는 행동과정으로 본다. 따라서 이때 적응의 주요 목표는 개인이 환경에 효율적으로 대처해 가며 자신이 중요하다고 여기는 개인적 목적을 달성하는 것이다(안범희, 2000).

이처럼 적응을 환경에의 순응으로 보는 관점은 인간이 자신이 처한 상황이나 과제에 자신을 맞추어 가는 비교적 소극적 입장을 강조하는 반면 후자는 개인의 욕구를 충족시키기 위하여 자신의 목적과 더 조화를 이룰 수 있도록 능동적으로 환경을 개조하려 하므로 다소 적극적이다. 그러나 이 두 가지 측면은 상호 관련이 있으며 두 과정이 병행하여 진행된다고 할 수 있다. Lazarus(1976) 역시 적응을 주변환경 속에서 생존하기 위한 각 개체의 투쟁으로 보고, 이는 두 종류의 과정, 즉 주어진 환경에 자신을 맞추는 과정과 자신의 욕구를 충족시키기 위해 환경을 변화시키는 과정으로 구성된다고 주장하였다. 적응행동은 수동적 관계 이상의 것을 의미하며 개체와 환경과의 능동적 상호관계가 중요하다는 것이다(조은숙, 2000). 이와 같이 적응은 개인의 내적·외적 요구를 인지하고 환경을 혹은 자기 자신을 맞추어 가는 일이라고 할 수 있다. 이것은 몸과 마음의 건강을 유지하는 데 중요한 과정이며, 이러한 과정을 통하여 성장해 가는 것이라 할 수 있다(홍숙기, 1998: 9).

적응하려면 개인의 내적 욕구와 환경 간 조화로운 관계의 수립과 유지가 중요하며, 개인적 욕구와 환경과의 관계는 상호작용하는 것임을 이해하는 것 또한 중요하다. 그러나 현실 상황에서 개인의 욕구가 환경과의 관계에서 항상 조화를 이룰 수는 없다. 이처럼 자신의 욕구와 환경이 다를 때 나 자신을 바꾸든지 아니면 환경을 바꾸든지 하는 어떤 조정작용이 필요하다.

2) 일상생활에서의 적응

자신이 원하는 어떤 목적을 달성하지 못하는 경우에 우리는 욕구좌절을 경험한다. 일상생활 속에서 경험하게 되는 욕구좌절은 주요한 스트레스 유발요인이다. 이것은 자신이 통제할 수 없는 어떤 외적인 힘에 의해 발생하거나 개인적 특성 혹은 사회구조적 특성에서 기인하기도 한다. 다음의 경우에서처럼 적응이 필요한 상황을 상상하고 이때 우리가 경험하게 되는 느낌은 어떤 것인지를 생각해 보자.

- 중요한 약속이 있어서 외출을 했다. 시내로 들어서니 교통체증으로 도로가 꽉 막혀 있다. 약속시간이 다 되어 가는데 오도 가도 못하고 차에 갇혀 있다.
- 오랜만에 백화점에 쇼핑을 갔다. 사고 싶은 멋진 옷이 무척 많았지만 너무나 비싸서 도저히 살 엄두가 나질 않는다. 그림의 떡처럼 구경만 하고 있는데 내 또래로 보이는 어떤 이는 덥석이며 그 비싼 옷들을 거침없이 구입하고 있다.
- 친구와 만나기로 했다. 시간이 지났는데 친구는 또 지각인가 보다. 번번이 약속을 지키지 않더니... 늦게 와서는 별로 미안해하지도 않는다.
- 이제 곧 학기말 시험이 있을 예정이다. 시험도 봐야 하고 제출하여야 할 리포트도 무척 많다. 좋은 점수를 받으려면 잘해야 하는데 걱정이다.

이와 같이 우리가 일상생활 속에서 경험하는 상황은 어느 정도의 스트레스와 욕구좌절, 갈등, 압력, 긴장과 불안, 불편함과 같은 특성을 포함하고 있다. 이러한 상황에 처했을 때 자신이 대처해 온 방식을 생각해 보면 스스로 대견스러울 만큼 현명하게 잘 해결한 경우도 있고, 문제를 회피하거나 문제상황에 압도되어 우울해하거나 분노를 터트렸던 경우도 있었을 것이다.

스트레스를 유발하는 요인 중의 하나는 갈등이다. 갈등은 우리가 어떤 선택을 해야 하는 상황에서 발생한다. 취직시험을 본 두 군데의 회사에서 동시에 합격통지를 받는 경우에서와 같이 모든 대안이 다 바람직한 경우가 있다. 행복한 고민이지만 이런 상황도 갈등을 유발한다. 한편 새 차를 구입하고 싶은데 비용이 많이 들어 고민하는 경우에서처럼 어떤 행동이 바람직한 측면과 바람직하지 않은 측면을 동시에 갖고 있는 경우도 갈등을 유발한다. 또한 선택 가능한 두 가지 대안이 모두 바람직하지 않은 경우도 있다. 수업에 들어가고 싶지 않은데 그렇게 되면 나쁜 점수를 받게 되기에 억지로 수업에 들어가야 하는 경우가 그것이다.

적응과정에서 사용하는 방법이 무엇이든지 간에 변화와 갈등의 환경 속에서 인간은 끊임없이 다양한 활동을 통해 자신의 삶을 보다 의미 있는 것으로 만들어 가고자 노력한다. 복잡한 사회, 급변하는 환경에 대한 적응은 우리의 생활양식은 물론 심리적·행동적 특성에까지 영향을 미친다. 따라서 인간이 자신이 처한 상황에 효율적으로 적응하는 과정은 곧 정신건강과 직접적 관련이 있다.

갈등과 좌절, 스트레스와 같이 적응을 요하는 문제상황에서 최선의 방법은 무엇인가? 일반적으로 가장 효과적인 적응방법은 문제상황에 과감히 부딪쳐서 해결책을 찾는 것이다. 이와 같은 방법에는 창의적 문제해결 방법을 통한 대처기술이 있다. 그러나 일상생활 속에서 우리가 언제나 이러한 적극적이고 효과적인 방법만을 사용할 수는 없다. 오히려 방어기제와 같은 소극적이고 우회적인 방법을 사용하는 경우가 많은 것도 사실이다. 방어기제를 통한 해결방법은 일시적으로나마 불안과 긴장을 해소하고 순간적 위안을 제공하기 때문이다. 그러나 근본적으로 문제가 해결되는 것은 아니기 때문에 바람직하지 않은 방법이라 할 수 있다.

3) 적응지도 – 긍정적 자아개념 형성

정신건강은 적응과 밀접한 관련이 있다. 적응을 잘한다는 것은 환경과의 상호작용에서 개인의 욕구를 잘 충족시킬 수 있다는 것이며, 또한 환경에 순응하는 것으로서의 적응과 자신의 욕구를 실현하는 것으로서의 적응을 동시에 추구할 수 있다는 것을 의미한다. 따라서 개인적 행복을 추구하고 동시에 자신이 당면한 문제상황에 효과적으로 대처하여 문제를 해결할 수 있는 능력이 있을 때 정신건강을 유지할 수 있게 된다.

일상의 생활 속에서 우리가 보다 잘 적응하려면, 특히 아동과 청소년들이 적응할 수 있도록 지도하기 위하여 수행하여야 할 구체적 노력은 개별적 상황과 문제에 따라 다를 것이다. 하지만 이들에게 포괄적으로 적용할 수 있는 노력 중의 하나는 바로 긍정적 자아개념을 갖도록 도와주어야 한다는 것이다. 자기 자신에 대한 자아개념은 적응과 밀접한 관계가 있기 때문이다. 실제로 일상생활에서 적응을 잘하는 사람은 건강한 성격과 긍정적 자아개념을 가지고 있다는 특성을 공유한다(안범희, 2000).

자신에 대한 자아상이라고 할 수 있는 자아개념(self-concept)은 자기 자신을 좋아하는지에 대한 감정인 자아존중감(self-esteem)과 자신의 능력에 대하여 자신감을 가지고 있는지에 대한 자아자신감(self-confidence)이 핵심적 구성요소라 할 수 있다(황정규, 1998). 이 두 요소에 따라 자기 자신에 대한 긍정적 혹은 부정적 자아개념이 형성된다.

따라서 아동과 청소년이 건강한 성격과 긍정적 자아개념을 지닐 수 있도록 가정이나 학교에서 지도하는 것이 필요하다. 이를 위한 방법으로서 Hamachek(1995)은 다음과 같이 제시하였다(안범희, 2000: 328-329 재인용).

청소년의 자아를 고양시키는 방법으로 첫째, 수용적 태도를 길러 준다. 교사는 학생이 자신의 생각과 느낌을 표현할 수 있도록 허용하는 환경을 마련하여 학생 스스로가 있는 그대로의 자신을 수용하고 개방적 태도를 갖도록 도와주어야 한다. 둘째, 교실에서의 상호작용 기회를 확대한다. 셋째, 확고하고, 공정하고, 명시적인 규칙을 세우고 이를 지키게 한다. 무엇이 옳고 그른지에 대하여 명확한 규칙이 분명하게 세워져 있을 때 잘못된 행동을 줄일 수 있다. 넷째, 학생으로 하여금 성공할 수 있다는 확신을 심어 주고 작은 경험이라도 성공을 체험할 수 있는 기회를 많이 만들어 준다.

발달의 측면에서 볼 때 무한한 가능성과 잠재력을 지닌 중요한 시기, 아동기와 청소년기에 자신에 대한 긍정적 자아개념을 갖도록 하는 것은 중요한 문제이다. 많은 아동이 자신을 좋아하지 않고 자기의 능력에 대한 무능감에 빠져 부정적 자아상을 갖게 되는 것은 아동 개인의 일생에 관한 문제일 뿐만 아니라 국가의 장래를 위해서도 비극적인 일이 아닐 수 없다.

우리 사회가 안고 있는 병폐 중의 하나인 학벌주의나 지나친 학력열풍으로 현재 많은 아동과 청소년이 그들의 다양한 꿈과 자유로운 활동을 적극적으로 시도해 보지도 못하고 오로지 대학입시를 위해 강제적인 환경에서 공부하고 있다. 특히 경쟁적 학교풍토 속에서 학생들은 학업성적에 의한 무능감에 부정적 자아개념을 가지고 있는 경우도 있다. 상대평가체제에서 상위층에 속하는 일부 학생을 제외한 나머지 대다수의 학생은 학업성적에서 실패의 경험을 하게 되고 이것은 누적되어 학업에 대한 부정적 자아개념을 형성할 수 있다. 새로운 것에 대한 시도, 창의적 사고로 도전을 감행하거나 미지의 것을 탐색하려는 용기는 자신에 대한 긍정적 자아개념이 형성되어 있을 때 더 잘 나타날 수 있다.

아동과 청소년들이 신체적으로나 정신적으로 건강하며 긍정적인 자아개념을 지닌 사람으로 성장하도록 보다 더 적극적인 관심을 가지고 도와주어야 한다. 이들이 자유로운 학습 분위기에서 미래를 위해 자기주도적으로 준비하며, 진지하면서도 적극적으로 공부하고, 신명나게 뛰어놀 수 있는 환경을 마련해 주어야 한다. 또한 각자의 개성과 잠재력을 발휘할 수 있도록 그들의 가능성을 지지하고 이를 시험해 볼 수 있는 많은 경험과 다양한 기회가 제공되도록 가정과 학교 그리고 사회가 이를 지원하는 풍토를 마련해 주어야 한다.

2. 스트레스 대처양식

스트레스는 신체에 가해지는 어떤 요구가 유쾌하든 아니든 간에 신체에 일어나는 모호하고 비특징적인 신체반응이다. 사랑하는 사람과 입맞춤을 할 때, 치료를 위하여 치과의자에 앉아 있을 때, 상을 받거나 상을 받지 못하거나, 직장을 구하는 것이나 해고당하는 것, 기쁜 일이나 슬픈 일을 당하는 것과 같은 모든 일이 우리에게 스트레스를 유발한다.

스트레스를 경험하면 어떻게 대처하는가? 스트레스에 대한 대처양식에는 직접적 대처(directive coping), 방어적 대처(defensive coping), 상처치유기제(damage repair mechanism)의 세 가지가 있다(이수원 외, 1990).

직접적 대처는 스트레스 상황과 자기 자신을 객관적으로 평가하여 어떤 반응이 적절한 것인지를 의식적으로 그리고 합리적으로 판단하여 반응하는 건설적 대처양식이다. 외부의 어떤 대상이나 조건에 의해 스트레스를 받을 경우, 개인은 그 대상이나 조건을 변경시키려고 공격적 반응을 할 수 있다. 그러나 공격하거나 저항할 수 없을 때 또는 그것을 원하지 않을 경우에 그러한 대상이나 조건으로부터 벗어나려고 하는 회피반응을 보일 수도 있다. 또는 주어진 환경조건을 일부 수정하여 그 상황에 대처하는 타협적 반응을 할 수도 있다. 이러한 반응이 모두 직접적 대처방식에 속한다.

방어적 대처는 스트레스를 일으키는 객관적 조건 자체는 그대로 놓아둔 채 그 상황에서 느끼게 되는 내적 긴장이나 고통감을 완화시키는 것에 중점을 두는 반응이다. 흔히 방어기제로 일컫는 부정, 억압, 투사, 합리화, 전위 등이 여기에 속한다.

상처치유기제는 스트레스에서 발생하는 마음의 부담이나 상처를 치유하기 위해 많은 사람이 사용하는 반응이다. 울음, 웃음, 욕설, 음주, 흡연, 남에게 이야기하기, 심사숙고, 잠자기, 운동하기 등이 여기에 속한다(황정규, 1992).

한편 Folkman과 Lazarus(1984; 1985)는 스트레스 대처양식을 크게 문제집중적 대처와 정서집중적 대처, 그리고 문제-정서 혼합대처로 분류하고 있다. 문제집중적 대처방식은 스트레스를 유발하는 문제행동이나 환경적 조건을 변화시켜 스트레스를 해소하고자 하는 방법이다. 반면 정서집중적 대처는 스트레스를 유발하는 문제를 직접적으로 다루기보다는 그 당시 경험하게 되는 불안감이나 초조감 등의 정서적 고통을 감소시키는 것에 더 노력을 기울인다.

1) 문제집중적 대처

문제집중적 대처전략은 환경지향적 대처와 내부지향적 대처로 구분할 수 있다. 환경지향적 대처는 문제를 규정하고 대안적 해결책을 제시하며, 이익과 부담의 관점에서 대안책을 비교·검토해 보고, 대안책들 중에서 선택한 대안을 실행에 옮기는 행동으로 이루어진다. 즉 스트레스를 유발하는 문제를 직접적으로 해결하기 위하여 문제를 상세히 분석하거나 합리적인 방법을 찾으려 한다.

내부지향적 대처는 자신의 포부수준을 바꾸거나 대안적 만족을 추구할 수 있는 방법을 찾거나, 새로운 행동기준을 개발하거나 새로운 기술을 배우는 것과 같이 환경을 바꾸는 대신 자신에 관한 어떤 것을 변화시킴으로써 스트레스에 대처하려는 전략이다(김순혜 외, 1995). 스트레스를 유발하는 문제 자체에 초점을 두고 문제상황을 변화시키기 위해 사용할 수 있는 창의적 문제해결과정에 대하여 구체적으로 살펴보면 다음과 같다.

창의적 문제해결과정은 일상생활에서 스트레스 상황을 경험할 때 일시적 도피처로서의 방어기제가 아닌 효과적 대처기술로 활용될 수 있다. 이와 같은 대처기술의 적절한 사용은 자신이 처한 문제상황에 보다 창의적으로 대응할 수 있도록 한다. 일반적으로 제시되는 문제해결과 의사결정에서의 창의적 해결단계는 다음과 같다(이근후 · 박영숙 공역, 1990).

(1) 문제정의

해결하여야 할 문제가 무엇인가? 대부분의 사람들은 스트레스를 유발하는 상황의 근본적 문제점을 파악하지 못하고 겉으로 드러나는 부수적 결과나 지엽적 문제에만 연연해하는 경우가 많다. 중요한 것은 문제의 출처를 파악한 후 이에 대한 해결책을 강구할 수 있도록 간단명료하게 진술하는 것이 필요하다. 즉 문제에 관한 정의를 분명하게 내려야 하며 이는 문제를 해결하는 데 필요한 여러 측면에 대한 분석을 가능하게 한다.

(2) 대안설정

문제상황에 대한 해결책을 모색하는 데 있어 생각할 수 있는 가능한 한 많은 대안을 검토해 보는 것이 바람직하다. 시도해 보지도 않고 처음부터 "잘 안 될 텐데……." 혹은 "그 친구가 안 할 거야." 하는 부정적 선입견은 버려야 한다. 개인적 문제를 해결하기 위해서도 그렇지만 집단이나 조직에서의 문제를 해결하는 경우에 여러 사람의 의견을 수렴하여 합리적 해결책을 찾는 방법은 매우 효과적이다.

대안설정에 있어서 브레인스토밍(brain storming) 기법을 활용할 수 있다. 이 방법은 여러 사람의 지혜와 의견을 모으는 데 있어 제안된 의견의 효과성에 대한 비판 없이 가능한 한 많은 양의 의견을 수집한다. 여기서 중요한 것은 의견이나 아이디어의 질이 아니라 양에 있다. 브레인스토밍 기법을 활용하는 데 있어 지켜야 할 규칙은 다음과 같다.

- 가능한 한 많은 아이디어를 제시한다.
- 여러 의견이 모두 수합되기 전까지는 각 아이디어에 대한 비판, 평가, 논평을 보류

한다. 아이디어를 제시하는 중간에 "말도 안 돼." 또는 "바보 같은 소리!"와 같은 비판을 해서는 안 된다.

- 억지로 갖다 붙인 것 같은 아이디어나 비약적 아이디어도 중요하다. 왜냐하면 그것이 다른 아이디어를 창출해 낼 수 있는 자극제가 될 수도 있기 때문이다.
- 모든 아이디어를 적고 다양한 생각을 연결시키거나 재정리한 다음 가장 효과적인 내용으로 정리한다.
- 실질적이지 않거나 유용하지 않은 아이디어를 제외시킨다.
- 가장 좋은 해결책이 될 수 있다고 생각되는 아이디어나 방법을 남겨 둔다.

(3) 결과예견

여러 가지 아이디어에 대한 평가과정이다. 각 방법이나 아이디어의 결과는 무엇인가? 각 아이디어가 문제상황에 어떻게 작용할 것인지를 생각해 본다. 또 이 문제와 관련된 사람이 이와 같은 아이디어를 찬성할 것인지 혹은 협상의 가치가 있다고 할 것인지에 대한 결과를 평가한다. 별로 유용하지 않은 것이라고 평가된 방법은 제외하고 효과가 있을 것으로 예견된 방법을 남겨 둔다.

(4) 해결책 선택

문제를 가장 잘 해결하고 관련자의 욕구를 잘 충족시켜 줄 수 있는 방법을 선택한다. 효과적인 의사소통 기술을 활용하여 자신의 메시지가 중요한 것임을 상대에게 설득시켜야 한다.

(5) 재평가

모든 결과를 예측할 수 없으므로 자신이 선택한 결정에 대해 재평가할 준비가 되어 있어야 한다. 자신이 선택한 방법이 효과가 없다면 그 이유를 생각해 보고 이를 재정리한 후 다시 시도해 보아야 한다.

2) 정서집중적 대처

정서집중적 대처는 스트레스를 유발하는 상황 자체를 변화시키기보다 그 상황에서 경험하게 되는 정서적 고통을 감소시키는 것에 중점을 둔다. 이를 위하여 스트레스의 원인을 회피하거나 스트레스 상황을 인지적으로 재구성하는 대처반응이다.

스트레스를 주는 어떤 문제를 잊기 위하여 술을 마시거나 화를 내거나 신체적 운동을 할 수 있다. 또는 친구에게 정서적 지지를 구하거나 스트레스를 주는 문제를 회피하거나 상황이 대수롭지 않다고 최소화시켜 생각할 수도 있다. 뿐만 아니라 그 사건의 긍정적 의미를 찾아서 자신이 처한 상황이나 사건의 의미를 재해석하는 인지적 재평가도 이에 포함된다. 실제로 심한 스트레스 상황 속에서 사람들은 때때로 희망을 가지기 위해 자신에게 발생한 일이 별로 중요하지 않은 것처럼 꾸미는 정서집중적 대처를 많이 사용한다(김순혜 외, 1995).

이처럼 정서집중적 대처는 현실을 있는 그대로 받아들이면서 스트레스에서 오는 불안을 감소시킬 수 있다. 또한 일시적으로 부정적인 정서를 해소할 수도 있다. 그러나 때로는 현실을 왜곡하여 받아들임으로써 자신을 기만하게 되는 문제가 생길 수도 있다. 정서집중적 대처기술을 살펴보면 다음과 같다.

- 소망적 사고(wishful thinking): 스트레스는 기왕에 일어난 일이니 나의 행동이나 생각을 바꾸려 노력한다.
- 거리두기(distancing): 스트레스를 유발하는 곤란하고 어려운 상황에 대해 모든 것을 잊어버리려고 노력한다.
- 긴장해소(tension release): 스트레스로 인해 발생한 불안, 갈등, 긴장 등을 없애기 위하여 운동, 오락, 예술, 음식의 섭취, 음주, 흡연 등의 다른 일에 몰두하려 든다.
- 고립(isolation): 다른 사람이 알지 못하게 내 마음속에만 숨겨 둔다.
- 사회적 지지 추구(seeking social support): 다른 사람의 동정과 이해, 지지를 얻으려고 노력한다.
- 책임수용(accepting responsibility): 스트레스를 유발한 문제를 일으킨 사람이 자신이라는 것을 깨닫고 자신의 책임이었음을 생각하고 이를 받아들이려 한다.

3) 문제-정서 혼합대처

일반적으로 사람들은 스트레스 상황에서 문제집중적 대처와 정서집중적 대처를 혼합하여 사용하는 경향이 있다. 사람들이 일상생활에서 경험하는 스트레스 사건에 대처하는 방법을 연구한 결과(Folkman & Lazarus, 1985; Folkman et al., 1986), 대부분의 피험자가 문제집중적 대처와 정서집중적 대처를 함께 사용하고 있는 것으로 나타났다. 문제집중적 대처와 정서집중적 대처는 대처과정에서 서로를 촉진할 수도 있고 방해하는 작용을 할 수도 있다. 문제-정서 혼합대처기술에는 성장지향과 직면하기가 있다.

- 성장지향(growth oriented): 스트레스를 받은 일로부터 자신의 성장에 도움이 되는 효과를 찾으려고 애를 쓴다.
- 직면하기(confront): 스트레스를 일으키고 있는 상황을 바꾸기 위해 어려움에 맞서 공격적으로 행동하려 한다.

일반적으로 문제집중적 대처는 스트레스 상황의 조건을 변화시킬 수 있다고 평가되는 중간 수준의 스트레스에서 자주 사용된다. 정서집중적 대처는 높은 수준의 스트레스 상황 속에서, 위협을 주는 조건을 수정하기 위해서 자신이 아무것도 할 수 없다는 평가를 내렸을 경우에 더 많이 사용되는 경향이 있다.

스트레스 유발요인과 그에 대한 개인의 대처방식에 대한 연구들(장연집 외, 2000; Folkman et al., 1986)을 살펴보면, 스트레스 유형에 따라 개인이 사용하는 대처방법에 차이가 있음을 알 수 있다.

대학생을 대상으로 대처방법을 조사한 결과 학업문제나 일상생활에서 오는 스트레스는 기분전환이나 인지적 회피 등이 대처양식을 나타내며, 가족관계에서 유발된 스트레스 상황에서는 감정표현이나 사회적 지지를 구하는 대처양식을 선택하는 경향이 있었다. 즉 자신이 통제할 수 있는 것이나 지속적으로 계속될 수 있는 진로문제나 장래문제에 관한 경우에서는 문제해결에 필요한 정보를 탐색하거나 사전에 활동계획을 세우는 인지적 문제해결 방법을 사용하는 경향이 있었다.

초등학생을 대상으로 한 연구에서도 이와 유사한 결과를 나타냈는데, 학업문제로 인한 스트레스는 인지적 회피나 인지적 문제해결, 감정표현, 자기고립 등의 대처방식을 사용하고, 교우관계와 관련된 스트레스에는 친구와 거리두기, 인지적 문제해결, 소망적 사고, 사회적 지지 추구 등의 대처방식을 선택하는 경향을 보였다. 가정문제에서 오는 스트레스에는 인지적 문제해결과 인지적 회피, 행동적 회피, 감정표현, 자기고립 등의 대처방식을 사용하며, 자존심 손상에서 오는 스트레스에서는 인지적 재구조화, 감정표현, 사회적 지지 추구, 행동적 회피와 같은 대처방법을 많이 사용하였다.

〈표 4-1〉 대처유형과 대처전략

대처유형	대표적 전략
공격적 활동	• 구타, 기물 파손, 폭언, 고함치기
행동적 회피	• 가족이나 사회로부터의 도피, 수면, 아무것도 하지 않음
행동적 기분전환	• 기분전환, 텔레비전 시청, 영화 감상, 음악 듣기
인지적 회피	• 스트레스 요인을 잊어버리거나 무시 또는 부정하기
인지적 방심	• 공상, 유머, 스트레스를 주는 요인 이외의 다른 것을 생각함
인지적 문제해결	• 문제분석, 학습, 문제해결 방법 모색, 정보처리
인지적 재구조화	• 스트레스를 주는 요인의 긍정적 측면 강조, 희망을 가짐, 자신을 믿음
감정표현	• 주위 사람에게 느낌을 표시, 울음
인내	• 복종, 동의
정보추구	• 스트레스 요인에 관한 정보를 조사, 접촉, 사전준비
고립활동	• 혼자 지냄, 타인 배제
자아통제활동	• 감정관리, 명상, 먹기, 마시기, 근육이완
사회적 지지	• 신체적 또는 정서적 지지, 친구나 전문가에게 말하기, 타인과 함께 있기
영적 지지	• 기도하기
비인지적 스트레스 요인 수정	• 진정제 복용, 흡연, 마약

출처: Ryan-Wenger(1992).

Ryan-Wenger(1992)는 생활에서 흔히 사용하는 대처방식과 그에 따른 대표적인 전략을 〈표 4-1〉과 같이 제시하였다. 대처방식 중에서 문제집중적 대처에는 '인지적 문제해결'과 '정보추구'를 들 수 있으며 그 외의 대처는 정서집중적 대처라 할 수 있다. 스트레스에 대한 대처양식의 사용을 분석함으로써 청소년의 정신건강을 연구한 황정규(1992)의 조사 결과를 살펴보면 〈표 4-2〉와 같다.

〈표 4-2〉 스트레스 대처양식

대처양식	학교유형			지역		성별		전체
	중	인문	실업	도시	농촌	남	여	
1. 문제해결	6.7	2.8	4.2	5.1	3.3	5.3	4.0	4.7
2. 소망적 사고	8.7	8.4	8.7	8.5	8.9	10.2	6.9	8.6
3. 거리두기	22.8	21.4	18.3	20.9	22.9	19.6	23.2	21.4
4. 책임수용	11.5	9.7	11.8	10.7	11.0	8.6	13.3	10.9
5. 긴장해소	18.9	19.4	19.4	19.3	18.5	24.4	13.6	19.2
6. 고립	18.0	19.0	19.0	18.9	17.9	15.8	21.7	18.6
7. 성장지향	2.2	4.1	4.8	3.6	3.0	3.4	3.5	3.5
8. 사회적 지지추구	4.5	9.7	6.9	6.3	9.2	5.3	8.6	7.0
9. 직면하기	5.7	5.6	6.9	6.6	5.4	7.3	5.3	6.3
N	584	547	289	1071	336	729	678	1409
P	$X^2_{(8)}$ =28.95, P=.024			$X^2_{(8)}$=6.90, P=.547		$X^2_{(8)}$=50.13, p<.001		

출처: 황성규(1992: 423).

문제집중적 대처양식의 사용은 4.7%로 대단히 낮은 반응비율을 보이고 있는 반면 정서집중적 대처양식에 속하는 "거리두기"가 21.4%, "긴장해소" 19.2%, "고립"은 18.6%, "책임수용"은 10.9%로 나타났다. 이 네 가지 대처양식의 비율을 합하면 약 70%를 차지하고 있어 한국 청소년의 대부분이 주로 정서집중적 대처양식을 사용하고 있음을 알 수 있다. 한편 문제-정서 혼합대처양식의 사용도 극히 적어서 "성장지향"이 3.5%, "직면하기"가 6.3%로 낮은 비율을 나타내고 있음을 알 수 있다. 스트레스 대처양식 반응에 대한 성별에 따른 분석결과($X^2_{(8)}$=50.13, p<.001)는 남자가 여자보다 "소망적 사고"(남 10.2%, 여 6.9%)와 "긴장해소"(남 24.4%, 여 13.6%)의 대처양식을 더 많이 이용하는 경향이 있었다. 여자는 "거리두기"(남 19.6%, 여 23.2%), "책임수용"(남 8.6%, 여 13.3%), "고립"(남 15.8%, 여 21.7%)의 대처방식을 남자보다 더 많이 사용하는 경향을 보였다. 이와 같은 결과를 종합해 보면, 청소년은 스트레스에 직면했을 때 합리적이고 분석적인 방법을 통하여 스트레스를 유발시킨 문제 그 자체를 해결하려고 하기보다는 "거리두기", "긴장해소", "고립", "책임수용"과 같은 정서집중적 대처방법을 즐겨 사용하는 경향이 있었다. 특히 남자는 "소망적 사고"나 "긴장해소"와 같은 대처방식을 자주 사용하고, 여자는

"거리두기", "고립", "책임수용"과 같은 대처방식을 자주 사용한 것으로 나타났다.

한편, 스트레스 대처전략을 측정하기 위하여 이미리(2006)는 Billings와 Moos(1984)의 이론을 바탕으로 척도를 개발하였는데, 이 척도에서 구분하고 있는 스트레스 대처유형의 내용은 다음과 같다.

- 문제중심 대처전략: 스트레스의 원인이나 해결방법을 생각하는 인지적 대처노력, 스트레스를 직접적으로 해결하려는 행동적 대처노력, 다른 사람들과 의논하고 도움을 구하는 정보모색 혹은 사회적 지지추구 등의 대처노력을 포함한다.
- 정서분출 대처전략: 스트레스로 인해 발생하는 부정적 정서를 공격적인 방법으로 표현함으로써 정서적 고통을 줄이는 대처노력으로 소리를 지르거나 물건을 부수는 행동 등을 포함한다.
- 정서조절 대처전략: 스트레스 사건과 관련이 없는 구체적 활동에 참여함으로써 스트레스로 인한 정서적 고통을 줄이려고 하는 대처노력으로 목욕을 하거나, 음악을 듣거나 방청소를 하는 등의 행동을 포함한다.

최근 청소년의 스트레스에 관한 연구에서 나타난 스트레스 대처전략의 효과를 살펴보면 스트레스 대처 방식이 우리의 정신건강에 매우 중요한 요소임을 알 수 있다.

이상미와 임정하(2015)는 이미리(2006)의 연구에서 사용된 대처전략 척도를 사용하여, 서울 소재의 2개 중학교와 2개 고등학교에 재학 중인 399명의 학생들을 대상으로 청소년의 스트레스 대처전략이 심리적 안녕감에 미치는 영향을 조사하였다. 연구대상은 학교 급별로는 중학생이 189명, 고등학생이 210명이었고, 남학생이 216명, 여학생은 183명이었다. 연구 결과, 청소년들이 사용하는 스트레스 대처전략은 학생의 학교 급별, 성별 및 기질적 특성을 통제한 뒤에도 청소년의 심리적 안녕감에 유의한 영향을 미치는 것으로 나타났다. 특히 스트레스 대처전략 중에서도 정서중심 대처전략보다 문제중심 대처전략을 사용하는 것이 학생들의 심리적 안녕감을 높이는 데 긍정적인 영향을 미치는 것으로 분석되었다. 따라서 문제중심 대처전략을 적극적으로 사용할 수 있도록 도와줄 필요가 있는 것으로 나타났다.

뿐만 아니라, 청소년의 경우 스트레스로 인해 경험하는 부정적인 정서를 반사회적인 방법으로 표출하는 정서분출 대처전략의 사용을 자제하는 것이 심리적 안녕감에 긍정적인 영향을 미치는 것으로 분석되었다. 그러므로 일상생활에서 이들이 경험하게 되는 부정적 정서를 바람직한 방향으로 표현할 수 있도록 정서분출의 출구를 마련해 주는 것이 청소년의 안녕감 향상에 도움이 될 것이라고 강조하였다(이상미 · 임정하, 2015).

적응의 중요성과 스트레스 상황에서 개인이 어떻게 대처해 나가는지에 대한 스트레스 대처유형을 살펴보았다. 일반적으로 우리는 문제집중적 대처양식뿐만 아니라, 스트레스 상황에서 경험하는 불안이나 초조 등의 정서적 고통을 감소시키고자 정서집중적 대처양식도 많이 사용하는 경향이 있다. 특히 개인이 사용하는 다양한 적응행동은 개인의 정신건강에 많은 영향을 미친다. 이는 스트레스 대처방식이 개인의 적응과 안녕감에 영향을 미치며, 스트레스 상황에서 문제중심 대처전략을 적절하게 사용하는 것이 개인의 정신건강에 중요한 요소라고 강조한 연구결과들(박소영, 2014; Kim & Jo, 2010)과 일맥상통하는 것이다.

따라서 우리가 보다 중요하게 생각할 것은 스트레스를 유발하는 상황에서 문제가 되는 행동을 변화시키거나 환경적 조건을 변화시켜 스트레스에 직접적으로 대처하는 문제집중적 대처양식이다. 즉 스트레스 상황에서 타인에게 도움을 요청하거나 스스로 적극적인 해결책을 모색하여 근본적으로 문제를 해결하려고 노력하는 것이 우리의 정신건강에 보다 효과적인 방법이라 할 수 있다.

토론주제

1. 우리가 경험할 수 있는 다양한 스트레스 상황을 수집하여 열거해 보고, 우선순위를 부여해 보자.
2. 수집된 각각의 스트레스 상황에 대하여 문제집중적 혹은 정서집중적 대처방식은 무엇인지 생각하고, 바람직한 대처방식을 토론해 보자.

▌부록▌ 문제해결 예시문

다음의 [상황 1, 2]를 읽고 자신에게 해당하는 경우를 표시해 보자. 어떤 결과가 바람직한 문제해결 방식이 될 수 있는지에 대해 생각해 보고, 친구들과 함께 토의해 보자.

[상황 1] 여자 친구와 함께 보고 싶어 하였던 영화 티켓 2장을 간신히 구했다. 퇴근시간이 되어 막 출발하려는데, 갑자기 중요한 프로젝트가 생겨서 팀원 전원이 야근을 해야 한다. 이 때 당신은 어떻게 하겠는가?

A. 팀장님께 양해를 구하고 보러 간다.

① ② ③ ④ ⑤ ⑥ ⑦

전혀 아니다 매우 그렇다

B. 여자 친구에게 티켓을 주고 다른 사람과 가라고 한다.

① ② ③ ④ ⑤ ⑥ ⑦

전혀 아니다 매우 그렇다

C. 영화티켓을 환불하고 다른 날로 예매한다.

① ② ③ ④ ⑤ ⑥ ⑦

전혀 아니다 매우 그렇다

D. 영화를 보고 나서 회사에 돌아와 남들보다 더 늦게까지 일한다.

① ② ③ ④ ⑤ ⑥ ⑦

전혀 아니다 매우 그렇다

E. 여자 친구와 잠깐 만나 영화 대신 저녁을 먹는다.

① ② ③ ④ ⑤ ⑥ ⑦

전혀 아니다 매우 그렇다

F. 옆 팀의 동료에게 영화티켓을 판다.

① ② ③ ④ ⑤ ⑥ ⑦

전혀 아니다 매우 그렇다

G. 여자 친구에게 미안하다고 말하고 회사 일에 전념한다.

① ② ③ ④ ⑤ ⑥ ⑦

전혀 아니다 매우 그렇다

H. 그때 상황을 보고 판단한다.

① ② ③ ④ ⑤ ⑥ ⑦

전혀 아니다 매우 그렇다

[상황 2] 나는 직장에서 업무시간 내에 일을 빨리 끝내고 정시에 퇴근하는 것이 좋다. 그런데 함께 일하는 최 과장은 오후부터 시작해서 늦게 일을 마친다. 당신은 어떻게 하겠는가?

A. 최 과장의 업무방식을 따른다.

① ② ③ ④ ⑤ ⑥ ⑦

전혀 아니다 매우 그렇다

B. 최 과장과의 개인적 대화를 통해 나의 입장을 설명한다.

① ② ③ ④ ⑤ ⑥ ⑦

전혀 아니다 매우 그렇다

C. 주어진 일을 마친 후에는 정시에 퇴근한다.

① ② ③ ④ ⑤ ⑥ ⑦

전혀 아니다 매우 그렇다

D. 팀장님께 공식적으로 애로사항을 건의한다.

① ② ③ ④ ⑤ ⑥ ⑦

전혀 아니다 매우 그렇다

E. 최 과장과 친한 김 과장에게 자기 입장을 전해 달라고 부탁한다.

① ② ③ ④ ⑤ ⑥ ⑦

전혀 아니다 매우 그렇다

F. 최 과장을 설득해서 정시퇴근을 유도한다.

① ② ③ ④ ⑤ ⑥ ⑦

전혀 아니다 매우 그렇다

G. 총각인 최 과장에게 여자 친구를 소개시켜 일찍 퇴근하게 한다.

① ② ③ ④ ⑤ ⑥ ⑦

전혀 아니다 매우 그렇다

제5장

정신건강과 대처방법

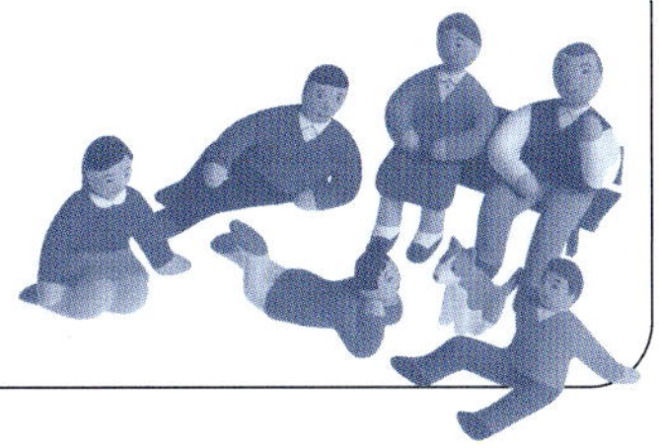

1. 방어기제

1) 방어기제의 특성

일상의 생활 속에서 어려움에 직면하거나 힘든 일을 겪게 될 때 자신에게 스트레스를 주는 당사자와 직접 맞서 해결을 시도하는 것이 매우 부담스럽고 어렵게 느껴질 때가 많다. 이처럼 스트레스에 직접적으로 대응하여 해결방법을 찾기에는 상황이 어렵고 위협적이라고 느낄 때, 혹은 불안을 경험할 때 우리는 방어기제에 의존하는 경향이 있다.

방어기제(defense mechanism)는 스트레스를 주는 상황을 왜곡하여 자신을 속이는 방법으로 불안, 갈등, 좌절 등을 감소시키는 역할을 한다. 지진이나 화재, 폭발사고, 중요한 시험과 같은 현실적 위협상황에 대한 정서적 반응으로 유발된 현실적·객관적 불안과 달리 신경증적 불안은 원초아(id)의 본능을 자아(ego)가 조절할 수 없을 것이라는 두려움에서 유발된다. 이러한 신경증적 불안으로부터 자신을 보호하기 위해 발달한 것이 자아 방어기제이다. 방어기제는 무의식적으로 자기 자신을 기만하는 과정으로 현재 당면한 괴로운 문제에서 발생하는 불안을 감소시키는 데 일시적으로나마 도움을 준다.

방어기제의 주요 특징은 첫째, 무의식적 수준에서 작용하기 때문에 자기기만적이다. 즉 무의식적으로 작용하여 자신은 무엇이 일어나고 있는지 알지 못한다. 둘째, 현실을 왜곡하거나 부정하거나 거짓으로 만들어 지각함으로써 불안을 감소시킨다. 이처럼 불안으로부터 자신을 보호하기 위해 사용하는 것이 방어기제이다(민경환, 2007: 86). 정신적으로 건강한 사람도 스트레스 대처수단으로 어느 정도 방어기제를 사용한다. 하지만 방어기제에 지나치게 의존하는 경우 성격적 부적응을 초래할 수 있다.

일상생활에서 자주 사용되는 방어기제에는 어떤 것이 있으며 이들은 어떤 역할을 하는지 자세히 살펴보기로 한다.

2) 방어기제의 종류와 역할

(1) 억압(Repression)

우리는 수치심을 일으키거나 죄의식을 갖게 하는 혹은 자기비난을 가져오는 기억이나 스스로 받아들일 수 없는 욕구를 무의식 속으로 억압한다. 억압은 가장 기본적인 자아방어로서 고통스러운 감정이나 생각을 인식 밖으로 밀어내는 것이다. 즉 원하지 않는 고통스럽고 불쾌한 생각이나 용납될 수 없는 충동이 의식에 떠오르는 것을 막아 불안을 회피할 수 있게 한다.

억압은 용납될 수 없는 충동과 불유쾌한 기억을 의식에서 배제시키는 과정이다. 이 과정을 통하여 개인은 불안을 유발시키는 갈등을 의식하지 못하거나 정서적으로 고통스러운 과거의 사건이나 실패의 경험을 기억하지 못하게 된다. 즉 가장 직접적인 방법으로 불안을 회피하는 것이다. 억압은 고통스러운 기억을 생각하지 않으려고 의식적으로 덮어 두는 억제와 다소 다르다. 억제는 의도적으로 어떤 것을 생각하지 않으려고 잊으려 노력하는 것이며, 억압은 자신도 모르는 사이에 무의식적으로 고통과 관련된 충동이나 기억을 의식에서 제외시켜 버리는 것이다.

따라서 어린 시절 아동학대를 경험한 아동이 성장한 이후에 그 사실 자체를 망각하는 경우나 성폭행을 당한 사람이 과거의 그 경험을 회상하지 못하는 경우에서 볼 수 있다. 또한 가고 싶지 않았던 치과에 예약해 놓은 진료 약속시간을 자신도 모르게 망각하거나, 평소에 싫어하는 사람과의 모임 약속을 자신도 모르게 무언가에 열중하다가 깜빡 잊어버리는 경우도 이에 해당된다고 할 수 있다.

(2) 부정(Denial)

부정은 고통스럽거나 위협적인 상황을 받아들이기 두려울 때 그 상황의 존재를 인정하지 않는 것이다. 현실을 인정할 때 겪어야 할 고통을 참아낼 수 없기에 이 방어기제에 의지하게 된다. 자신에게 불리하게 작용할 수 있는 정보를 받아들이지 못하고 자신이 믿고 싶은 정보만을 받아들이는 경우도 이에 해당한다. 이는 자기 눈을 가리고 "아무도 없어요!" 하는 것처럼 일종의 자기기만이 될 수 있다. 엄연히 존재하는 현실을 존재하지 않는 것처럼 여긴다거나, 그 현실을 자신의 소원대로 이루어지는 공상으로 대신 메우려고 시도함으로써 고통을 피하려 한다.

친구관계에서 자신에게 말을 함부로 하는 것 때문에 기분이 몹시 상하고 불쾌해지는 경우가 있다. 하지만 이때 사람들은 때때로 자신의 분노 감정을 부정한다. 또는 사업의 실패나 가족구성원의 불치병 선고와 같은 커다란 사건이나 충격적 상황에 처했을 때를 상상해 보자. 이러한 상황에 직면하게 될 때 사람들은 그 고통을 감당하기가 어렵다. 이런 경우 일시적으로 그 상황을 현실로 받아들이지 못하고 부정하다가 일정한 시간이 지나고 나서 자신의 감정을 조절할 수 있게 되면 그때에야 비로소 있는 그대로의 현실을 파악하고 그에 대처할 수 있게 된다.

(3) 합리화(Rationalization)

합리화는 자기보호와 체면 유지를 위해 가장 일반적으로 사용되는 기제이다. 그럴듯하게 보이고 진정한 이유를 감추어 줄 수 있는 변명을 사용하므로 마음의 평안을 얻을 수 있지만 지나치면 망상을 초래할 수 있다. 대표적인 경우로 '신 포도'와 '달콤한 레몬'이 있다.

이솝우화에 나오는 「여우와 신 포도」에서 숲 속을 거닐던 여우는 탐스러운 포도송이를 따 먹으려 했지만 너무 높이 달려 있어서 도저히 먹을 수가 없었다. 여러 번 애를 쓰다가 결국은 포기하면서 "흥. 저 따위 포도는 안 먹어! 저 포도는 아직 덜 익어서 맛이 없는 신 포도일 텐데 뭐." 하고 중얼거리며 그곳을 떠났다. 이처럼 실제로 자신이 매우 원하는 것이지만 소유할 수 없을 때, 마치 그것이 자신이 별로 바라지 않았던 것이라는 식으로 억지로 깎아내리려 하는 경우이다.

노란 레몬을 통째로 씹어 먹는다고 상상해 보자. '달콤한 레몬'은 인정하고 싶지 않은 것을 억지로 받아들여야 할 때, 마치 그것이 자신이 진정으로 바라던 일이었던 것처럼 생각하려는 것을 말한다. 이와 같은 합리화는 잘못된 행동에 대한 사후 정당화가 될 수 있다. 이는 무의식적으로 그 언행이 합리화되는 과정이므로 본인 스스로 자신이 사용하는 것이 허구라는 것을 충분히 인식하면서 사용하는 '거짓말'과는 다른 것이다.

(4) 투사(Projection)

투사는 자신의 억압된 동기, 생각 및 감정을 다른 사람에게 귀인하는 것이다. 자기 마음속에 타인에 대한 공격심이나 시기, 미움의 감정이 있을 때 우리는 그것을 인정하기 싫을 뿐만 아니라 그것이 느껴지면 불안하게 된다. 이때 현실을 왜곡하여 자신이 가지고 있는 바람직하지 못하다고 생각되거나, 원하지 않는 감정이나 충동을 다른 사람에게 돌림으로써 자신이 느끼는 갈등의 원인이 자기 내부에 있는 것이 아니라 외부에 있다고 생각하게 된다.

다른 사람에게 적대적이고 잔인하게 대하는 사람의 경우 그러한 자신의 행동경향을 스스로 시인하면 자기 자신이 싫어질 것이기에 다른 사람의 탓으로 돌릴 수 있다. 즉 다른 사람이 그런 대우를 받도록 행동하기 때문에 자기가 그런 식으로 대하는 것이지 자신이 나빠서 그런 것은 아니라고 믿는 것이다.

(5) 동일시(Identification)

동일시는 자신보다 우월하다고 생각되는 타인의 가치나 성격특성을 자기 것으로 내면화함으로써 자신의 무능력이나 나약함을 회피하는 것이다. 동일시는 개인이 완전히 무력해지는 상황에서도 자기방어의 형태로 나타난다. 또한 자신의 욕구나 갈등을 대리적으로 해결할 수 있게 하는 작용을 하기도 한다. 직업적으로 성공하지 못한 부모가 자녀의 직업적 성공을 마치 자신이 한 것처럼 느끼면서 자녀와 동일시하거나 그보다 더 큰 성취감이나 우월감을 느끼는 경우도 이에 해당한다.

(6) 반동형성(Reaction formation)

자신이 가지고 있는 것과는 반대되는 생각이나 감정을 과장되게 표현함으로써 본래 자신이 가지고 있는 생각이나 감정을 은폐시키려는 방어기제이다.

하필이면 막다른 좁은 골목길에서 평소 자신이 별로 좋아하지 않던 사람을 맞닥뜨렸던 경험이 있는가? 시선을 피할 수도 몸을 되돌려 설 수도 없는 상황에서 말이다. "어휴, 싫은데……." 한 발 두 발 마지못해 다가가다가 마침내 누군가 앞에 이르러서는 자신도 모르게 목소리가 높아지면서 큰 소리를 쳐 댄다. "어머, ○○○ 씨. 오랜만이네요! 무척 반가워요! 더 멋있어지셨네요!" 과장된 말투와 호들갑스러운 행동을 하지는 않았는가? 무척 반가운 듯 행동했지만 사실은 너무 어색한 순간이었고, 돌아서서 생각하면 자신이 왜 그랬는지 그냥 목례만 해도 되었을 텐데 하고 후회한 적은 없는가? 한편 자신의 그러한 이중적 태도에 본인도 놀라 왠지 씁쓸하고 비참한 심정이 되지는 않았는가? 이와 같은 행동의 이면에는 "내가 저 사람을 좋아하지 않는다는 것을 그(녀)가 눈치 챈다면 어쩌지."와 같은 걱정이 깔려 있을 수 있다. 그러한 불안으로 인해 자신도 모르게 상대에 대한 반대감정의 표현이 과장되어 나타난 것이라 할 수 있다.

(7) 전위(Displacement)

어떤 사람이나 대상에 대한 억압된 충동이나 감정을 다른 대상에게로 대체하여 그 대체된 대상에게 표현하는 방어기제이다. 예를 들면, 아침 출근길에 아내에게 잔소리를 들어서 화가 난 사람이 직장에서 자신보다 지위가 낮은 부하 직원에게 공연히 화풀이를 하는 경우가 있다. 원인을 제공한 사람에게 직접적으로 분풀이를 할 수 없거나 그(녀)가 위협적 존재라서 분노표현을 하지 못하는 경우에 보다 덜 위협적인 다른 대상, 즉 힘이 약하거나 관대한 성격을 지닌 다른 상대를 선택하여 자신의 감정을 풀어 버리려는 환치된 형태의 분노이다. 이는 근본적 해결책이 아니며 결과적으로 또 다른 불행과 오해를 자초하여 대인관계를 손상시킬 수 있게 한다.

(8) 승화(Sublimation)

억압된 충동이나 감정을 사회적으로 잘 수용될 수 있는 형태의 욕구로 변형시켜 표현하는 것이다. 개인의 공격성은 격렬한 스포츠나 공격성이 요구되는 직업을 가짐으로써 사회적으로 승인될 수 있는 방식으로 나타날 수 있다. 또한 성적 충동은 예술이나 문학 등 기타 창작활동으로 변형될 수 있다. Freud는 이러한 승화기제가 가장 건강한 형태이며 억제된 충동이 사회적으로 유용한 다른 활동에 집중됨으로써 사회에도 유익한 일이 될 수 있다고 보았다.

(9) 퇴행(Regression)

욕구좌절을 경험하면 어린 시절의 수준으로 후퇴하여 적응하려는 행동을 보이는 경우가 있다. 즉 아주 오랜 과거나 어린 시절에 나타냈던 유치한 행동양식을 보이는 것이다. 이는 성인사회에 요구되는 자주적이고 독립적인 생활과 책임의식에 대한 두려움과 불안을 다소 덜 수 있지만 부적합한 행동이라 할 수 있다.

자신이 원하는 것을 들어 주지 않는다고 울거나 신경질적으로 분노감정을 표현하거나 아기들이 쓰는 유치한 말을 사용하는 경우가 이에 해당한다. 이는 습관적으로 토라지는 행동을 하거나 울음과 같은 행동을 통하여 타인에게 동정심을 유발시키려 한다거나 당면한 문제를 회피하려고 하는 형태로 나타날 수 있다. 또한 함구증과 같이 말을 하지 않고 침묵으로만 일관하는 신경질적 반응 역시 이에 해당한다.

(10) 백일몽(Daydreaming)

마음속으로 유쾌한 일을 상상함으로써 불만스러운 현실이나 불쾌한 문제상황에서 해방되고자 하는 시도이다. 백일몽, 공상을 통해 일상생활에서 실제로 불가능한 것을 가능한 것으로 생각할 수 있게 한다. 백일몽이 반드시 해롭다고는 볼 수 없으나 공상에만 빠져 현실적 노력을 별로 하지 않게 됨으로써 현실도피의 우려가 있다.

(11) 고립(Isolation)

고립은 어떤 일에 관련되는 것을 거절하고 회피함으로써 그로 인해 생길지도 모르는 정서적 긴장과 갈등 상황을 벗어나려는 행동양식이다. 마음에 드는 상대를 만났지만 데이트 신청을 했다가 거절당할 것이 두려워 아예 접근하지 않거나, 시험에 불합격했을 때 느낄 열등감이 두려워 아예 응시조차 하지 않는 것이 바로 고립을 통해 자신을 방어하고자 하는 경우이다.

그러나 자신이 진정으로 원하는 것을 성취하기 위해서는 실패와 좌절, 실망의 모험을 감수하여야 한다. 비록 실패와 좌절감으로 고통을 받을 수 있을지라도 보다 더 큰 성취감과 만족, 행복을 추구하는 데 있어 기꺼이 모험을 감수하겠다는 의지는 우리의 삶에 꼭 필요한 요소라 할 수 있다.

2. 일상생활에서의 대처방법

1) 신체운동

동일한 스트레스 상황이라도 자신의 신체적 상태에 따라 스트레스의 정도는 다르게 느껴질 수 있다. 육체적으로 피곤하고 지친 상태일 때 우리는 스트레스에 훨씬 더 취약하다. 다른 사람의 말이나 사소한 행동에 예민하게 반응하여 지나치게 불쾌해하거나 상처를 받기도 한다. 또 상대방의 부당한 대우나 불쾌한 상황에 적절하게 대응하지 못하고 쉽게 포기하거나 좌절하며 우울해하기도 한다. 또한 기온 차가 크거나 오염된 실내 공기와 같은 다소 불량한 외부 환경에 노출되었을 때 더 쉽게 감염되거나 병에 걸리기도 한다.

이처럼 우리의 몸이 좋지 않을 때는 다양한 종류의 스트레스에 대하여 더 많은 정도의 스트레스를 경험한다. 따라서 신체적 건강을 잘 유지하는 것은 매우 중요한 적응활동이라 할 수 있다. 신체의 건강은 규칙적 운동과 적당한 수면, 휴식, 균형 잡힌 식생활 등을 통하여 유지할 수 있다. 이 모든 것이 중요한 요소라 할 수 있으나 여기서는 주로 규칙적 운동에 초점을 맞추어 생각해 보자.

(1) 운동의 효과

적절한 신체활동과 지속적 운동을 통하여 체력을 향상시킬 수 있다. 체력은 육체를 움직이는 행동체력과 병을 이겨내는 저항력으로 구분된다. 행동체력은 근력과 순발력, 지구력 그리고 신체의 움직임과 균형유지능력인 조정력으로 평가할 수 있다. 저항력은 건강장애의 원인이 되는 각종 스트레스와 질병에 대처하는 능력으로서 자율신경계와 호르몬선의 역할이 중요하다(김성환, 2004: 26). 이처럼 행동체력과 저항력은 적절한 운동을 꾸준히 수행함으로써 강화시킬 수 있기 때문에 신체활동을 통한 운동을 지속적으로 수행하는 것은 바람직하고 중요한 스트레스 대처방법이라 할 수 있다.

꾸준히 운동을 함으로써 우리가 얻게 되는 장점은 매우 많다. 운동을 통한 긍정적 기대효과를 신체적 측면과 심리적 측면으로 구분하여 제시한(김정호 · 김선주, 1999: 299-301) 내용을 정리하면 〈표 5-1〉과 같다.

〈표 5-1〉 운동의 효과

신체에 미치는 효과	심리적 효과
• 몸이 건강해지고 근육에 힘이 생긴다. • 정규적으로 운동을 계속하면 신체의 기초대사량을 상승시켜 똑같이 먹어도 에너지의 소모가 많아지므로 날씬해진다. • 심장과 호흡 계통의 기능을 증진시킨다. 심폐기능이 좋아져 심혈관 계통 질환의 위험을 감소시킨다. • 스트레스와 관련하여 긴장감소 효과가 있다. 근육을 적절히 사용하여 급성 혹은 만성적 근육긴장을 감소시킨다. • 스트레스로 인해 분비되었던 호르몬이 몸에 남아서 문제를 일으키지 않도록 운동 시 이를 사용하여 없애 준다.	• 꾸준하게 운동을 한다는 것은 쉬운 일이 아니다. 자기 훈련, 힘든 노력, 지연된 만족, 자기통제 등의 경험을 통해 긍정적인 자기효능감, 자아상 등이 개선된다. • 더 매력적인 체형을 갖게 되어 자신과 타인에 의해 긍정적으로 지각되고 자신감이 생긴다. • 자신에 대한 유능감을 느낀다. • 건강을 기초로 더 열심히 일하고, 일에 대한 태도도 긍정적이 된다. • 운동하는 동안 일상의 문제나 스트레스 사건과 잠시 떨어져 봄으로써 스트레스를 덜 받을 수 있고 창의적 문제해결이 가능해져 스트레스 관리를 더 잘할 수 있게 된다. • 운동할 때 엔도르핀이 방출되어 행복감을 느끼게 되고, 우울과 불안이 감소된다.

어떤 종류의 운동이든 기본체력이 있어야 꾸준하게 수행할 수 있다. 자신의 몸에 맞지 않을 정도의 지나친 운동이나 격렬한 운동을 무리하게 하는 것은 오히려 건강을 해

치는 요소가 될 수도 있다. 따라서 자신에게 적당한 운동량과 운동의 종류를 고려하여 꾸준히 지속적으로 실행하는 것이 운동효과를 높이는 바람직한 행동이 될 것이다.

(2) 운동의 강도와 선택

일반적으로 운동을 하면 특정 운동과 관련된 근육에서 산소소모가 증가하고 동시에 탄산가스 등의 대사물질이 축적된다. 그러면 순환계의 복잡한 기능 중의 하나로 순환기능이 높아져 많은 양의 혈액이 운동에 관여하고 근육으로 흐르게 된다. 즉 우리 몸의 조직이 산소나 다른 영양분을 얼마나 필요로 하는지에 따라 심박출량을 조절하게 된다.

몸무게 70kg인 건강한 성인의 심박출량을 계산해 보면 대략 1회 박출 때 몸무게 1kg 당 1ml가 박출되기 때문에 70ml가 된다. 심박수를 1분 동안에 70회로 계산하면 1분당 약 5L가 박출된다고 할 수 있다. 심박출량은 같은 사람에게서도 운동할 때와 운동을 하지 않을 때에 따라 변화한다. 또한 불안해하거나 흥분하면 50~100% 정도 증가하게 되고 격렬한 운동을 할 때는 5배 이상까지 증가하기도 한다. 일반적으로 건강한 사람의 경우에는 심박출량이 심박수 및 1회 박출량과 정비례로 증감한다(네이버, 두산백과사전).

운동량의 측정은 산소 섭취량과 정비례한다. 예를 들어, 안정을 취할 때 매분 심박출량이 4L라면 운동을 할 때에는 20L로 증가하며 운동량에 따라 30L까지 증가할 수도 있다. 이 같은 심박출량의 증가는 운동의 강도에 의해서 결정되고 산소의 소비량과 직접적 관계가 있다. 산소의 소비량은 안정 시에 매분 360ml이지만 격렬한 운동을 할 때는 3,000ml까지도 증가한다. 따라서 운동을 할 때에는 산소를 다량으로 운반, 공급하기 위하여 매분 심박출량이 증가하고 동시에 조직에서 산소 섭취량도 증가하여야 한다(김성환, 2004).

운동의 강도는 대략 3가지로 구분할 수 있다. 첫째, 평상시 산소 섭취량의 3배까지는 가벼운 운동에 속하며 기분전환에 도움이 된다. 둘째, 평상시 산소 섭취량의 4~7배 사이의 운동은 심폐기능의 강화에 도움이 되며 체력향상을 가져온다. 셋째, 산소의 섭취량이 평상시의 8배 이상이 되는 운동은 격렬한 운동에 속하며 신체에 무리를 줄 수 있으므로 시간을 적절히 조절하는 것이 좋다. 평상시 생활에서의 산소 소모량은 분당 1kg에

〈표 5-2〉 연령별 운동

연령	운동을 선택할 때 고려해야 할 내용
10대 전반 (10~15세)	자세를 바르게 하고 호흡강화, 혈액순환을 돕는 운동이 적절하다. • 근육을 튼튼하게 하고 신경을 강화시키는 운동 • 발육에 도움을 주는 전신운동, 관절, 골격, 근육, 인대 강화 운동
10대 후반 (16~20세)	신체발육 및 체력증진에 도움이 되는 운동이 적절하다. • 육체적 활동을 왕성하게 하는 전신운동 • 집중력이 강화되는 운동
20대 (21~30세)	신체발육이 최대로 형성되는 생의 절정기라고 할 수 있으므로 신체 모든 부분을 고루 강화시키는 운동이 필요하다. • 성장을 보조하고 정신요소를 훈련하는 운동을 스스로 실천 • 자신이 좋아하는 운동을 선택하되 지속적으로 꾸준히 실행
30대 (31~40세)	모든 신체발육이 정지하고 노화현상으로 전환하는 시기이므로 격렬한 운동은 피하고 규칙적으로 가볍게 할 수 있는 운동이 필요하다. • 과격하고 동적인 운동보다 정적이면서 동적인 요소가 함께 수반되는 운동 • 근육과 관절, 골격에 적절히 자극을 주는 운동 • 정신의 안정을 기할 수 있는 운동, 정신력을 강화시켜 주는 운동
41~55세	신체기능 저하, 생리적 변화가 시작되는 시기로 이때의 건강관리는 노후의 건강에 미치는 영향이 크다. 무리한 운동은 절대 금물이며 몸에 맞는 운동을 선택, 지속적으로 실천하는 것이 중요하다. • 근육을 수축시키는 운동보다 근육을 이완시키는 운동, 관절과 골격을 적절하게 자극하는 운동 • 동적 운동보다 정과 동을 동시에 추구하는 운동, 지속적으로 할 수 있는 운동 • 육체와 정신의 양면을 강화시켜 마음의 안정과 신경을 순환시키는 운동
56~70세	장년기 이후 노년기 운동은 세심한 주의가 필요하다. 젊었을 때를 생각하고 무리한 운동을 하면 오히려 역효과를 낼 수 있으므로 자신에 맞는 운동을 해야 한다. 몸이 필요로 하는 운동량을 충족시키되 절대 무리해서는 안 된다. • 혈액순환을 촉진시키고 신진대사를 원활하게 하며, 관절, 골격, 인대에 무리가 가지 않도록 고루 자극해 주는 운동 • 정신적 수양을 겸하는 운동
71세 이상	절대 무리한 운동은 삼가야 한다. • 몸이 요구하는 운동량을 충족시킬 수 있는 가벼운 운동, 생리작용을 촉진시키는 운동 • 정신적 수양을 겸하는 정적 운동

출처: 김성환(2004: 23-26).

4~6ml 정도이다. 이를 기준으로 운동을 할 때 빨라지는 맥박수를 헤아려 대략적인 운동의 강도와 양을 측정할 수 있다. 통상 건강한 사람의 경우 평상시 맥박수의 +40까지는 무리가 되지 않지만 노약자인 경우 +20 이상은 무리한 수준이 될 수 있으므로 운동의 강도나 호흡의 강약을 조절하여 무리하지 않도록 하는 것이 좋다(김성환, 2004).

한편 어떤 종류의 운동을 선택하는가는 건강상태, 나이, 성격, 체질, 체형 등에 따라 고려해야 할 내용이 다르다. 만일 체형관리가 주목적인 운동이라면 지속적 산소 소모가 가능한 유산소 운동을 병행하는 것이 좋다. 신체능력을 골고루 향상시키기 위해서는 성별, 나이, 건강상태 등의 차이를 고려하는 것이 좋으며, 특히 나이에 따라 운동의 양이나 형태, 건강에 미치는 영향이 다를 수 있으므로 이를 유의해야 한다. 〈표 5-2〉는 운동을 선택할 때 나이에 따라 고려해야 할 문제를 정리한 것이다.

[다이어트를 위한 운동요법] 유산소 운동을 병행해야 살이 제대로 빠진다.

운동을 하면 에너지 소비가 활발해져 포도당이 에너지로 변하여 지방세포로 합성되는 작용이 저하된다. 식이요법과 병행하면 모자라는 에너지를 몸 안의 지방에서 충당하게 되어 체지방이 줄어든다. 또한 인슐린은 식욕을 돋우고 지방합성을 촉진하는데 운동을 하면 이 인슐린 분비가 활발해진다. 운동으로 근육을 길러 놓으면 근육이 에너지 소비를 많이 하게 되므로 기초대사량이 높아져 살이 안 찌는 체질이 될 수 있다. 적절한 운동량은 최소한 1주일에 3~5회, 그리고 한 번에 30분~1시간 정도이다. 1시간 이상을 운동하면 식욕이 늘지만 1시간 이하로 제한하면 식욕이 억제되고 먹는 음식물을 모두 에너지화하기 때문이다. 살을 빼겠다는 일념으로 처음부터 심한 운동을 하면 오히려 심장과 무릎관절에 무리를 주어 역효과가 날 수 있다. 높은 강도의 운동은 지방연소보다 탄수화물, 단백질, 글리코겐을 주로 소모하지만 낮은 강도의 운동은 체지방을 연소시키기 때문이다. 따라서 살을 빼려면 낮은 강도의 운동을 오래하는 것이 좋다. 특히 지방을 많이 사용하는 유산소 운동을 병행해야 최대한의 효과를 거둘 수 있다.

운동순서는 스트레칭으로 몸을 풀어 주는 유연성 운동을 한 후 근육 강화 운동, 유산소 운동의 순서로 진행하는 것이 좋다. 운동시간은 새벽이나 식사 전이 좋은데, 이는 공복일 때 지방산 동원율이 활발해져 지방 에너지화가 높기 때문이다. 일주일에 0.5kg 뺀다고 할 때 적당한 열량은 하루 200kcal이므로 이에 맞는 운동량을 매일 꾸준히 하는 것이 중요하다.

• **유산소 운동**: 지속적 산소 소모 운동으로 일정한 시간의 운동을 통해 보다 많은 산소를 몸속으로 끌어들여 신체건강을 높이는 운동이다. 100m 달리기, 역도 등 짧은 시간에 많은 에너지가 필요한 무산소 운동은 빠르게 에너지를 생산할 수 있는 양이 한정되어 오랜 시간 계속하기 어렵

다. 반면, 인체에 산소를 공급하면서 하는 유산소 운동에는 에어로빅, 걷기, 수영, 등산, 자전거 타기, 국선도 등이 있다. 적당한 유산소 운동량은 자기능력의 60% 정도 되는 강도의 운동을 30분 이상 하는 것이다. 자기능력은 최대심박수를 의미하며 220에서 자기 나이를 빼면 최대 심박수치가 나온다. 이 최대 심박수의 60~75% 범위가 유효한계이다. 적당한 유산소 운동을 유지하다가 적응이 되면 운동의 강도와 시간을 높여 준다. 운동은 매일 지속적으로 하는 것이 효과적이며 하체를 사용하는 운동을 할 때 지방분해가 많이 일어난다.

• **표준체중과 비만 계산**

1) 표준체중 계산: 남자(신장−100) × 0.9, 여자(신장−100) × 0.85

2) 비만 계산

비만도: $\frac{\text{현재체중} - \text{정상체중(신장별 체중)}}{\text{정상체중(신장별 표준체중)}} \times 100$

예) 현재 체중이 80kg 신장 175cm인 남자의 경우

가. 표준체중: (175−100)×0.9 = 67.5 > ≒68kg

나. 비만도: $\frac{(80-68)}{68} \times 100 = \frac{1200}{68} = 17.6 \fallingdotseq 18\%$

비만형은 지방분이 20% 이상 과잉 축적되었을 때를 말한다.

· 20~30%: 경비만형, 30~50%: 중등비만형, 50% 이상: 고도비만형

3) 조절체중 계산법: {(현재체중−표준체중)÷4} + 표준체중

4) 기초대사량

남자: 66 + (13.7×조절체중) + (5×키) − (6.8×나이)

여자: 66.5 + (9.6×조절체중) + (1.8×키) − (4.7×나이)

5) 총필요열량

기초대사량 × 활동계수(가. 가만히 누워 있는 경우 1.2
나. 활동이 적은 경우 1.3
다. 정상적 생활 1.5
라. 운동량이 많을 경우 2.0)

출처: 김성환(2004: 80-84).

2) 이완훈련과 명상

정신적 스트레스는 만병의 원인이 될 수 있다. 스트레스를 받으면 온몸의 근육이 긴장되어 뻐근하며 목과 어깨의 통증을 경험하게 된다. 심한 경우 내과적 질병의 원인이 되기도 한다. 만나고 싶지 않은 사람과 만날 때, 이야기하고 싶지 않은 상황에서 이야기

를 계속하는 경우, 마음에 내키지 않는 일을 하게 될 때 우리는 신체적으로 불편감을 느낀다. 지나치게 세심한 성격이나 신경질적인 사람은 다른 사람보다 어깨와 허리의 통증, 소화불량, 불면증 등 여러 증상으로 고생하는 경우가 많다. 이처럼 몸을 편안하게 해 주는 것은 정신건강에 매우 중요한 일이다. 몸의 긴장이 풀려 편안해지면 마음도 평화로워질 것이기 때문이다.

정신적 스트레스는 우리 몸의 통증을 유발하는 요인이 될 수 있기 때문에 긴장을 풀어 주는 다양한 훈련방법은 몸과 마음의 치유에 효과적이며 적응을 위한 중요한 대처기술이 될 수 있다.

(1) 근육이완훈련

근육이완은 스트레스에 의한 부정적 신체증상을 감소시키거나 방지하기 위한 목적으로 사용할 수 있으며, 자신이 처한 어려운 상황을 변화시키기 힘들 때 활용할 수 있는 대처방법이다. 특히 높은 불안반응을 나타내는 사람에게 불안을 감소시키기 위한 방법으로 사용할 수 있다.

근육이완은 몸 전체와 복부근육, 어깨, 팔꿈치, 손목 그리고 손근육의 순으로 단계적으로 이동하고 마지막으로 목과 얼굴근육을 이완시키는 순서로 진행한다. 우리 몸의 근육이 긴장하고 이완하는 동작을 반복함으로써 긴장했을 때의 느낌과 이완되었을 때의 느낌에 대한 차이를 스스로 지각할 수 있게 한다. 다음에 구체적으로 제시한 근육이완 훈련 과정은 개인의 생활을 활기차게 해 주는 효과가 있다(조은숙, 2000).

① 준비자세: 바닥에 등을 대고 눕는다(오금 밑에 수건이나 낮은 베개 같은 것을 댄 채 누워도 좋다). 천천히 호흡을 한다. 숨을 들이쉬고 내쉰다. 여러 번 반복한다.

② 발목관절운동: 자동차의 페달을 밟았다가 떼어 놓는 것처럼 발을 몸 쪽으로 천천히 잡아당긴다. 다시 원위치에 놓고 쭉 뻗는다.

③ 엉덩이와 무릎운동: 다리를 쭉 뻗은 채 무릎을 아래로 밀어 보자. 다리로 바닥을 누르는 것처럼 천천히 민다. 다시 원위치로 놓고 풀어 준다. 키가 커진다는 느낌을 가져 본다.

④ 몸통운동: 등 아래쪽의 근육을 늘린다. 등을 들어 올린다는 느낌으로 아치 모양을 만든다. 가슴을 턱 쪽으로 가볍게 들어 올리면 골반이 바닥에서부터 굽어진다. 이때 등 아래쪽 부위가 긴장을 느끼게 된다. 숨을 들이쉬고 내쉬면서 천천히 호흡을 한다. 등을 강하게 들어 올려 공간이 많이 생길 때까지 가슴을 앞으로 잡아당긴다. 천천히 호흡을 한다. 배가 평평해질 때까지 복부근육에 힘을 준다. 천천히 호흡을 한다.

⑤ 어깨, 팔꿈치, 손목 및 손가락 주위의 운동

- 손목과 손가락, 양팔을 동시에 같이 한다. 손가락을 쭉 뻗은 채 바닥과 수평이 되도록 팔을 벌리고 손가락은 90도 각도가 되도록 천천히 올린다. 손목이 당겨지면 약 5초 정도 긴장을 유지한다. 그러고 나서 이완시킨다. 이완될 때의 느낌을 가져 보도록 천천히 호흡한다. 5회 정도 반복하여 실시한다.
- 그런 다음 팔을 내리고 팔꿈치를 접은 다음 주먹을 꼭 쥔다. 손목을 안쪽으로 구부린다. 5초 동안 긴장을 유지한다. 천천히 호흡하며 쉬었다가 다시 반복한다(5회 정도).
- 손가락을 쭉 뻗은 상태에서 팔을 허벅지 옆에 붙이고 양팔로 몸의 옆 부분을 누른다. 5초 동안 긴장을 유지한다. 천천히 호흡을 하며 쉰다(5회 반복).
- 어깨 들어 올리기: 가능한 한 어깨를 높이 들어 올린다. 어깨를 움츠려서 목과 귀에 닿을 정도로 높이 올린다. 5초 동안 긴장을 유지한다. 그런 다음 천천히 호흡을 하며 쉬었다가 다시 반복한다(약 5회 정도).

⑥ 머리, 목과 얼굴 운동

- 눈을 감고 머리를 천천히 앞으로 숙인다. 머리를 천천히 뒤로 젖힌다. 고개를 오른쪽으로 돌린다. 천천히 왼쪽으로 돌린다. 호흡과 함께 머리를 앞에서 뒤로 좌우 옆으로 천천히 돌려 준다. 그런 다음 얼굴을 앞으로 하고 가만히 있으면서 편안하게 쉰다.
- 아랫니와 윗니를 맞물고 얼굴근육을 팽팽하게 찡그린다. 이빨은 너무 세게 물지 않도록 한다. 얼굴근육을 팽팽하게 하여 찡그린 후 천천히 호흡을 하면서 쉰다(5회 정도 반복).

(2) 긴장이완훈련

틱낫한(Thich Nhat Hanh, 2002)은 『화(anger)』에서 신체의 긴장을 풀어 주는 것뿐만 아니라 마음의 수양과 휴식을 위해서도 좋은 효과를 줄 수 있는 방법으로 '긴장이완을 위한 훈련' 방법을 제시하였다. 몸의 긴장을 풀어 주기 위한 이 수련방법은 호흡과 함께 스스로 몸 전체를 천천히 자각하는 시간을 갖는다. 온몸을 자각하는 것에서부터 두 발 자각, 두 다리의 자각, 두 손의 자각, 두 어깨의 자각, 심장의 자각, 위와 장의 자각, 두 눈의 자각, 그리고 마지막 마무리 동작의 순서로 진행된다. 자신의 몸, 신체 각 부위와 모든 기관, 그리고 세포 하나하나에 이르기까지 감사의 마음을 느끼며 마치 소중한 이에게 이야기하듯 그것을 마음속에서 표현하는 점이 특징적이다. 틱낫한의 수련방법은 긴장이완 효과뿐만 아니라 명상의 효과도 농시에 추구할 수 있다는 점에서 바람직한 스트레스 대처방법이 될 수 있다.

① 온몸을 자각하기

바닥에 등을 대고 편안하게 눕는다. 눈을 지그시 감는다. 두 팔을 몸의 양 옆에 편안하게 놓고 다리는 조금 벌려서 편안하게 놓는다. 숨을 들이쉬고 내쉴 때마다 지금 누워 있는 자신의 몸 전체를 자각해 본다. 바닥에 닿아 있는 부분들, 발꿈치와 다리 안쪽과 엉덩이와 등을 자각한다. 숨을 내쉴 때마다 몸이 아래로 깊숙이 가라앉고 있으며, 긴장과 근심, 걱정이 사라지고 아무것도 남아 있지 않다고 생각한다. 숨을 들이쉴 때 배가 솟아오르는 것을 자각하고, 숨을 내쉴 때 다시 꺼지는 것을 자각한다. 이렇게 몇 번 솟아올랐다가 꺼지는 것을 의식해 본다.

② 두 발을 자각하기

숨을 들이쉬면서 두 발을 자각한다. 숨을 내쉬면서 두 발을 편안하게 한다. 숨을 들이쉬면서 두 발에게 사랑을 보내고, 내쉬면서 두 발에게 미소를 지어 준다. 숨을 들이쉬고 내쉬면서 나에게 두 발이 있다는 것이 얼마나 놀라운 사실인지를 생각한다. 걷게 해 주고 달리게 하고, 스포츠를 하게 해 주고, 춤을 추게 해 주고, 운전을 하게 해 준 두 발이 얼마나 소중한지를 생각한다. 내가 필요로 할 때마다 나를 위해 거기에 있어 주었던 두 발에게 감사의 마음을 보낸다.

③ 두 다리를 자각하기

숨을 들이쉬면서 자신의 두 다리를 자각한다. 숨을 내쉬면서 두 다리의 모든 세포들을 편안하게 해 준다. 숨을 들이쉬면서 두 다리에게 미소를 지어 주고, 숨을 내쉬며 두 다리에게 사랑을 보낸다. 지금 나의 두 다리가 이만큼이나마 힘이 있고 건강하다는 사실을 고맙게 생각한다. 숨을 들이쉬고 내쉬며 두 다리에게 관심과 배려를 보낸다. 두 다리를 편안하게 해 주고 바닥에 천천히 가라앉게 해 준다. 두 다리에 긴장이 남아 있으면 완전히 풀어 준다.

④ 두 손을 자각하기

숨을 들이쉬면서 바닥에 놓인 두 손을 자각한다. 숨을 내쉬면서 두 손의 근육에서 완전히 힘을 뺀다. 나에게 두 손이 있다는 것이 얼마나 놀라운 사실인지를 생각한다. 숨을 내쉬면서 두 손에게 사랑의 미소를 지어 준다. 숨을 들이쉬고 내쉬며 두 손 덕분에 내가 할 수 있는 모든 것들을 생각해 본다. 요리를 하고, 글을 쓰고, 운전을 하고, 타인과 손을 잡고, 아기를 안고, 몸을 깨끗이 씻고, 그림을 그리고, 악기를 연주하고, 타자를 치고, 고장 난 물건을 고치고, 귀여운 동물을 쓰다듬고, 찻잔을 드는 것 같은 수많은 일들을 떠오르는 대로 생각해 본다.

⑤ 두 팔을 자각하기

숨을 들이쉬면서 두 팔을 자각해 본다. 숨을 내쉬면서 두 팔의 긴장을 완전히 몰아낸다. 숨을 들이쉬면서 두 팔에게 사랑을 보내고 숨을 내쉬면서 두 팔에게 미소를 지어 준다. 두 팔에 지금 이만큼이나마 힘이 있고 건강하다는 사실을 고맙게 생각한다. 타인을 안고, 그네를 타고, 청소하고, 잔디를 깎는 것 같은 수많은 일을 할 수 있게 해 주었던 두 팔에게 감사의 마음을 보낸다.

숨을 들이쉬고 내쉬면서 바닥에 놓인 두 팔이 완전히 편안해지게 해 준다. 숨을 내쉴 때마다 두 팔에서 긴장이 풀리는 것을 느껴 본다. 자각으로써 두 팔을 감싸 안은 채 두 팔의 모든 부위에서 느껴지는 기쁨과 편안함을 음미한다.

⑥ 두 어깨를 자각하기

숨을 들이쉬면서 두 어깨를 자각해 본다. 숨을 내쉬면서 두 어깨의 긴장이 완전히 빠져 나가도록 한다. 숨을 들이쉬며 두 어깨에게 사랑을 보내고, 숨을 내쉬면서 두 어깨에게 감사의 미소를 지어 준다. 숨을 들이쉬고 내쉬며 평소 내가 두 어깨에 긴장과 스트레스를 주었는지 생각해 본다. 숨을 내쉴 때마다 그 긴장이 어깨에서 빠져 나가게 하고, 갈수록 편안해지게 한다. 두 어깨에게 관심과 배려를 보내 주고 내가 평소에 극심한 부담을 주고 싶어서 주었던 것이 아니라는 것을 두 어깨가 알게 해 준다. 그리고 이제부터는 되도록 두 어깨를 편안하게 해 주도록 노력하면서 살아가고 싶다는 마음도 전한다.

⑦ 심장을 자각하기

숨을 들이쉬면서 심장을 자각해 본다. 숨을 내쉬면서 심장을 편안하게 해 준다. 숨을 들이쉬면서 심장에게 사랑을 보낸다. 숨을 내쉬며 심장에게 미소를 지어 준다. 숨을 들이쉬고 내쉬며, 나의 가슴 속에서 지금 이 순간에도 심장이 박동하고 있다는 것이 얼마나 놀라운 사실인지를 실감해 본다. 나의 심장은 늘 나의 생명을 유지해 주었고, 언제나 나를 위해서 그 자리에 있어 주었다. 심장은 잠시도 쉬는 법이 없다. 심장은 내가 어머니 뱃속에서 4주째 되는 날부터 박동을 계속해 왔다. 심장은 나에게 삶의 모든 일을 추진할 수 있는 원동력을 주는 놀라운 기관이다. 숨을 깊게 들이쉬면 심장도 나를 사랑한다는 것을 느낄 수 있을 것이다. 숨을 내쉬면서 심장이 늘 기능을 제대로 할 수 있게 하는 삶을 살아가리라고 다짐한다. 숨을 내쉴 때마다 심장이 더욱더 편안해지는 것을 느껴 본다. 심장의 모든 세포들이 편안함과 기쁨으로 미소 짓게 해 준다.

⑧ **위와 장을 자각하기**

숨을 들이쉬면서 위와 장을 자각해 본다. 숨을 내쉬면서 위와 장을 편안하게 해 준다. 숨을 들이쉬면서 위와 장에게 사랑과 감사의 마음을 보낸다. 숨을 내쉬면서 위와 장에게 따뜻한 미소를 지어 준다. 숨을 들이쉬면서 위와 장이 나의 건강을 위해 얼마나 중요한 기관인지를 생각한다. 위와 장이 편히 쉴 시간을 준다. 나의 위와 장은 날마다 내가 먹는 음식을 소화하고 분해해서 나에게 힘을 준다. 숨을 들이쉬면서 위와 장이 긴장이 풀려 편안해지는 것을 느껴 본다. 숨을 내쉬면서 위와 장이 지금 내 안에 있다는 사실을 기쁘게 생각한다.

⑨ **두 눈을 자각하기**

숨을 들이쉬면서 두 눈을 자각해 본다. 숨을 내쉬면서 두 눈과 그 주위의 근육들이 편안해지게 한다. 숨을 들이쉬면서 두 눈에게 미소를 지어 주고, 숨을 내쉬면서 두 눈에게 사랑을 보낸다. 두 눈동자를 편히 쉬게 해 준다. 숨을 들이쉬고 내쉬면서, 나의 두 눈이 얼마나 소중한 것인지를 생각해 본다. 나의 두 눈은 내가 사랑하는 사람의 눈을 쳐다보게 해 주고, 아름다운 석양을 감상하게 해 주고, 글을 읽고 쓰게 해 주고, 느긋하게 산책을 하게 해 주고, 하늘을 나는 새들을 보게 해 준다. 그 모든 놀랍고도 기쁜 것을 나는 두 눈이 있기 때문에 경험할 수 있었다. 두 눈이 나에게 있음을 감사히 여기고 편히 쉬게 해 준다. 두 눈 주위에 아직도 긴장이 남아 있다면 눈을 부드럽게 떠서 완전히 풀어 준다.

⑩ **마무리 동작**

마지막으로, 숨을 들이쉬면서 지금 편안하게 누워 있는 나의 온몸을 다시 자각해 본다. 숨을 내쉬면서 나의 몸 전체가 누워 있는 편안하고 느긋한 기분을 즐겨 본다. 숨을 들이쉬면서 나의 몸 전체에게 미소를 지어 주고, 숨을 내쉬면서 나의 몸 전체에게 사랑을 보내 준다. 온몸의 모든 세포들이 기쁘게 미소 짓는 것을 느껴 본다. 온몸의 모든 세포들에게 고마운 마음을 느껴 본다. 그리고 배가 천천히 솟구쳐 올랐다가 가라앉는 것을 느껴 본다.

우리 몸 어느 곳에 병이 들었거나 아플 때는 그 부위를 자각하고 거기에 사랑을 보낸다. 숨을 들이쉬면서 그 부위를 편안하게 해 주고, 숨을 내쉬면서 지극한 사랑으로 미소를 지어 준다. 나의 몸에는 아직 건강하고 튼튼한 곳이 훨씬 더 많다는 사실을 깨닫는다. 건강하고 튼튼한 부위들이 그 힘과 에너지를 병든 곳이나 아픈 곳에 보내 주게 한다. 그 힘과 에너지와 사랑이 전해지는 것을 고스란히 느껴 보자. 숨을 들이쉬면서 나의 몸을 스스로 치유할 능력이 내게 있다는 것을 믿고, 숨을 내쉬면서 아직도 나의 마음속에 남아 있는 불안과 근심도 함께 보낸다. 숨을 들이쉬고 내쉬면서 온전하지 못한 부위에게 사랑과 자신감의 미소를 지어 주자.

훈련을 끝낼 때는 천천히 기지개를 켜고 눈을 뜬다. 그리고 천천히, 차분하게 몸을 일으킨다. 그리고 그동안에 몸 안에서 일어난 자각의 에너지와 차분해진 마음을 최대한 오래 유지하도록 노력한다.

출처: Thick Nhat Hanh(2002: 223-230).

(3) 명상

명상은 자기와 세계에 대하여 자신이 가지고 있는 지식과 모든 인식의 틀에서 벗어나 체험적 통찰을 통한 깨달음을 얻을 수 있게 한다. 스트레스와 관련 지어 생각해 볼 때, 명상은 개인의 비합리적 동기나 인지의 틀에서 벗어나게 해 줌으로써 스트레스를 원천적으로 방지해 주고 진정한 평화와 행복을 가져다줄 수 있는 방법이 될 수 있다. 명상을 통하여 오염되지 않은 자신의 참모습과 세계의 실상을 바로 알고 바르게 살고자 하는 것이 명상의 궁극적 목적이라 할 수 있다. 종합적이고 체계적으로 독립하여 사용되는 명상방법으로는 벤슨(Benson)명상, 단전호흡, 마인드컨트롤, 요가, 국선도, 단학 등이 있다(김정호 · 김선주, 1999).

명상의 효과로 우선 긴장이완을 들 수 있다. 우리가 편안하게 휴식을 취할 때의 상황과 같이 긴장을 이완시킨다. 즉 체계적 둔감화를 통해 스트레스의 원인이 되는 개인의 생각과 행동에서의 부적응적인 조건화를 해제시킴으로써 스트레스를 해소하는 효과가 있다. 뿐만 아니라 자기와 세계에 대한 통찰을 제공한다. 명상을 통해 평소 자신이 사용해 왔던 동기와 인지를 동원하지 않고 있는 그대로의 자기와 세계를 경험하는 훈련을 쌓음으로써 새로운 통찰의 깨달음을 가질 수 있게 된다. 이는 스트레스 관리 효과 그 이상의 보다 큰 의미를 갖는다(김정호 · 김선주, 1999).

명상의 종류는 매우 다양하며, 각 유형에 따라 구체적 명상 방법이나 수행과정에는 차이가 있다. 그러나 기본적으로 몸과 마음의 조화를 이루고자 한다는 공통적 특성이 있다. 즉 자신을 둘러싼 모든 집착이나 욕망에서 벗어나 진정한 자신의 내면을 지각하고, 자신의 참 모습을 깨달아 감으로써 마음의 평정을 얻게 하는 것이다. 명상수행은 신체적 이완효과뿐만 아니라 마음의 안정효과도 거둘 수 있으므로 우리의 정신건강에 매우 유용한 활동이다.

3) 적절한 자기주장과 효과적으로 거절하기

다른 사람과의 관계에서 경험하게 되는 스트레스는 적절한 자기주장과 효과적으로 거절하기, 타협하기와 같은 대인관계기술을 적절하게 활용함으로써 극복하거나 줄일 수 있다. 아마도 사람들은 대인관계 속에서 대체로 상대방을 이해하려고 노력하고, 가능한 한 양보를 많이 하고, 참고 인내하면서 잘 지내려고 하는 경우가 많을 것이다. 이러한 개인의 노력은 바람직한 인간관계의 형성과 유지를 위해 꼭 필요한 일이고 장려되어야 할 행동이지만 동시에 꼭 필요한 경우, 상황에 따라서는 자신의 입장과 생각을 분명하게 표현할 필요가 있다. 수용하기 어려운 요청이나 받아들일 수 없는 상대의 부당한 행동에 대해서 그것을 정중하게 효과적으로 거절할 수 있는 능력도 갖추고 있어야 한다. 이러한 자기주장은 자만심이나 잘난 체하기 혹은 타인에 대한 공격행동과 다르며 상황에 맞게 적절하게 사용할 경우 오히려 바람직한 대인관계 유지를 위한 효과적 문제해결책이 될 수 있다.

(1) 적절한 자기주장

자기주장은 자신의 입장과 자신이 느끼는 감정 그리고 자신이 상대방에게 원하는 것을 솔직하게 털어놓는 자기표현적 행동이 될 수 있다. 이것은 자신의 의견을 관철시키기 위하여 상대방의 감정이나 의견을 무시하고 권리를 침해하며 억지로 강요하는 공격적 행동과 다르다. 타인을 존중하면서 동시에 자기 자신의 감정도 존중하는 것이며, 솔직하고 직접적인 표현을 통하여 결과에 대한 책임을 남에게 전가하지 않고 책임감 있게 행동할 수 있도록 한다.

대인관계 속에서 적절한 표현행동을 통한 자기주장은 개인의 정신건강에 중요한 요소가 될 수 있다. 항상 상대방이 원하는 대로 자신을 맞추어 가며 행동하는 것이나, 착한 사람이란 평가에 연연하여 예스 맨(Yes man)으로 사는 것이 언제나 옳은 태도는 아닐 것이다. 좋은 것과 싫은 것을 분명하게 표현하고, 필요한 경우에 상대방에게 자신의 바람이나 요구사항을 직접적으로 요청할 수 있어야 한다. 이러한 행동이 간혹 불편한 갈등상황을 유발할 수 있겠지만 사실 인간관계에서 어느 정도의 갈등은 필요하며, 오히려 그 과정을 지나면서 보다 깊이 있고 돈독한 관계가 형성될 수 있다. 또한 상대방의 기분을 지나치게 고려하여 자신의 감정이나 의견을 제대로 표현하지 못하는 것이 오히려 상대를 불편하게 할 수도 있다. 이러한 태도는 장기적으로 볼 때 상대와의 관계를 악화시키는 요인이 될 수 있다.

자신의 생각이나 감정을 겉으로 드러내어 표현하는 것을 어려워하는 경우 적절한 자기주장훈련을 통하여 보다 주장적인 태도를 갖게 할 필요가 있다. 이 경우 비주장적 행동에서 차츰 주장적 행동을 수행하도록 하는 주장 사다리 훈련 프로그램을 이용할 수 있다. 이 프로그램은 소극적 행동양식을 교정하여 단계적으로 주장적 행동을 하도록 형성해 가는 것이다. 상위 단계로 올라갈수록 주장적이며, 처음에는 수행하기가 비교적 쉬운 행동을 경험함으로써 행동수행에 수반되는 불안을 극복하고 성취감을 심어 줄 수 있게 한다. 주장 사다리 훈련 프로그램의 구체적 과정을 요약하면 다음과 같다(김혜숙 외, 2000: 377-379; 장연집 외, 2000: 156-157).

① 1단계, 타인에게 인사하기: 어색하고 쑥스럽더라도 최소 하루 2회 이상 다른 사람에게 먼저 인사하기를 시도한다. 평소 안면은 있지만 서로 인사하지 않고 지내 왔던 사람에게도 미소를 띤 얼굴로 먼저 인사를 해본다.

② 2단계, 칭찬하기: 상대를 칭찬하고 싶어도 상대가 어떻게 생각할지 몰라 칭찬하기를 꺼릴 수 있다. 이제 그런 걱정은 하지 말고 칭찬을 해보자. 상대방을 칭찬해 줄 내용을 일부러라도 찾아내어 칭찬한다. 또한 내가 누군가에게 칭찬을 받는 상황이라면 그의 의도를 생각하려 하지 말고 기꺼이 감사하게 받아들인다(대개의 경우 칭찬을 하게 되면 그에 대한 답례를 듣기 마련이다).

③ 3단계, '나'라는 말을 사용하기: 주장적이지 못한 사람은 대체로 자기 자신을 드러내는 것을 두려워하는 경향이 있다. 따라서 의도적으로 '나'라는 단어를 사용하여 자신의 의견이나 입장을 밝히도록 시도한다.

④ 4단계, '왜'라는 질문하기: '왜?'라고 질문하는 것을 상대방에게 도전하거나 상대를 위협하는 것이라고 생각하여 의문이 생겨도 이것을 마음속에 묻어 두는 경향이 있다. 그러나 '왜?'라는 질문은 단순히 추가적 정보를 요청하는 것이다. 상대의 마음을 상하게 하지 않으면서도 자신이 원하는 정보를 구할 수 있음을 명심하고 대화 중에 '왜?'라는 단어를 사용하도록 연습한다.

⑤ 5단계, 감정표현하기: 주장적이지 못한 사람은 자신의 감정을 억압하고 이를 잘 표현하지 않는 경향이 있다. 화가 나고 속상한 일이 있을 때 생긴 부정적 감정을 계속 쌓아 두면 정신적으로나 신체적으로 건강에 나쁜 영향을 미친다. 무조건 참는 것보다는 나-메시지(I-message) 방법을 사용하여 상대방에게 자신의 감정과 바람 사항을 효과적으로 전달해 본다.

⑥ 6단계, 불일치 표현하기: 상대방과 의견이 다르거나 상대가 옳지 않다고 생각할 때 상대의 비위를 맞추기 위하여 혹은 좋은 것이 좋다는 식으로 그냥 'Yes'라고 하지 않는다. 상대방과 생각이 다르다는 것을 분명하게 표현하여 'No'라는 입장을 밝히고 불일치의 감정을 겉으로 표현하는 연습을 한다.

⑦ 7단계, 눈 마주침: 상대방의 눈을 쳐다보면서 이야기를 하는 것이 다소 어색하고 불편하더라도 대화 중 눈 마주침 행동은 매우 중요하다. 처음에는 2~3초 정도의 짧은 간격으로 시작하여 점차 시간을 늘리도록 한다. 그러나 대화 중에 눈싸움하듯 너무 오랫동안 상대를 쳐다보면 오히려 상대가 부담스러워할 수도 있으므로 자연스럽게 잠시 시선을 아래로 두고 쉬었다가 다시 눈을 마주치고 이야기하는 것이 좋다.

(2) 효과적으로 거절하기

일상생활에서 우리가 경험하는 갈등과 스트레스는 주로 개인이 가지고 있는 잘못된 생각이나 비합리적 신념에 기인하는 경우가 많다. 문제의 원인이 자신에게 있는지를 생각해 볼 필요가 있으며, 특히 자신이 지니고 있는 그릇된 생각 혹은 비합리적 신념에 의해 비롯된 것은 아닌지 분석해 보아야 한다. 생각을 바꾸면 행동이 변하고 자신을 괴롭히는 문제상황에 대한 대처행동 역시 달라진다. 〈표 5-3〉은 합리적·정서적 치료요법을 창안한 Ellis가 제시한 일반인이 지닌 비합리적 사고의 주요 내용 중 거절과 관련된 사고이며, 〈표 5-4〉는 거절과 관련 있는 비합리적 신념의 내용을 합리적 사고로 변화시켜 본 것이다.

〈표 5-3〉 거절과 관련된 비합리적 사고

유형	비합리적 사고
사람 관계	1. 알고 있는 모든 중요한 사람들로부터 사랑받고, 인정받고, 이해받아야만 가치 있는 사람이다. 2. 우리는 다른 사람에게 의지해야만 하고, 의지할 만한 강한 누군가가 있어야 한다. 3. 타인의 문제나 혼란스러움에 함께 괴로워해야만 한다. 4. 어떤 사람들은 나쁘고 사악하며, 따라서 비난받고 처벌받아야만 한다.
세상일	5. 완벽한 능력이 있고 사교적이며 성공을 해야만 가치 있는 사람이다. 6. 일이 뜻대로 진행되지 않는다면 이는 무시무시하고 끔찍한 일이다. 7. 인간문제에는 완벽한 해결책이 있고, 만약 그 해결책을 발견할 수 없다면 이는 끔찍한 일이다.
운명	8. 행복이란 외부 사건들에 의해 결정되며 우리가 통제할 수는 없다. 9. 인생에서 어려움에 부딪치기보다는 피해 가는 것이 편하다. 10. 위험하거나 두려운 일이 일어날 가능성을 늘 생각하고 있어야 한다. 11. 과거의 일들이 현재의 행동을 결정한다.

출처: 박성수(1993); 박수애 · 박현정(2007) 재인용.

가능하면 상대방의 부탁이나 요청을 잘 들어 주고 수락하는 것이 좋겠지만 대인관계에서 항상 그럴 수만은 없는 노릇이다. 문제는 거절하는 것 자체에 있는 것이 아니라 얼마나 잘 거절하는가이다. 거절을 하더라도 상대방이 기분 나쁘지 않게 효과적으로 거절하면, 요청을 들어줄 때보다야 못하겠지만 거절을 당해도 크게 기분 나쁘지 않을 수 있다. 꼭 거절해야 할 경우라면, 거절을 하되 자신이 상대방을 중요한 사람으로 인정하고 있음을 표현하는 것이 좋다. 그것은 거절당한 것으로 인해 화가 나거나 자신을 중요하게 여기지 않는다고 느껴질 때 생기는 상대방의 우울감도 줄일 수 있다.

부탁하는 사람과의 관계를 생각하면 꼭 들어주어야 하지만, 자신의 입장 때문에 어쩔 수 없이 부탁을 거절해야 하는 경우가 있다. 이때는 부드럽게 거절하는 방법이 필요하며 이때 지켜야 할 원칙이 있다(박수애 · 박현정, 2007: 159-162).

첫째, 거절의 이유는 구체적이고 세부적으로 설명한다. 시간이 없다거나 힘이 든다거나 여유가 없다는 등의 추상적 이유를 대기보다 구체적 설명을 하는 것이 좋다. 둘째, 남의 탓으로 돌리지 않는다. 부탁을 들어주지 못하는 이유를 남이나 상황 탓으로 돌리면 자신감 없고 무책임해 보이기 때문이다. 따라서 자신에게 미치는 영향을 중심으로 설명하는 것이 좋다.

〈표 5-4〉 거절과 관련된 비합리적 사고 대 합리적 사고

유형	비합리적 사고	합리적 사고
사람관계	1. 다른 사람의 부탁을 거절하면 그 사람의 사랑이나 인정을 받지 못할까 봐 겁난다. 2. 나는 그 사람 없이 살 수 없다. 그런데 내가 거절하면 그 사람은 나를 떠날 것이다. 3. 동정심이나 이타심을 보이지 않는 사람은 나쁜 사람이다. 어려운 사람의 부탁은 무조건 들어주어야 한다. 4. 부탁을 거절하면 나쁜 사람이므로 비난을 받지 않으려면 거절해서는 안 된다.	1. 나의 거절로 나를 싫어한다면, 그 사람은 내게 중요한 사람이 아닐 수 있다. 2. 나 자신을 믿으므로 그 사람이 떠난다고 해도 살 수 있다. 3. 상대방이 어려운 처지에 놓여 있다고 해서 무조건 그 사람의 부탁을 들어주지 않아도 나쁜 사람이 아니다. 4. 거절한다고 해서 나쁜 사람은 아니다.
세상일	5. 완벽한 평판을 얻기 위해서는 가능하면 다른 사람의 부탁을 들어주어야 한다. 6. 그 사람과의 사이가 나빠지는 건 참을 수 없다. 그러므로 그의 요구를 들어주어야 한다. 7. 거절하는 것이 최선임을 어떻게 알겠는가? 그럴 바에야 그냥 요구를 들어주는 것이 낫다.	5. 부탁을 들어주지 않는다고 해서 내가 가치 없는 사람이 되는 것은 아니다. 6. 친구와 싸우게 된다고 해도 그것이 결코 무시무시한 일은 아니다. 7. 나중에 나쁜 일이 생기더라도 지금은 나를 위해 거절할 수 있다.
운명	8. 그런 상황에서는 절대로 상대방의 부탁을 거절할 수 없다. 9. 거절하지 못하는 건 그리 큰 문제가 아니므로 그냥 이대로 지내는 게 낫다. 10. 그 사람이 거절한 것에 대한 보복을 하지나 않을지 걱정이 된다. 11. 이런 식으로 살아왔기 때문에 이제 와서 거절한다는 것은 있을 수 없다.	8. 처음에 어렵더라도 한번 거절하면 다음번엔 더 쉬워진다. 9. 대인 간 갈등을 잘 해결하면 오히려 사이가 더 좋아질 수도 있다. 10. 그런 일이 생기지 않도록 최선을 다하지만 발생한다면 받아들일 것이다. 거절한 것에 대해 보복한다면 받아들인다. 11. 내 생각을 바꿈으로써 과거의 영향을 극복할 수 있다. 내 선택에 따라 변할 수 있다.

출처: 박수애 · 박현정(2007: 98).

꼭 거절해야 하는 상황에서 어쩔 수 없이 하는 경우라도 절대로 해서는 안 되는 거절의 형태를 보면 다음과 같다(박수애 · 박현정, 2007: 140-144).

① 관심의 결여나 비언어적 회피를 하면 상대방은 무시당했다는 느낌이 는다(예: 이야기를 들으려 하지도 않거나, 아무 말도 하지 않고 무시해 버리는 경우이다).

② 우회적 표현이나 불명확한 응답(예: "생각해 보겠다.")으로 거절을 하면 상대방은 자

칫 승낙을 받았다고 생각하기 쉽다. 나중에 그것이 거절임을 알게 되면 뒤통수 맞았다는 배신감을 느낄 수 있다.

③ 이전에 상대방이 했던 과오를 언급하거나 비난함으로써 자신이 거절하는 것을 정당화해서는 절대 안 된다. 이러한 거절표현은 관계를 단절시키고 심한 경우 상대에게 분노와 원한을 불러일으킬 수 있다.

④ 거절의 마무리 단계에서도 거절을 당하는 사람은 농담을 해도 되지만, 거절하는 사람은 농담을 해서는 안 된다. 거절상황에서 요청을 농담거리로 삼으면 상대를 비난하는 것보다 더 나쁜 결과를 불러올 수 있다.

한편 거절을 해야 하는 상황에서도 남성과 여성의 차이를 고려하여 행동할 필요가 있다. 여성은 수평적이고 사적이며 관계중심적인 대인관계를 형성하는 데 비해, 남성은 수직적이고 공적이며 과업중심적 관계를 형성하는 경향이 있기 때문이다. 실제로 여성은 상대의 표정만으로도 거절의 분위기를 읽어 낼 수 있으며, 과제보다 관계를 중시하기 때문에 자신의 부탁에 대해 승낙을 얻기보다는 상대방과의 관계 유지를 더 중요하게 생각할 수 있다. 반면 남성은 과제지향적이기 때문에 과제달성을 위해서라면 자신의 부탁으로 인해 관계가 나빠진다고 해도 어떻게 해서든 승낙을 받아 내려 한다. 따라서 직접적이고 사실적 표현을 주로 사용하는 남성에게 거절을 해야 하는 경우라면 직접적이고 분명하게 딱 부러지게 거절해야 한다. 간접적이고 우회적인 표현으로 거절하면 쉽게 이해하지 못하는 경향이 있기 때문이다. 반면 여성은 간접적이고 은유적인 대화법에 더 익숙하기 때문에 이러한 상대의 직설적이고 사실적인 거절표현에는 상처를 입기 쉽다는 점을 명심할 필요가 있다(박수애 · 김현정, 2007: 205-206).

우리가 만나는 사람들과의 관계는 단거리 경주처럼 짧고 일시적인 것이 아니라 장거리 경주 그 이상으로 오랫동안 마주하며 지속적으로 만남을 이어 가는 것이다. 따라서 갈등이나 어려운 상황 그 자체를 무조건 피하려 하기보다 서로 조절하고 타협해 가면서 당면한 문제를 해결해 가려는 자세가 필요하다. 서로 호감을 가지고 있는 관계의 경우라도 각자가 처한 입장에 따라 갈등관계에 빠질 수 있는 요소를 안고 있기 때문이다. 따라서 필요한 경우 적절하게 잘 거절하는 방법을 알고 이를 실천하는 것이 대인관계에서 유발되는 스트레스를 줄이고 더불어 자신의 정신건강에 긍정적으로 작용할 수 있다.

이상에서 정신건강을 위한 다양한 종류의 대처방법의 특성과 효과를 살펴보았다. 소극적 특성을 지닌 방어기제의 역할과 적절한 신체활동으로서의 운동, 심신의 안정을 도모할 수 있는 이완훈련과 명상 그리고 적절한 자기주장과 효과적 거절방법의 이해를 통한 사회적 관계기술의 증진은 정신건강을 위한 주요 대처방법이다. 이러한 대처방법에 관한 이해를 토대로 일상생활 속에서 이를 실행하는 적극적이고 꾸준한 노력이 우리의 마음과 몸의 건강을 가져다줄 것이다. 즉 자신과 세상에 대한 긍정적 생각을 가지고 적절한 신체적 활동을 꾸준히 수행하며 바람직한 사회적 관계를 맺고자 노력하는 것이 무엇보다 중요한 정신건강 유지를 위한 적극적 대처방법이라 할 것이다.

토론주제

1. 방어기제의 사용이 주는 장점과 단점을 토론해 보자. 자신이 주로 사용하는 방어기제의 내용과 문제점은 무엇인지 이야기해 보자.
2. 운동과 명상, 이완훈련을 수행한 후 각자의 느낌을 이야기해 보자.
3. 자기주장이나 거절이 필요한 상황을 설정하여 보자. 이때 바람직한 표현행동은 어떤 것이며 그것을 효과적으로 수행하는 방법은 무엇인지 토의해 보자.

▌부록▌ 방어기제검사[1)]

1점: 전혀 아니다, 2점: 아니다 3점: 중간이다, 4점: 그렇다, 5점: 아주 그렇다

1. 밖에서 기분 나쁜 일이 있을 때 집에 와서 화풀이하는 경우가 있다.
2. 누구를 야단치고 싶으나 막상 다른 사람을 야단치는 경우가 있다.
3. 어렸을 때 밤낮으로 끼고 다니는 인형이나 장난감이 있었다.
4. 부모로부터 꾸중을 듣고 나서 동생에게 화풀이를 한 적이 있다.
5. 친구와 이별하고 나서 허전함을 달래기 위해 곧 다른 친구를 사귀는 편이다.
6. 정작 화가 날 때는 가만히 있다가 나중에 엉뚱한 일로 화를 내게 된다.
7. 나는 더러운 것을 참지 못하여 계속 손을 씻는 습관이 있다.
8. 내 자신이 미워져서 가까운 사람에게 짜증을 낼 때가 있다.
9. 다른 사람을 들볶고 나서 생각해 보면 내 자신의 문제 때문인 적이 있다.
10. 특별한 이유 없이 엘리베이터나 어둠, 동물 등이 두려울 때가 있다.

소계: 원점수(　　　)점

11. 모르는 게 약이라고 골치 아픈 일은 깊이 생각하지 않는 것이 좋다.
12. 나 자신이나 가족이 시험에 실패했을 때 사실로 받아들이기가 무척 힘들었다.
13. 나는 누구의 도움도 필요로 하지 않는 사람이다.
14. 만약 가족 중 누가 심한 병에 걸린다면 그 일이 현실처럼 믿기지 않을 것 같다.
15. 나는 절대 병에 안 걸릴 것 같다.
16. 나는 성적 욕구를 느껴 본 적이 없다.
17. 나는 다른 사람의 사랑을 필요로 하지 않는다.
18. 나의 장래에 어떤 나쁜 일이 생길 수 있다고 생각하지 않는다.
19. 나를 나쁘게 말할 사람은 아무도 없다
20. 나는 이성에 대해 전혀 관심이 없다.

소계: 원점수(　　　)점

21. 내가 누구에게 싫은 소리를 한 것은 순전히 그 사람을 위해서였다.
22. 일이 잘못되었을 때 어쩔 수 없었다고 생각되는 경우가 많다.
23. 내가 거짓말을 했을 때는 그럴 만한 이유가 있었기 때문이었다.
24. 물건을 일단 사고 나면 항상 잘 샀다고 생각한다.
25. 이때까지 내가 한 일은 항상 최선의 선택이었다고 생각한다.

---

1) 『이화방어기제검사』(1991)에서 발췌, 인용.

26. 남과의 약속을 안 지킨 경우는 대개 그럴 만한 이유가 있었다.
27. 내가 일을 열심히 하는 것은 순전히 가족과 사회를 위해서이다.
28. 일단 행동한 다음에는 내 행동이 정당한 것이었다고 믿는다.
29. 나는 내 행동에 대해 절대 후회하지 않는다.
30. 부모님에게 잘해 드리지 못한 경우는 대개 불가피한 사정 때문이었다.

소계: 원점수(　　　)점

31. 노인 아이 되듯 가끔 나 자신이 유치해지는 것을 느낀다.
32. 스트레스를 받으면 음식을 지나치게 먹는 경향이 있다.
33. 나는 가만히 누워만 있고 남이 다 해 주었으면 싶을 때가 있다.
34. 가끔 내 자신이 어린애처럼 무기력해진다고 느낄 때가 있다.
35. 일이 잘 안될 때는 공상에 빠지곤 한다.
36. 다시 어린아이로 되돌아가고 싶을 때가 있다.

소계: 원점수(　　　)점

15~29세 여자 규준표

표준점수 구분	1	2	3	4	5	6	7	8	9	10
전 위	20 이하	21~22	23~25	26~27	28~29	30~31	32~33	34~36	37~38	39 이상
부 정	18 이하	19~20	21~22	23~24	25~26	27~28	29~30	31~32	33~34	35 이상
합리화	21 이하	22~23	24~25	26~27	28~29	30~32	33~34	35~36	37~39	40 이상
퇴 행	23 이하	24~25	26~27	28~30	31~32	33~34	35~36	37~38	39~40	41 이상

15~29세 남자 규준표

표준점수 구분	1	2	3	4	5	6	7	8	9	10
전 위	15 이하	16~18	19~20	21~23	24~25	26~28	29~30	31~33	34~35	36 이상
부 정	16 이하	17~18	19~20	21~22	23~24	25~27	28~29	30~31	32~33	34 이상
합리화	21 이하	22~24	25~26	27~28	29~30	31~32	33~35	36~37	38~39	40 이상
퇴 행	21 이하	22~24	25~26	27~28	29~30	31~32	33~34	35~36	37~39	40 이상

검사방법

- 이화방어기제검사(EDMT)는 개인이 비교적 지속적으로 사용하는 주요 방어기제를 측정하기 위해 개발된 검사이다. 총 20개의 방어기제 척도가 있으며 각 척도별 10개 문항, 전체 200개의 문항으로 구성되어 있으나 이 중 4가지 하위척도를 발췌, 인용하였다.
- 1~10문항: 전위, 11~20문항: 부정, 21~30문항: 합리화, 31~40문항: 퇴행
- 각 방어기제 척도별로 원점수를 구한 뒤 자신의 점수에 해당하는 표준점수로 환산한다. 예를 들어, 22세 여성이 1번에서 10번 문항까지의 점수를 구한 결과가 35점이 나왔다면 이 여성의 '전위' 척도에 대한 표준점수는 8점에 해당한다. 이 점수가 갖는 의미는 아래의 점수의 해석을 참고할 수 있다. 표준점수가 높은 경우(8점 이상)에 대해서만 임상적 의미를 부여하게 된다.

방어기제	정의	표준점수 3점 이하	표준점수 8~9점	표준점수 10점
전위	원래의 대상에게 느끼는 감정을 그 대상과 유사점이 있으나 그보다 덜 주요하고 덜 위협적인 다른 대상에게로 옮기는 것		어떤 대상이나 상황에 대해서 느끼는 분노나 애정, 또는 공포나 불안 등의 감정을 원래의 대상이나 상황에 대해 표현하지 못하고 대상을 바꾸거나 시간이 지난 후 다른 상황에서 그러한 감정을 표출하게 되므로 상황에 적절하지 못한 감정을 방출한다. 상황에 부적합한 감정의 발산은 부적응적 결과를 초래하고 개인을 좌절에 빠트릴 우려가 있다.	강박증, 공포증과 같은 신경증적 증상이 나타날 가능성을 검토한다. 정신적 판단력 장애 여부를 검토한다.
부정	현실의 고통스런 측면을 인정하는 것을 회피하고자 할 때 사용		불쾌한 현실을 인정하지 않으려는 방어적 경향성이 강하고, 불쾌한 현실 대신 공상을 통하여 기분 좋은 현실로 일시적으로나마 대체시켜 보려고 시도한다. 현실로부터의 도피 성향이 강하며, 현실과 직면하여 문제를 해결하려는 경향성이 낮다. 그러나 감정적으로는 안정 상태일 수 있다.	신경증적 상태를 넘어선 정신증적 상태, 망상을 검토한다.
합리화	용납하기 어려운 개인 자신의 태도, 신념, 또는 행동을 정당화하기 위한 노력으로서 합리적 설명을 제공하는 방식		자신의 행동을 정당화하고 합리화함으로써 상당한 정서적인 안정감을 얻게 될 것이다. 그러나 그 대신에 자신의 행동에 대한 깊은 통찰력이나 이를 바탕으로 한 행동의 변화를 갖기는 어렵다.	심리적 갈등을 거의 느끼지 않을 가능성이 높다.
퇴행	개인이 직면하고 있는 갈등이나 좌절을 현재의 연령수준에 알맞은 방식으로 해결하기보다 나이가 어린 시기에 의존하였던 방식으로 되돌아가서 미성숙한 적응 행동을 나타내는 방식	퇴행이 지나치게 어려운 경우, 정상적인 일시적 퇴행조차도 어려운 지나친 완벽주의나 성격적인 엄격성, 완고성을 검토할 수 있다.	갈등에 직면하여 퇴행기제를 강하게 사용하는 경향성이 있다. 개인의 연령수준에 알맞은 성숙한 방식보다는 미성숙하고 무기력한 방식으로 갈등에 대처하는 경향성을 나타낸다.	조현병이나 정신증적 상태인지를 검토한다.

제4부

현대사회의 병리

학습목표

1. 현대사회의 병리현상을 이해한다.
2. 각 병리현상이 발생하는 배경과 과정을 이해한다.
3. 각 병리현상에 따른 대책을 모색한다.

사회가 급속하게 발달함에 따라 사회 곳곳에는 다양한 형태의 병리현상이 드러나고 있다. 이러한 현대사회의 병리현상 중 가정, 학교 그리고 사회 장면 등에서 흔히 직・간접적으로 경험할 수 있는 문제, 즉 가정폭력・이혼 문제, 학교에서의 폭력문제, 집단따돌림 문제, 인터넷 중독 문제, 자살 등의 문제 발생배경, 실태, 특징 및 경향, 그리고 이에 대한 대책을 모색해 보고자 한다.

현대사회의 병리현상은 가정을 비롯해 학교, 사회 등 여러 장면에서 살펴볼 수 있다. 최근 각 장면에서 심각하게 대두되고 있는 가정폭력, 이혼, 학교폭력 및 집단따돌림 문제 그리고 인터넷 중독 문제, 자살 등을 중심으로 가정에서 나타나는 병리문제와 청소년기에 두드러진 병리문제를 살펴보고자 한다.

제6장

가정에서의 병리문제

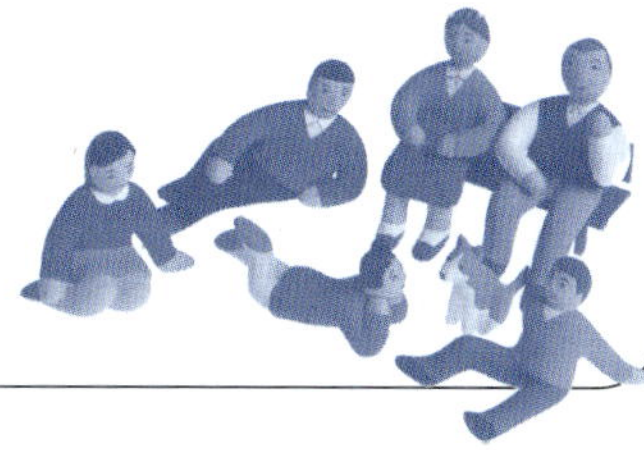

1. 가정폭력

현대가정의 대표적 병리문제 중 하나가 가정 내 폭력이다. 우리나라에서는 유교문화와 가부장적 이데올로기의 관점으로 당연시되고 있다. 얼마나 많은 여성이 어느 정도의 폭력에 시달리고 있는지는 정확히 밝혀지지 않았으나 최근에 와서 가정폭력문제는 심각한 사회문제로 관심을 끌기 시작했다. 남편의 아내에 대한 폭력은 가족을 공포에 떨게 하고 심각한 불안신경증을 유발하는 주요 원인이 되며, 절망적 상황이 계속될 경우 아내의 가출, 자녀의 가출, 자포자기로 이어져 더 이상 가정의 기능을 유지할 수 없는 가족해체로 치닫게 된다. 이처럼 가정 내 폭력문제의 심각성에도 불구하고 대부분 가정에서는 가정의 치부를 드러내는 것 같아 숨기거나 집에 남겨진 자녀 때문에 혹은 남편을 피하여 피신할 곳이 없다는 이유로 이 같은 악순환을 되풀이하고 있다.

1) 가정폭력의 개념

「가정폭력범죄의 처벌 등에 관한 특례법」 제2조 제1항에 의하면 가정폭력은 "가정구성원 사이의 신체적, 정신적 또는 재산상 피해를 수반하는 행위를 말한다"라고 정의하고 있다. 여기에서 가정구성원은 배우자 또는 배우자였던 사람(사실상 혼인관계 포함), 자기 또는 배우자와 직계존비속관계에 있거나 있었던 사람(사실상 양친자관계 포함), 계부모와 자녀의 관계 또는 적모와 서자의 관계에 있거나 있었던 사람, 동거하는 친족 사이의 신체적, 정신적 또는 재산상 피해를 수반하는 행위로 정의된다.

개념의 정의에서 살펴볼 것은 폭력의 의미이다. 폭력(violence), 학대(abuse), 구타(battering) 등의 용어는 그 뜻이 다르다. 폭력은 주로 신체적 공격의 모든 행위를 일컫는 말이며, 학대는 개인에게 손상을 입히는 신체적 · 비신체적 행위 모두를 포함한다. 그리고 구타는 반복적인 정서적 · 심리적 학대까지도 포함하나 실제적으로는 신체적 폭행의 심한 공격행위를 나타내는 말로 사용되고 있으며, 이들은 경우에 따라서 같은 뜻으로 혹은 다른 뜻으로 사용되기도 한다.

Straus와 Gelles(1990)에 의하면 가정폭력은 가족구성원들 사이에서 발생하는 폭력으로, 이때 폭력이란 다른 사람에게 신체적인 고통을 주려는 의도에서 이루어지거나 그러한 의도에서 이루어졌다고 여겨지는 행위로 규정하고 있다. 최근 들어 가정폭력은 부부폭력을 넘어 자녀폭력, 노부모폭력 등을 포함하여 보다 확장된 의미로도 사용되고 있다.

2) 가정폭력의 실태

여성가족부는 「가정폭력방지 및 피해자보호 등에 관한 법률」에 따라 3년마다 '가정폭력 실태조사'를 실시하고 있다. 가정폭력은 친밀한 사이에서 발생하는 폭력인 만큼, 가해자의 신병을 구속하지 않는다면 피해자의 안전에 위험을 초래할 수 있다. 2010~2013년까지 4년간 경찰의 가정폭력 검거건수와 검거인원, 가정보호사건 송치 현황을 살펴보면, 가정폭력 검거건수는 꾸준히 증가하였으며, 2013년 기준 전년 대비 검거건수가 91.6%, 검거인원은 92.6% 증가하였다. 특히, 검거인원 중 형사사건 송치 결과를 살펴보면, 구속이 전년 대비 258.9% 증가하였는데, 이는 현재 경찰의 가정폭력범죄에 대한 대응이 보다 적극적으로 변화되었음을 시사하는 동시에 한편으로는 가정폭력범죄의 유형이 점차 흉포화되어가고 있다는 것을 반증하는 것으로 보인다(김상운, 2013).

(1) 가해자 검거 및 가정보호사건 송치 현황

가정폭력범죄에 대한 가정보호사건 송치 현황을 분석해 보면 2013년 기준, 전년 대비 가정보호사건 송치건수는 237%, 송치인원은 219.6% 증가한 것으로 나타났다.

〈표 6-1〉 가정폭력 검거 및 가정보호사건 송치 현황 (단위: 건, 명)

구분	검거건수	검거인원			가정보호사건 송치	
		계	구속	불구속	건수	인원
2010	7,359	7,992	60	7,932	425	450
2011	6,848	7272	51	7,221	336	341
2012	8,762	9,345	73	9,272	451	494
2013	16,785	18,000	262	17,738	1,520	1,579
전년대비	91.6% ↑	92.6% ↑	258.9% ↑	91.3% ↑	237.0% ↑	219.6% ↑

출처: 경찰청 내부자료(2014).

(2) 가정폭력 발생 유형별 현황

가정폭력 유형별 검거 현황을 보면 아내학대의 비중이 절대적으로 높다. 2013년 경찰청 가정폭력 발생 통계 중 가정폭력 발생 유형별로는 아내학대 70.1%, 남편학대 5%, 아동학대 2.7%, 노인학대 3.6%, 기타(쌍방폭행 등) 18.6%로 아내학대 유형이 가장 높게 나타났고, 다음은 기타(쌍방폭행 등), 남편학대 순으로 높았다.

〈표 6-2〉 가정폭력 발생 유형별 현황 (단위: 명)

구분	계	아내학대	남편학대	아동학대	노인학대	기타
2010	7,359	5,587	367	29	111	1,265
2011	6,848	4,481	189	74	144	1,960
2012	8,762	5,876	278	90	173	2,345
2013	16,785	11,759 (70.1%)	832 (5.0%)	460 (2.7%)	607 (3.6%)	3,127 (18.6%)

출처: 경찰청 내부자료(2014).

(3) 가정폭력 발생 동기별 현황

가정폭력 발생의 동기는 가정불화 43%, 음주 23.6%, 성격차이 12.9%, 외도 6.1%, 경제적 빈곤 5.4% 순으로 나타났다. 따라서 가정폭력의 발생원인 역시 가정구성원인 부모중심으로 발생하고 있는 것으로 나타났다. '음주'는 폭력문제 특히 가정폭력문제에서 자주 관계될 정도로 중요한 요인으로 작용한다(전영실, 2004). 그러나 가정폭력 발생의 동기인 가정불화, 성격차이, 외도, 경제적 빈곤 등 다른 동기별 항목과는 달리 이들 항목과 중복적으로 나타날 수 있다.

〈표 6-3〉 가정폭력 발생 동기별 현황 (단위: 명)

구분	계	음주	경제적 빈곤	성격차이	가정불화	외도	기타
2010	7,992	1,881	728	1,152	3,815	416	-
2011	7,272	1,946	522	935	3,435	434	-
2012	9,345	2,518	699	1,345	4,142	641	-
2013	18,000	4,251 (23.6%)	971 (5.4%)	2,319 (12.9%)	7,746 (43.0%)	1,106 (6.1%)	1,607 (8.7%)

출처: 경찰청 내부자료(2014).

(4) 가정폭력 발생 수단별 현황

가정폭력은 단순폭력 81.6%, 도구에 의한 폭력 10.4%, 재물손괴 4.8%, 협박 및 모욕 2.6%, 감금 0.5% 순으로 발생하였다. 특히 도구에 의한 폭력이 10.4%로 나타나 살인·상해 등과 같은 강력범죄만큼 생명 및 신체에 위험성을 띠고 있는 것으로 나타났다.

〈표 6-4〉 가정폭력 발생 수단별 현황 (단위: 명)

구분	계	단순폭력	도구에 의한 폭력	감금	협박·모욕	재물손괴
2013	18,000	14,696 (81.6%)	1,870 (10.4%)	94 (0.5%)	475 (2.6%)	865 (4.8%)

출처: 경찰청 내부자료(2014).

3) 가정폭력 발생의 원인

(1) 정신의학적 요인

① 정신병리적 요인

정신병리학적 접근은 일반적으로 비정상적 혹은 자기 내적 결함에 의해 폭력이 야기된다고 가정하는 이론이다. 가정폭력 가해자의 심리적 특징은 여성이 만나는 대상이 실제적이든 아니든 상관없이 병적 질투심을 느끼며, 또한 자신의 남성다움을 과시하기 위해서 성을 공격적 행위로 사용하며, 좌절하기 쉬운 성격이고, 충동을 억제하지 못하고 정서적으로 아내와 자녀에게 의존해 있는 경향이 농후하다. 따라서 가해자는 여성이 심한 잔소리와 비어싱직 태도로 지극할 때, 혹은 자신의 주체할 수 없는 가학적 충동 때문에 또는 일상생활에서 심한 스트레스를 느꼈는데 이를 적절히 해소할 만한 기제를 찾지 못하여 폭력을 행사한다고 본다. 그러나 이러한 접근은 대부분의 정상적 남자의 비정상적 행동을 설명하지 못한다는 점에서 많은 비판을 받고 있다. 모든 가해 남성이 정신병 환자라는 증거는 없다. 가정폭력 사건 중 인성적 특성이나 정신병 또는 정신병리 탓으로 돌릴 수 있는 것은 10% 미만이라고 주장한다(Steel, 1987; Straus, 1980; Gelles, 1998 재인용).

② 알코올

부부간 폭력에 대한 연구들은 전형적으로 알코올과 학대 및 가정폭력 간의 관계를 발견한다. 다양한 연구결과에 따르면, 아내구타자의 36~52%가 알코올을 남용한다고 한다. 알코올과 아내학대가 관련이 있다는 것은 분명하지만 알코올과 폭력이 어떤 방식으로 관련되는지는 명확하지 않다.

(2) 사회심리적 요인

① 학습 및 모방요인

사회학습이론에서는 개인의 학습 바탕은 원래 백지상태라고 가정하고 폭력행위를 하나의 학습된 현상으로 설명한다. 즉 개인은 타인의 폭력행위를 관찰, 모방함으로써 새로운 공격행위의 기술을 습득하고 공격행위에 대해 양심의 가책이나 죄의식 없이 폭력을 사용할 수 있다는 것이다. 따라서 어린 시절에 가정환경이 좋지 않아 평범한 아동처럼 사랑과 인정을 못 받은 사람은 폭력을 행사할 가능성이 높다(Viano, 1992).

여러 연구에서 어린 시절의 가정폭력에 대한 목격 체험과 폭력 경험이 훗날 성인이 되어 폭력의 가해자 혹은 피해자가 되는 것과 상관관계가 있는 것으로 나타났다. 또한 어린 시절에 폭력을 목격하거나 경험하였을 경우 성장한 후에 문제를 해결하는 데 효과적 방법으로 학습하는 것과 같은 이치로 형성된다(Straus et al., 1980; Barnett & Fagan, 1993). 연구대상 폭력가정의 부부 중 50% 이상이 결혼 전에 폭력가정에서 성장한 것으로 나타났으며, 별로 심하지 않은 폭력조차도 학습되어 대대로 전달될 수 있다(김경희, 1995).

② 폭력에 대한 사회적 태도

우리나라는 사회적으로 모든 문제와 갈등을 폭력으로 해결하려는 문화가 보편화되어 있다. 예를 들면 시민에 대한 경찰의 폭력, 학교에서의 학생 체벌, 가정 내에서의 폭력(아내구타, 아동구타)이 만연해 있으며, 이에 대해 일반인은 무감각하다. 또한 텔레비전, 비디오, 영화 등을 통하여 각종 폭력이 자연스럽게 행해지고 있으며, 폭력을 휘두르는 남성을 과장되게 미화시켜 가며 영웅시하기까지 한다. 이러한 폭력문화는 우리 사회가 불평등한 분배, 분단상황, 저질 외래문화 등 많은 갈등상황을 가지고 있기 때문에 더욱 심각하다. 우리 사회에 만연된 폭력에 대한 인식이 결국 가정 내에서의 폭력으로 표출되고 있음을 간과해서는 안 된다(변화순 외, 1993).

(3) 사회구조적 요인

① 사회적 스트레스

많은 연구에서 스트레스와 가정 내의 폭력 간에 연관이 있다는 것이 밝혀졌으며, 특히 특정한 스트레스 요인은 바로 폭력과 직접적 연관이 있다고 본다. 즉 재정적 문제, 실직, 질투심, 음주, 임신, 자녀문제, 상대적인 사회적 지위의 차이 등을 들 수 있다. 일반적으로 스트레스를 받고 있거나 인격이 부족한 경우 이러한 갈등을 완화시킬 만한 적절한 대응책을 강구하지 못했을 때 폭력이 야기되기 쉽다고 한다. 그러나 스트레스는 누구에게나 있으며 남성이 스트레스가 쌓여 여성에게 폭력을 행사한다는 생각은 폭력을 당하면서 살고 있는 여성의 자기합리화에 불과하다(김광일, 1987 재인용).

② 계층요인

William Goode에 따르면 한 사람이 실제로 갖고 있는 자원이 많으면 많을수록 그가 실제 공개적 방식으로 물리적 힘을 행사하지 않으며, 가족 내에 우세한 사람이 되길 원하지만 교육수준이 낮고 사회적 지위와 소득수준이 낮은 직업을 갖고 있으며 대인관계에서의 기술이 부족한 남편은 열세한 위치에서 탈피하기 위해서 폭력을 이용한다는 것이다(김지선・이동원, 1998). 그래서 하류층 사람이 중・상류층 사람보다 더 많은 폭력을 행사하고, 자부심이나 자기능력이 부족하다고 느끼는 사람이 더욱 폭력을 사용한다는 것이다. 또한 폭력지향적 남성은 폭력을 하나의 자원으로 사용하는 경향이 있으며, 이것은 돈이나 지식, 존경심과 같은 자원이 결여되었을 때 이를 다른 방법으로 보상받기 위해 사용한다고 볼 수 있다. 그러므로 한 개인이 이용할 수 있는 자원이 적으면 적을수록 그가 폭력을 행사할 수 있는 가능성이 높아진다는 것이다. 그러나 수년간 수많은 논의가 아내학대, 아동방임과 빈곤 간의 관계에 집중되어 왔지만, 가난이 실제로 아내학대나 아동방임에 영향을 미치는지 여부에 대해서는 여전히 논란이 있다. 즉 폭력이나 폭력의 위협은 사회 전체 조직에 기본적으로 편재해 있으므로 하류층 사람이 중・상류층 사람보다 폭력을 더 많이 행사한다는 근거는 없다. 특히 가정폭력의 위협은 어느 사회계층에나 골고루 분포되어 나타난다. 높게는 국가의 각료나 전문 직종자에서 국민기초생활보장 수급자에 이르기까지, 지위고하와 교육 정도에 상관없이 가정폭력은 어디에나 존재하고 있다(김광일, 1987). 다만 중・상류층 사람은 폭력을 다양한 방법으로 전환하여 발산할 수 있는 기제를 적극적으로 활용할 수 있을 뿐이다(손윤성, 2004).

(4) 가부장적 요인

① 성역할 이론

가정폭력은 고정된 성역할 이론으로도 설명할 수 있다. 남자아이는 공격적이고 폭력을 사용하고, 여자아이는 남자에게 복종적이고 희생할 것을 강요하는 전통적 아동기의 성역할 연습이다. 성별에 의거한 가족 내의 역할분담은 자녀양육을 거의 여성에게 부담시켜 왔다. 이로 인하여 여성은 직업을 가지고 경제활동에 참여하기를 원하지만 자녀양육을 위한 사회적 지원체제의 결여로 이를 포기해야만 한다. 따라서 경제적 활동을 거의 할 수 없다는 사실이 여성에게 가정폭력이 발생하는 결혼생활을 지속하게 하고 있다(손유정, 2004).

학대받는 여성의 경우 대부분의 여성이 그러하듯이 배우자의 경제력에 의존하기 때문에 스스로 경제활동을 거의 할 수 없어 학대받는 결혼생활을 지속할 수밖에 없다. 또한 많은 여성이 자녀양육에 대한 책임감으로 인해 자녀를 편모, 편부와 살게 할 수 없다고 생각해 학대하는 배우자와 계속 살아야 한다고 여긴다. 학대남편에 대한 조사에 의하면, 가해 남성이 결혼에 대해 보수적이고 가부장적인 태도를 공유하는 것으로 나타났다(김인숙 외, 2000). 이렇게 볼 때 가부장적 차원에서의 성별에 따른 역할구분은 여성과 남성 간의 불평등을 조장함으로써 남성이 여성을 억압하는 것에 대해 면죄부를 부여하고, 여성에 대한 폭력을 지속시키는 요인이 될 수 있다(한국여성개발원, 2005).

우리나라 연구에서도 성의식에 대해 보수적 성향을 보이는 사람이 가정폭력을 행사하는 비율이 높은 것으로 나타나고 있으며(변화순 외, 1999), 가정폭력에 대해 허용적 태도와 아내구타를 행사하는 비율 간에 정적 상관관계가 있는 것으로 나타났다. 이처럼 여성의 역할에 대해 가부장적 의식은 여성에 대한 폭력의 허용도와 폭력실태에 밀접한 관계가 있음을 알 수 있다.

② 의사결정

의사결정은 그 양이 많고 적음에 따라 결정되기보다는 그 의사결정이 얼마나 중요한 영역이냐, 아니면 부부간의 의견차이가 있을 때 최종적 의사결정권이 누구에게 있느냐에 따라 부부의 권력관계를 파악할 수 있다(김현주, 1995). 우리나라는 자율형이 가장 높은 비율을 차지하며, 남편 우위형은 상대적으로 낮게 나타나는 특색을 보인다. 하지만 자율형의 상당 부분이 남편에게서 권위를 위임받아 여성의 영역 내에 한정된 아내의 의사결정권이라고 여겨지므로 남편우위형의 비중이 실제로도 상당히 높다. 그러나 앞으로는 일치형이 증가할 것을 예측할 수 있는데 그것은 젊은 층에서는 일치형의 비율이 높음을 지적하는 연구가 많은 것에서 알 수 있다.

4) 가정폭력의 형태

(1) 지배와 특권 사용

① 남성 특권 또는 남성 우월주의

세계 어느 곳이든 남성이 여성보다 더 많은 지배력과 특권을 가지고 있다. 그동안 여러 변화가 없었던 것은 아니지만, 아직도 거의 모든 사회에서 남성은 우월한 위치에 있다.

② 인종 차별주의

학대자가 이 사회에서 지배와 특권을 가지고 있는 인종의 한 사람이라면, 그는 이것을 상대방을 지배하기 위한 수단으로 사용할 수 있다. 학대의 한 부분으로, 인종적인 모욕을 할 수도 있다.

③ 반이민자 차별

이 나라에서 특히 이민자들은 상처받기 쉽다. 이민자들이 받는 차별과 언어장벽 때문에, 어디로 가서 도움을 청할 수 있는지 알기 어렵다.

④ 동성애 혐오증

동성애 혐오증이란 동성애를 하는 남성들, 여성들, 혹은 양성애를 하는 사람들에 대한 차별을 뜻한다. 동성애 관계에 있는 여성 또는 남성은, 폭력적인 관계에서 상대방을 지배하기 위한 수단으로, 동성애 공포증을 사용할 수 있다

⑤ 정상 신체주의

정상 신체주의란 신체장애를 가지고 있는 사람들에 대한 차별을 뜻한다. 신체장애를 가지고 있는 사람이 폭력적인 관계에 있다면, 특별히 더 상처받기 쉽다.

⑥ 고령자 차별

고령자 차별이란 나이가 많은 사람들에 대한 차별을 말한다. 나이 많으신 어른들을 공경하는 것이 한국의 문화이지만, 노인학대는 점점 심각한 문제로 부각되고 있다.

⑦ 성전환자 혐오증

성전환자 혐오증이란 성전환자들, 또는 한 성별을 가지고 태어났지만 다른 성별을 자신의 것으로 동일시하는 사람들에 대한 차별이다.

(2) 신체적 폭력

신체적 폭력이나 위협은 많은 폭력적인 관계에서 찾아볼 수 있다. 폭력적인 관계에 있는 사람이, 실제로 신체적인 폭력이나 위협을 한 번도 경험하지 않을 수 있다. 신체적 폭력에는 밀기, 뺨 때리기, 주먹으로 때리기, 발로 차기, 머리카락 잡아당기기 등이 있다. 칼이나 총 같은 무기를 사용할 수도 있다. 물건을 집어 던지는 것 또한 사람이 맞지 않았다 해도 폭력에 포함된다. 신체적 폭력의 다른 형태로는 상대방을 구석으로 몰아붙이기, 잠 안 재우기, 위협하는 수단으로서의 난폭 운전 등이 있다. 신체적 폭력을 하겠다는 위협 역시 상대방을 협박하여 지배하고자 하는 학대의 한 형태다.

(3) 정신적, 언어적 학대

정신적 또는 언어적 학대는 외면하기 쉽지만, 사실 가정폭력의 여러 형태 중 가장 상처가 되는 것이다. 어떤 여성들은 신체적인 학대로 입은 상처는 아물지만, 정신적인 학대로부터 회복하는 건 오랜 시간이 걸린다고 말한다. 정신적인 학대는 사람들의 눈에 띄지 않게, 혹은 사람들 앞에서 하는 모든 종류의 굴욕감을 포함한다. 언어적 학대는 정신적인 학대로서, 저주를 하거나 뚱뚱이, 못난이, 바보라고 부르고, 피해자로 하여금 자신이 하는 일마다 잘못된 것임을 느끼도록 하는 것을 포함한다. 자살을 하겠다고 위협하는 것 역시 정신적 학대이며, 죄책감과 감정을 교묘하게 이용하여, 지배와 통제를 유지하기 위한 수단으로 사용된다.

(4) 고립

고립은 정신적 학대의 다른 형태다. 가정폭력을 당하고 있는 피해자는, 흔히 고립되어 있다. 학대자가 상대방을 직장이나 학교에 못 가게 한다거나, 친구나 가족을 못 만나게 하기도 한다. 그리고 상대방이 직장이나 집에 있을 때, 계속 전화하여 상대방의 모든 행동과 외출을 감시하는 등 지나친 간섭을 할 수도 있다. 상대방의 친구나 가족이 집에 놀러 올 경우, 학대자가 무례하게 혹은 위협적으로 행동하여, 피해자가 그들로부터 도움을 받을 수 있는 가능성을 줄일 수 있다. 학대자는 피해자가 외출을 원할 경우, 이기적이라고 비난을 하거나, 좋은 아내, 좋은 엄마가 아니라는 비난을 할 수도 있다.

(5) 성적 폭력

성적 폭력은 흔히 가정폭력의 가려진 부분이기도 하다. 원하지 않을 때 성관계를 강요하는 것은 성적 폭력의 한 형태이다. 원하지 않는 종류의 성관계를 강요하는 것 역시 성적 폭력에 포함된다. 또 다른 형태는 아이들 앞에서 성관계를 강요하는 것이다. 성적 학대는 지배와 통제의 한 수단이다. 즉 동성애 관계에서 발생하는 성적 학대 역시 가정폭력에 속한다.

(6) 경제적 폭력

경제적 폭력/학대는 한 사람이 다른 사람을 지배하고 통제하기 위하여 사용되며, 이것은 가정폭력의 한 형태다. 한 사람이 상대방의 수입을 독단적으로 처리하거나, 혹은 낭비하는 것도 가정폭력의 또 다른 형태라고 할 수 있다. 이 범주에 속하는 형태에는 여러 가지가 있다. 예를 들어, 가정의 주요 수입을 버는 학대자가 상대방과 자녀들에게 충분한 돈을 주지 않는 것이다. 경제적 학대의 또 다른 형태는 도박이나 크레딧 카드로 지나치게 돈을 낭비하는 것이다. 자동차 열쇠를 단속하거나 여권, 출생증명서, 은행통장

등 중요한 서류를 통제하는 것도 학대적인 행위에 포함된다. 재산 파괴나 파괴하겠다는 위협 또한 흔히 볼 수 있는 가정폭력의 한 형태이다.

(7) 종교적 폭력

종교적 학대 역시 폭력적인 관계의 한 측면일 수 있다. 종교적인 믿음을 가정폭력의 변명으로 이용할 수도 있다. 기독교를 예로 들자면, 여자의 "복종"을 인용하여, 폭력을 정당화하려고 한다. 또한, 교회가 이혼을 인정하지 않는 것이 피해자가 학대적인 관계에 남아 있을 것을 강요하는 방법으로 작용하기도 한다.

(8) 사랑하는 사람 이용하기

가해자들은 피해자뿐 아니라 자녀들과 피해자의 가족, 친구들에게도 상처를 입힌다. 그들은 흔히 자녀들을 비롯하여, 다른 사람들을 피해자로부터 떼어놓기 위하여 여러 방법을 동원한다. 어떤 상황에서든 자녀들은 가정폭력의 피해자다. 학대자는 아이들을 학대하거나 위협할 수도 있으며, 지배를 유지하기 위하여 피해자로부터 아이들을 떼어놓겠다는 협박을 할 수 있다. 가족의 애완동물 역시 위협을 받거나 부상을 입을 수 있으며, 혹은 죽임을 당할 수 있다. 애완동물에게 가한 신체적 부상은 가정폭력과 밀접한 관계가 있다.

〈표 6-5〉 **가정폭력의 형태**

폭력의 종류	보기/예	폭력의 결과
언어적/정서적 폭력: 가장 흔한 폭력의 종류이며, 주로 신체적인 폭력보다 더 많은 상처를 줄 수 있고, 치유하는 시간이 더 길 수 있다.	바보라고 부른다. 자신 없이는 당신이 못 살 거라고 말한다. 당신의 가족에게 당신에 대한 거짓말을 한다.	시간이 지나면서, 정서적 학대는 피해자의 현실감각을 잃게 하고, 가해자의 거짓말을 믿게 만든다.
신체적 폭력: 많은 사람들은 신체적 학대가 가정폭력의 유일한 형태라고 생각한다. 때리거나 상처 자국을 남겨야 한다고 생각한다. 이것은 사실이 아니다.	당신에게 물건을 집어던진다. 집 가구를 부순다. 당신을 잠을 못 자게 한다. 난폭하게 운전한다.	가해자는 때리지 않고도, 피해자가 자기의 말을 듣게끔 협박하거나 위협할 수 있다. 이 목적을 위하여, 신체적 폭력의 다른 형태가 사용될 수 있다: 그가 가구를 부술 때, 당신은 부러진 의자가 당신일 수 있음을 안다.

폭력의 종류	보기/예	폭력의 결과
성적 폭력: 폭력적인 관계에서 성적 학대는 흔히 발생한다. 학대자는 당신을 수치스럽게 느끼도록 만들어, 학대에 대하여 아무 말 하지 못하게 한다.	강간과 성적 폭행. 이것은 신체적 폭력일 뿐 아니라, 당신이 학대자의 요구를 들어줄 때까지 가해지는 정신적 괴롭힘을 가리킨다.	
고립: 폭력/학대를 유지하기 위해 가해자는 피해자를 고립시키고 자신 곁을 못 떠나게 한다.	흔히 질투 때문에, 피해자가 친구를 사귀지 못하게 하거나, 친정가족에게서 고립시킨다. 당신이 직장을 가지지 못하게 하거나, 당신의 가족과 연락하지 못하게 하는 방법으로 고립시킨다.	고립된 상태에서, 상대방의 행위를 평가할 수 있도록 도와줄 수 있는 사람들로부터 차단되어 있다. 외부와 차단되어 있기 때문에, 당신은 가해자의 지배와 통제의 힘에 압도당하기 쉽다.
경제적 폭력: 많은 사람들의 생각과 달리, 이것은 학대의 아주 흔한 한 형태이다.	도박을 하거나 피해자에게 빚을 지게 한다. 크레딧 카드로 돈을 낭비한다. 피해자의 소유물을 파괴한다. 직장을 가지지 못하게 한다. 재정 관리/처리를 못하게 한다.	상대방의 지나친 낭비로 피해자가 빚을 지고 있다면, 가해자를 떠나 경제적으로 독립하는 게 더 어려워졌다고 피해자는 생각할지 모른다. 피해자에게 경제력이 없다면, 폭력관계를 떠날 방책이 없다고 생각하게 된다.
종교적 폭력: 종교는 우리가 어려운 고비를 극복할 수 있도록 도와준다. 하지만, 때론 폭력을 지속시키는 데 이용되기도 한다.	피해자의 종교를 무시한다. 여자는 남편에게 순종해야 한다며, 종교를 이용하여 학대를 정당화한다.	피해자는 종교를 통하여 마음의 위안을 찾을 수 없게 되며, 종교 지도자에게 자신의 상황을 털어놓을 수 없다. 자신의 믿음이 문제라고 생각하게 된다.
자녀와 가족 이용: 학대자는 아이들과 가족에 대한 피해자의 애정을 이용하여, 피해자를 통제하려 한다.	피해자는 아이의 양육권을 절대 가질 수 없을 거라고 말하거나, 아이들을 다시는 볼 수 없을 거라고 말한다. 피해자와 가족의 사이를 갈라놓는다. 피해자의 가족과 친구들에게 해를 주겠다고 위협한다.	피해자의 가족과 친구들과의 사이를 갈라놓았기 때문에, 피해자는 이해와 도움을 받을 수 있는 곳이 없다. 혹은 가족이나 친지는 가해자를 두려워하여, 피해자를 도와주는 것을 꺼려할지 모른다.
편견과 특권 이용: 가해자는 사회가 부여하는 특권을 이용하여 피해자를 통제한다.	피해자가 미국 시민권자가 아니므로, 혹은 백인이 아니므로, 정부로부터 아무런 도움을 받을 수 없다고 말한다. 시민권을 못 받게 방해하거나, 받을 수 있는 방법을 알려주지 않는다.	시간이 지나면서, 피해자는 특권을 학대할 수 있는 권리와 동일시하며, 자신은 도움을 받을 권리가 없다고 생각한다.

5) 가정폭력에 대한 대책

(1) 사회문화적 규범의 개선

① 바람직한 규범규정

지금까지 우리 사회가 성역할에 관해 범한 잘못 중의 하나가 성차별이다. 따라서 앞으로는 가정이나 학교, 사회에서 인간의 가치를 존중하고, 민주주의적 인격구조를 갖추도록 가르쳐야 한다. 또한 남녀평등사회를 만들기 위해서 각 분야에서 성인세대가 다음 세대에게 바람직한 규범을 따르도록 사회화시켜야 한다.

② 범사회적·국가적 의식전환운동

우리나라에 편재해 있는 남녀차별의식, 성역할 관념을 지양하고 성차별 구조를 시정하기 위해 사회운동을 적극 전개해야 한다.

③ 대중매체의 평등심의 향상

대중매체는 오늘날 그 내용이 사회구성원에게 커다란 영향력을 미친다. 그러므로 올바른 성문화 정착을 위하여 폭력을 용납하거나 미화시키는 일이 없도록 방송심의위원회에 평등 및 평화심의 규정을 두어야 한다.

(2) 교육 프로그램

① 가족관계 향상 프로그램

가족관계 증진을 위해 전 생애 발달과정에 따른 상호작용기술이나 의사소통기술, 자녀행동관리기술 등 다양한 지원프로그램을 제공하도록 해야 한다. 특히, 결혼 초기 기간 가정폭력에 대한 인식을 높이고 가족생애 전 주기에 걸쳐 가정폭력이 예방되도록 해야 할 것이다.

② 양성평등 교육 프로그램

양성평등적 성역할 태도에 대한 교육을 위한 적극적인 노력이 필요하다. 이를 위해서는 가족원 전 생애에 대한 프로그램을 운영해야 하며 건강가정지원센터, 학교, 평생교육원, 공공기관, 기업체 연수원 등 다양한 교육기관과 함께 모색될 필요가 있다.

③ 교육 및 홍보 강화

모든 국민을 대상으로 다양한 특성을 고려하여 관련 학교, 공공기관 및 지자체, 그리고 평생교육기관, 기업체 연수원, 가족 및 사회복지 서비스기관 등에서 예방교육을 실시할 필요가 있다. 특히 남성들의 경우 군대에서의 가정폭력 예방교육이 강화될 필요가 있다. 더불어, 다양한 방송이나 인터넷 매체 등을 활용한 홍보 전략을 마련해야 할 것이다.

(3) 법적 보완장치

① 가정폭력방지법 자체가 갖는 제도상의 문제 보완

가정보호사건의 대상이 되는 행위가 친고죄나 반의사 불벌죄인 경우에 피해자의 의사에 따라 불처분 결정을 하여야 하도록 규정하고 있다. 그러나 많은 피해자가 처벌의 의사를 철회하는 이유는 행위재발 가능성이 없기 때문이라기보다는 행위자의 사주나 보복의 우려 때문이 대부분일 것이다.

② 간이재판제도 도입

현재와 같이 긴 시간이 소요되는 법체계로는 가정폭력과 같은 긴박한 사례에 효과적으로 대처할 수 없는 문제점이 있다. 그러므로 판사가 상담소를 돌아다니면서 보호명령을 내릴 수 있는 제도가 있어야 실질적 도움이 될 것이다.

③ 검사를 포함한 수사기관 및 법원의 소극적 태도

가정폭력의 이유 중 일차적인 것은 가정폭력을 가정보호사건으로 처리할 것인가 아니면 일반형사사건으로 처리할 것인가가 임의로 선택할 수 있도록 규정되어 있다는 것이다. 따라서 수사기관이나 법원의 내부규정의 정비가 필요하다.

④ 신고의무에 대한 홍보 및 교육

가정폭력은 은밀한 장소에서 일어나는 경우가 보통이므로 사법기관이 적절한 보호처분을 하기 위한 전제로서 신고가 필수적이다. 그러나 기관의 종사자는 신고의무가 있다는 사실조차 모르는 경우가 많다. 따라서 홍보와 교육을 통해 신고의무를 철저히 이행하게 할 필요가 있다.

⑤ 가족재산 부부공유제 인정

가정폭력에 의해 피해를 입은 여성에게도 재산상의 보호를 해 줄 수 있는 제도가 필요하다.

⑥ 수사당국, 사법기관 종사자에 대한 교육의무 조항

(4) 체포우선주의 도입

경찰의 대응의 핵심은 현장에서의 피해자 보호와 가해자에 대한 적정한 처리이다. 이를 위해서는 가정폭력특례법상 긴급임시조치에 관한 규정이 개선될 필요가 있다. 긴급임시조치는 사법경찰작용과는 구분되는 피해자의 보호를 위한 활동으로 볼 필요가 있다. 따라서 현장의 경찰관이 즉시적, 효과적으로 긴급임시 조치권을 행사할 수 있도록 하여야 한다(이영돈, 2013). 법 시행 후 경찰이 많은 태도변화를 보이고는 있지만 아직도 "남의 가정사에는 개입하고 싶지 않은 태도"를 보이고 있으며 일부 경찰 때문에 오히려 신고 이후 더 피해를 받는 여성이 있는 것을 감안할 때, 현실성 있는 법으로 개정되어야 하며 전국 파출소 경찰에게까지 단계적으로 실질적 교육을 실시해야 한다. 이와 더불어 경찰제도의 개선책을 살펴보면 다음과 같다.

① 경찰 내 가정 중재 프로그램 개설

② 가해자의 구속: 구타 사실이 입증되면 가해자를 즉각 구속해야 한다.

③ 조서작성의 철저화

(5) 사회서비스

가정폭력 피해자는 긴급한 보호가 요청되고 광범위한 삶의 영향으로 인해 지속적 지원이 요구된다. 한편 가해자에게도 장기적 대책이 필요하다.

① 경찰의 임시 조치(2011년 개정)

- 피해자 또는 가정구성원의 주거 또는 점유하는 방실로부터의 퇴거 등 격리
- 피해자 또는 가정구성원의 주거, 직장 등에서 100m 이내의 접근 금지
- 피해자 또는 가정구성원에 대한 전기통신을 이용한 접근 금지

② 의료서비스

가정폭력은 폭력의 하나이며 인간의 생명과 정신에 치명적 상처를 주는 요인이 된다. 치료자는 피해자로 하여금 자존심을 회복하고 고립과 격리를 방지하는 것이 일차적 의무이다. 따라서 치료자는 반드시 피해자의 경험을 정상화시켜 주고 생존을 위해 피해자의 행위가 적응방식임을 보여주며, 힘의 원천과 긍정적 자아존중감을 회복하도록 해 주어야 한다.

③ 상담서비스

의식훈련 및 적극성 강화훈련, 집단상담, 위기개입 및 추후지도로 특히 추후지도는 피해자를 지속적으로 관리한다는 차원에서 매우 중요하다.

- 피해자를 위한 개별 또는 집단상담을 실시한다.
  (피해자와 자녀를 위한 집단프로그램, 안전기술 습득, 학대에 대한 책임 습득)
- 가족치료 및 가족집단상담 프로그램을 실시한다.
- 행위자를 위한 교정프로그램(스트레스 관리, 의사소통 훈련)을 운영한다.
- 타 기관과의 의뢰체계를 확립하여 정보교환(경찰, 법조계, 의료계)체계를 구축한다.

④ 주거지원서비스

⑤ 법률서비스

- D&A(Doctor and Attorney)의 가정폭력 피해자가 2차 피해 없이 무사히 정상적인 생활로 복귀할 수 있도록 무료 전문가 상담을 보다 확대할 필요가 있다.
- 현재 진행되고 있는 무료법률서비스 지원을 확대하여 접근성을 확보한다.

2. 다양한 가족

사회가 변화함에 따라 가족 역시 변화를 거듭하고 있다. 현대사회 가족 변화의 원인을 살펴보면 급격한 산업화와 도시화, 불안정한 국가 경제, 생계를 위한 남녀 맞벌이, 여성들의 경제활동 증가 등 경제상황으로 말미암은 변화가 가장 큰 요인이며 가족관계에 대한 전통적인 가치와 관념의 변화, 개인주의 경향 등 가치관의 변화와 근로 및 결혼 이민자의 증가 등이 주요 원인이다. 가족의 형태가 다양화됨은 물론이고, 가족에 대한 가치관이나 사고방식의 변화로 인해 새로운 가족의 형태가 등장하였다. 아이를 입양하거나, 자녀 없이 부부만의 생활을 즐기는 자발적 무자녀 부부가족, 비혈연 성원들이 함께 모여 사는 공동체가족 등 새로운 형태의 가족들이 지속적으로 등장하고 있다(유계숙, 2005). 다양한 가족은 구조나 기능 등으로 나눌 수 있겠지만, 모든 형태의 가족을 포함하기는 쉽지 않다. 따라서 이번 장에서는 이혼가족, 한부모가족, 재혼가족, 다문화가족 등의 다양한 가족들을 보다 자세히 살펴보기로 하겠다.

1) 이혼가족

현대의 부부관계는 제도적 특징보다 우애적 특징이 더 강조되고 있어서, 부부관계는 애정에 의해 형성되고 정서적 결합에 의해 유지되며 위안자로서의 상호작용이 더 중요하게 되었다. 부부관계에 대한 이러한 개념은 부부생활의 낭만성을 충족시켜 주는 한편, 불안정성이라는 취약성을 초래하고 있어 현대가족의 이혼이 증가하고 있는 것이다.

이혼은 부부 두 사람이 자신들의 관계를 해소하는 것이지만 이혼으로 인한 문제는 부부에게만으로 그치는 것이 아니라 가족 전체의 문제로 파급되며, 나아가 사회적 문제가 된다. 그럼에도 불구하고 현재 우리나라에서는 이혼으로 인하여 발생되는 문제에 대한 해결이 대부분 개별 가족구성원의 적응 차원에서 미미하게 이루어지고 있을 뿐 사회나 국가의 개입은 거의 없는 실정이므로 이에 대한 분석과 대응이 필요하다.

(1) 이혼의 개념과 유형

① 이혼

이혼은 법률상으로 유효하게 성립한 혼인을 결혼 당사자들이 모두 생존한 동안에 그 결합관계를 협의 또는 재판상 절차를 거쳐서 소멸시키는 것을 말한다. 이혼은 인위적으로 혼인관계를 소멸시킨다는 점에서 부부 중 어느 일방의 사망에 의한 혼인관계 해소와 달리, 부부관계에서 일어나는 여러 가지 문제로부터 탈피하기 위한 하나의 방법이며 동시에 부부관계를 해소시킬 방법을 법률상으로 인정하는 제도이다.

② 이혼의 유형

당사자의 자유로운 합의에 의한 협의이혼과 법원에 심판을 청구해서 이루어지는 재판이혼, 그리고 가정법원의 조정에 의해 이루어지는 조정이혼이 있다. 그러나 합의이혼의 경우에도 압력에 의한 이혼, 일시적 감정에 의한 이혼 등의 가능성을 배제할 수 없다. 또한 객관적으로 자녀의 문제를 충분히 고려하지 못할 수도 있고 어떠한 목적을 위한 수단으로서 위장이혼이 행해질 수도 있다. 근래에 들어서 이혼에 대한 합의가 이루어지지 않아 재판이혼의 비율이 점차 늘어나고 있는 실정이다.

(2) 이혼의 실태

① 이혼 건수

우리나라에서는 IMF 경제위기와 맞물려 이혼율이 급상승하였고 사회적으로 위기를 맞게 되었다. 이후 이혼은 사회적 문제로 인식되기 시작하고 숙려기간 도입을 하게 되었다. 2014년 이혼은 115,500건으로 선년(115,300)보나 200건, 0.2% 증가하였다. 조이혼율(인구 1천 명당 이혼 건수)은 2.3건, 유배우 이혼율(유배우 인구 1천 명당 이혼 건수)은 4.7건으로 전년과 유사하였다.

〈표 6-6〉 이혼 건수, 조이혼율 및 유배우 이혼율 (단위: 인구 1천 명당 건)

구분	2004	2007	2010	2011	2012	2013	2014
이혼 건수(천 건)	138.9	124.1	116.9	114.3	114.3	115.3	115.5
증감(천 건)	-27.7	-0.5	-7.1	-2.6	0.0	1.0	0.2
증감률(%)	-16.6	-0.4	-5.8	-2.2	0.0	0.9	0.2
조이혼율	2.9	2.5	2.3	2.3	2.3	2.3	2.3
유배우 이혼율	6.0	5.2	4.8	4.7	4.7	4.7	4.7

출처: 통계청(2015).

② 일반이혼율 및 연령별 이혼율

평균 이혼 연령은 2014년 남자 46.5세, 여자 42.8세로 전년에 비해 남자 0.3세, 여자 0.4세 상승하였으며, 10년 전에 비해 남자는 41.7세에서 46.5세로 4.9세, 여자는 38.2세에서 42.4세로 4.7세 상승하였다.

〈표 6-7〉 평균 이혼 연령 (단위: 세)

구분	2004	2007	2010	2011	2012	2013	2014	증감	
								전년 대비	10년 전 대비
남자	41.7	43.2	45.0	45.4	45.9	46.2	46.5	0.3	4.9
여자	38.2	39.5	41.1	41.5	42.0	42.4	42.8	0.4	4.7

출처: 통계청(2015).

이혼부부의 평균 혼인지속기간은 14.3년으로 전년 대비 0.2년, 10년 전 대비 2.3년 길어져 지속적으로 증가세를 보인다. 또한 혼인지속기간 20년 이상 이혼은 28.7%로 가장 큰 비중을 차지하고 있다. 2011년까지 4년 이하 이혼이 가장 큰 비중이었으나, 2012년부터 20년 이상 이혼이 가장 큰 비중을 차지하고 있다. 2014년 기준으로 볼 때 혼인지속기간 30년 이상 이혼도 10년 전에 비해 2.3배 증가했으며, 전년 대비 10.1%로 가장 크게 증가하였다.

〈표 6-8〉 혼인지속기간별 이혼 건수 및 구성비 (단위: 천 건, %, 년)

구분	2004	구성비	2007	2010	2011	2012	2013	2014	구성비	전년 대비 증감률
계	138.9	100.0	124.1	116.9	114.3	114.3	115.3	115.5	100.0	0.2
4년 이하	35.0	25.2	33.7	31.5	30.7	28.2	27.3	27.2	23.5	-0.5
5~9년	31.8	22.9	25.5	22.0	21.7	21.5	21.5	22.0	19.0	2.0
10~14년	26.3	18.9	21.7	18.6	17.4	17.7	16.9	16.3	14.1	-3.4
15~19년	20.5	14.7	18.3	16.9	16.2	16.6	17.2	17.0	14.7	-1.2
20년 이상	25.4	18.3	25.0	27.8	28.3	30.2	32.4	33.1	28.7	2.2
• 20~24년	14.2	10.2	11.7	12.6	12.6	13.6	14.4	14.2	12.3	-1.1
• 25~29년	6.6	4.7	7.2	7.7	7.7	8.0	8.7	8.6	7.5	-0.9
• 30년 이상	4.6	3.3	6.1	7.5	7.9	8.6	9.4	10.3	8.9	10.1
평균혼인지속기간	12.0	-	12.3	13.0	13.2	13.7	14.1	14.3	-	1.5

출처: 통계청(2015).

③ 이혼사유별 구성

통계청 '인구동향조사'에서 이혼사유별 구성비를 보게 되면 2014년 현재 '성격차이'가 44.6%로 가장 많은 것으로 조사됐다. 조사 항목에 성격차이를 넣기 시작한 지난 2000년 이후로 15년 연속 40%대를 기록하며 1위를 이어가고 있고, 2위는 '경제문제(11.3%)', 3위는 외도 등 '배우자 부정(不貞)'으로 7.4%를 기록했고 그 뒤론 '가족 간 불화(6.9%)', '정신적・육체적 학대(3.9%)', '건강상 문제(0.5%)' 등의 순이다. 과거에는 부부간의 성격차이를 극복 가능한 것으로 인식하여 이혼사유로 인정하지 않았지만 시대가 변하면서 이를 이혼사유로 인정하는 판례가 늘고 있는 추세다.

〈표 6-9〉 이혼사유별 이혼 (단위: 명, %)

계	배우자 부정	정신적, 육체적 학대	가족 간 불화	경제 문제	성격 차이	건강 문제	기타	미상
115,510	8,573	4,545	7,967	13,060	51,538	682	26,175	2,970
	7.4	3.9	6.9	11.3	44.6	0.5	22.6	2.6

출처: 통계청(2015).

④ 이혼 당시 미성년 자녀 수

총 신고건수 중 2014년 이혼부부의 미성년 자녀가 없는 이혼부부의 구성비는 50.3%로 절반을 넘어서고 있다. 미성년 자녀가 있는 이혼부부의 구성비는 전체 이혼의 49.5%이며, 지속적인 감소 추세이다. 미성년 자녀가 1명인 이혼부부의 구성비는 25.9%, 2명은 20.2%, 3명 이상은 3.3%를 차지하고 있다.

〈표 6-10〉 미성년 자녀 유무별 이혼 건수 및 구성비 (단위: 천 건, %)

구분	2004	구성비	2007	2010	2011	2012	2013	2014	구성비	전년 대비 증감률
계	138.9	100.0	124.1	116.9	114.3	114.3	115.3	115.5	100.0	0.2
미성년 자녀 있음	91.1	65.6	72.8	62.9	60.1	60.3	59.0	57.2	49.5	-3.1
1명	39.1	28.1	32.2	30.0	29.0	29.9	30.1	30.0	25.9	-0.5
2명	45.5	32.8	35.2	28.3	26.7	26.2	24.7	23.3	20.2	-5.4
3명 이상	6.5	4.7	5.4	4.6	4.4	4.1	4.2	3.9	3.3	-8.4
미성년 자녀 없음	46.4	33.4	50.9	53.7	53.9	53.7	56.1	58.1	50.3	3.5

출처: 통계청(2015).

(3) 이혼의 영향

① 이혼부부에게 미치는 영향

가. 경제적 문제

이혼으로 인해 대부분 이혼 여성의 생활수준은 급격하게 낮아진다. 저임금과 취업기회의 제한 등으로 노동시장에서 불리한 위치에 있기 때문에 자녀에게도 급격한 변화가 일어난다. 이혼한 여성이 새로운 취업으로 얻을 수 있는 수입은 일반 주부의 1/2이고, 특히 전업주부는 더욱 수입이 적은 편이다. 위자료가 경제적 문제에 다소 도움이 되지만 여성의 노동력 증가로 위자료의 감소가 초래되고 있다. 또한 가사유지비와 아동양육비 때문에 경제적 타격이 크다. 이와 같은 경제적 어려움은 자녀의 건강과 영양에 부정적 영향을 미친다.

나. 정서적 문제

이혼은 개인에게 인생의 실패자라는 느낌을 갖게 하여 분노, 우울, 상실감, 자존심의 저하, 불안감 등을 겪게 된다. 또 대인관계를 두려워하여 사회적 모임까지도 회피함으로써 고립될 염려가 있다. 대체로 이혼자의 정서불안증, 심장병이나 폐렴, 고혈압, 간경화증, 사고사망률이 정상 결혼생활자보다도 상대적으로 높은 편이다. 이혼자의 자살률도 결혼자의 3~4배가 되고 있다. 남성의 경우 빨리 재혼함으로써 이혼의 상처를 해결하지만 여성의 경우는 남성보다 재혼율이 낮고, 정서적 상처를 많이 받는 편이다.

다. 친척 및 사회관계 문제

이혼의 결과 며느리로서, 사위로서 맺어 온 법적 · 인간적 관계의 결별이 있게 된다. 특히 손자녀와 조부모의 관계는 법적으로 해소되지 않는다 할지라도 한쪽에서 양육을 받게 되면 다른 한쪽과는 자연히 교류가 없어지게 된다. 또한 이혼으로 심리적 상처를 입은 이들 중에는 인간관계를 두려워하며, 사회적 모임까지도 회피함으로써 사회관계망이 약화되기 쉽다. 그리고 배우자와 관련된 사람과 관계가 끊어질 우려가 많고, 사회의 부정적 관념이 작용하여 사회생활에도 영향을 미친다.

② 자녀에게 미치는 영향

가. 심리 · 정서적 문제

자녀에게 있어 이혼은 시간의 경과에 따라 다르게 영향을 미치는데 초기 반응은 공포, 생명의 위협, 슬픔, 상실감, 이혼에 대한 거부감, 부모에 대한 분노, 무력감, 강한 외로움, 자신 때문에 부모가 이혼하게 되었다는 강한 죄책감 등이다.

Wallerstein(1990)의 연구에 따르면, 이혼 자녀의 심리적 · 정서적 측면은 10년이 지난 후에 더 나아지기도 하고, 더 나빠지기도 하는 등 결과가 일치하지 않으며, 소녀가 소년보다 이혼 당시 상황을 감정적 측면에서 더 잘 수용하는 것으로 나타났지만, 성인이 된 후에 이성관계에 있어서 어려움을 겪는 것으로 나타났다. 또한 대부분의 양육부모가 직장생활을 해야 하고, 그에 따라 자녀에게 할애할 시간과 여력이 줄어든다. 부모의 뒷받침 감소는 자녀의 부진한 학업, 낮은 자아존중감, 비행과 같은 문제점을 증가시킬 수 있다.

나. 사회적 문제

이혼 자녀는 한쪽 부모의 상실로 인하여 역할모델과 상호협력의 부족을 겪고, 부모-자녀관계에서 오는 거리감이 자녀의 사회적 재능과 사회성에 직접적이고 부정적인 영향을 주고 있는 것으로 나타났다. 부모의 이혼을 경험한 아동은 대부분 학교에서의 부적응문제가 나타나는데 특히 남아에게 있어서 두드러진다. 그리고 학교에 입학할 무렵은 학습의 기초를 형성하는 시기이므로 부모의 이혼을 경험하게 되는 아동은 학업성적이나 적응 면에서 위험이 크다.

다. 경제적 문제

청소년은 특히 학교를 그만두고 경제적으로 가계에 보탬이 되어야 한다는 강박감을 느껴, 부모의 이혼으로 인한 역할혼돈과 전환을 경험하기도 한다.

(4) 이혼의 대책

① 이혼예방대책

첫째, 부부관계나 가족생활을 원만하게 유지하고 있는 부부를 대상으로 부부관계의 질적 향상을 위한 교육 프로그램을 실시한다. 교육 프로그램은 결혼불만요인을 약화시키고 나아가 보다 나은 부부관계로 강화시키기 위하여 그 내용을 대인관계의 역동성, 가족 내 인간관계, 이성 간의 관계 · 특성 · 의사소통 방법 · 갈등해결 방법 등으로 한다.

둘째, 위기상태인 부부를 대상으로 이혼예방을 위한 부부상담 및 치료 프로그램과 아울러 이혼 후의 생활에 대한 통찰력을 위한 교육 프로그램을 실시한다. 위기의 원인이나 상태에 따라 상담 및 치료방법이 달리 적용되어야 한다. 개인의 내적 경험에 의하여 인지되는 사고나 감정으로 인하여 부부 상호관계에 문제가 있을 때는 실존적 상담 및 치료방법을, 현재의 문제가 개인의 무의식적 경험이나 과거 부모의 부부생활 또는 부모와의 심리적 관계 등에 의한 영향 때문이라고 판단되면 정신역동적 상담 및 치료방법을, 부부 상호 간의 행동에 문제가 있을 때에는 행동적 상담 및 치료방법을, 가족 전체 상황에 의하여 발생된 문제라면 구조적 상담 및 치료방법이나 체계적 상담 및 치료방법을,

부부간의 의사소통에 문제가 있을 때에는 의사소통론적 상담 및 치료방법을 적용하는 것이 보다 효율적이다.

이혼이 미치는 부정적 영향을 생각할 때 예방이 최선책이며, 일단 결혼하여 부부가 되면 이혼하지 않고 행복하게 살도록 노력해야만 한다. 이혼은 부부갈등을 해결하는 최선책이 될 수 없다. 나의 삶도 중요하지만 자녀와 나와 관련된 사람들이 함께 살아가고 있다는 것을 인식해야 한다.

② 이혼과정상의 대책

이혼을 결심한 부부를 대상으로 부부관계 회복을 위한 화해, 만족스러운 이혼을 위한 조정 및 중재, 부부 당사자의 판단을 돕기 위한 이혼 관련 법률상담의 기회를 제공한다. 화해, 조정, 중재가 성립되지 않을 때에는 법률적 재판을 한다. 이혼을 결심한 부부라 할지라도 신중을 기하여 재고하되, 그래도 이혼을 해야 할 때에는 이혼하는 당사자와 자녀 모두가 상처를 덜 받고 상호 협조적 이혼협상이 이루어져야 하며, 이 과정에서 이혼과 관련된 법률적 상담이 있어야 한다. 그리고 재판에 있어서는 재산분할, 위자료, 자녀에 대한 양육권 및 양육비, 면접교섭권 등에 대해서도 남녀가 공평하게 이루어져야 하며, 이혼 후 불리해지는 배우자를 고려하여야 한다.

한편 자녀에게는 부모의 이혼이 그 자체만으로도 충격이 되는데 갑작스럽게 이혼을 받아들여야 할 때에는 마음의 준비까지 없어 더욱 큰 충격이 된다. 따라서 자녀가 이해할 수 있고 마음의 준비를 하여 자녀 스스로도 나름대로 대처할 수 있는 기회를 주어야 한다. 그리고 부모 자신이 평정상태가 아니라 할지라도 희생당하고 있는 자녀에게 세심한 주의를 기울여 자녀에게 이성적 대안을 제시해야 한다.

③ 이혼 후의 대책

이혼 후의 남녀에게는 보다 다양한 대책이 필요하다. 이혼 후의 남녀는 일시적으로 또는 계속적으로 한부모가족이 되므로 결국 한부모가족을 위한 대책이 필요하다.

첫째, 정부 차원에서 경제적 지원제도를 마련한다.

- 자녀양육비 및 교육비를 보조한다.

- 의료비를 보조한다.
- 친부모수당을 지급한다.
- 경제적으로 곤란하거나 배우자가 없는 여성에게는 생계비를 보조한다.
- 직업훈련의 기회를 제공하고 취업을 알선한다.

둘째, 취학 전 자녀의 양육을 위하여 주간탁아, 종일탁아 등이나 시설탁아, 가정탁아, 그리고 며칠간의 위탁탁아 등 다양한 형태의 탁아 프로그램을 실시한다.

셋째, 취학자녀의 양육 및 교육을 위하여 방과 후 자녀생활지도 프로그램이나 이용시설을 제공한다.

넷째, 자녀문제 상담이나 부모역할 프로그램을 실시한다.

다섯째, 사회적으로 이혼에 대한 부정적 편견을 버리고 긍정적 인식을 갖도록 하기 위하여 필요한 경우에 이혼타당성을 지지한다.

여섯째, 재혼의 기회를 마련한다.

이혼을 한 경우에 잘 적응해 나가야 하는데 적응을 위한 방법으로는 다음과 같은 것이 있다.

- 새로운 기회로 받아들인다.
- 전 배우자와의 감정은 되도록 빠른 시일 내에 정리한다.
- 정상적이고 폭넓은 인간관계 확립에 힘쓴다.
- 역할을 재정립하고, 경제적 자립능력을 갖기 위해 노력한다.
- 법적 제반 문제를 해결한다.

그리고 자녀를 위한 대책도 필요하므로 다음과 같이 제안한다.

첫째, 이혼과 관련해서 발생 가능한 일반적 가족문제나 자녀문제를 예측하고 통찰하여 대처할 수 있도록 하는 교육을 실시한다. 실시방법은 학교의 특정 교과목에서 현대사회의 가족문제 및 다양한 가족 형태를 교육하거나, 교육방송이나 아동 또는 청소년 대상 신문 등에서 하나의 주제로 다루거나, 사회단체의 청소년 대상 프로그램에서 취급할 수 있다.

둘째, 부모의 이혼으로 인한 자녀 자신의 특수한 문제를 상담할 수 있는 상담기구를 운영한다.

셋째, 사회의 모든 사람은 부모가 이혼한 자녀에 대한 편견을 버리고 여느 아이들과 똑같이 대하는 자세가 무엇보다도 필요하다.

④ 이혼가족에 대한 전망과 과제

가. 이혼가족에 대한 전망

앞으로의 이혼 경향을 긍정적으로 보는 경향과 부정적으로 보는 경향이 있다. 비교적 전후세대일수록 이혼해서 안 되는 사유로 자녀에 관한 문제를 들고 있다. 이러한 점에서 전후세대는 일단 혼인을 하면 부모세대와 마찬가지로 또는 그들보다 더 이혼하지 않으려는 경향이 있다. 따라서 자식을 둔 경우에는 비교적 안정된 가정생활을 할 것이라는 추측을 할 수도 있다. 전후세대가 이러한 태도를 갖는 것은 그들의 부모로부터 받은 생활상의 교육 때문이라고 생각한다. 하지만 앞으로의 이혼가족 추세는 이와 같은 긍정적 요인보다는 부정적 요인이 더 많을 것 같다. 이혼을 할 수도 있다는 태도를 가진 사람은 전후세대로 올수록 급증하고 있는 반면 이혼을 해서는 안 된다는 비율은 급감하였다. 따라서 앞으로의 이혼가족은 더 증가하리라 본다. 또한 점점 높아 가는 기혼 여성의 취업률, 남녀평등의 분위기, 이기적 개인주의의 팽배 등 극히 최근의 이혼 추세에 작용하였던 요소들이 계속 이혼의 증가에 영향을 끼치리라 본다. 이러한 추세에 대처하기 위한 방법은 이혼원인 그 자체에 시각을 고착시키기보다는 가족생활의 전반적 변동이라든가, 사회 전체의 변동이라는 시각에서 미래를 예측하고, 그에 따른 대응책을 마련하여야 한다.

나. 이혼가족에 대한 과제

성공적 결혼생활을 위하여, 그리고 이미 결혼이 파탄에 이른 이혼가족에 대한 과제를 제시하면 다음과 같다.

첫째, 이혼 예방적 측면에서 다양한 교육을 실시해야 한다. 성역할과 이성교제, 배우자 선택 및 결혼, 가족관계에 대한 교과내용을 강화하고, 급변하는 사회에 알맞은 결혼관과 새로운 부부의 역할 및 윤리관에 대한 교육이 시급하다. 또한 부부 사이에서 부모

자녀 간에 의사소통 등 세부적 기법에 대한 프로그램 개발과 더불어 실시가 필요하다. 이러한 교육은 개인에게뿐만 아니라 사회단체, 지역사회, 교육기관, 직장 등에서 추진할 수 있도록 해야 한다.

둘째, 법률적 문제와 부부간의 이혼위기극복을 위한 전문상담기관의 확장과 개인문제나 가정문제를 의논할 수 있는 가정상담소, 사회서비스기관이 많이 개설되어야 한다.

셋째, 이혼으로 인하여 경제적 어려움에 처한 여성을 위한 여러 가지 사회보장제도의 확대 실시가 요구된다.

넷째, 이혼한 여성이 자신을 잃지 않고 살아갈 수 있도록 용기를 주고, 정신적 지원을 해 줄 수 있는 지지체계가 마련되어야 하고, 복지적 측면에서 이들을 위한 프로그램이 많이 개발되어야 한다.

2) 한부모가족

전국 한부모가족 2,552가구를 대상으로 조사한 '2015 한부모가족 실태조사' 결과, 한부모가족 평균 연령은 43.1세, 자녀 수는 평균 1.6명이며, 엄마와 자녀로 구성된 모자가구가 47.3%로 가장 많았다. 이에 반해 부자가구의 비율은 19.8%로 조사되었으며, 다른 가구원과 함께 사는 경우도 상당수 있었다. 한부모가정은 한부모와 자녀로 구성된 가정으로 이혼, 사망, 미혼모, 별거, 유기 등으로 발생한다(황은숙, 2005). 한부모가정의 한부모들은 심리적, 경제적, 자녀양육 및 교육, 사회적 편견 등으로 어려움을 겪고 있다. 심리적으로는 배우자와의 결별로 상실, 배신, 분노, 우울, 좌절, 실패를 느낀다. 이러한 심리적 혼란은 상당 기간 지속되어 3~5년이 지나도록 적응에 어려움을 겪기도 한다. 이 시기에 적절한 상담 및 치료를 받지 않으면 우울증 등이 깊어져 자살을 생각하거나 자녀와 함께 동반자살을 시도하는 등 문제를 드러내게 된다(황은숙, 2005).

(1) 한부모가족의 개념과 유형

① 한부모

한부모가정은 편부모가족, 편부모가정, 편부모가구 등 각기 다른 명칭으로 혼용되어 불리어지다가 편부모의 편(偏)이 결손의 의미를 담고 있는 등 부정적으로 쓰이는 경우가 많아 온전한 하나의 가정이란 의미로 여성단체들이 중심이 되어 한부모가정이란 용어로 사용하고 있다(황은숙, 2005). 한부모가정은 부모 중 어느 한쪽의 사망, 이혼, 미혼모, 별거 등으로 인해 한부, 한모로 이루어진 가구로 18세 이하의 자녀와 함께 사는 부모-자녀의 집단을 의미한다(서영숙 · 황은숙, 2003). 한편 한부모가족에 대한 정의는 일반적으로 부나 모 중의 한 사람이 단독으로 부모역할을 수행하는 자녀가 있는 가족으로 정의하고 있고 「한부모가족지원법」에서는 한부모가정의 모와 부는 '배우자와 사별 또는 이혼하거나 배우자로부터 유기된 자', '미혼자(사실혼 관계는 제외)' 등으로 아동을 양육하는 자로 정의하고 있다. 이 규정에 의하면, 이혼과 사별뿐 아니라, 모 또는 부가 법적으로 명시되어 있다고 하더라도 장기 가출, 실종, 그리고 정신적 · 신체적 장애로 근로능력이 상실되어 실제 한쪽 배우자가 단독으로 부모역할을 수행하는 경우도 해당되고, 결혼을 하지 않고 출산하여 양육하는 미혼자까지도 한부모가족에 포함하고 있다.

② 한부모가족의 유형

한부모가정은 자녀를 누가 키우고 양육하는지에 따라 분류될 수 있다. 한부모가정의 유형을 살펴보면 첫째, 부모집단에 따른 분류로 한부모가정 발생 시 부모가 결혼, 또는 동거를 하였는지에 따른 분류, 둘째는 가족해체의 원인을 중심으로 배우자의 사망, 이혼, 장기입원, 장기구속인지에 따른 분류, 셋째는 아동에 대한 보호를 누가 맡고 있느냐에 따라서 모가 보호하면 모자가정, 부가 보호하면 부자가정으로 분류한다. 또한 한부모가정의 유형은 발생원인과 생활유형 그리고 가족구성원에 따른 유형으로 분류할 수 있다(성민선 · 송준, 1998). 발생 원인에 따른 분류는 한부모가정 발생 원인이 이혼, 사별, 유기, 미혼모 등 어디에 속하느냐 하는 것이고, 생활유형에 따른 분류는 아이를 누가 맡아 양육하느냐 하는 것으로 부, 모, 조부, 조모, 친척, 즉 가까운 이웃에 의해 양육하느냐에 따라 구분하는 것이다. 가족구성원에 따른 분류는 이혼 후 결혼을 통해 얻은 혈연관계의 자녀와 함께 사느냐, 입양된 자녀와 함께 사느냐, 결혼하지 않은 한부모와 자녀가 함께 사느냐로 나눌 수 있다.

(2) 한부모가족의 실태

한부모가정은 현대에 들어 이혼, 사망, 별거, 유기, 그리고 미혼모 등의 발생 증가로 그 수가 증가하는 추세이다. 산업화 이후 고도로 발전된 경제성장과 사회변동에 따른 가치관의 변화, 이혼의 증가, 개정된 가족법의 영향, 복잡한 사회 환경으로 인한 교통사고, 산업재해, 높은 스트레스, 각종 성인병, 과로사 등 40대 남성의 사망률 증가로 그 수가 증가하고 있다.

① 한부모가구 비율

한부모가구의 수는 2010년 1,594천 가구, 2014년 1,749천 가구로 155천 가구가 증가하였다. 전체 가구에서 한부모가구가 차지하는 비율은 2010년 9.2%, 2014년 9.4%로 0.2% 증가하였다.

〈표 6-11〉 한부모가구 비율 (단위: 천 가구, %)

구분		2010	2011	2012	2013	2014
전체 가구 대비 한부모가구 현황	전체 가구	17,339	17,687	17,951	18,206	18,457
	한부모가구	1,594	1,639	1,667	1,714	1,749
	저소득층 부모가구	185	189	218	222	225
	한부모가족 (한부모가족지원법)	108	115	131	140	142
	비율	9.2	9.3	9.3	9.4	9.4

출처: 통계청(2015).

② 한부모가족 구성

한부모가정의 가족구성은 엄마와 자녀로 구성된 모자가구가 47.3%로 가장 많았다. 이에 반해 부자가구의 비율은 19.8%로 조사되었으며, 다른 가구원과 함께 사는 경우도 상당수 있었다.

〈표 6-12〉 한부모가족 구성 (단위: %)

모자가구	부자가구	모자+기타 가구	부자+기타 가구
47.3	19.8	17.8	15.1

출처: 여성가족부(2015).

③ 한부모가족 혼인상태

한부모가족의 혼인상태로는 이혼이 77.1%로 다수를 차지하였다.

〈표 6-13〉 한부모가족 혼인상태 (단위: %)

이혼	사별	기타
77.1	15.8	7.1

출처: 여성가족부(2015).

(3) 한부모가정의 문제점

한부모가정은 한부모와 자녀로 구성된 가정으로 이혼, 사별, 미혼모, 별거, 유기 등으로 발생한다. 한부모가정의 부모들은 정서적 혼란, 자녀양육, 경제적 어려움, 사회적 편견 등의 문제로 어려움을 겪고 있다. 한부모가정의 특성별 문제를 파악해가는 일은 중요한 사회적 과제라 볼 수 있다.

① 정서적 혼란

한부모가정의 부모는 정서적으로 상실감, 배신감, 분노감, 우울감, 좌절감, 실패감 등을 느끼는데, 이러한 혼란은 3~5년간 지속되어 적응에 어려움을 주기도 한다. 이혼이나 사별로 인한 충격은 당사자의 불안, 우울, 좌절, 상실, 소외로 이어져 심리적 위기를 경험하여 낮은 자존감을 나타내기도 한다. 부모역할 모두를 모 또는 부가 감당해야 하는 과중한 부담을 갖게 되며, 이러한 스트레스가 여러 부정적 정서 반응을 가져올 수 있다. 정서적 혼란이 깊어지고 우울증이 심해지면 자살을 생각하거나 자녀와 함께 동반자살을 시도하는 등 심각한 문제를 드러내기도 한다(황은숙, 2005). 특히 자녀들은 부모부재 이후 감정처리나 생활 전반에 적응해야 하는 정서적 문제와 가족의 위치에 맞는 역할문제, 친구문제, 학업문제에 적응적인 부분을 위협받게 된다.

② 자녀양육의 문제

한부모가정의 부모는 정서적으로 안정되지 못한 상태에서 어린 자녀를 돌봐야 하는 부담을 안고 있다. 아직 이혼, 사별의 충격에서 벗어나지 못한 상태에서 자녀를 돌봐야 하기 때문에 한부모가정에서는 신체적·언어적·정신적·성적 학대가 발생할 가능성이 높아진다 하겠다(보건복지부, 2006). 한부모가정 부모 못지않게 어려움을 겪는 대상은 자녀들이다. 자녀들은 가정, 학교생활에 적응하지 못하고 문제 행동을 보이기도 한다. 이들은 주위가 산만하고 공격적인 행동을 보이거나 반대로 위축된 행동을 보이기도 한다.

한부모가정의 자녀양육의 문제는 모자가정과 부자가정에 따라 그 양상을 달리하고 있다. 모자가정의 경우는 자녀의 문제나 이상행동, 낮은 학업성취도, 학교부적응 등으로 어려움을 겪는 반면 부자가정의 경우는 실제적인 자녀 보살핌과 관련된 청소, 요리, 빨래, 자녀 머리손질 및 목욕시키기, 학교 준비물 챙기기, 숙제 점검하기, 학교급식당번 등의 문제로 어려움을 겪는다(황은숙, 2007).

③ 경제적인 어려움

한부모가정의 어려움 중 하나는 경제적인 문제다. 특히 모자가정에 있어 남편의 부재로 인한 주 부양자의 소득 상실에서 찾을 수 있다. 또한 한부모가정의 부모는 전문직으로의 이직을 위해 직업훈련을 받으려고 해도 희망하는 직종의 교육이 개설되지 않았거나 직업 훈련비를 낼 형편이 되지 않아 교육을 받지 못하는 경우도 있다. 또한 받고 싶은 교육이 있다고 해도 교육기간 동안 생계비가 지급되지 않아 무리하게 교육을 받을 필요성을 느끼지 못하기도 한다(김은주, 2004). 부자가정의 경우 장기적인 한부모가족의 형태를 유지할 경우, 부의 장애나 경제능력 상실 등에 기인한 경우가 많으며, 이러한 빈곤의 문제는 한부모가족을 위협하는 가장 큰 요인이 되고 있다(김경신, 2008).

④ 사회적 편견

경제적, 자녀양육의 문제, 주거문제 등 외에도 한부모가정을 힘들게 하는 것이 바로 사회적 편견이다. 우리 사회는 한부모가정의 부모를 인생실패자, 인생낙오자, 뭔가 문제 있는 사람, 부모자격도 없는 사람 등으로 인식하고 있다. 이러한 인식으로 인해 한부모가정의 부모는 제대로 평가받지 못하고 있다. 한부모가정의 부모라고 하면 취업이 안 되고, 취업이 되었다고 해도 승진이 어려우며, 직장 내 성희롱의 피해자가 되기도 한다. 사회적인 편견은 직장뿐 아니라 원가족과 친구관계에도 영향을 미쳐 가족 간의 관계가 멀어지고, 친구와의 관계도 소원해지는 것으로 나타났다(황은숙, 2006). 가족, 이웃, 사회의 지원과 지지를 받지 못하는 한부모가정의 현실은 자립의지를 상실하게 하여 적응에 어려움을 안겨주고 있다.

(4) 한부모가족의 대책

① 정책적 대안-현실적인 지원 필요

한부모가족 단위를 고려한 정책적 측면에서 가족 정책적인 개념의 범주 안에서 이루어져야 하고, 공공부조제도 내에 한부모가족을 위한 수당제도의 마련이 필요(아동수당제도/탁아수당제도/아동양육비지원)하다. 이혼이나 별거 그리고 실질적 의미의 한부모가정을 포함하는 경우의 제도적 지원이 이루어져야 한다.

② 실천적 대안-부모교육 및 훈련

가족상담 및 치료적인 부분에서 정서적으로 혼란을 겪고 있는 한부모가정의 지지적 관계망을 형성하여야 할 실천대안이 절실하다. 가족결속을 위한 사회교육 프로그램을 활성화하고 확대할 필요가 있다.

③ 민간지원서비스

전국의 지역사회복지관, 건강가정지원센터, 한국 여성민우회, 한국 가정법률상담소, 여성의전화 등 서비스 확대와 지역사회복지관 및 건강가정지원센터(상담서비스, 지역사회연계서비스, 교육서비스, 보육서비스, 사례관리) 등의 심리·사회적 지원을 해야 한다. 한부모가족 운동, 한부모 자조모임, 법률서비스 등을 지원하면서 한부모가족에 대한 사회적 편견을 바꾸기 위한 운동이 지속적으로 이루어져야 한다.

④ 시설보호서비스

입소 대상 및 시설에 대한 자세한 내용에 대한 적극적인 홍보와 더불어 서비스가 제공되어야 하고, 시설에 입소한 경우 생계비 지원을 받을 수 있도록 하는 제도가 마련되어야 한다.

3) 재혼가족

최근 들어 다양한 가족 생활양식을 바탕으로 하는 다양한 가족유형이 생겨나고 있는 가운데 가족의 안정성이 약화되고, 이혼율의 증가로 인해 재혼에 의한 재혼가정의 증가가 확산되고 있는 추세이다. 앞으로 다양한 가족 형태의 한 유형으로 재혼가정이 증가할 것으로 예측된다(박은주, 2004). 재혼이 급격하게 늘어남에도 불구하고 여전히 재혼가족을 문제가 있는 결손가족으로 보는 사회적 인식과 재혼으로 새롭게 만들어진 가족을 위한 건강한 모델의 부재, 아버지중심의 국내 가족법과 사회적 편견 등이 여전히 재혼가족이 뿌리내리는 데 어려움을 겪게 하고 있다(정현숙 외, 2002).

(1) 재혼가족의 개념과 유형

① 재혼가족의 개념

재혼은 사별이나 이혼 후 다시 하는 혼인을 말한다. 현재 우리나라 재혼은 사별로 인한 재혼보다 이혼 후 재혼이 92%로 절대적 우위를 차지하고 있다(통계청, 2010). 재혼은 '이미 한 번 또는 그 이상 결혼하여 가정을 이룬 남성이나 여성이 다른 배우자의 사별 또는 이혼을 통하여 새롭게 가정을 재구성하는 것'이라 정의할 수 있다(한국가정법률상담소, 1996). 재혼가족은 부부 중 한 사람 혹은 두 사람 모두가 결혼의 경력이 있고, 이혼과 사별을 경험한 사람이 결혼을 통해 새롭게 형성한 가족을 의미한다(김유정, 2012).

② 재혼가족의 유형

재혼가족을 전혼자녀의 유무와 양육권의 유무에 따라 구조적으로 유형화하면 양쪽 모두 전혼자녀가 없는 재혼은 무자녀 재혼가족으로 실제 초혼가족의 발달주기와 같고, 양쪽 모두 전혼자녀가 있고 동거할 경우 동거 계부모가족으로 지칭된다. 그 외 동거유무, 양육권이 어느 쪽에 있느냐에 따라 그 명칭이 달라진다.

- 무자녀 재혼가족: 둘 다 자녀 없음. 초혼가족과 유사하여 계부모가족에서 제외됨
- 비동거 계부가족: 재혼한 여성이 자녀가 있으나 함께 살지는 않음
- 비동거 계모가족: 재혼한 남성이 자녀가 있으나 함께 살지는 않음

- 동거 계부가족: 재혼한 여성이 자녀가 있고, 함께 살고 있음
- 동거 계모가족: 재혼한 남성이 자녀가 있고, 함께 살고 있음
- 비동거 계부모가족: 부부 둘 다 재혼 이전에 자녀가 있으나 함께 살고 있지 않음
- 동거 계부모가족: 부부 둘 다 재혼 이전에 자녀가 있고, 함께 살고 있음
- 혼합 계부형 계부모가족: 부부 둘 다 재혼 이전에 자녀가 있으나, 여성의 자녀하고 함께 살고 있음
- 혼합 계모형 계부모가족: 부부 둘 다 재혼 이전에 자녀가 있으나, 남성의 자녀하고 함께 살고 있음

〈표 6-14〉 재혼가족의 9가지 구조적 유형

아내의 전혼자녀 유무와 양육권 남편의 전혼자녀 유무와 양육권			아내의 전혼자녀 유 · 무		
			전혼자녀 없음	전혼자녀 있음	
				양육권 없음	양육권 있음
남편의 전혼자녀 유 · 무	전혼자녀 없음		무자녀 재혼가족	비동거 계부가족	동거 계부가족
	전혼자녀 있음	양육권 없음	비동거 계모가족	비동거 계부모가족	혼합계부형 계부모가족
		양육권 있음	동거 계모가족	혼합계모형 계부모가족	동거 계부모가족

출처: Clingempeel et al.(1987); 임춘희(1997) 재인용.

(2) 재혼가족의 실태

우리나라의 경우 최근 이혼에 따른 재혼율은 감소함에도 불구하고 이혼율이 꾸준히 증가함에 따라, 전체 혼인에서 재혼이 차지하는 비율이 점차 증가하고 있다.

① 혼인 종류별 건수

남자 혼인의 재혼 비율은 15.6%, 여자 혼인의 재혼 비율은 17.7%로 여자의 재혼율이 높게 나타났고, 혼인 중 '남자 초혼+여자 초혼'은 78.4%, '남자 재혼+여자 재혼'은 11.6% 비중을 차지하였다. 또한 '남자 재혼+여자 초혼'은 3.9%, '남자 초혼+여자 재혼'은 6.0% 비중을 차지하였다.

〈표 6-15〉 **혼인 종류별 건수**

(단위: 천 건, %)

구분		2004	2007	2010	2011	2012	2013	2014	구성비	전년 대비 증감률
계		308.6	343.6	326.1	329.1	327.1	322.8	305.5	100.0	-5.4
재혼	남자	56.5	57.1	53.0	51.6	51.1	48.9	47.5	15.6	-2.9
	여자	63.5	61.9	57.5	56.4	56.5	54.3	53.9	17.7	-0.7
남(초)+여(초)		231.3	265.5	254.6	258.6	257.0	255.6	239.4	78.4	-6.3
남(재)+여(초)		12.1	14.9	13.9	13.9	13.5	12.8	12.0	3.9	-6.4
남(초)+여(재)		19.0	19.6	18.3	18.7	18.9	18.2	18.4	6.0	1.2
남(재)+여(재)		44.3	41.9	39.1	37.7	37.6	36.1	35.5	11.6	-1.7

출처: 통계청(2015).

② 평균 초혼 및 재혼 연령

재혼 연령에 있어서는 평균 재혼 연령이 꾸준히 상승하고 있는 경향을 보이고 있으며, 2014년 남녀 연령 차이는 가장 작았다. 평균 재혼 연령은 남자 47.1세, 여자 43.0세로 전년에 비해 각각 0.4세, 0.5세 상승하였고, 10년 전에 비해 남자는 3.4세, 여자는 3.8세 상승하였다.

〈표 6-16〉 **평균 초혼 및 재혼 연령**

(단위: 세)

구분		2004	2007	2010	2011	2012	2013	2014	증감	
									전년 대비	10년 전 대비
재혼 연령	남자	43.8	44.8	46.1	46.3	46.6	46.8	47.1	0.4	3.4
	여자	39.2	40.1	41.6	41.9	42.3	42.5	43.0	0.5	3.8

출처: 통계청(2015).

(3) 재혼가족의 발생요인

결혼 경험이 있는 사람들로서 재혼하는 사람들은 보다 실제적인 동기에서 재혼하려 한다. 즉 재정적인 안정성, 자녀 양육 문제, 사회적 압력, 외로움, 정규적인 성 파트너, 애정을 주고받고 싶은 욕구, 그리고 편리함 등의 현실적인 이유로 재혼을 원한다(Ganong

& Coleman, 1989). 이 외에도 사랑, 동료애에 대한 욕구, 관심사 공유, 그리고 상대방에 대한 호감 등이 재혼의 이유가 된다. 한국에서의 재혼이유는 외로움을 달래기 위해서가 연령에 구분 없이 대부분이고, 그 다음이 재정적인 안정성으로 나타났다(정현숙, 2000).

(4) 재혼가족의 문제점

재혼가족이 겪는 어려움은 재혼가족에 대한 부정적 사회인식, 재혼 가족원의 부적응, 전 배우자 또는 친부모가 실제 생활이나 기억 속에 존재하는 것이다. 재혼가족의 부모는 계부모로서의 역할 적응이 어려워 다른 가족구조의 부모에 비해 스트레스, 불안, 우울, 분노를 더 많이 경험하게 된다고 한다(김종숙, 2001). 재혼가족의 자녀 또한 새로운 가족의 또 다른 해체에 대한 두려움, 이진 부모와의 재결합에 대한 꿈을 포기해야 함에서 오는 적대감, 이전 양육방식과는 다른 방식에 적응함에 있어서 분노 등으로 인해 계부모와의 관계를 맺는 것은 어렵다. 재혼가족의 자녀들은 규범적인 형태를 벗어난 일탈적이고 예외적인 가족 형태로 보는 고정관념과 시각으로, 학교나 또래 친구들 사이에서 큰 상처를 받고 자라게 된다. 또한 재혼가족이 겪는 문제점으로 가족 내의 관계상의 갈등, 적응 상황 등을 중심으로 부부관계, 자녀관계, 친족관계 등에서 많이 나타나며 다음과 같은 특징을 지닌다.

- 재혼으로 형성된 가족은 복잡하다.
- 부모와 자녀 간의 유대가 부부간의 유대보다 훨씬 먼저 형성되어 있었다.
- 자녀들의 입장에서 친부모와 계부모가 있으므로 더 많은 어려움을 경험할 수 있다.
- 재혼가족 구성원들은 서로 다른 가족의 역사를 가지고 있다.
- 전혼의 경험은 재혼가족 내에서 현재의 결혼을 전혼과 자주 비교하게 만든다.
- 재혼에 대한 사회의 부정적인 시각이다.

(5) 재혼가족을 위한 대책

① 전문상담 시스템 구축

대부분의 재혼가족들은 자신의 재혼사실을 알리고 싶어 하지 않는 특성이 있다. 재혼

이후의 상담은 일반적인 부부 상담과 마찬가지로 부부의 적응과 발전적인 관계수립에 초점을 맞추어 진행되지만, 재혼이라는 특수상황에 대한 이해나 재혼적응의 장애요인에 대한 고려가 이루어져야 한다. 이러한 상담은 무엇보다 전문적인 인력과 조건 속에서 이루어져야 한다는 점에서 전문상담기관의 기능이 필요하다. 재혼상담은 내용과 방법에 있어 특성화된 접근이 요구되며 재혼의 현실적인 문제들을 다루는 데 특히 재정적인 문제, 자녀 양육권 문제 등에 관하여 꾸준한 상담적 지원과 정보제공이 필요하다.

② 경제활동 지원방안 수립

성차별적인 노동시장의 시스템으로 인해 여성들이 남성에 비해 일자리를 구하는 것이 구조적으로 제한을 받고 있는 현실이다. 이에 따른 시급한 경제활동 지원방안이 수립되어야 한다고 본다.

③ 프로그램 개발 차원

재혼생활을 시작하는 사람과 재혼가족을 대상으로 한 가족생활교육 프로그램의 개발 및 실시가 필요하다. 뿐만 아니라 재혼생활을 시작하는 사람들을 위해서는 재혼에 충분한 준비를 갖출 수 있도록 재혼준비교육에 관한 프로그램이 실시되어야 한다.

4) 조손가족

우리 사회는 가족 형태가 다양해지는 가운데, 급격한 사회변동으로 인한 가족의 불안정성이 증폭되며 조손가족의 증가가 사회적인 문제로 제기되고 있다. 부모의 사망, 질병, 이혼 등의 영향으로 가장 많이 형성되는 조손가족은 1세대 조부모가 2세대 성인자녀를 대신하여 3세대인 손자녀를 일차적으로 전담하여 대리부모 역할을 수행하는 가족형태를 말한다. 최근에는 다문화가정의 이혼율 상승과 더불어 조손가족의 문제가 더욱 심각해질 것으로 예상되는 가운데 무엇보다 조손가족의 수적인 증가 외에 조부모인 노인부양과 손자녀의 아동양육이 복잡하게 얽혀 있음에도 이들에 대한 정책적 지원이 체계적으로 이루어지지 않다는 것에 문제가 있다. 또한 조손가족은 기능적인 차원에서 빈곤문제와 세대 간의 의사소통 문제 등을 경험하는 것으로 나타났다. 현재 조손가족의 다양한 욕구에 대해서 정책적 지원은 소득보장, 의료보장, 수거보상, 손자녀 양육보장 등에 걸쳐 이루어지고 있었으나 선별적인 관점에서 잔여적으로 이루어지고 있었으며 할당의 차원에 입각한 자산조사를 기반으로 하기에 서비스 수혜자격에 선정되어 보편적인 서비스를 받기에는 한계점이 존재했다.

(1) 조손가족의 개념

조손가족에 대해서 지금 현재 우리나라에는 명확한 개념이 자리가 잡혀져 있지 않지만, 일반적으로 조손가족, 조부모와 손자녀 가정, 할아버지와 할머니가 가장인 세대로 볼 수 있다. 미국에서는 손자녀를 양육하는 조부모가정을 조부모 가장 가정, 세대를 건너 뛴 가구 등의 용어로 사용하고 있다. 이러한 기준으로 바라볼 때 조손가족의 친부모들은 손자녀의 의료적 보호, 교육, 훈육과 관련하여 의사결정을 하며 법적 보호권한과 아동의 일상을 보호를 제공하는 책임을 포함하는 신체적 보호권한을 가지게 된다. 즉 조손가족이란 조부모와 그의 손자녀로 이루어진 가족을 통칭하는 개념으로 볼 수 있으며 정책적 목적에 따라 65세 이상의 조부모와 18세 이하의 손자녀만으로 이루어진 가족을 조손가족으로 규정할 수 있다.

(2) 조손가족의 실태

2010년 여성가족부의 조손가족 실태조사 보고서에 따르면 조손가족을 형성하게 되는 가장 큰 이유로 '친부모의 이혼이나 재혼'에 의한 경우가 전체의 53.2%로 가장 많은 부분을 차지하고 있었는데, 현재 사회는 갈수록 가족의 이혼 등 분열이 증가하는 추세이기에 결과적으로 조손가족도 급격하게 늘어날 것을 예상할 수 있다. 하지만 조손가족에 대한 조손가족을 위한 지원법은 현재 없으며 「한부모가족지원법」에 의거해서 서비스를 받고 있다. 그렇기에 세심하게 조손가족을 위한 지원을 하기가 어려운 환경이며 갈수록 늘어가는 조손가족을 지원하기가 쉽지 않은 상황이다. 조손가족은 2005년 5만 8,101가구에서 2010년 6만 9,175가구로 급격하게 증가하는 추세이며 15년 새 2배로 증가하였다.

〈표 6-17〉 조손가족의 사회인구학적 특성

구분	응답가구 수(가구)	구성비(%)
전체	12,750	100.0
가족 유형		
양조부모 가족	2,176	17.1
한조부모 가족	10,574	82.9
양육 손자녀 수		
1명	8,439	66.2
2명	3,816	29.9
3명 이상	495	3.9
월평균 가구소득		
40만 원 미만	2,569	20.1
40만 원~80만 원 미만	5,610	44.0
80만 원 이상	2,285	17.9
무응답	2,287	17.9
거주지 도시화		
대도시	5,181	40.6
중소도시	5,131	40.2
농어촌(군)	2,437	19.1

출처: 여성가족부(2010).

① 손자녀 수

우리나라 조손가족에서 양육되는 손자녀 수는 평균 1.4명이었으며, 1명의 손자녀를 양육하고 있는 가족이 전체의 66.2%였고, 2명 이상의 손자녀를 양육하는 가족은 33.8%였다. 소득수준에 따라 자녀 수에 차이를 보였는데, '40만 원 미만' 소득 가족에서는 2명 이상의 손자녀를 양육하는 경우가 27.9%였고, '40만 원 이상 80만 원 미만' 가족에서는 31.1%였으며, '80만 원 이상' 가족의 경우에는 2명 이상의 손자녀를 양육한다는 응답이 45.7%로, 소득이 많을수록 2명 이상의 손자녀를 양육하는 경우가 많았다. 따라서 평균적으로 40만 원 미만과 40만 원 이상 80만 원 미만 가족의 손자녀 수는 1.3명이었으며, 80만 원 이상 가족의 손자녀 수는 1.5명으로 집계되었다.

〈표 6-18〉 양육 손자녀 수

(단위: %)

구분	응답자 수 (명)	1명	2명 이상	합계	평균 (명)
전체	12,750	66.2	33.8	100.0	1.4
소득 수준					
40만 원 미만	2,569	72.1	27.9	100.0	1.3
40만 원~80만 원 미만	5,610	68.9	31.1	100.0	1.3
80만 원 이상	2,285	54.3	45.7	100.0	1.5
무응답	2,287	64.6	35.4	100.0	1.4

출처: 여성가족부(2010).

② 양육 손자녀 성, 연령

양육하고 있는 손자녀의 성을 비교하면, 조손가족에서 양육되고 있는 전체 17,616명의 손자녀 중 남아는 54.6%였고, 여아는 45.4%였다. 또한 양육 손자녀들의 평균 연령은 만 13.3세로 집계되었고, '만 7세부터 만 12세' 사이의 손자녀가 50.3%였고, '만 13세부터 만 18세'까지의 손자녀는 47.0%였으며, '만 6세 이하'의 유아는 2.7%에 불과하였다. 6세 이하의 영유아 비율이 상대적으로 적은 이유는 본 연구 상의 조손가족 정의가 조부모 만 65세 이상으로 규정하였기 때문에, 손자녀 연령층이 10대 이상이 가장 많을 수 있다는 점과, 조부모에 의한 영유아 양육이 다른 아동의 양육보다 힘들다는 점에서 조부모에 위탁하는 사례가 상대적으로 적을 것이란 점을 예상할 수 있다.

(단위: %, n=17,616)

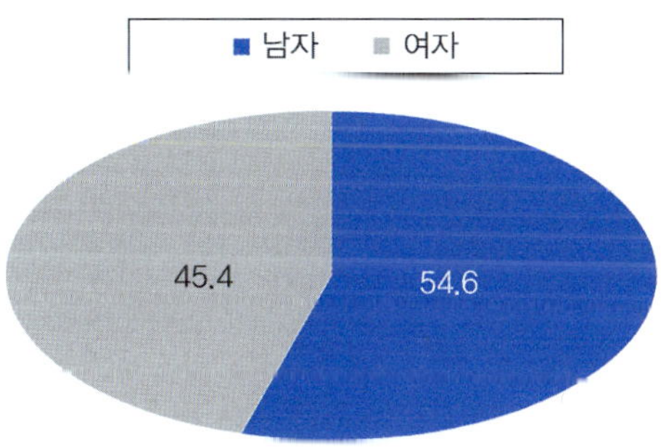

[그림 6-1] 양육 손자녀 성

(단위: %, 평균 13.3세, n=17,616)

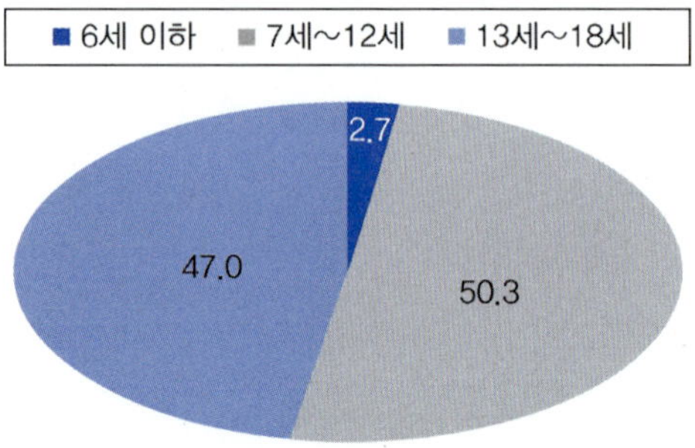

[그림 6-2] 양육 손자녀 연령

③ 손자녀 양육 이유

우리나라 조손가족의 절반 이상(53.2%)이 손자녀 친부모의 '이혼 및 재혼'에 의해 조부모가 손자녀를 양육하게 됨으로써 형성되었고, '부모의 가출이나 실종' 등에 의한 경우가 14.7%, '부모의 실직과 파산(7.6%)' 혹은 '부모의 취업(6.7%)' 등의 경제적 이유로 인해 손자녀를 양육하게 된 경우는 14.3%였으며, '부모의 질병과 사망' 등의 이유는 11.4%였다. 이런 현상은 우리나라의 이혼율이 해마다 증가하는 추세라는 점을 고려할 때, 향후 조손가족의 증가 가능성이 상대적으로 높을 수 있다는 점을 시사하고 있다.

(단위: %, n=12,750)

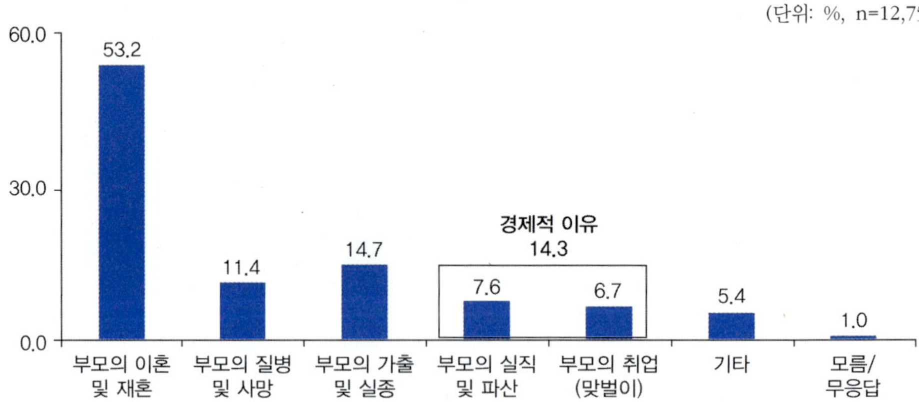

[그림 6-3] 손자녀 양육 이유

출처: 여성가족부(2010).

④ 손자녀 양육 애로사항

전체 응답자의 66.2%가 손자녀를 양육하며 부딪히게 되는 가장 어려운 문제로 '아이 양육(교육)에 따른 경제적 문제'를 언급하였고, 11.5%는 '아이의 생활 및 학습지도 문제' 역시 어려운 사안으로 지적하였다. 본 조사에서 집계된 조손가족의 월평균 소득이 59.7만 원에 불과하고, 손자녀의 친부모로부터 정기적으로 양육비 지원을 받는 경우가 30%에도 미치지 못하는 상황에서 결국 손자녀의 양육(교육)비는 조부모의 노후생활에 큰 짐이 됨을 알 수 있다. 정부가 저소득층의 생활안정을 위해 다양한 지원을 하고 있으나, 조손가족이라는 특수성을 고려할 때, 조손가족의 손자녀 양육을 위한 보다 적극적인 조치가 요구되는 이유가 여기에 있다고 하겠다.

(단위: %, n=12,539)

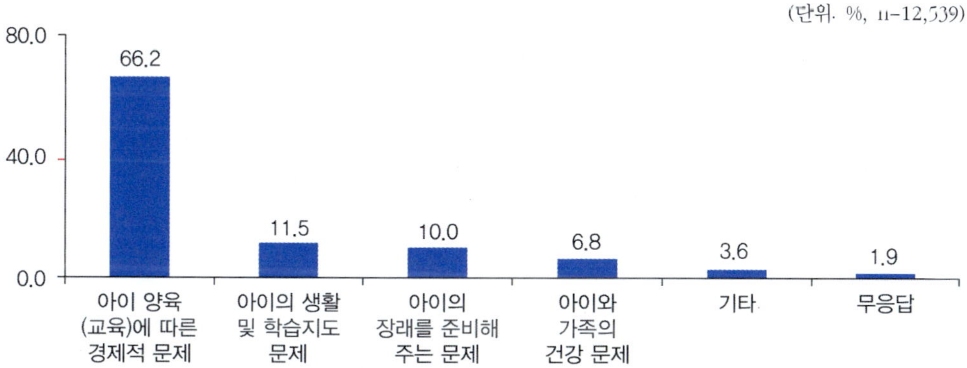

[그림 6-4] 손자녀 양육 애로사항

출처: 여성가족부(2010).

⑤ 친부모의 양육비 제공 실태

친부가 양육비를 정기적으로 보내주는 경우는 13.3%였고, 부정기적으로 보내는 경우는 12.6%로 응답 가족 4가구당 1가구 정도(25.9%)만이 손자녀의 친부로부터 양육비를 지원받고 있는 실정이며, 친모의 경우에는 정기적으로 보내주는 경우가 8.6%, 부정기적으로 보내주는 경우가 6.1%로 14.7%에 불과한 실정이있다.

(단위: %, 친부 n=9,434, 친모 n=7,895)

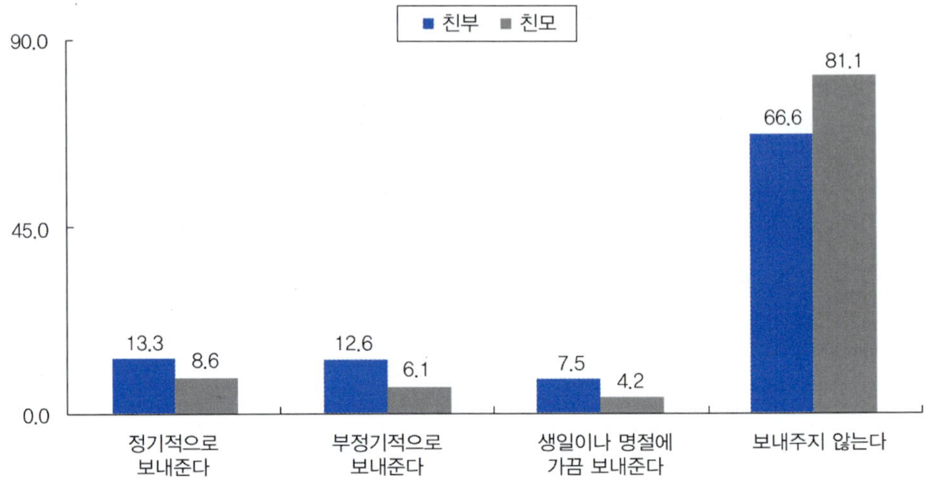

[그림 6-5] 친부모의 양육비 지원 여부

출처: 여성가족부(2010).

특히 친부와 친모가 모두 생존해 있는 6,449명의 손자녀 중 친부와 친모 누구에게도 양육비를 지원받지 못하는 경우가 58.0%로 절반을 넘는 실정이다. 결국 조부모들은 손자녀의 양육과 관련하여 그들의 부모에 의존하기보다는 자신들의 생계비에서 양육비를 지급해야 하는 실정이고, 이는 그들의 생활수준 하락을 더욱 가속화시키고 있는 것이다.

〈표 6-19〉 친부모의 양육비 지원 여부 (n=6,449)

구분		친모				
		정기적으로	부정기적으로	생일 명절에 가끔	보내주지 않는다	합계
친부	정기적으로	6.2	0.5	0.6	8.8	16.1
	부정기적으로	0.3	2.8	0.5	9.0	12.6
	생일 명절에 가끔	0.1	0.1	1.4	4.8	6.5
	보내주지 않는다	2.7	2.7	1.3	58.0	64.8
	합계	9.3	6.2	3.9	80.7	100.0

출처: 여성가족부(2010).

(3) 조손가족의 개선방안

① 조손가족을 위한 주요 정책이 제언되어야 할 것이다.

앞서 본 바와 같이 아동을 위한 정책이나 노인을 위한 정책 그리고 조손가족을 위한 정책도 「한부모가족지원법」에 포함되어 있기에 기본적으로 조손가족을 지원하기는 하지만 그들의 욕구를 완벽히 채워줄 수는 없다는 것을 알 수 있다. 무엇보다 각각의 대상별, 가족 형태별로 제공되고 있는 조손가족 관련 지원방식을 통합함은 물론 이를 위해 일원화된 시스템을 구축하여서 조손가족의 욕구에 부합하는 복합적인 서비스를 제공할 필요가 있다.

② 조손가족 지원의 확대를 위한 한부모가족지원법을 개정해야 할 것이다.

「한부모가족지원법」에는 한부모 및 조손가족 지원을 위한 기본적인 법 체제가 구축되어 있으나 한부모 유형별 특성에는 부족한 실정이다. 그렇기에 조손가족의 노인 및 손자녀들의 어려움을 적극적으로 충족시킬 수 있도록 지원규모의 확대 및 다양한 지원 서비스를 확충하는 법 개정이 필요하다.

③ 조손가족을 위한 의료비 지원 확대가 필요하다.

조손가족의 경우 노부모 건강상태가 다른 가족에 비해서 다를 수밖에 없을 뿐만 아니라 손자녀를 돌보는 가사일과 부양을 위한 노동의 경우에도 조부모를 생각해본다면 결코 쉬운 일이 아니라는 것을 알 수 있다. 따라서 소득수준에 맞춰서 보험료 경감기준이 마련되어 있는 의료비 지원방안의 일부를 수정해서 조손가족의 건강권을 확보하고 지원해야 할 것이다.

④ 조손가족 통합지원을 위한 기관 운영

조손가족은 다른 가족에 비해서 많은 편은 아니지만 활발하게 증가하고 있으며 적지 않은 조손가족이 정보력과 장소 때문에 복지의 사각시대에 있는 편이 생각보다 많은 상황이다. 따라서 조손가족을 위한 맞춤식 지원서비스가 필요한데 가족지원센터 같은 곳에 조손가족만 담당하는 인력을 배치해야 할 것이다.

⑤ 지역사회자원 네트워킹을 통해서 통합적 사례관리를 강화·확대하여야 할 것이다.

최근 이러한 접근방법의 중요성이 대두되면서 통합적 접근과 기관 간 연계를 통한 사례가 보고되고 있다. 아동과 가족복지 서비스 기관의 통합적 서비스는 새로운 서비스에 대한 확충과 심층적인 서비스 개발을 통해서 궁극적으로 복합적인 욕구를 가진 서비스의 수요자에게 돌아가게 된다고 제시하고 있다.

5) 다문화가족

다문화가족은 다양한 가족의 형태 중 최근 사회적 쟁점으로 등장한 가족의 형태이다. 국제결혼을 통해 형성되는 다문화가족은 이중문화 가족, 결혼이민자 가족 등으로 다양하게 불려지고 있다. 다문화가족은 산업화가 진행되는 과정에서 발생한 대규모 이농 현상과 여성들의 농촌 기피현상으로 인해 농촌지역의 심각한 성비 불균형이 발생하였고, 한국남성과 외국여성의 국제결혼을 장려함으로써 1990년대 중반 이후부터 국제결혼이 급증하였다(김두섭 외, 2005). 그러나 현재 다문화가족에 대한 보건, 복지, 가족 영역 간의 연계가 미흡하고 다문화가족을 위한 서비스 전달체계가 분산적이고 단편적이다. 특히, 결혼이주여성으로 인한 다문화가족의 경우, 이혼율의 급증, 언어와 문화적 차이, 경제적 곤란, 가정폭력, 사회적 편견, 자녀교육 등의 문제로 어려움을 경험하기도 한다.

(1) 다문화가족의 개념과 유형

① 다문화가족의 개념

한국에 유입되는 대표적인 이주민 집단은 크게 이주노동자, 결혼이민자, 북한이탈주민으로 나눌 수 있다. 다문화가족이란 「다문화가족지원법」에 따라 넓은 의미로는 외국인 이주노동자, 결혼이민자, 다문화가족 자녀, 재외동포, 북한이탈주민을 모두 포함하고, 좁은 의미로는 한국인과 외국인이 결혼하여 구성한 가족을 의미한다.

② 다문화가족의 유형

다문화가족의 유형을 넓은 의미로 보면, 국제결혼을 한 가정, 외국인 근로자, 유학생, 북한이탈주민 등으로 이루어진다.

체류형태	가족의 유형	가족구성원
장기체류 (국적 취득)	결혼이민자 가족	한국인 남편과 외국인 부인
임시체류	외국인 근로자 가족	다양한 이주노동자 가족
	기타 유형의 가족	다국적 기업인 가족, 외국인 강사, 유학생 등 가족

「다문화가족지원법」 제2조의 조항에 따르면 다문화가족의 정의는 다음과 같다.

> 다문화가족지원법 제2조(정의) 이 법에서 사용하는 용어의 뜻은 다음과 같다. 〈개정 2011.4.4〉
>
> 1. "다문화가족"이란 다음 각 목의 어느 하나에 해당하는 가족을 말한다.
>   가. 「재한외국인 처우 기본법」 제2조 제3호의 결혼이민자와 「국적법」 제2조부터 제4조까지의 규정에 따라 대한민국 국적을 취득한 자로 이루어진 가족
>   나. 「국적법」 제3조 및 제4조에 따라 대한민국 국적을 취득한 자와 같은 법 제2조부터 제4조까지의 규정에 따라 대한민국 국적을 취득한 자로 이루어진 가족
> 2. "결혼이민자등"이란 다문화가족의 구성원으로서 다음 각 목의 어느 하나에 해당하는 자를 말한다.
>   가. 「재한외국인 처우 기본법」 제2조 제3호의 결혼이민자
>   나. 「국적법」 제4조에 따라 귀화허가를 받은 자

(2) 다문화가족 실태

다문화가족에 대한 통계는 「다문화가족지원법」 제4조에 의해 2009년부터 실시되고 있으며, 2012년 2차 조사부터는 2011년 「다문화가족지원법」 개정에 따라 귀화자를 포함하였다.

① 다문화가구 지역적 분포

전국의 다문화가족은 278,036가구로 추정되며 2012년에 비해 4.3% 증가하였고, 특

히 경기도 27.8%, 서울 21.6%, 인천 6.1% 등 수도권에 전국 다문화가족의 55.5%가 거주하여, 수도권에 집중 현상이 뚜렷하게 나타난다. 전체 다문화가구는 278,036가구로 2012년 대비 4.3% 증가하였고, 우리나라 전체 가구 중 1.3%를 차지하고 있으며, 결혼이민자 · 귀화자는 304,516명으로 추정된다.

(단위: %)

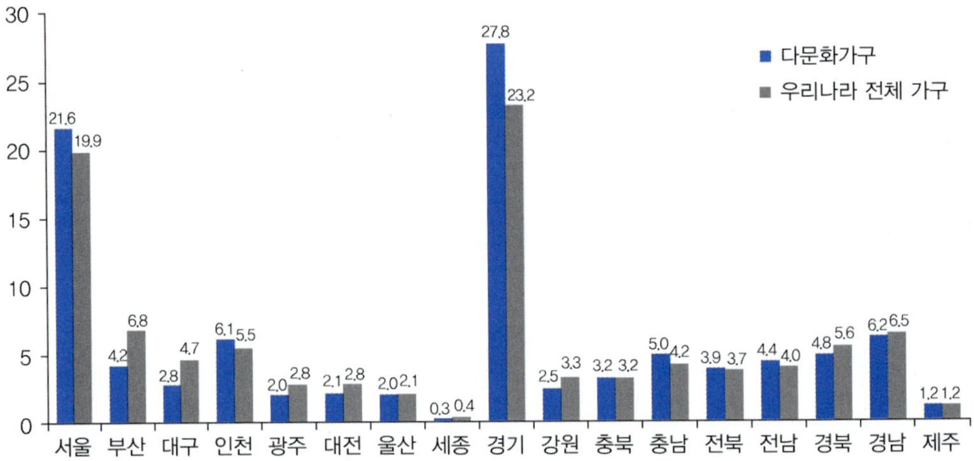

[그림 6-6] 다문화가구의 지역별 분포

출처: 행정자치부(2015).

② 결혼이민자 · 귀화자의 출신 국적

결혼이민자 · 귀화자의 출신 국적을 보면 중국(한국계)이 30.8%로 가장 많고, 다음으로 중국 22.4%, 베트남 20.8% 순으로 나타났다.

〈표 6-20〉 결혼이민자 · 귀화자의 출신 국적 (단위: %)

출신 국적	%
중국(한국계)	30.8
중국	22.4
베트남	20.8
필리핀	6.0
일본	4.5

출신 국적	%
미주 · 유럽 · 대양주	4.1
그 외 동남아시아	3.9
몽골 · 러시아 · 중앙아시아	3.6
대만 · 홍콩	1.5
남부아시아	1.4
기타	1.0

출처: 여성가족부(2015).

③ 한국 국적 취득 계획

전국에 총 304,516명의 결혼이민자 · 귀화자가 거주하는 것으로 추정되고 2012년 대비 7.5% 증가하였으며, 그중 여성 81.5%, 남성 18.5%(2012년: 여성 79.8%, 남성 20.2%)로 나타났다. 이들의 한국 국적 취득 여부를 조사한 결과, 전체 결혼이민자의 40.9%가 한국 국적을 취득(2012년 37.1%)하였다고 응답하였고, 국적 미취득자 중에는 54.8%가 국적을 취득할 계획이 있으며 21.2%는 영주권만 취득할 예정으로 조사되었다.

〈표 6-21〉 한국 국적 취득 계획 (단위: %)

한국 국적을 받을 것이다	영주권만 받을 것이다	한국 국적 혹은 영주권 받을 계획 없다	모르겠다
54.8	21.2	7.0	16.9

출처: 여성가족부(2015).

④ 결혼이민자 · 귀화자의 연령

결혼이민자 · 귀화자의 연령분포를 살펴보면 30대 32.6%, 40대 24.3%, 20대 이하 23.0%, 50대 이상 20.0%로 2012년에 비해 20대 이하는 4.2%p 감소한 반면, 50세 이상(2.6%p)과 30대(2.2%p)는 증가한 것으로 나타났다.

(단위: %)

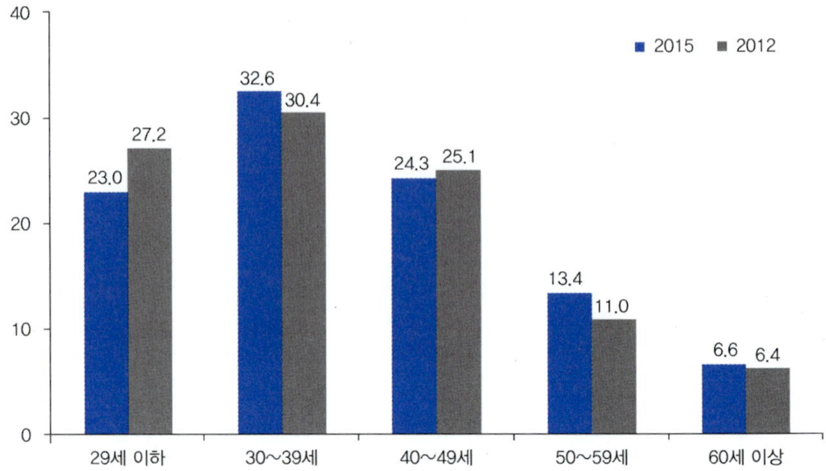

[그림 6-7] 결혼이민자 · 귀화자의 연령

출처: 여성가족부(2015).

(3) 다문화가족의 문제점

① 문화적 차이

다문화가족이 갈등을 겪는 것은 언어적 소통의 어려움보다는 가족관계를 둘러싼 제도와 문화 간 차이 때문에 어려움을 겪는 경우가 대부분이다. 한국의 경우 아직도 모국과 다양한 방식으로 관계를 유지하면서 한국의 생활방식, 사회적 습관 등을 통합하기보다는 한국 사회의 문화에 동화, 흡수되기를 강요한다는 것이다(강나영, 2009). 이러한 경향은 결혼이민자의 여성에게 더 심각하게 나타난다. 한국어 학습, 한국음식 조리법 학습, 한국의 역사와 문화 이해, 한국 주류사회로의 진입을 위한 교육을 통해 이주자의 동화를 지향하는 형태로 나타난다(여중철, 2010).

2015년 여성가족부 통계에 따르면 부부간 문화적 차이를 경험했다는 응답은 59.2%로 2012년(50.6%)보다 증가하였다. 도시(56.1%)보다 농어촌지역(69.3%) 거주자가, 남성(30.6%)보다 여성(65.9%)이 문화적 차이를 더 많이 경험하며, 국내 거주기간이 짧을수록 연령이 낮을수록 문화적 차이를 경험하는 비율이 더 높아지는 경향을 보였으며, 주로 식습관(36.9%), 가족행사 등(23.0%), 자녀양육방식(19.0%)에서 배우자와 문화적 차이를 경험한 것으로 조사되었다. 2012년과 비교 시 문화 차이와 편견·차별로 인한 한국생활에서의 어려움을 느끼는 비율은 감소하였으나(2012년 47.1% → 2015년 38.3%), 외로움·자녀양육 등으로 인한 어려움은 다소 증가했다.

② 이혼 문제

결혼이민자·귀화자인 배우자와 다툰 경험이 있는 배우자는 64.8%로, 성격차이(34.7%), 생활비 등 경제문제(18.9%), 자녀교육 및 행동문제(16.1%)가 부부갈등의 주된 원인으로 나타났다. 2014년 외국인과의 이혼은 9천 8백 건으로 전년 대비 7백 건, 6.9% 감소하였다. 한국남자와 외국여자의 이혼은 7천 건으로 전년 대비 7.8% 감소하였고, 한국여자와 외국남자의 이혼은 2천 8백 건으로 전년 대비 4.7% 감소하였다. 전체 이혼 중 외국인과의 이혼 구성비는 8.4%로 전년보다 0.6%p 감소하였다(통계청, 2015).

〈표 6-22〉 결혼이민자·귀화자의 연령 (단위: 천 건, %)

구분	2004	2007	2010	2011	2012	2013	2014		
								구성비	전년 대비 증감률
총 이혼 건수	138.9	124.1	116.9	114.3	114.3	115.3	115.5	100.0	0.2
외국인과의 이혼	3.3	8.3	11.1	11.5	10.9	10.5	9.8	8.4	-6.9
한국남자+외국여자	1.6	5.6	7.9	8.3	7.9	7.6	7.0	6.1	-7.8
한국여자+외국남자	1.7	2.7	3.2	3.1	3.0	2.9	2.8	2.4	-4.7

출처: 통계청(2015).

③ 차별 문제

2012년 대비 차별을 경험한 결혼이민자·귀화자 비율은 감소하였다. 차별을 경험한 비율은 40.7%로 2012년(41.3%)에 비해 감소했다. 만 9~24세 자녀수가 2012년에 비해 24% 급증한 82,476명에 이르는 가운데, 자녀 역시 차별 경험이 감소하고 차별에 적극적으로 대응하는 비율이 증가했다. 자녀가 차별을 경험한 비율은 9.4%로 2012년에 비해 4.4%p 감소했으며, 차별 경험 시 부모님이나 선생님에게 알리는 등 적극적인 대응은 증가(2012년 38.3% → 2015년 50.6%)했다. 그럼에도 불구하고 남성보다는 여성, 읍·면

거주자보다는 동 거주자, 혼인상태로는 이혼·별거 상태에 있는 이들이 상대적으로 차별 경험이 높았다.

〈표 6-23〉 결혼이민자·귀화자의 사회적 차별 경험

(단위: %)

구분		있었음	없었음
전체		40.7	59.3
성별	여성	40.1	59.9
	남성	43.3	56.7
혼인상태	유배우	40.3	59.7
	이혼·별거	48.4	51.6
	사별	35.9	64.1
	미혼	37.0	63.0
거주지역	동부	41.7	58.3
	읍·면부	37.2	62.8

출처: 여성가족부(2015).

④ 사회적 관계

결혼이민자·귀화자가 도움이 필요할 때 의논하거나 여가·취미활동을 함께 할 상대가 없다고 응답한 비율이 증가했다. 사회적 관계 맺음이 2012년에 비해 약화되어 30% 이상이 사회적 관계가 부족한 것으로 나타났다.

(단위: %)

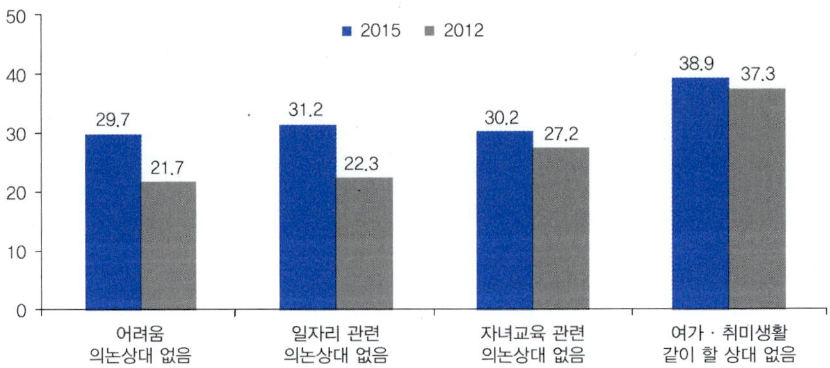

[그림 6-8] 다문화 가정의 사회적 관계

출처: 여성가족부(2015).

⑤ 다문화가족 자녀의 문제

전체 학생의 취학률과 다문화가족의 취학률을 비교해보면 초등 97.6%, 중등 93.5%, 고등 89.9%, 고등교육기관 53.3%로 2012년 대비 고등학교(4.8%p), 고등교육(4.0%p)단계의 취학률이 향상되었다. 그러나 우리나라 전체 취학률에 비해 낮은 수준이며 학교급이 올라가면서 그 격차가 커져 고등학교 3.6%p, 고등교육기관 14.8%p에 달한다.

(단위: %)

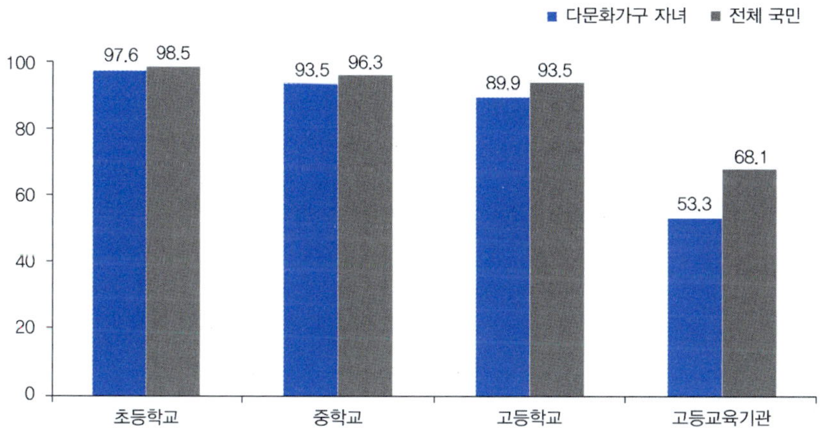

[그림 6-9] **다문화가족 자녀와 전체 국민의 취학률**

출처: 여성가족부(2015).

다문화가족 자녀의 사교육 비율은 64.2%로 우리나라 전체 청소년(73.6%)에 비해 9.4%p 낮고, 주당 사교육 참여 시간 또한 8.14시간으로 전체 청소년(9.50시간)에 비해 1시간 이상 적은 것으로 나타났다. 그러므로 다문화가족 자녀들이 스스로 학업을 주도할 수 있는 능력을 증진시킬 수 있는 멘토링과 학습코칭의 적극적인 지원이 필요하다.

⑥ 다문화가족 자녀의 학교생활 문제

가. 학업중단

한국에서 학교를 다니다가 그만둔 자녀들은 학교생활 및 문화가 달라서(18.3%), 학교공부가 어려워서(18.0%), 편입학 및 유학준비(15.3%), 돈을 벌어야 해서(14.4%), 그냥 다니기 싫어서(11.1%) 등의 이유로 학업을 중단한다.

(단위: %)

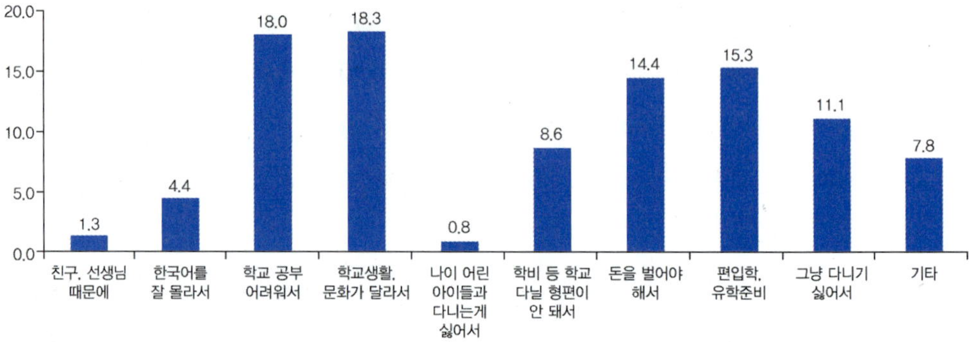

[그림 6-10] 다문화가족 자녀의 학업중단 사유

출처: 여성가족부(2015).

나. 학교폭력

학교에서 따돌림 및 학교폭력에 시달리고 있으며, 부모세대와 마찬가지로 차별과 편견으로 어려움을 겪고 있는 것으로 나타났다. 다문화가족 자녀의 학교폭력 피해율은 5.0%로 2012년 조사에서의 8.7%보다 3.7%p 감소하였다. 연령이 낮을수록 피해율이 높은데, 특히 15세를 기점으로 피해율이 두 배 이상으로 차이를 보이고 있어, 초등학교와 중학교 시기에 학교폭력 방지를 위한 노력이 필요하다.

〈표 6-24〉 다문화가족 자녀의 학교폭력 피해 경험 여부 (단위: %)

구분		있었다	없었다
전체		5.0	95.0
성별	여성	4.6	95.4
	남성	5.3	94.7
연령	9~11세	7.9	92.1
	12~14세	4.3	95.7
	15~17세	1.6	98.4
	18세 이상	1.0	99.0
성장배경	국내에서만 성장	4.1	95.9
	외국 거주 경험	6.4	93.6
	외국에서 주로 성장	8.1	91.9

출처: 여성가족부(2015).

다. 학교생활 적응

전체 재학 자녀의 89.8%는 본인이 학교에 잘 적응하고 있다고 응답했으며, 학교생활에 잘 적응하지 못하는 가장 큰 이유는 친구들과 어울리지 못한다는 응답이 64.7%로 가장 많고, 다음으로 학교 공부에 흥미가 없어서가 45.2%로 나타났다.

〈표 6-25〉 다문화가족 자녀가 학교에 잘 적응하지 못하는 이유(복수응답) (단위: %)

구분		학교 공부에 흥미가 없어서	한국어를 잘 하지 못해서	친구들과 잘 어울리지 못해서	선생님의 차별대우 때문에	부모의 관심이나 경제적 지원이 부족해서	외모 때문에	기타
전체		45.2	25.5	64.7	2.5	10.9	7.7	5.1
성별	여성	42.9	24.6	83.8	0.8	7.9	6.7	0.9
	남성	47.9	26.6	41.4	4.6	14.6	8.9	10.3
연령	9~11세	41.9	32.5	57.7	3.0	8.0	7.2	1.6
	12~14세	26.7	29.9	80.8	4.5	9.5	16.7	5.7
	15~17세	66.2	12.9	58.5	0.0	15.8	0.0	8.9
	18세 이상	0.0	0.0	0.0	0.0	0.0	0.0	0.0

출처: 여성가족부(2015).

⑦ 다문화가족 지원 대책

가. 한국어 능력 배양

다문화가족의 증가는 자녀의 증가를 의미하며, 한국어능력 부족과 취업으로 인한 자녀의 보육에 대한 사회적 도움이 필요한 실정임을 고려하여 취약계층 아동뿐 아니라 포괄적인 서비스 제공이 요구된다. 다문화가족의 실정과 욕구를 파악하여 한국어교육 프로그램을 지원하고 다문화 관련 교육을 강화해야 한다.

나. 다문화가정 학생교육지원

다문화가족 학생의 한국어와 기초학력을 향상시키기 위한 지원책으로 전담교사를 지정하고 거점학교를 지정하여 한국어와 교과학습을 지원해야 한다. 멘토링 제도에 의한 기초학습과 독서지식, 문화체험 등을 실시하여야 한다.

다. 다문화가정 학부모 교육 및 상담지원

가족단위 한글과 정보화교육, 다문화가정 자녀의 부모 출신국 이해, 다문화가정의 학생과 학부모 인재 양성으로 국제 지도자 육성, 한국어와 모국어가 유창한 학부모의 집중교육으로 이중언어 교육의 교수요원으로 양성, 리더십 등 역량강화를 통해 글로벌 인재로 성장하도록 특성화 프로그램 운영이 필요하다.

라. 가족해체 예방

다문화가족의 가족해체를 예방하기 위해 가족구성원 간의 원만한 관계형성을 위한 부부관계상의 정립과 전문적인 상담을 확대 실시해야 한다(김승권, 2010). 부부간의 적응은 초기에 매우 중요하지만 언어장벽으로 인해 소통이 어렵고 문화적 차이에 대한 이해 부족이 가족해체로 이어질 가능성이 많다. 최근 재혼이 증가하고 있으므로 재혼가족 대상의 가족관계 증진을 위한 교육프로그램 개발과 운영이 필요하다.

마. 결혼이민자의 양육권 보장

여성결혼이민자는 국적을 취득하기 전이라도 결혼하여 출생한 자녀를 홀로 양육할 경우 「한부모가족지원법」에 의해 법적지원을 받을 수 있다.

토론주제

1. 가정을 이루기 전 데이트하는 과정에서 발생할 수 있는 데이트폭력의 원인, 유형에 대해 살펴보고 대처방안에 대해 논의해 보자.
2. 위에서 언급한 다양한 가족의 형태 이외의 가족은 어떤 가족이 있는지, 앞으로 생겨날 수 있는 가족의 형태에 대해 생각해 보고 전통적인 개념의 가족과 오늘날 가족의 개념을 어떻게 봐야 할 것인지에 대해 논의해 보자.

제7장

청소년기 병리문제

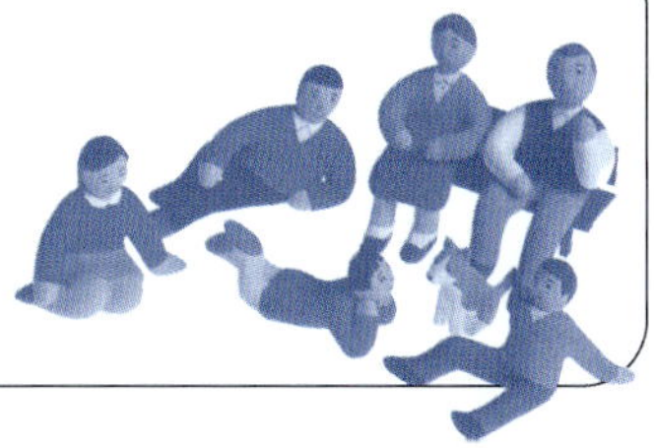

1. 학교폭력

우리 사회 내에 간판 위주의 고학력주의, 일류주의와 잘못된 직업관 및 교육관의 지배, 입시 위주의 교육, 산업화에 따른 교육의 양적 팽창과 교육기간의 연장 등으로 진정한 인간교육이 이루어지지 못하고 있으며 이로 인한 학생의 부적응 문제가 날로 심각해지고 있다. 더욱이 입시·체벌 위주의 학교환경으로 인한 교육병리현상은 학생 개인의 문제를 유발시킬 뿐 아니라 비정상적 가정생활과 시민정신의 결여 등과 같은 사회문제의 원인이 되기도 한다.

학교폭력은 청소년 개인뿐 아니라 우리 사회 모두가 책임져야 할 사회적 문제이며 이에 대한 예방 및 대처방안 또한 통합적 시각에서 접근하지 않으면 해결하기 어려운 복합적 문제이다.

학교폭력은 학교 주변의 폭력문화와 깊은 연관이 있으며, 학교폭력은 또한 사회의 폭력문화와도 연결된다. 더욱이 학교 및 학교 주변에서 발생하는 학교폭력 문제는 폭력의 심각성은 물론 폭력의 피해자 및 가해자가 모두 청소년이라는 점에서 학교 관련 전문가에 대한 필요성을 고조시키고 있다.

1) 학교폭력의 정의

학교폭력은 가해자나 피해자 또는 발생장소 등에 있어 학교와 관련하여 발생하는 폭력행위로 그 주체나 대상이 모두 청소년이라는 점이 특징이다. McClintock는 청소년의 폭력을 도구적 폭력, 개인 간의 폭력, 이념적 폭력, 동기 없는 폭력의 네 가지로 분류하였는데, 도구적 폭력은 강도나 성폭력과 같이 폭력적 수단을 동원하여 남의 재산을 탈취하거나 성적 욕구를 충족시키는 등의 공격적 행위를 하는 것을 말한다. 개인 간의 폭력은 두 사람 사이의 주먹 다툼에서 불화관계에 있는 집단 간의 패싸움에 이르기까지 사회구성원 사이에 발생하는 각종 폭력행위를 말하며, 이념적 폭력은 정치적 이념을 달리하는 집단 간에 주도권 다툼이나 적대관계에 있는 실력자를 제거하기 위한 수단으로 테러를 감행하는 행위를 말하고, 동기 없는 폭력은 뚜렷한 동기도 없이 닥치는 대로 문화・예술을 파괴하는 행위를 말한다.

2) 학교폭력의 특징 및 경향

① 학교문화의 보편적인 행위로 일상화되어 가고 있다.
② 가해학생의 경우 2명 이상의 그룹에 의해 이루어지고 폭력 정도가 심각해지고 있다.
③ 학교폭력의 가해자와 피해자의 연령이 점차 낮아지고 있다.
④ 보복이 두려워 학교폭력에 대해 방관하거나 회피하는 경우가 있다.
⑤ 단순한 일탈이 아닌 심각한 범죄단계에 이르고 있다.
⑥ 성폭력이 증가되고 있으며 그 정도가 폭력화되고 있다.
⑦ 학교폭력의 피해자들이 종종 다른 약자를 가해하는 이중적인 현상이 나타나고 있다.
⑧ 가해자들은 폭력에 대한 죄의식이 없거나 폭력으로 인식하지 못하는 경우가 있다.
⑨ 가해 정도가 지능화, 은밀화, 장기화하는 경향이 있다.
⑩ 여학생의 폭력이 날로 증가하는 양상을 보이고 있다.
⑪ 사이버 폭력이 새로운 폭력양상으로 나타나며 점차 증가하는 추세이다.

3) 학교폭력의 실태

(1) 학교폭력 피해 현황

2015년 학교폭력 피해응답자 수는 34천 명(0.9%)으로, 전년 동차 대비 15천 명(0.3%p) 감소되었다. 학교급별 피해응답자는 초등학교 19천 명(1.4%), 중학교 10천 명(0.7%), 고등학교 5천 명(0.5%)이며, 전년 동차 대비 0.4%p 줄어든 중학교의 감소폭이 가장 컸다.

〈표 7-1〉 전체 피해 응답율 (단위: 천 명, %)

구분	2012년 2차	2013년 2차	2014년 2차	2015년 2차
응답률(%)	8.5	1.9	1.2	0.9
명수(천 명)	321	77	48	34

출처: 교육부(2015).

〈표 7-2〉 학교급별 피해 응답율 (단위: %)

구분	2012년 2차	2013년 2차	2014년 2차	2015년 2차	증감(%p)
					전년 동차
초등	11.1	2.7	1.8	1.4	-0.33
중등	10.0	2.0	1.1	0.7	-0.43
고등	4.2	0.9	0.6	0.5	-0.15

출처: 교육부(2015).

(2) 가해자 유형

가해자 유형으로는 '동 학교 동 학년(71.4%)이 가장 많은 비중을 차지하였다.

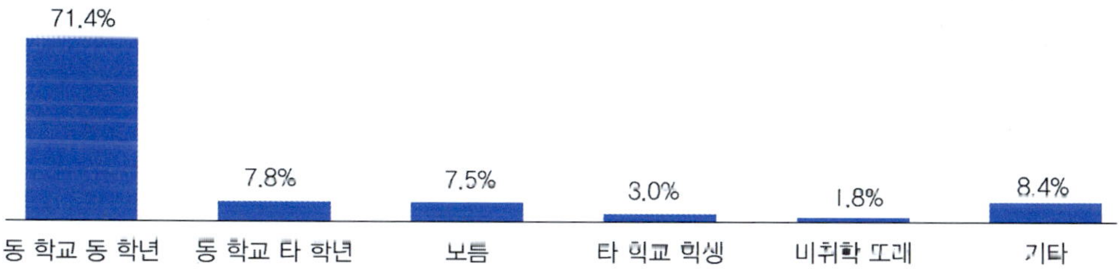

[그림 7-1] 가해자 유형

출처: 교육부(2015).

(3) 피해 유형

전년 동차 대비 학생들이 중복 응답한 유형별 피해응답 건수도 감소(100천 건 → 71천 건, 28.9%↓)하였고, 유형별 비중은 '언어폭력(35.3%)', '집단따돌림(16.9%)' 순으로 유사하게 나타났다.

※ 피해 유형 응답 건수: 2013년 2차 161천 건 → 2014년 2차 100천 건 → 2015년 2차 71천 건

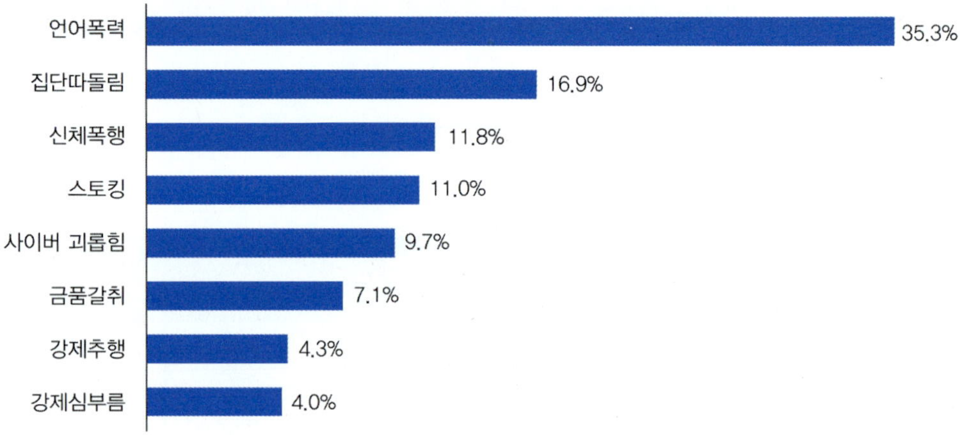

[그림 7-2] 피해 유형

출처: 교육부(2015).

(4) 피해 시간

'쉬는 시간(43.2%)'과 '하교 이후(14.2%)' 비중이 가장 높았고, '점심시간(9.1%)', '수업시간(7.7%)'이 그 뒤를 이었다.

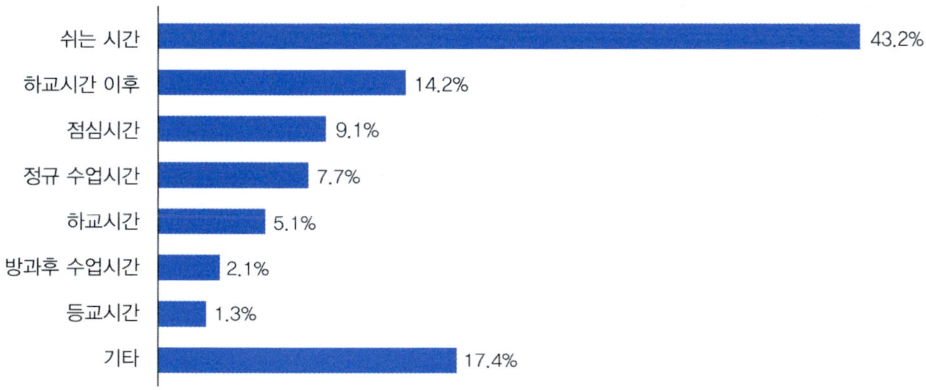

[그림 7-3] **피해 시간**

출처: 교육부(2015).

(5) 피해 장소

'교실 안(48.2%)', '복도(10.3%)' 등 '학교 안(75.5%)'의 비중이 높았고, 학교 밖은 '사이버공간(6.7%)', '놀이터(3.6%)' 순으로 나타났다.

(단위: %)

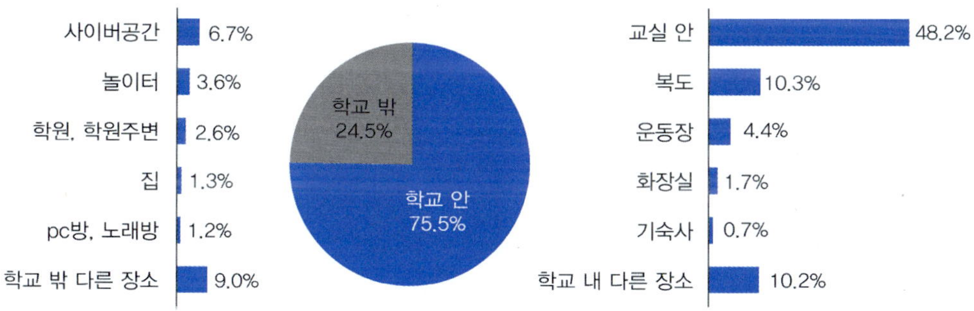

[그림 7-4] **피해 장소**

출처: 교육부(2015).

4) 학교폭력의 유형

학교폭력의 유형은 일반적으로 집단따돌림, 신체폭력, 폭행, 언어폭력, 성폭력, 강제추행, 금품갈취, 위협이나 협박, 괴롭힘, 사이버폭력, 강제 심부름 등으로 구별할 수 있다.

학교폭력의 유형	
박범규(2009)	집단따돌림, 신체폭력, 언어폭력, 성폭력, 금품갈취, 정보통신망을 이용한 폭력
청소년폭력예방재단(2013)	신체폭력, 금품갈취, 괴롭힘, 집단따돌림, 언어폭력, 위협이나 협박, 성적추행, 사이버폭력
교육부 · 한국교육개발원(2014)	언어폭력, 집단따돌림, 폭행, 스토킹, 사이버 괴롭힘, 금품갈취, 강제심부름, 강제추행

출처: 박범규(2009); 청소년폭력예방재단(2013); 교육부 · 한국교육개발원(2014) 재구성.

5) 학교폭력의 발생 원인

학교폭력의 발생 요인은 다양한 발생 원인으로 복합적이라 할 수 있다. 개인 심리적 요인, 사회적 요인, 환경적 요인 등 학교폭력의 대응에 대한 문제점으로 구분한 홍종관(2012)의 연구에 따라 구분한 학교폭력의 원인은 다음과 같다.

<table>
<tr><th colspan="2">발생 원인 유형</th><th>내용</th></tr>
<tr><td colspan="2">개인 심리적 요인</td><td>청소년기의 발달심리학적 일반적인 특성과 학생 각 개인이 가지는 개인 심리학적 특성이 복합적으로 작용하여 발생</td></tr>
<tr><td rowspan="3">사회 환경적 요인</td><td>가정적 요인</td><td>핵가족화와 한 자녀 가정, 맞벌이 부부, 결손가정으로 인한 자녀에 대한 관심과 보살핌의 부족, 부모의 자녀양육에 대한 전문성 부족 등</td></tr>
<tr><td>학교적 요인</td><td>입시 위주의 교육과 전인교육의 부재, 교내 시설 부족 등</td></tr>
<tr><td>사회적 요인</td><td>산업화, 도시화로 인한 공동체적 유대감의 상실 및 물질주의적 가치관의 만연, 제도화된 폭력의 만연, 대중매체에 의한 폭력의 모방과 학습, 사회 전반의 유해 환경 등</td></tr>
<tr><td colspan="2">학교폭력의 대응에 대한 문제점</td><td>학교폭력의 심각성에 대한 학생들과 부모 그리고 교원들의 인식수준이 낮은 것과 일관성 없는 교육정책, 가해 · 피해학생에 대한 지도, 보호, 치료를 위한 전문인력의 부족, 학교폭력 신고 처리를 위한 제도적 한계 등</td></tr>
</table>

출처: 홍종관(2012).

6) 학교폭력에 대한 대책

(1) 개인적 요인에 의해 발생한 학교폭력에 대한 대책

학교폭력의 개인적 요인은 개인의 생리적 · 생물적 특성과 관련된다. 가해자의 개인적 성격특성으로는 충동에 대한 자제력 부족과 순간적 충동을 억제하지 못한 경우가 많으며 분노의 표출로 힘을 행사하기 위해 폭력을 휘두르는 경우가 많다. 특히 성폭행의 한 형태인 강간은 순간적 충동의 저변에 깔려 있는 인간의 감정 상태, 즉 분노의 표출, 힘의 행사, 상대에게 고통이나 공포감을 일으키게 하는 가학성 등과 밀접한 관계에서 발생하고 있다.

따라서 학교사회복지사는 순간적 충동의 저변에 깔려 있는 분노, 적대감, 가학성 등의 감정 상태를 가해자 스스로 자각·통제할 수 있도록 도울 수 있어야 한다. 예를 들어, 분노조절 프로그램을 도입한 집단학습을 통해 폭력 피해학생 및 가해학생의 분노조절을 원조할 수 있다. 분노는 흔히 왜곡된 지각으로 야기되는 경우가 많은데 주위 상황을 잘못 판단함으로써 상대방의 행동을 곡해하여 잘못된 결론을 내리고 화를 내는 경우가 해당된다. 분노는 자신이 위협당하고 있다고 느끼거나 부당하게 비난받고 있다고 느낄 때, 스스로 초조하고 자존심 상해 있을 때, 상대방의 비난을 위협으로 받아들여 반격의 수단으로 화를 내게 되고 갑작스러운 좌절감을 경험할 때에도 화를 내게 되는데 좌절감의 정도가 심할수록 분노의 정도도 커진다. 또한 자신의 불완전성을 깨달았을 때, 심한 열등감을 느끼고 자신감이 심하게 손상받았을 때, 그리고 다른 사람의 분노행위를 자주 보거나 묵인하는 환경에 있을 때 분노가 학습되고 습관화되어 더 쉽게 분노하게 된다고 한다. 불의를 목격했거나 접했을 때에도 분노하게 되는데 이러한 경우의 분노는 사회를 유지하고 발전시켜 나가는 긍정적 기능으로 작용하기도 한다.

많은 사람은 분노를 폭력적인 것으로만 생각하고 분노가 의사소통의 수단으로서 실제적으로는 폭력행위를 감소시키는 역할을 한다는 것을 간과하고 있다. 분노는 메시지를 담고 있는 의사소통의 수단으로 기능하며 위협적 상황이나 좌절을 경험하는 상황에서 말로 분노를 표현하는 것은 신체적 공격성을 감소시키는 데 기여한다. 그러나 분노가 이처럼 긍정적 행동으로 표현되기 위해서는 분노를 잘 다룰 수 있어야 하며, 이에 대한 학습기회를 학교사회복지사가 제공함으로써 학교폭력의 감소에 기여할 수 있을 것이다.

건설적 분노가 되기 위해서는 일단 분노를 느끼고 분노를 유발시킨 상황을 인식하고 그 상황을 개선할 수 있는 건설적 목표를 확인하고 목표에 도달할 때까지 분노를 유지하는 단계를 학습해야 한다. 분노조절을 위한 전략으로는 다음과 같은 것이 있다.

- 사회적 기능의 훈련 상황에 맞는 적절한 방식으로 분노표현방식 훈련
- 문제해결, 자기교시, 스트레스 예방책 등과 같은 자기통제력 훈련
- 우발적 사태에 대한 예행연습 등이 활용된다.

분노조절 프로그램 이외에도 자아개념강화 프로그램, 효과적 의사소통훈련 프로그램, 대인관계훈련 프로그램 등을 통해 학생의 일에 대한 동기를 부여하고 적응기술을 증가시키며 사회적 의사소통기술의 증가, 긍정적 동료문화 제공, 자긍심과 긍정적 자아개념 고취, 불안감과 무력감 감소·완화 등의 효과를 얻을 수 있다.

분노조절 프로그램의 예

- 1부 들어가기: 자기소개 및 상황이해 프로그램 소개
  자기소개
  나의 느낌 알아차리기
  화가 난 상황에 대한 이해
- 2부 이해하기: 자신의 변화에 대한 인식
  나 자신의 반응에 대한 이해
- 3부 실행하기: 분노조절 방법
  1. 화 다루기: 지연 작전, 화난 감정 차분히 들여다보기, 화난 이유 생각하기
  2. 생각 변화시키기: 생각이 우리 행동에 미치는 영향, 우리가 흔히 가지고 있는 합리적이지 못한 생각 알아보기
  3. 행동 변화시키기: 나의 행동 변화시키기, 다른 사람과의 관계 속에서 행동 변화시키기
- 4부 정리하기: 소감 및 평가
  정리하기
  프로그램 평가하기

(2) 사회적 요인에 의해 발생한 학교폭력에 대한 대책

① 학생 개인과의 관계에서

- 피해학생을 대상으로 개별상담과 집단상담을 병행 실시함으로써 피해학생의 심리 정서적 지지 및 피해에 대한 압박으로부터 벗어나 정서적 안정을 되찾을 수 있도록

원조한다.

- 가해학생을 대상으로 개별상담, 집단상담을 병행 실시함으로써 심리 정서적 치료 및 보호를 돕는다.
- 집단학습·훈련의 기회를 제공한다.
- 학교 및 지역사회자원(청소년 상담실, 지역사회복시관 및 관련 사회복지기관)에 대한 정보를 제공하고 필요할 때에는 외부자원과 연결시키기도 하고 이를 의뢰하기도 한다.

② 동료와의 관계에서

동료 관련 전략은 가족 및 학교개입과 관련되어야 한다. 서비스는 동료와의 관계를 강화하는 데 역점을 두어야 하며, 폭력이 개인적 목표를 달성하는 데 효과적 수단일 수 있다는 신념을 포함하여 부정적 신념이나 가치를 약화시키고 문제를 해결하는 데 폭력이나 공격을 즐겨 사용하는 동료와의 교제를 약화시키며, 사회정보를 처리하는 데 적합한 기술훈련을 포함하여야 한다.

③ 가정과의 관계에서

가족서비스는 가족 관련 위기요인의 규명에서부터 시작해야 한다. 사회경제적 상황의 변화는 부모역할에 극적 영향을 주고 효과적 부모역할과 관련된 체계를 지원하며 부모의 문제해결능력과 아동훈육기술은 아동으로 하여금 동료와의 관계를 발전시키고 학교에서 필요한 기술을 준비하여 성공의 길로 나아갈 수 있도록 돕는 데 핵심적 역할을 한다. 따라서 부모가 가능한 한 자녀와 많은 대화시간을 가질 수 있도록 계몽·유도하고 부모에게 청소년 관련 정보를 제공하며 학교 새마을 어머니회와도 연계협력체계를 구축하여 간담회 등을 실시함으로써 어른을 한가시키고 자녀에 대한 이해를 심화하고 자녀를 독립된 인격체로 대우할 수 있도록 부모교육을 실시한다.

④ 학교와의 관계에서

학교를 기반으로 한 개입전략은 아동으로 하여금 동료와의 교제를 증진시키고 학교활동에 참여하며 학업성취 및 학교개입을 위한 기술강화, 무단결석이나 학교와 관련된 비행의 감소와 관련된다. 아동의 성공적 학교생활을 돕기 위한 서비스는 가정－학교와의 협력을 증진시키고 학교에서의 바람직한 자녀의 행동에 대해 적절한 보상을 하도록 원조하며, 파괴적 행동의 결과를 제공하고 특별원조를 받을 자격을 가진 아동에게 적합한 진단과 할당이 이루어지게 하고, 무단으로 결석하는 아동은 가정으로 복귀할 수 있도록 원조하며 과제를 해결할 수 있도록 돕는다. 또 학교 동아리나 스포츠클럽에 참여할 수 있도록 돕고 학생의 방과 후 활동을 지도하는 것도 좋은 전략이 된다.

⑤ 지역사회와의 관계에서

지역사회 내 폭력방지를 위한 사회복지서비스는 문제해결을 위한 폭넓은 참여로부터 시작해야 한다. 지역위기와 예방적 요인에 대한 정보에 기초하여 지역 거주자는 지역순찰원의 수를 늘리거나 폭력집단을 위한 프로그램을 설치하는 등 일련의 전략을 개발함으로써 자원을 활성화하고 폭력희생에 대한 공포심을 줄이고 폭력 청소년의 사회발달과정을 변경시키는 데 도움을 주어야 한다.

도움이 필요한 청소년과 지역사회 어른과의 유대강화 프로그램이 아동의 자존감과 학교에서의 성공적 생활 및 태도에 긍정적 영향을 미치는 만큼 어른에게는 방과 후 청소년의 생활을 지도·감독·훈육하는 데 참여하도록 하고 청소년에게는 지역사회 자원봉사자로 참여할 수 있는 기회를 제공하는 등의 유대강화 프로그램을 통해 비폭력에 대한 일치를 끌어내는 것도 좋은 전략이 될 수 있다.

나아가서는 학교폭력 문제를 학부모, 교사는 물론 지역사회 내 검·경찰, 학교, 시·도·군·구청, 교육청, 사회복지기관 등을 학교사회복지사와 함께 일하는 행동체계로 끌어들여 지역사회 지지망을 구축하고 이를 근거하여 학교폭력을 예방·추방하기 위한 범시민운동이 전개될 수 있도록 지원한다.

구체적으로는 학교폭력 피해 및 가해학생 추계를 위한 무료법률지원, 청소년 폭력 전문상담기관에 대한 적극적 지원 및 육성, 폭력 청소년을 제도적으로 선도하기 위해 현행 교육환경의 대폭적 개선, 학교 내 자격 있는 전문상담교사 및 학교사회복지사제도의 도입 등에 관한 여론조성활동에도 관여한다.

7) 학교폭력 대처 프로그램

먼저, 학교폭력 문제가 일개 학교나 지역사회 더 나아가 한 국가의 문제가 아니라 전 세계 국가의 공통적인 관심사가 되었다는 것이다. 일본, 영국뿐만 아니라 미국, 유럽 국가 등 거의 모든 국가들이 학교폭력을 심각한 사회적 문제로 인식하여 이에 대해 적극적인 대처 방안을 마련하고 있다는 사실이 이를 대변해 주고 있다.

둘째, 학교폭력 문제는 이에 관련된 학생만의 문제가 아니라 학교, 교사, 학생, 교육 당국, 지역사회, 부모 등 모두의 문제로 서로 협력할 때 학교폭력을 감소시키고 예방할 수 있다는 것이다. 즉 학교폭력의 직접적인 당사자인 가해학생이나 피해학생만이 고통과 부정적 문제를 갖는 것이 아니며 이를 지켜보는 다수의 학생이나 부모, 학교, 지역사회 모두 이로 인해 피해를 경험한다는 것이다. 따라서 학교폭력을 해결하기 위한 노력은 모든 주체가 참여하는 체계적 접근이 이루어질 때 비로소 그 효과가 나타난다.

셋째, 특히 학교 당국과 교사의 적극적인 관심과 노력이 학교폭력을 예방하고 감소하는 데 필수적이다. 학교폭력의 발생을 조기에 발견하고 적절한 조치를 내리고, 가해학생, 피해학생, 부모 등을 중재하고 지역사회 관련 기관 등과 연결하여 문제를 해결하는 데 교사와 학교의 역할이 매우 중요하다.

넷째, 학교폭력뿐만 아니라 청소년 문제에 대한 행정적이고 제도적인 대처가 반드시 필요하다. 예를 들어, 학교 내 상담 전담 교사나 학교폭력 담당 교사의 배치, 효과적인 프로그램의 제작 및 공급, 교사, 학부모, 학생들 대상으로 학교폭력에 대한 전반적인 지식과 대처 방안 등에 관한 교육 기회의 확대, 지역사회 청소년 시설의 확대, 학교폭력을 예방하고 학생들의 권리를 신장시키는 법안의 제정 등 제도적 부분의 개선이 함께 병행되어야 한다.

(1) 외국의 학교폭력 대책(by Agenda Research Group)

① 영국

- bullying 문제에 대해 교육부와 사법부가 협조하여 대처
- 사법부 소속 Young Offenders House(한국의 소년원)에서는 협력기관에서 파견된

범죄심리학 전공 컨설턴트들이 가해학생의 교육을 담당하고 개개인에 맞는 맞춤형 프로그램을 개발 · 적용

- 교육당국은 학기별로 학교장, 지방교육청장 등에 외국의 다양한 사례 제공 등을 통해 정규 교육 실시
- 교육당국 홈페이지 내 www.dfes.gov.uk/bullying 운영
- ABC(Anti Bullying Campaign) 정책 실시: 괴롭힘과 관련된 학생들을 위한 별도의 교육시설로 정서장애학교(Secondary Support Unit: 가해학생, Red Balloon: 피해학생) 운영
- ABC정책은 정확한 관찰, 즉각 보고, 관계자 간 공동 대처, 가해자와 피해자에 대한 공정한 처리가 특징
- 북부 요크셔 지역의 학교는 친구 되어주기, 가정방문, 분노조절 프로그램, 위기관리 프로그램 운영
- 웨일즈의 도시학교는 학교를 다니지 않는 청소년을 위한 프로그램, 재입학을 위한 튜터링, 멘터링 프로그램, 부모와의 관계 설정 프로그램 등 운영

② 일본

- 양호교사의 복수배치나 학교카운슬러 배치
- 교사연수교육 철저
- 학교 · 가정 · 지역사회 관계기관과 연결되는 '행동연계' 시스템 구축
- 피해학생의 보호 및 가해학생의 선도 · 교육 철저
- 이지메를 가한 학생뿐 아니라 문제행동을 일으킨 학생에 대한 출석정지 허용
- 피해학생을 대상으로 사회성 함양 프로그램의 개발과 체험활동 지원
- 부작용이 있을 수 있는 사안과 관련해 미디어 매스컴 등이 협조

③ 캐나다

- 학교폭력 예방을 위한 지역중심의 프로그램 실시
- 브리티시 컬럼비아의 안전한 학교센터는 주정부, 학교, 지역사회와의 연계 활동을

중시하며, 학교폭력 예방을 위한 여러 가지 자료 제공

- 방과 후 흥미 위주 프로그램 실시
- 온타리오주 오타와는 공영주택에 거주하는 저소득층 가정의 청소년을 대상으로 운동, 기술, 음악 및 신체율동 습득과 소년소녀단 활동 프로그램 운영

④ 프랑스

- 1997년 학교폭력과의 전쟁을 선포, 1998년부터 학교폭력 예방을 위한 국가 차원의 제도적 접근 시도
- 학교공동체의 학교폭력에 대한 공동 대처 중시

단계	내용
1단계	• 교육적, 예방적, 반응적 조치. 학교의 심난적 역할 중시 • 학교폭력 사안에 대한 학교의 조정, 중재역할 중시 • 하교 시스템을 지역사회에 개방
2단계	• 중재와 갈등해결 훈련을 받은 교육보조자와 사회복지사 7천 명을 모집, 폭력 예방과 평화 유지활동에 투입

⑤ 미국

- 클린턴 대통령이 1997년 2월 국정연설에서 청소년 범죄 및 갱단에 대한 전면적인 전쟁을 선포하고 10만 명의 지역 경찰관을 새로 고용
- 지역사회의 중요성 강조, 학교 안전성에 대한 포괄적 접근 추진
- 학생의 전반적인 발달 상태를 동시에 고려한 지도방안 제시
- 개별 학생의 욕구와 교사의 욕구를 고려하고 학교 운영, 학생, 가족, 지역사회가 함께 할 수 있는 방안 모색
- 학교 단위서 학교관계자 · 학생 · 부모 · 경찰 · 지역사회 내 청소년과 사회 관련 서비스 관련 단체 등과의 파트너십 구축
- 학교에서 임상전문가나 기타 학생지원 제공자들을 활용
- 프로그램의 실행과 모니터링, 학교 차원의 예방 및 조기개입 프로그램 마련
- 가해 위험 학생뿐 아니라 그 가족에게 집중적 서비스 제공

- 서비스 제공을 위한 재원은 통상 기금 조성에 의해 제공
- 지역주민의 적극적인 참여와 개입

주민 감시단 프로그램 (Seattle, WA, Chicago, IL)	시애틀의 주민감시단 프로그램은 시 경찰과 연합한 전문적 지역사회기구에 의해 지역 내 발생 범죄 사건에 관심을 갖고 최초 실시
수호천사 프로그램 (Guardian Angels)	무장경찰 등 정부기관의 협조 없이 비무장 상태로 직접 해당 지역을 도보로 감시

- 지역사회가 어려운 상황에 처해 있는 개인은 물론, 전체 학교 학생을 목표로 어려운 상황의 대처 방법 등을 제공
- 또래 집단의 중재, 갈등 해결, 건강을 회복시키는 프로그램, 관용과 기술개발을 증진시키기 위한 교육과 교육과정 개발, 응급전화 개설, 교사 훈련과 지지 등 포함

외국의 학교폭력 예방교육

- 미국 캘리포니아주에서는 유치원 과정에서부터 학교폭력에 대한 예방교육을 의무화하고 있다. 친구들의 압박과 분노를 인식하고, 이를 비폭력적으로 대응할 수 있도록 '행동'을 연습시키는 체험적 교육과정이다.
  또한 '동료중재 프로그램(Peer Mediation Program)'이라는 별도의 또래중재 프로그램을 통해 학생들 스스로 갈등을 해결할 수 있도록 돕는다. 이 프로그램을 통해 각 학급마다 친구들의 추천을 받은 2명은 일정 교육과정을 이수한 후 학생중재자(student mediators)로 활동하게 되며, 이들에 대해서는 별도의 갈등조정전문가(adult coordinators)가 있어 이들의 교육과 갈등조정을 지원한다.
- 노르웨이에서는 지난 1982년부터 예방교육을 체계화해 운영하고 있다. 폭력을 보면 반사적으로 '스톱(Stop)'을 합창하고, 학급회의를 수시로 개최하며 학생 스스로 폭력에 대한 방관자가 되지 않도록 교육시키는 것이다.
  2003년에는 집단따돌림에 대처하기 위한 제로 프로그램(Zero Program)도 도입했다. 제로(Zero) 내 각 학교에 교장, 담임, 부모, 학생으로 구성된 집단을 구성하고 세미나 개최 등의 활동을 통해 학교폭력에 대한 대응역량을 키워가도록 한 것이다.
  세미나는 매해 6회 열리며, 외부전문가가 참여한다. 또한 '무관용, 책임과 헌신, 지속적 대처'라는 3대 원칙에 입각해 운영된다. 제로는 3개 학교로 구성되며 17개월간 진행된다.
- 핀란드에서는 2006년부터 끼바 꼬울루(Kiva Koulu) 프로젝트를 운영중이다. 1·4·7학년을 대상으로 2시간씩 10회 교육하며, 특히 가·피해자에 대한 교육뿐 아니라 '방관자'가 피해자를

돕도록 교육한다. 학생들은 토의와 집단활동, 역할극 시연 등의 프로젝트를 수행하며 학급당 규칙을 만들고 학년 말에는 규칙을 전부 모아 자치조약에 서명한 후 이를 지켜나간다.

끼바 꼬울루 프로젝트에는 전체 학교의 82%인 2,500개교가 참여 중이며, 학교당 3명의 교사가 2일간 사전연수를 받는다. 프로젝트 기간 동안 교사는 학교폭력 예방 문구 조끼를 착용해 경각심을 유발하고, 학부모용 자료 등을 만들어 보급한다.

- 독일의 경우 지난 1997년부터 주(州)정부 지원에서 대싱별 '폭력 예방 네트워크'를 가동하고 있다. 정부 외 연구소, 경찰, 교수, 민간인 등이 공동 참여해, 경찰과 교사, 사회교육사 등으로 이루어진 전문팀이 학교폭력 예방교육을 실시하는 것이다.

  또한 일반인들을 대상으로 '폭력–목격–돕기'(GSH) 캠페인도 실시하며, 학부모와 교사, 경찰, 사회교육사를 대상으로 한 전문 홈페이지도 운영한다.

출처: 문화체육관광부(2012)

(2) 우리나라 학교급별 맞춤형 학교폭력 예방교육의 실시

"제3차 학교폭력 예방 및 대책 기본계획(2015~2019)"에 근거해서 다음과 같이 학교급별 맞춤형 학교폭력 예방교육이 확대 실시되고 있다(교육부 외 정부부처, 2014).

구분	세부 내용
조기 예방교육 (유치원 및 초등학교)	• 유치원 기본교육과정 운영의 내실화 • 가정 친화적 인성교육 강화로 유아 발달단계에 기초한 학교폭력 예방교육을 실시 • 초등학교 학년 단계별 예방 프로그램을 운영 • 학교폭력 가 · 피해 예측학생에 대한 예방상담 강화
맞춤형 예방교육 (초 · 중 · 고)	• 매년 3월과 9월 셋째 주를 학교폭력 관련 프로젝트 주간으로 정해 다양한 프로그램 운영 • 학교폭력의 이해, 예방 및 대처능력 등을 학교급과 발달단계를 고려해서 학급단위로 운영 • 단위학교의 학교폭력 발생 특성을 고려한 맞춤형 예방교육 병행 • 집단따돌림 예방교육 및 상담 강화 • 강요에 의한 휴대폰 대여, 심부름 등 다양한 괴롭힘에 대한 예방교육 강화 • 다문화가정 및 장애학생 예방교육 강화 • 성인지적 통합인권교육 실시 • 사이버 정성학교 및 인터넷 미디어 교실 운영

(3) 국내외 학교폭력 예방교육 프로그램

구분	예방 프로그램 명	핵심 구성요소	대상	회기	개발기관
국내	학교폭력 예방 프로그램	공감, 관점채택, 친사회적 문제해결 및 의사소통기술, 또래중재 기술과 행동, 학교폭력 예방을 돕는 학교환경 구성	초등학교 4~6학년	4차시	한국교육개발원 (2007)
	시우보우 프로그램	이타행동, 대인관계, 의사소통, 인권과 평화의식, 폭력문화, 집단따돌림 등 학교폭력	초, 중, 고	학교급별 10편, 편당 7~10분	서울대 발달심리 연구실(2006)
	무지개 프로그램	마음의 힘, 관심과 사랑, 친구상담, 학교갈등 통찰, 희망가꾸기	초, 중, 고	10회기	청소년보호위원회 (2002)
	내가 바로 지킴이	학교폭력인식, 예방나무, 무비오케, 예방교육 강의 등	초, 중, 고	60분	청소년폭력 예방재단
	헬핑프로그램	학교폭력 인식, 방관자와 중재자 역할, 학교폭력 법률과 대처요령	초, 중	8회기	서울대 발달심리연구실 (2005)
	작은 힘으로 시작해봐!	폭력개념, 폭력트라이앵글, 대처행동 이해	초	40분	사회정신건강연구소 (2005)
국외	Second Step	공감과 의사소통, 학교폭력 예방, 감정조절, 문제해결능력, 약물남용 예방	6~8학년	13~15차시	USA
	Kiva Koulu	학교폭력 상황에서 방관자의 능동적 행동, 예방 · 중재 · 모니터링	1~4학년 7학년	20시간	Finland University of Turku(2009)
	Resolving Conflict Creatively Program(RCCP)	능동적 경청, 자기주장, 정서경험, 관점채택, 협동, 협상, 문제해결, 갈등분석 등	유치원생~ 고등학생	51회기	RCCP National Center, New York, USA(1985)
	Promoting Alternative Thinking Strategies (PATHS)	문제해결능력, 자기통제, 정서조절 등	초등학생	119회기	Center for the Study and Prevention of Violence, Univ. of Colorado, USA(1998)
	Friendly Schools & Families(FSF)	긍정적 사회기술 학습, 학급규칙, 학부모 참여와 연계, 학교풍토와 환경	초등학생	5수준 3단위, 단위별 3~5회기	Child Health Promotion Research Unit, Australia(1999)

2. 집단따돌림

요즘 청소년 사이에서는 왕따돌림이라는 뜻의 은어인 왕따가 유행하고 있다. 한 아이에 대한 왕따라는 공감대가 또래 사이에 형성되면 대부분의 아이들이 이를 이의 없이 받아들이고 그 아이에 대한 일부 아이들의 따돌림을 묵인하게 되는 것이다. 이런 왕따는 청소년 사이에 조화로운 인간관계를 위협하는 것으로 점차 중요한 사회적 문제로 대두되고 있다.

자라나는 청소년에게는 학교를 중심으로 또래집단, 즉 친구관계가 형성되게 마련이다. 이는 청소년에게 중요한 행동 혹은 가치관의 준거집단 역할을 한다. 이러한 또래집단은 성장기에 있는 청소년에게 매우 중요한 정서적 기반이자 활동무대이다. 또한 그 안에서의 관계 형성을 통해 장차 사회인으로서의 준비를 하게 된다. 그런데 왕따의 대상이 된다는 것은 준거집단에서의 박탈이고 정서적 기반과 활동무대에서의 퇴출이다. 이는 어른이 사회적 매장을 당하는 것과 다를 바 없다.

그로 인한 상처와 충격은 심리적 방어기제가 제대로 형성되지 않은 청소년에게는 감당하기 힘들다. 더구나 개인주의적 가치관으로 길러지는 서양의 청소년과 달리 집단주의적 가치관에서 자라나는 우리 청소년에게 집단에서의 따돌림이란 매우 심각한 후유증을 남긴다. 즉 따돌림이 근래 청소년 자살의 주요 원인 중 하나가 되고 있다. 그리고 최근 들어서 청소년 사이에서 왕따라는 은어가 널리 유행하는 것은 따돌림에 대한 반성보다는 오히려 따돌림을 즐기는 풍조가 만연되어 있는 것 같다.

1) 집단따돌림의 정의

(1) 집단따돌림이란

'집단따돌림'이란 두 명 이상이 집단을 이루어 특정인을 그가 속한 집단 속에서 소외시켜 구성원으로서의 역할수행에 제약을 가하거나 인격적으로 무시 혹은 음해하는 언어적·신체적 일체의 행위를 지칭한다. 이런 집단따돌림은 가해를 하는 집단구성원이 집단 내 영향력의 정도, 인원수, 가해집단의 정서적 응집 정도에 따라 또한 피해자가 소속된 또래집단의 수가 적거나 없는 경우에 그리고 대처능력이 부족할수록 그 피해는 심각해진다. 학교에서의 집단따돌림은 피해학생의 학업부진, 등교거부는 물론 자살 등 학생의 심각한 심리장애의 원인이 될 수도 있다는 점에서 특별한 지도를 요하는 현상이다.

(2) 집단따돌림과 관련된 은어

요즘 들어 특히 청소년 간에는 그들만의 언어가 존재한다. 로마 철학자 세네카가 선언한 '언어는 정신의 얼굴'이란 말처럼 청소년의 언어 속에는 그들의 정신이 비춰져 있다고 할 수 있다. '왕따'란 단어는 '왕따돌림'의 준말이다. 폭력학생이 집중적으로 괴롭히며 따돌리는 학생을 일컫는 '왕따'는 한 반에 2~3명 정도인 것이 보통인데, 내리 3년 동안 '왕따'로 고통받는 경우도 적지 않다. 한 번 '왕따'로 지목되면 때와 장소를 가리지 않고 상습적으로 폭언이나 폭행을 당하기 때문에 신경쇠약, 우울증 등의 증세로 시달리다 결국 전학을 가거나 자퇴하기 십상이다.

'은따'란 은근따돌림의 준말이고, '생까'란 폭력학생이 '왕따'와는 아는 척도 하지 말고 철저하게 따돌리도록 다른 학생에게 경고할 때 쓰는 명령어이다. 이 경고를 무시하는 학생은 폭력학생들로부터 똑같이 집단괴롭힘을 당하는 것은 물론 제2의 '왕따'가 될 가능성이 높기 때문에 아무도 이를 거역 못한다는 것이다. 결국 '왕따'로 지목된 학생은 곧 학교에서 그 누구와도 어울릴 수 없는 외톨이가 되고 마는 것이다.

2) 집단따돌림의 실태

2012년 교육부에서 실시한 1차 학교폭력 실태 조사결과 인터넷 채팅·이메일·휴대전화로 하는 욕설(13.3%), 집단따돌림(13.3%) 등이 전체 응답 유형 중 26.6%를 차지하였다. 동 기관의 2차 학교폭력 실태조사 결과에 의하면 '집단따돌림(75.2%)'과 '사이버따돌림(65%)'에 대한 주관적 심각성이 가장 높은 것으로 나타나 피해학생들의 심리적·정서적 고통이 신체적 폭력보다 심각한 것으로 파악되었다.

3) 집단따돌림의 유형

집단따돌림의 유형은 소외(상대 안 하기, 같이 놀지 않기, 같이 급식 안 먹기)의 방식, 경멸(엉뚱한 소문내기와 같은 모함, 은근히 욕하고 빈정거리며 면박이나 핀잔주기), 괴롭힘(말 따라 하며 놀리기, 분필이나 물건 던지기, 발 걸기, 급식 반찬 뺏어 먹기), 폭력(장난을 빙자하여 때리거나 가혹행위 하기) 등의 다양한 형태가 있다. 이는 따돌림이 발각되더라도 장난이었다거나 폭력의도가 없었다거나, 상대편이 그냥 싫은데 어떡하느냐는 식의 변명으로 대응하기 때문에 따돌림의 폐해를 직접 찾아내기가 어려운 실정이다.

집단따돌림에 대한 유형별 구분은 학자마다 다소 차이가 있다.

Olweus(1994), Rigby(1994), 가우디 엮음(1999)의 유형분류를 살펴보면 다음과 같다.

<table>
<tr><th>학자</th><th colspan="2">집단따돌림 유형</th><th>특징</th></tr>
<tr><td rowspan="2">Olweus
(1994)</td><td colspan="2">직접적 따돌림</td><td>피해대상에 외부적으로 공격을 가하는 것</td></tr>
<tr><td colspan="2">간접적 따돌림</td><td>구타나 폭행 등 외부로 드러나지 않는 것으로서 한 집단에서 소외시키거나 또는 심리적 갈등이나 부작용을 초래하는 것</td></tr>
<tr><td rowspan="2">Rigby
(1994)</td><td rowspan="2">행위의 의도에 따른 분류</td><td>직접적 따돌림</td><td>다른 사람들로 하여금 누군가를 공격하도록 하기</td></tr>
<tr><td>간접적 따돌림</td><td>다른 사람이 누군가를 공격하도록 설득하기, 악의적인 유언비어 퍼뜨리기</td></tr>
<tr><td rowspan="5"></td><td rowspan="5">행하는 목적에 따른 분류</td><td>지배형</td><td>상대방을 지배하에 두려는 유형(예: 억지로 하기 싫은 일 시키기 등)</td></tr>
<tr><td>공격형</td><td>상대방을 물리적 · 언어적으로 공격하거나 위협하는 유형(예: 때리거나 차기, 시비 걸기 등)</td></tr>
<tr><td>조롱형</td><td>상대방의 신체적 결함을 흉보거나 놀리는 행위(예: 별명 부르기 등)</td></tr>
<tr><td>소외형</td><td>집단으로부터 친구를 배제하는 행위(예: 놀아 주지 않기, 친하게 지내는 친구 따돌리기 등)</td></tr>
<tr><td>장난형</td><td>일종의 놀이형태(예: 돈 감추기, 일 못하게 방해하기 등)</td></tr>
<tr><td rowspan="5">가우디 엮음
(1999)</td><td colspan="2">소외형</td><td>전혀 말을 하지 않거나 상대하지 않는 행위</td></tr>
<tr><td colspan="2">욕 · 협박형</td><td>재수 없다 하거나 심한 욕을 하는 행위</td></tr>
<tr><td colspan="2">조롱형</td><td>신체적 특징이나 외모에 대하여 놀리는 행위</td></tr>
<tr><td colspan="2">장난형</td><td>끼진거나 심한 장난을 하는 행위</td></tr>
<tr><td colspan="2">강제형</td><td>숙제를 강제로 시키거나 물건을 빼앗는 행위</td></tr>
</table>

출처: 박상진(2008: 100-103) 재구성.

4) 집단따돌림의 종류

종류	행동
언어적	별명 부르기, 놀리기, 모욕하기, 위협, 익명의 전화
인터넷상	소셜 네트워크, 문자, 메신저, 인터넷 사이트 만들기
심리적	제외시키기, 고립시키기, 가십 퍼트리기, 루머나 거짓말 퍼트리기, 쪽지나 그림 보내기, 위협적인 제스처나 쳐다보기
신체적	때리기, 밀기, 차기, 목조르기, 침 뱉기, 훔치기, 물건 요구하기, 돈 요구하기, 도둑질 강요하기, 물건 던지기, 무기로 위협하기, 신체적인 해를 가하기, 모욕적인 행동(스커트 들어올리기나 바지 들어올리기)
관계적	무시하기, 제외시키기, 루머 퍼트리기나 거짓말, 공개적인 모욕, 사회적 거부 혹은 거부하겠다는 위협, 무언가를 하도록 시키기
인종적	차별, 편견, 피부색에 대한 언급, 민족에 대한 언급, 민족성에 대한 언급
성적	반갑지 않은 성적 언급, 성적인 별명 부르기, 성적 경향이나 행동에 대한 루머, 원하지 않는 성적 접촉, 신체적인 공격

5) 집단따돌림의 원인

집단따돌림은 어떤 사회집단에서도 발생할 수 있는 현상이지만, 청소년들 사이에서 일어나고 있는 집단따돌림이 유독 심각한 사회문제로 부각되고 있는 것은 발달단계상의 특성으로 볼 때 청소년기가 친구에 대한 집착과 집단에서 소속욕구가 유난히 강한 시기이기 때문이다(박진, 2003). 집단따돌림의 원인은 연구자들에 따라 가해자 및 피해자의 성격적 특성, 가정의 핵가족화 및 해체, 전인교육을 소홀히 하는 학교, 도덕성 및 양심부재 사회를 설명하거나(권이종, 2000), 가해자 및 피해자의 특성, 관계성, 집단따돌림의 상호성을 설명하고 있다. 박진(2003)의 경우는 집단따돌림의 원인을 사회·문화적 요인, 개인적 요인, 교육적 요인, 가정적 요인으로 설명하고 있다. 따라서 각 요인별로 집단따돌림의 원인을 살펴보면 다음과 같다.

(1) 집단따돌림 요인

세부 요인		내용
집단 따돌림 요인	가해자 특성	• 대표적인 특성: 공격성, 권력욕구, 충동성 등 • 공격성의 심리적 동기: 힘과 지배의 욕구, 자기 보호 의식, 경쟁심 등 • 역기능적 신념: 부정적인 자기개념, 타인의 인정에 대한 과도한 요망, 대인관계 일반과 타인에 대한 경직된 신념 및 완벽주의 등 • 가해행위의 특징: 행위자의 내적 분노, 욕구좌절로 인한 적개심, 자신의 스트레스와 불만의 표출 등
	피해자 특성	• 대표적인 특성: 내성적, 부정적 자기개념, 낮은 자존감, 피해의식 등 • 정서적 측면: 불안, 무력감, 분노, 외로움, 우울 등 • 학교생활 및 교우관계: 유약하고 수동적인 태도 등 • 신체적 특징: 허약함 등 • 기타: 잘난 척, 타인 무시, 배려심 부족, 이기적 · 일방적 태도 등
	관계성 및 상호성	• 가해자와 피해자의 관계변인, 양자관계에서 한쪽의 행동대로 다른 한쪽이 대응하는 상호적 관계 특성

(2) 교육적 요인

세부 요인		내용
교육적 (학교적) 요인	입시 위주의 교육과 획일적인 교육제도	• 획일적인 교실문화: 대학진학을 목표로 한 입시 위주의 학교교육에서 전인교육을 대체하고 있는 성적 위주의 평가 등으로 소수의 성적 우수자 외에 상당수의 학생이 좌절감과 열등감 경험: 좌절감과 열등감이 공격성으로 표출되기도 함 • 대학입시와 경쟁사회에서 중압감에 시달리는 청소년들이 타인을 괴롭히면서 스트레스를 해소하려는 경향으로 나타나기도 함
	집단따돌림에 대한 잘못된 대처방식	• 집단따돌림에 대한 교사들의 인식 부족 • 집단따돌림 문제 및 폭력방지를 위한 체계적인 인성교육과 도덕교육의 미흡 • 교사들은 상담 같은 문제에 대한 합리적인 방법보다 단기적인 징계나 즉흥적인 체벌 같은 비교육적 수단으로 학생들을 지도한 것 등

(3) 가정적 요인

세부 요인		내용
가정적 요인	현대 가정의 병리성	• 결손가정의 급격한 증가: 결손가정의 아이라는 이유로 따돌림의 표적이 되거나, 부모의 사랑 결핍으로 인한 공격적 성향으로 가해자가 될 가능성이 높음 • 핵가족 가정: 가족구성원으로서의 책임과 의무, 남의 권리에 대한 배려 및 이해심에 대한 교육이나 체험 부족, 지나친 개인주의적 사고, 집단적응의 어려움 등
	부모의 양육 태도	• 부모의 공격적 처벌방식 답습: 폭력 부모의 행동 모방과 강화, 혹은 폭력에 대한 잘못된 가치, 왜곡된 사고 등 • 부모의 양육태도(아동의 태도): 거부적인 양육태도(애정이나 주목 받으려는 행동, 이상행동, 소극적 태도 등), 지배적인 양육태도(자발성 부족, 열등감, 메마른 성격 등), 보호적인 양육태도(의존적 경향, 자신감 부족, 좌절하는 경향 등), 복종적인 양육태도(반항적, 도전적, 부모에 대하여 폭군적 행동 등), 모순 · 불일치적 양육태도(갈등과 좌절, 욕구불만, 사회적 부적응 등)

(4) 사회 · 문화적 요인

세부 요인		내용
사회 · 문화적 요인	우리 사회의 집단주의	• 자신이 속한 집단에게는 매우 관대하여 잘못이 있어도 들춰내지 않거나 눈감아 주는 경향에 반해 자신과 아무런 연고가 없는 사람에게는 매우 배타적인 경향 • 자신과 비슷한 배경이나 성격을 가진 이들이 집단을 이루어 결속을 이루어 과시하려는 경향
	매스컴의 영향	• 시청률 위주의 프로그램 편성 결과(폭력성과 선정성 경향) • 상대의 단점을 지적하고 깎아 내리는 프로그램 등의 영향
	사회에 만연한 폭력성	• 사회적으로 폭력에 둔감해지고 심지어 폭력이 문제해결의 방법으로까지 여겨지는 사회현상의 영향 • 집단따돌림에 대한 범죄의식 부족

6) 집단따돌림의 대처방안

교육명		교육 내용
부모교육		민주형 부모 되기, 방임에 대한 부모교육, 자녀갈등 해결, 의사소통훈련, 중재와 타협, 공감 및 이해에 대한 교육
교사교육		학생들의 의견수렴, 공감, 지지에 대한 교육
학생교육	공통	또래관계 훈련, 학교부적응 해소, 도덕적 정당화에 대한 이해, 특권의식에 대한 토론식 교육, 사이버 문화/폭력에 대한 이해, 방관자 교육, 의사소통 훈련, 나와 다른 사람 수용하기, 긍정적 태도
	여중생	적극적 의사표현 훈련, 갈등해소 능력
	남중생	내적인 힘 기르기, 자신에 대한 이해(방어심리)
	가해자	도덕성 교육, 도덕적 인지 재구조화, 공감 및 타인의 입장을 수용, 이해하는 훈련, 정서 및 감정 집단 경험
	피해자	자신감강화훈련, 자기표현훈련, 긍정적 인지 재구조화

7) 집단따돌림의 예방방법

(1) 학부모

학부모 입장에서는 따돌림을 당하는 이유가 근거가 있는 것이든 편견이든 간에 먼저 자녀와 함께 그 이유를 차분히 생각해 봐야 한다. 의외로 자녀의 태도나 행동에 문제가 있는 경우도 많다. 그런 문제라면 그것을 교정하는 것이 우선이다. 이럴 경우에는 문제가 생겼다고 해서 학교를 옮겨서는 안 된다.

둘째로 교사와의 상담은 필수이다. 특별히 어떤 학생을 편애한다거나 미워한다거나 하는 교사가 아닌 한 자녀의 문제가 무엇인지를 알 수 있다. 경우에 따라서는 집단따돌림의 이유가 교사에게 있을 수도 있다. 교사가 특정 아이를 편애하거나 반대로 아주 미워하면 반 학생들도 큰 영향을 받는다. 교사 때문에 문제가 생긴 것이라면 과감히 학교를 옮기는 것이 낫다. 학부모 입장에서는 자녀의 학교생활에 대해 정기적으로 교사와 상담하고 혹시 집단따돌림이 있다면 흥분하지 말고 차분히 그 원인을 따져 대응해야 한다.

또한 집단따돌림을 사전에 예방하기 위해서는 산만하거나 수업능력이 떨어져서 학교생활에 어려움을 겪는 자녀의 부모는 반드시 학기 초에 교사를 방문, 미리 협조를 구하는 것이 필요하다. 업무에 쫓겨 학부모의 만남을 달가워하지 않는 교사도 있으므로 신학기 업무가 몰려 있는 3월 첫 주를 피하며, 만났을 때는 15~30분 정도에 짧고 요령 있게 말하는 것이 좋다. 문제아가 아니라도 교사와의 만남은 필요하다. 학교와 집에서 행동이 다른지를 알아보고 자녀를 객관적으로 파악할 수 있기 때문이다(조석희, 1998).

새 학기 초에 교사와의 상담을 위해 필요한 것이 그 전 학년 말 상담이다. 학년 말에 담임교사를 찾아가 한 해 동안 자녀의 발달상황을 객관적으로 들으면 새 학년 담임교사와 상담할 때 도움을 많이 받을 수 있다. 이런 자리를 통해 학생의 성격적 장단점 등 학생의 생활기록부에 적지 않은 솔직한 내용을 교사로부터 들을 수 있기 때문이다.

(2) 학교에서의 지도활동

평상시 학교에서 할 수 있는 지도활동 몇 가지를 살펴보면 다음과 같다.

① 교내에서의 집단따돌림 실태를 파악하는 일이다. 그 빈도와 유형뿐만 아니라 가해학생과 피해학생을 신속히 확인하는 일은 집단따돌림의 예방과 대응전략 수립에 가장 기본적인 일이다.

② 확인된 피해학생에 대한 면담과 상담을 통해 피해학생이 된 원인과 개인적·가정적 특성을 파악해야 한다. 이러한 정보의 수집은 피해학생에게 무슨 도움을 어떻게 주어야 할 것인지를 결정하는 데 중요한 단서로 활용된다.

③ 소집단활동을 통한 특별활동의 강화이다. 각종 동아리활동 등을 활성화시켜 청소년이 함께 어울려 활동할 수 있는 기회를 제공할 필요가 있다.

④ 개인과 개성을 존중하는 교육이 필요하다. 매우 기본적인 교육의 문제이지만 이를 통해 개인의 정체감과 서로에 대한 가치를 교육시키는 중요성이 있다. 그러나 학교에서의 지도방안 중 가장 궁극적인 해결은 교사가 열정과 관심을 가지고 학생을 관찰하고 지도하는 일이다.

(3) 집단따돌림의 종합적 해결책

오늘날 대인관계상의 취약점을 갖고 있는 아동이 집단따돌림의 대상이 될 가능성이 크다. 이러한 취약점은 어린 시절 가정에서부터 혹은 집단생활 초기부터 발전해 왔을 뿐 아니라 이후의 대인관계에서 또 다른 부적응문제로 나타날 수도 있다. 또한 요즘 신세대에게서 문제가 되는 것 중의 하나는 대인관계뿐 아니라 학업부진, 정서적 문제와 같은 개인적 취약점을 이해하고 감싸려는 노력보다 이를 공격의 빌미로 삼으려는 경향이 강하다는 것에 주의해야 한다.

집단따돌림당하는 아이나 따돌리는 아이 모두 관심이 자신에게로 향하고 있어서 상대가 원하는 것이나 상대가 겪는 고통에 대해서는 관심도 없고, 공감능력도 크게 떨어질 수 있다. 집단따돌림 문제해결을 위해서는 부모와 교사가 집단따돌림 문제의 심각성을 인식하는 것이 선행되어야 하며, 학교당국의 적극적 지원이 필요한 것으로 보인다.

그러기 위해서 첫째, 집단따돌림당하는 아이나 따돌리는 아이, 그리고 방관하는 아이가 모두 지도대상이 되어야 하며 집단따돌림이 일어나고 있는 학교현장에서 포괄적 예방활동이 이루어져야 한다. 즉 안전한 학급환경을 만들기 위한 전략이 수립되고 학업향상뿐 아니라 인간화 교육이 강조되어야 한다. 예를 들면, 학급 내 급우 간 관계가 어떻게 형성되어 있는지, 고립아는 있는지, 있다면 급우들이 어떻게 대하고 있는지를 조사하는 일, 그리고 집단따돌림에 대한 의식조사, 학생 스스로 해결방법 찾기 등 다양한 방법으로 또래관계의 중요성을 고취시킬 수 있다. 또래들의 긴밀한 상호작용이 이루어지는 소집단활동을 활성화하여 서로에 대한 편견을 없애고 상호 존중과 이해의 폭을 넓히도록 하는 것도 한 방법이 될 수 있을 것이다. 또한 집단따돌림을 해결하기 위해 교사와 상의하는 것이 고자질로 치부되며 더욱 심한 집단따돌림의 빌미가 되거나 따돌림당하는 친구를 도와주다가 또 다른 피해학생이 되는 등의 불합리한 일들을 예방할 수 있을 것이다.

둘째, 집단따돌림 가해학생에 대한 연구와 개별지도방법이 개발되어야 한다. 현재 따돌림당하는 학생에 대한 연구는 활발하나 따돌리는 학생은 실제 파악이 어려운 형편이다. 이들이 지도대상이 되어야 한다는 것을 부모부터 인식해야 하며, 이들에 대한 보다 적극적인 개입이 요구된다. 즉 이들 또한 개인적 스트레스나 좌절 또는 잘못된 학습으로 인하여 심적 문제를 갖고 있는 학생으로 상담과 치료대상임을 알아야 한다. 이러한 인식은 부모나 교사뿐 아니라 따돌리는 학생에게도 전달되어야 한다.

셋째, 집단따돌림 피해학생에 대한 개인적 도움이 크게 효과를 거둘 수 있음을 널리 인식시켜 숨어 있는 피해학생이 없도록 해야 한다. 특히 외부에서의 지원도 중요하지만 상담을 통해 스스로 문제해결능력을 키워 나갈 수 있도록 도움을 주는 것이 앞으로의 인간관계에 크게 도움이 될 것이다. 그러기 위해서는 부모나 교사가 피해학생을 쉽게 발견하고, 개입이 오히려 문제를 확대시키지 않도록 하는 구체적 전략과 지침이 개발되어야 하며, 피해학생이 안심하고 도움을 청할 수 있는 서비스체계가 구축되어야 한다. 또한 앞에서도 지적했듯이 부모나 가족이 상담에 참여하여 집단따돌림 피해학생의 취약점을 이해하고 적절한 도움을 줄 때 자신감을 회복하고 쉽게 문제에서 벗어날 수 있으므로 부모의 관심과 이해가 선행되어야 한다.

넷째, 집단따돌림 문제를 중심으로 이루어지는 흥미 위주의 보도는 모방을 부추기고 집단따돌림을 일종의 놀이나 스트레스 해소로 생각하는 신세대를 더욱 자극시킬 위험이 있으므로 주의해야 한다. 이제는 사회 전체가 관심을 유도하는 차원이 아닌 구체적 해결방안에 초점을 두고 집단따돌림 문제를 다루어야 할 것이다.

마지막으로 집단따돌림 해결을 위해서 '더불어 사는 사회인으로서의 자세'와 같은 가치관과 태도교육이 병행 실시되어야 한다. 집단따돌림 속에는 타인에 대한 무관심과 타인을 깎아내려야 자신이 올라간다고 생각하는 잘못된 우월감, 무조건 이기고 보자는 식의 경쟁의식이 기저에 있다. 가족중심적 이기주의에서 보다 큰 공동체의식, 그리고 주변 사람에게 폐가 되고 타인을 괴롭히는 것은 매우 부끄러운 일이라는 의식을 갖게 하고, 겉으로는 체면치레를 하고 실제로는 타인을 배려하지 않는 이중성에서 벗어나도록 가치관과 태도를 바꾸는 계기가 되도록 이끌어야 할 것이다.

학생들이 쓰기 시작했던 '왕따'란 용어는 심각한 집단따돌림 혹은 이를 당한 학생만을 가리키는 용어로 사용하다가 이제는 일반학생의 일상적 농담으로, 또 매스컴에서 개그맨에게는 "요즘 나 왕따 당했다."는 식으로 쉽게 입에 오르내리는 용어가 되었다. 어떤 면에서는 '왕따', 즉 집단따돌림이 매우 심각한 청소년문제로 인식되기보다는 희화되고 있는 경향까지 나타나고 있다.

이와 같은 현상 속에서 집단따돌림당하는 학생은 뭔가 문제가 있으니까 당하는 기라고 치부될 우려를 갖게 한다. 집단따돌림의 원인이 피해학생의 성격적 결함에 있다 하더라도 그에 대한 집단따돌림 자체가 정당화될 수는 없는 것이다. 집단에서의 소외와 집중적 괴롭힘은 분명 퇴치되어야 할 불의이기 때문이다. 집단따돌림과 같이 우리 청소년이 자신의 친구를 집단적으로 매장시키는 악의적 사회성을 키운다는 것은 우리 사회의 앞날을 매우 어둡게 만드는 중대한 문제이다.

이는 더불어 사는 사회라는 중요한 가치관을 제대로 가르치지 못한 우리 입시 위주 교육의 문제일 뿐 아니라 경쟁에서의 승자만을 인정해 온 우리 기성세대 모두의 책임이기도 하다. 이제 청소년에게 학창시절의 추억을 만들게 해 주어야 한다. 친구들과 함께 생활한 교정이 머릿속에 오래도록 즐거운 기억으로 남을 수 있도록 그 환경을 마련해 주어야 할 책임이 모두에게 있는 것이다.

3. 인터넷 중독

인터넷 중독 문제에 대한 정부의 대응은 인터넷 이용이 일반화되면서 나타난 새로운 문제로서 2000년대 초반부터 본격화되었다. 일반적으로 인터넷 중독이란 아직까지는 불분명한 기준 하에 사용되고 있다. 인터넷 게임 중독은 인터넷 중독과는 확실히 구분되는 문제이나 아직까지 인터넷 게임 중독만의 고유한 특성에 대해 정의를 어떻게 내리고 개념화할 것인가에 대한 충분한 논의와 합의가 이루어지지 않고 있는 실정이다. 중독이라는 진단에 대해 찬반 논쟁이 그치지 않는 상태이다(한국정보화진흥원, 2006).

1) 인터넷 중독의 개념

'중독'이라는 용어는 전통적으로 약물중독을 의미하는 말로 사용되어 왔으며, 생리적인 의존성, 즉 내성(tolerance)과 중단할 경우 나타나는 불안, 초조 등의 금단증상(withdrawal symptoms)에 따른 사회적 · 직업적 손상이 동반된 병리현상을 함축하는 용어로 사용되어 왔다(권준수, 2001).

Shotten(1991)은 컴퓨터에 중독된 컴퓨터 계통의 과학자나 기술자의 문제를 지칭하는 용어로 컴퓨터 중독(Computer Addiction)이라는 말을 사용(Chou et al. 재인용)하였다. 또한 Goldberg(1996)는 인터넷 중독 장애(Internet Addiction Disorder: IAD)라는 용어를 처음으로 사용하였으며, 이후 Young(1996)과 Goldberg(1996)는 인터넷 중독 기준을 제시, DSM-IV(1994)의 병적 도박의 기준을 원용했다. 우리는 최근 이순묵 등(2005)이 제시한 인터넷 중독의 개념을 인용한다. "개인적인 만족감을 얻기 위하여 시작된 인터넷 사용 행동이 점차 사용 시간이 증가되어 동일한 만족을 얻기 위해서는 더 많은 시간을 지속하게 되고, 중단했을 때 신체적·심리적으로 부정적인 영향이 발생되고 있음에도 불구하고 자기 통제력을 상실하고 부적응적인 인터넷 사용 행동이 지속되고 있을 때"라고 정의하였다.

2) 인터넷 중독 분류

(1) Young의 분류

① 사이버 섹스 중독(Cyber-sexual Addiction)

사이버 섹스나 사이버 포르노를 위해서 성인 대화방이나 사이트를 충동적으로 이용하는 것을 말한다. 여기에서 사이버 섹스란 사이버 공간을 통한 모든 성적 대화나 시도, 행동들을 말한다.

② 사이버 관계 중독(Cyber-relationship Addiction)

온라인 관계에서 과도하게 개입을 한다. 대화방, 머드게임, 뉴스집단에서 만든 온라인 우정이 실제 생활에서 친구와 가족을 대치하는 경우이다. 이러한 관계는 사이버 공간을 통한 외도로 발견될 수 있다(흔히 우리가 말하는 채팅 중독이 여기에 해당한다).

③ 네트워크 강박증(Net Compulsion) ⇒ 충동적 인터넷 사용

충동적 인터넷 사용은 새로운 문제로 부각되는 중독의 하위형태로 충동적인 온라인 도박, 온라인 경매 중독, 강박적인 온라인 거래 등을 포함한다.

④ 정보 과부하(Information Overload)

충동적인 웹 서핑 및 자료 조사에 중독되는 것을 의미한다. 많은 사람들이 인터넷을 통하여 가장 최신의 정보에 즉시 접근하려고 열망하고 있고 서서히 정보에 중독되어 가고 있다고 보았다.

⑤ 컴퓨터 중독(Computer Addiction)

강박적으로 컴퓨터 게임을 하거나 컴퓨터 프로그램을 짜는 경우를 말한다.

(2) 인터넷 중독 진단척도에 따른 분류

인터넷 중독 진단척도(K-척도) 및 스마트폰 중독 진단척도(S-척도) 결과에 따라 고위험 사용자군, 잠재적 위험 사용자군, 일반사용자군으로 분류할 수 있다.

- 가상세계 지향성은 현실세계에서보다 자신감이 있고, 자신을 더 인정해주는 경험을 하는 온라인세계에 대해 긍정적 기대를 가지고 있는 상태이다.
- 금단은 인터넷을 못하게 되었을 때 불안, 초조 등을 유발한다.
- 내성은 동일한 만족을 얻기 위해 인터넷 사용시간이 계속 늘어나거나 더욱 자극적인 콘텐츠를 이용하여 강도가 높아지는 것이다.
- 일상생활장애: 인터넷의 과다사용으로 일상생활에 심각한 영향을 미치는 증상이다.
  ※ 예) 학교 지각, 수업 중 졸음, 업무 부주의 등

〈표 7-3〉 분류 예시(청소년)

구분		K-척도(청소년)	S-척도(청소년)
중독위험군	고위험군	44점 이상	45점 이상
	잠재적 위험군	41점 이상~43점 이하	42점 이상~44점 이하
일반사용자군		40점 이하	41점 이하

※ 총 15문항 60점 만점 기준(각 문항 4점 척도로 측정)
출처: 미래창조과학부(2015).

인터넷 중독위험군 비율은 유아동부터 성인까지 전체 인터넷 이용자의 6.9%(인구수 2,621천 명)로 전년(7.0%) 대비 0.1%p 감소하였으나 스마트폰 중독위험군 비율은 청소년 및 성인 스마트폰 이용자의 14.2%(인구수 4,561천 명)로 전년(11.8%) 대비 2.4%p 증가한 것으로 나타났다.

〈표 7-4〉 **연도별 중독위험군 비율** (단위: %)

구분	2010	2011	2012	2013	2014
인터넷 중독위험군	8.0	7.7	7.2	7.0	6.9
스마트폰 중독위험군	-	8.4	11.1	11.8	14.2

※ 스마트폰 중독위험군은 2011년부터 조사 실시
출처: 미래창조과학부(2015).

3) 인터넷 중독의 실태

인터넷 중독위험군은 유·무선 인터넷을 과다 사용하여 인터넷 이용에 대한 금단·내성을 지니고 있으며 이로 인해 일상생활 장애가 유발되는 상태를 말한다. 전체 인터넷 이용자(만 3~59세, 18,500명) 중에 유아동(만 3~9세, 2,533명), 청소년(만 10~19세, 5,967명), 성인(만 20~59세, 10,000명)의 대상별 표준화된 인터넷 중독 척도(각 15문항)를 활용하여 산출하였다.

(1) 중독 위험률 비율

인터넷 중독위험군 비율은 유아동부터 성인까지 전체 인터넷 이용자의 6.9%(인구수 2,621천 명)로 전년(7.0%) 대비 0.1%p 감소한 것으로 나타났다. 국가통계 승인 원년인 2006년(9.2%) 대비 2.3%p 하락폭을 나타냈으며, (2006년) 9.2% → (2009년) 8.5% → (2012년) 7.2% → (2013년) 7.0% → (2014년) 6.9%로 나타났다.

(단위: %)

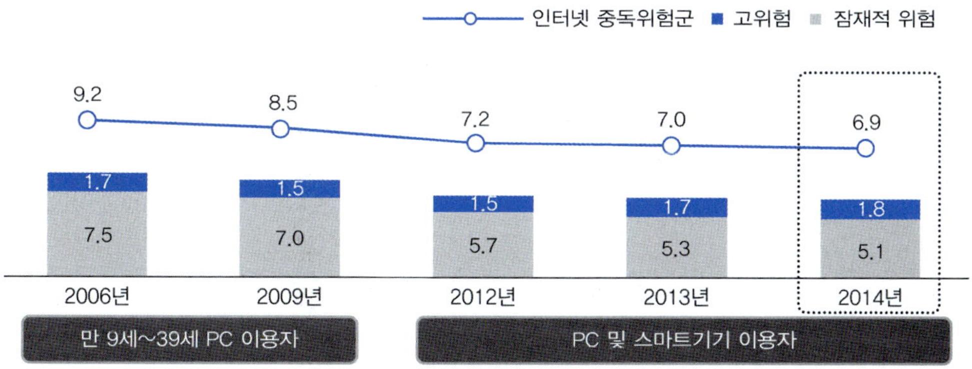

[그림 7-5] 전체 인터넷 중독 현황

출처: 미래창조과학부(2015).

(2) 연령대별 중독위험군

청소년 인터넷 중독위험군은, 인터넷 이용자 중 중독위험군 비율이 2014년 기준 12.5%로 전년(11.7%) 대비 0.8%p 상승하여 (2011년) 10.4% → (2012년) 10.7% → (2013년) 11.7% → (2014년) 12.5%로 최근 3년 연속 증가하고 있다.

(단위: %)

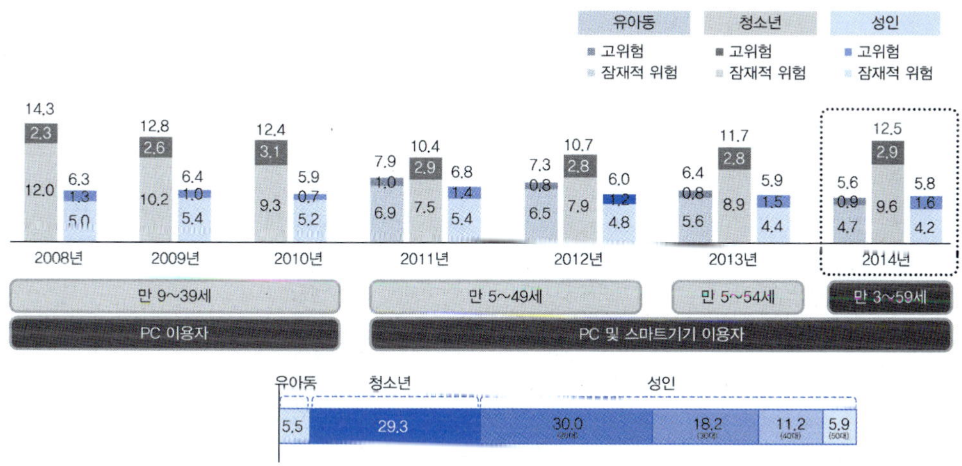

[그림 7-6] 연령별 인터넷 중독 현황 및 중독위험군 구성비

출처: 미래창조과학부(2015).

- 연령대별 중독위험군은 유아동 5.6%(143천 명), 청소년 12.5%(768천 명), 성인 5.8%(1,711천 명)로 청소년 인터넷 중독 위험이 높음
  - 유아동 위험군 추이: (2011년, 최초) 7.9% →(2012년) 7.3% →(2013년) 6.4% →(2014년) 5.6%
  - 청소년 위험군 추이: (2011년) 10.4% →(2012년) 10.7% →(2013년) 11.7% →(2014년) 12.5%
  - 성 인 위험군 추이: (2011년) 6.8% →(2012년) 6.0% →(2013년) 5.9% →(2014년) 5.8%

(3) 인터넷 이용시간과 이용목적

전체 이용자의 1일 평균 인터넷 이용시간은 138.6분, 중독위험군은 189.1분, 특히 고위험군은 225.1분으로 조사되었고, 중독위험군과 일반사용자 모두 주중보다 주말·공휴일에 이용시간이 길게 나타났고, 평균 이용시간(주중/주말)은 일반사용자군은 133.1분/136.6분, 중독위험군은 176.0분/202.2분이었다. 이용목적은 전체적으로 뉴스검색(35.9%), 메신저(34.6%), 온라인게임(23.1%) 순서였으나, 중독위험군은 온라인게임(35.6%)을 가장 많이 이용하였다.

(단위: %)

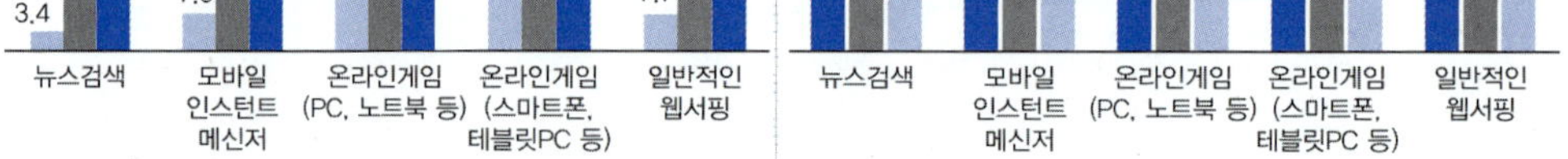

[그림 7-7] 인터넷 주 이용목적(1+2순위)

※ 상위 5개 서비스만 제시
출처: 미래창조과학부(2015).

(4) 가구소득별 중독위험군

가구소득별 중독위험군을 살펴보면, 월평균 소득 200만 원 미만의 저소득층 가구의 중독위험군 비율이 8.2%로 가장 높게 나타났으며, 200만 원 이상에서는 가구소득이 증가할수록 중독위험군이 감소하다가 600만 원 이상 고소득 가구에서 다시 증가하고 있음을 볼 수 있다. 학령별로는 중학생 중독위험군이 13.2%로 가장 높았고, 환경적으로는 맞벌이가정(12.9%)과 한부모가정(13.3%)의 청소년이 보다 취약함을 보여주고 있다.

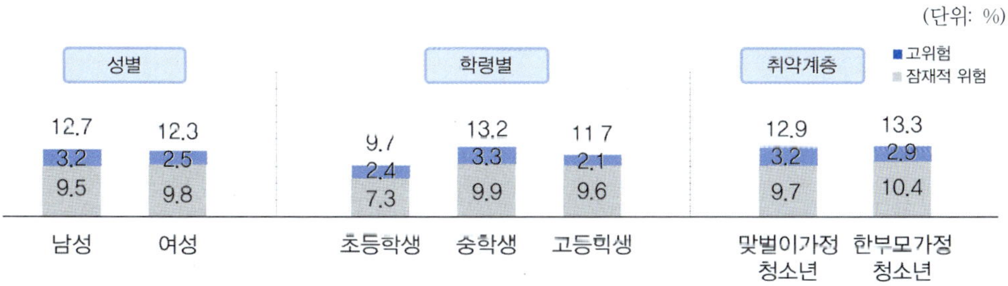

[그림 7-8] 청소년 성별 · 학령별 · 취약계층 인터넷 중독 현황 및 중독위험군 구성비

출처: 미래창조과학부(2015).

(5) 인터넷 중독 위험 특성

인터넷 이용자는 중독 위험 요인(4개) 중 내성(30.7%), 가상세계지향(22.8%), 금단(22.5%), 일상생활장애(15.8%) 순서로 높은 것으로 나타났다.

〈표 7-5〉 인터넷 중독 요인 (단위: %)

구분		내성	일상생활장애	금단	가상세계지향
전체		30.7	15.8	22.5	22.8
인터넷 중독위험군	유아	65.7	51.8	63.3	77.1
	청소년	86.1	54.7	60.1	52.9
	성인	60.4	61.1	57.5	57.3

출처: 미래창조과학부(2015).

(6) 청소년 가족 특성

청소년 인터넷 중독위험군은 부모님의 이해도, 칭찬, 믿음, 고민의논, 경청 정도, 관심 등 가족관계 친밀도에서 일반사용자군보다 낮게 나타났다. 부모님과의 대화 유형에서도 인터넷 중독위험군의 37.8%가 '생각이나 감정 표현에 조심하고 의사소통이 잘 이루어지지 않음'에 응답하여 일반사용자군(28.6%)보다 9.2%p 높게 나타났다. 청소년의 부모님과의 대화시간은 1일 평균 38.7분이었으며, 중독위험군은 대화시간이 35.2분으로 일반사용자군(39.2분)보다 4.0분 적었음을 알 수 있다.

4) 스마트폰 실태

- 스마트폰 중독위험군: 스마트폰 과다사용으로 인한 금단·내성을 지니고 있으며, 이로 인해 일상생활 장애가 유발되는 상태를 말한다.
  - 전체 스마트폰 이용자(만 3~59세, 15,000명) 중에 유아동(만 3~9세, 578명), 청소년(만 10~19세, 5,249명), 성인(만 20~59세, 9,173명)을 조사함
  - 스마트폰 중독위험군 비율은 청소년, 성인을 대상으로 표준화된 스마트폰 중독척도(각 15문항)를 활용하여 산출하였으며, 유아동은 중독척도가 없어 조사에서 제외

(1) 중독위험군 비율

2014년 스마트폰 중독위험군 비율은 청소년 및 성인 스마트폰 이용자의 14.2%(인구수 4,561천 명)로 전년(11.8%) 대비 2.4%p 증가하였다. 스마트폰 중독위험군 최초 조사 년도인 2011년(8.4%) 대비 5.8%p 증가하였으며, (2011년) 8.4% → (2012년) 11.1% → (2013년) 11.8% → (2014년) 14.2%로 나타났다. 최근 스마트기기 보급 증가에 따른 과다사용으로 스마트폰 중독위험군이 지속 증가하는 추세이며 스마트기기 보유율이 (2011년) 31.3% → (2012년) 63.7% → (2013년) 71.6% → (2014년) 78.6%(한국인터넷진흥원, 2014)로 나타났다.

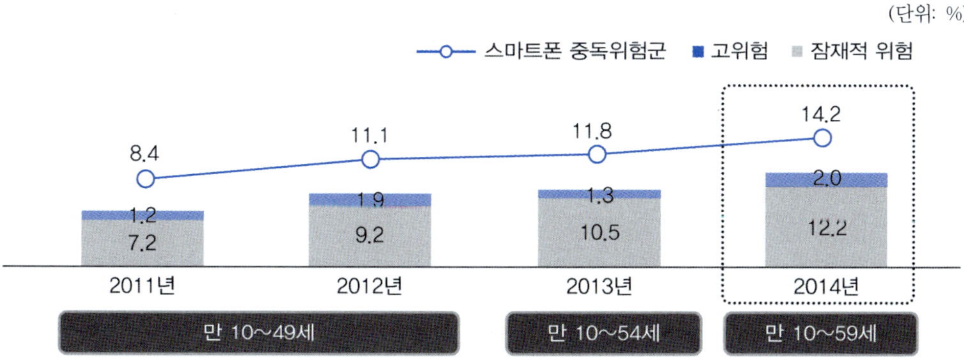

[그림 7-9] **전체 스마트폰 중독 현황**

출처: 미래창조과학부(2015).

(2) 연령대별 중독위험군

연령대별 중독위험군은 청소년 29.2%(1,562천 명), 성인 11.3%(2,999천 명)로 청소년 위험군 비율이 크게 높았다. 청소년 위험군 추이는 (2011년) 11.4%→(2012년) 18.4% →(2013년) 25.5%→(2014년) 29.2%이며, 성인 위험군 추이는 (2011년) 7.9%→(2012년)

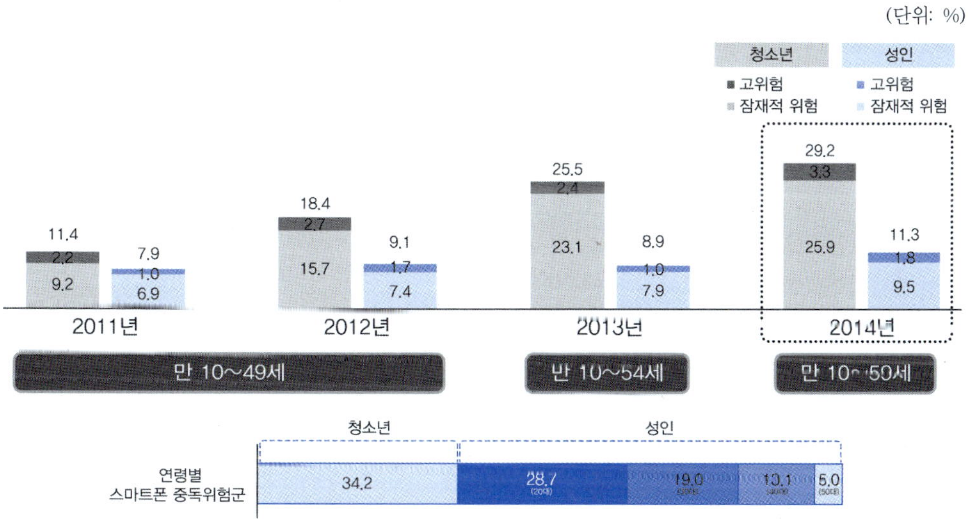

[그림 7-10] **연령별 스마트폰 중독 현황 및 중독위험군 구성비(%)**

출처: 미래창조과학부(2015).

9.1% →(2013년) 8.9% →(2014년) 11.3%로 나타났다. 연령대별로는 10대(29.2%) → 20대(19.6%) → 30대(11.3%) → 40대(7.9%) → 50대(4.8%) 순서로, 연령이 증가할수록 중독위험군 비율은 감소되었다.

(3) 성별, 학령별, 환경적 중독위험군

성별로는 청소년 여성 중독위험군은 29.9%로 청소년 남성(28.6%)보다 1.3%p 높았고, 학령별로는 중학생(33.0%)이 가장 높았으며, 환경적으로는 맞벌이가정 청소년(30.0%)이 스마트폰 중독 위험에 상대적으로 취약하였다.

(단위: %)

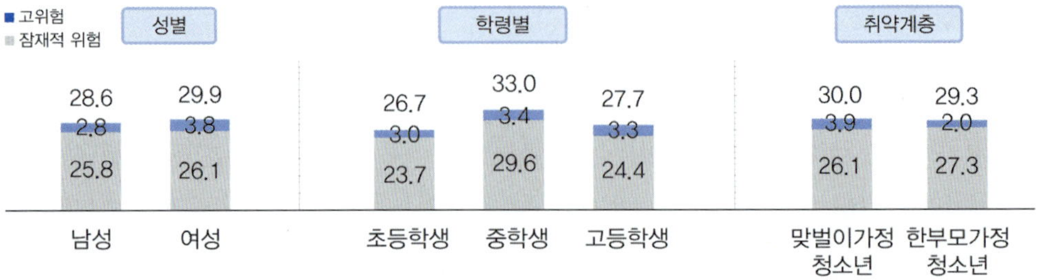

[그림 7-11] 청소년 성별 · 학령별 · 취약계층 스마트폰 중독 현황 및 중독위험군 구성비

출처: 미래창조과학부(2015).

(4) 스마트폰 중독위험 특성

스마트폰 이용자는 중독위험 요인 중 내성(40.3%), 일상생활장애(31.2%), 금단(30.9%), 가상세계지향(19.7%) 순으로 나타났다.

〈표 7-6〉 스마트폰 중독위험 특성 (단위: %)

구분		내성	일상생활장애	금단	가상세계지향
전체		40.3	31.2	30.9	19.7
스마트폰 중독위험군	청소년	76.9	72.5	60.3	47.8
	성인	74.1	69.7	65.2	55.9

출처: 미래창조과학부(2015).

(5) 모바일 메신저 이용실태

모바일 메신저의 과다사용에 대해 스마트폰 중독위험군의 32.7%, 일반사용자군의 11.9%가 심각하다고 응답하였고, 중독위험군은 메신저를 1일 평균 189.4분(10.7분×17.7회)을 이용하여 일반사용자군의 97.2분(8.1분×12.0회)보다 2배 이상 많은 것으로 나타났고, '지인과의 대화(81.4%)', '정보 교환(13.7%)'을 목적으로 주로 이용하였다.

5) 인터넷 중독 원인

인터넷 중독의 원인은 여러 가지로 설명이 되고 있는데 아직 명확한 결론은 없으나 사회 환경적 요인, 인터넷 자체의 속성, 성격적 특성, 뇌신경학적 요인 등 복합적으로 작용하는 것으로 생각된다(국가청소년위원회, 2006).

(1) 사회 환경적 요인

① 건전한 놀이문화의 부재

입시 위주의 한국 교육 현실에서의 청소년의 건강한 놀이문화를 기대하기는 어렵다. 또래문화의 상실, 이기주의, 성적지상주의, 자녀과잉보호 등 오프라인에서 또래와 교류를 맺을 수 있는 시간적 여유가 없다는 것이 인터넷 중독의 중요한 요인이 된다.

② 핵가족화 및 가정해체

가족 구성이 핵가족화되면서 함께 살지만 가정 내에서 독립된 생활을 하는 경우가 많고, 대부분의 집에서 컴퓨터는 자녀들의 방에 위치하고 있어 컴퓨터로 무엇을 얼마 동안 하는지 모르는 부모가 많아 적절한 간섭이나 통제가 이루어지기 어려운 현실이다. 부모-자녀 간 대화 단절, 또는 부재 등도 청소년의 중독성향을 부추긴다.

③ 외적 통제력의 부재

청소년 보호 정책이 엄격하지 못하여 아무런 제한 없이 게임용 웹사이트에 접속할 수 있고, 선정적이고 잔혹한 내용의 성인 게임을 인터넷을 통하여 손쉽게 설치하고 실행할 수 있게 된 것도 컴퓨터 중독의 한 원인이 될 수 있다.

④ 인터넷 접근의 용이성

각 가정에서는 필수적으로 인터넷이 설치되어 있고 거의 대부분의 청소년들이 무방비로 인터넷에 노출되어 있다. 부모나 어른의 적절한 제재나 감시 기능 부족과 더불어 세계 최고를 자랑하는 PC방은 중독 성향의 청소년에게는 일종의 탈출구 역할을 하고 있다.

(2) 인터넷 자체의 속성

① 끊임없는 재미와 호기심 충족

과거 유행했던 게임들은 변수가 별로 없어 자극에 한계가 있는 인간과 기계프로그램과의 단순한 대결이었다. 그러나 최근 유행하는 게임들은 실생활에서 일어날 수 있는 모든 상황이 게임세상에서 벌어지고 있다. 특히 대부분이 다른 참여자들과의 상호교류를 통해 이루어지는 게임들이어서 다양하고 그만큼 흥미도 유발한다. 무궁무진한 경우의 수의 존재, 결국 중독의 가능성이 많아지는 것이다.

② 새로운 인격 창출

온라인 속에서는 자기 모습을 얼마든지 새롭게 창조할 수 있다. 따라서 현실의 자기 모습에 불만이 많을수록, 왜곡된 자아상을 가지고 있을수록, 자기 존중감이 낮은 사람일수록 인터넷에 빠질 가능성이 많아진다. 일종의 현실도피의 한 방편으로 게임이 이용되는 것이다. 문제는 현실과의 괴리로 허탈감, 우울감에 빠지기 쉽고, 결국 이러한 부정적인 감정을 회피하기 위해 또 인터넷에 빠지는 악순환이 일어난다.

③ 익명성과 탈 억제

인터넷의 속성 중 특히 익명성은 실생활에서의 자기가 아니라 단지 아이디로 표현되는 새로운 자기가 존재를 만들어낸다. 필요에 따라 언제든지 자신의 존재를 변형시킬 수 있는 공간인 것이다. 인간은 자신의 존재가 남에게 드러날 때 의식적이든 무의식적이든 스스로를 통제하고 조절하려는 노력을 하게 되는데 익명성은 이러한 통제력을 약화시키고 온라인상의 여러 사회 문제를 야기하기도 한다.

④ 시간 왜곡 현상

인터넷에 빠져 있으면 시간에 대한 개념이 없어진다. 도박중독에서도 이러한 현상이 나타나는데 파친코와 같이 화면을 보고하는 도박일수록 왜곡현상이 더 심하게 나타난다. 일종의 가성최면 상태에 빠져 있는 것이다.

⑤ 강한 친밀감

온라인상에서는 현실에서보다 더 빨리, 더 깊이 유대감이 형성된다. 같은 관심사를 가지고 만나는 것이기 때문에 쉽게 공감대가 형성되며, 또 실제의 만남과 달리 학력이나 성별, 나이나 종교에 관계없이 친밀감이 형성될 수 있다.

(3) 뇌신경학적 요인

우리의 뇌에는 충동을 조절하는 회로가 있는데 이곳이 바로 복측 피개부-측핵-안와 전전두엽 부분이다. 여기에는 여러 신경전달물질이 작용하는데 이들 물질 중 특히 도파민이 쾌락을 일으키는 데 중요한 작용을 하는 것으로 알려져 있다. 게임을 할 때의 충동조절 회로의 도파민 수준이 높아지고 우리 뇌는 이러한 상태가 지속되기를 원한다.

(4) 인터넷 중독자의 심리적 특성

인터넷 중독과 관련된 심리적 특성을 크게 4가지로 분류하면 우울증, 자존감의 상실, 공격적 충동, 낮은 문제해결 능력을 들 수 있다.

6) 중독 대응기반 구축 및 인프라 조성

- 스마트폰 보급 급증에 따른 중독 위험 심화 등 환경적 변화요인을 반영하여 스마트폰 중독 진단척도 개편 및 유아동 척도 개발 보급(미래창조과학부)
- 지역 인터넷중독대응센터, 청소년상담복지센터 등 상담기관에 공지하고, 인터넷중독대응센터 홈페이지(스마트쉼센터-http://www.iapc.or.kr)에 게시하여 보급
- 인터넷 스마트폰 중독 자가진단 등 종합 정보서비스 제공을 위한 모바일 앱(APP)

서비스 운영(미래창조과학부)

- 중독 진단척도, 중독예방 가이드라인, 상담사례, 예방교육 동영상 및 자가학습용 콘텐츠, 상담프로그램 등 각종 정보 제공(2015년 1월부터 본격서비스)
- 가정 내 자녀 게임이용 지도의 자율성·책임성 강화를 위해 청소년 인터넷게임 건전 이용제도를 부모선택제로 전환 추진할 계획(여성가족부)
- 건전게임문화 확산 및 게임이용지도 역량 강화를 위해 게임과몰입 전문상담사 및 각급 교사 대상 연수 실시(문화체육관광부), 게임 리터러시 교육 및 게임 관련 청소년 지도·상담방법 교육 실시

청소년 도박문제 평가

지난 1년간, 자신에게 해당되는 것에 √표 해 주십시오.
돈을 걸고 하는 게임을 지금까지 한 번이라도 경험해 본 학생들만 응답하세요.

1	잃은 돈을 되찾기 위해, 얼마나 자주 돈내기 게임을 합니까?	① 매번 다시 한다. ③ 가끔씩 다시 하곤 한다.	② 대부분 다시 한다 ④ 다시 하지 않는다.
		예	아니오
2	돈내기를 할 때, 실제로는 돈을 잃으면서도 다른 사람에게 돈을 땄다고 이야기한 적이 있었습니까?		
3	돈내기로 인해 가족이나 친구들과 논쟁을 하거나, 학교 혹은 학원에서 문제가 발생한 적이 있었습니까?		
4	의도했던 것보다 더 오랫동안 돈내기를 한 적이 있었습니까?		
5	사실이라고 생각하든 안 하든, 여러분의 돈내기를 비판하거나, 돈내기에 문제가 있다고 말하는 사람이 있었습니까?		
6	여러분이 건 돈의 액수에 대해 혹은 돈내기 했을 때 발생하는 일에 대해 불안을 느낀 적이 있었습니까?		
7	돈내기를 그만두고 싶었지만, 생각처럼 되지 않은 적이 있었습니까?		
8	즉석복권, 로또, 베팅전표 등 돈내기한 물증이나 돈내기에서 딴 돈을 친구나 가족에게 숨겼던 적이 있었습니까?		
9	돈내기 때문에 가족 혹은 친구들과 돈 문제로 다툰 적이 있었습니까?		
10	돈내기를 하기 위해 돈을 빌리고 갚지 못한 적이 있었습니까?		
11	돈내기로 인해 학교, 학원, 과외, 아르바이트에 빠지거나 결석한 적이 있었습니까?		
12	돈내기 빚을 갚기 위해, 또는 돈내기 게임을 하려고 물건을 훔치거나 돈을 빌린 적이 있었습니까?		

채점방법: 1번 문제에서 ①, ②에 '예'라고 응답했을 경우 1점, ③, ④에 '예'에 응답했을 경우 0점, 2~12번 문제는 '예'라고 응답했을 경우 1점, '아니요'에 응답했을 경우 0점.

평가: 총 합계 1점: 당신은 사교적인 차원에서 도박을 하고 있군요?
총 합계 2점~3점: 당신의 도박수준은 위험합니다.
총 합계 4점 이상: 당신은 도박문제가 심각합니다. 바로 전문가의 도움을 받으셔야 합니다.

출처: 한국도박문제관리센터

4. 자살

1) 자살의 정의

자살의 한자 '自殺'을 그대로 풀이하면 '스스로(自)를 죽이는(殺) 것'이고 자살의 영어 'suicide'의 어원도 라틴어의 sui(자기 자신을)와 caedo(죽이다)의 두 낱말을 합성한 말에서 온 것으로 한자 풀이와 같은 의미다. 자살은 의학적・법적・사회적 목적에 따라 다르게 정의될 수 있지만, 일반적으로 자살이라는 용어는 "자발적으로 그리고 의도적으로 자신의 생명을 끊거나 끊으려고 시도하는 행동 혹은 그러한 경향"으로 정의할 수 있다.

세계보건기구(WHO)는 자살의 개념을 '자살행위로 죽음을 초래'하는 경우로 '죽음의 의도와 동기를 인식하면서 자기를 해(害)하는 행위', 즉 '치명적 결과를 초래하는 사해행위'라 하였다(이강희 외, 1990). Freud는 자살이란 '자기 자신에게 향해 있는 죽음 본능의 활동 요소가 극적으로 표현되는 것'으로 보았다. 이러한 자살은 스스로를 상하게 하려는 의도뿐만 아니라 실망, 절망, 분노 등의 복잡한 감정을 극단적으로 표현하거나, 자신의 극단적인 정서를 전달하기 위한 방법으로 사용되기도 한다(Keinhorst et al, 1995). 자살은 현실적인 자기존재를 포기하고 자신이 접하고 있는 모든 사회와 영속적으로 결별하는 행위다.

2) 자살의 유형

Durkheim(1951)은 자살을 '이타적 자살(altruistic suicide)' '이기적 자살(egoistic suicied)', '아노미적 자살(anomic suicide)'로 분류하였다. '이기적 자살'이란 개인주의적인 경향으로 사회집단에 참여하지 않기 때문에 발생한다. 즉 지나친 개인주의 때문에 사회가 개인을 통제할 수 있는 힘이 약화되어서 자살이 증가한다는 것이다. 개인 간에 응집력이 강하고 상호 유대관계가 형성된 사회는 정서적으로 안정감을 주고 치료적인 효과를 유발한다. 그러나 개인주의적인 사람은 이러한 사회적 지원을 받지 못하고 스스로 소외되는데 이러한 상황 속에서 나타나는 것이 이기적 자살인 것이다. '이타적 자살'은 개인이 특정한 사회집단에 대한 몰입이 과도하여 소속된 사회집단에 대한 의무감으로 자살을 선택하는 경우를 말한다. 고대 그리스인들이나 로마인들의 영웅적 자살이나 일본인들의 할복 자살, 전우를 위한 희생은 모두 이타적 자살에 해당된다. '아노미적 자살'은 사회가 병적으로 혼란스럽거나 무질서하여 개인에게 아무런 영향력도 행사하지 못하는 경우에 발생한다. Durkheim은 종교적 권위와 같은 강한 권위의 상실이 사회의 아노미 현상을 촉진하며 이러한 현상은 자살의 증가로 이어진다고 본다.

3) 청소년 자살의 실태

2014년 자살을 생각해 본 청소년은 7.9%로 2012년(11.2%)에 비해 3.3%p 감소하였다. 2014년 13~24세 청소년 중 7.9%가 지난 1년 동안 '한 번이라도 자살하고 싶다는 생각을 해 본 적이 있다.'고 응답하였다. 자살하고 싶었던 주된 이유는 13~19세 청소년은 '성적 및 진학문제(39.3%)', '경제적 어려움(19.5%)' 순이고, 20~24세 청소년은 '직장문제(20.1%)'와 '경제적 어려움(20.0%)' 순으로 나타났다.

〈표 7-7〉 청소년의 자살에 대한 충동 여부 및 이유 (단위: %)

구분	있다	자살하고 싶었던 주된 이유[1]						
		경제적 어려움	이성 문제	직장 문제	외로움, 고독	가정 불화	성적, 진학문제	기타[2]
2012	11.2	20.5	2.8	6.7	14.1	13.6	28.0	14.3
2014	7.9	19.7	6.4	8.5	12.4	10.2	27.3	15.5
13~19세	8.0	19.5	5.1	0.8	9.8	10.5	39.3	15.1
20~24세	7.6	20.0	8.5	20.1	16.4	9.7	9.2	16.1

주: 1) 지난 1년 동안 자살 충동이 있었던 사람의 자살하고 싶었던 이유
2) '질환·장애', '친구불화' 포함
출처: 통계청(2015), 「사회조사」 각 년도.

2013년 9~24세 청소년의 사망원인은 '고의적 자해(자살)'가 가장 많고, 다음은 '운수사고', '악성신생물(암)' 순으로 나타났고, 2013년 9~24세 청소년의 고의적 자해(자살) 사망률은 2003년(7.4명)에 비해 다소 증가한 7.8명이나, '운수사고'는 4.4명으로 10년 전(9.6명)에 비해 감소하였다.

〈표 7-8〉 청소년(9~24세)의 사망원인 (단위: 인구 10만 명당)

구분		1위	2위	3위
2003	사망원인	운수사고	고의적 자해(자살)	악성신생물(암)
	사 망 률	9.6	7.4	4.2
2012	사망원인	고의적 자해(자살)	운수사고	악성신생물(암)
	사 망 률	8.0	4.9	3.4
2013	사망원인	고의적 자해(자살)	운수사고	악성신생물(암)
	사 망 률	7.8	4.4	3.1

출처: 통계청(2015).

4) 청소년 자살의 특성

청소년은 청소년 발달 단계상 고유한 인지적·정서적·행동적 특성이 있어 성인들과는 다른 이유로 자살을 시도할 수 있다. 청소년 자살의 특성을 세 가지로 나누어 살펴보면 다음과 같다. 첫째, 청소년 자살은 성인에 비해 우울증 등의 정신질환의 극단적 표현인 경우가 많지 않다. 또한 우울증이 가장 큰 원인인 경우도 성인에 비해서는 급성의 상황적 우울인 경우가 많다. 둘째, 청소년 자살의 또 다른 특징은 대부분 사전계획 없이 시도된다는 점이다. 예를 들어, 음독 청소년을 대상으로 한 Kerfoot 등의 연구(1996)에 따르면, 과다복용 이전에 세 시간 이상 계획한 증거를 보이는 사례는 단지 20%에 지나지 않았으며 대부분의 사례에서 죽으려는 의도가 별로 없었던 것으로 나타났다. 이들의 연구결과에 따르면, 자살한다는 짧은 글을 남긴 경우는 3건뿐이었으며 주변에 아무도 없을 때 약물을 복용한 경우도 6건에 불과했다. 이러한 점은 약물 과다복용 결정이 종종 아무런 사전 계획이 없거나 예상되는 결과를 예상해 보지 않고 이루어진다는 것을 암시한다. 이것은 청소년기가 인지적으로는 미성숙하면서 정서적으로는 충동성이 심화되는 시기이기 때문이다. 셋째, 청소년 자살의 마지막 특성은 자살 의도의 문제다. 성인들의 자살 의도가 자살 시도로 이어지는 경우에 비해 청소년의 자살 의도는 자살행동으로 옮겨져 실제로 자살하는 경우가 나타나기도 한다.

5) 청소년 자살의 원인

청소년들의 사망 원인 중에서 제 1위가 자살이라는 것은 스스로에 대하여 생명경시 의식이 심하다는 의미가 담겨 있다. 청소년 자살의 요인은 매우 다양하며 특정한 원인에서 이루어졌다고 보기 어렵다(교육과학기술부, 2008). 국무총리 청소년보호위원회(2004), 교육과학기술부(2008), 보건복지부 · 한국보건사회연구원(2008), 김지은(2014)의 연구를 통해 제시한 청소년 자살에 영향을 미치는 요인들을 살펴보면 다음과 같다.

〈표 7-9〉 청소년 자살에 미치는 요인

구분	자살 관련 요인	자살 관련 위험요인(세부 요인)
국무총리 청소년보호 위원회 (2004)	생물학적 요인	• 신경전달물질인 세로토닌과 그의 대사물인 5-HIAA의 부족 등
	유전적 요인	• 자살, 가족력 등
	정신적 요인	• 우울, 조현병, 약물남용, 기타 정신장애
	개인적 요인	• 자살 시도 경험, 인지적 특성, 절망감, 성 정체감, 신체적 · 성적 학대, 자아존중감, 공격성 및 충동성
	가정적 요인	• 사회경제적 특성, 가정의 구조적 · 기능적 특성, 가족의 정신건강 등
	사회 · 환경적 요인	• 스트레스, 사회적 지지, 대중매체, 학교 및 친구 관계, 기타 요인
교육과학 기술부 (2008)	개인심리적 요인	• 중요한 목표의 실패에 따른 자책감 및 자기처벌 (성적하락, 이성/동성친구관계 실패) • 자신에게 부당하게 대했다고 생각하는 가족이나 친구들에 대한 보복 • 주술, 종교 등의 비합리적 신념에 의한 자살 • 고통으로부터의 해방 • 비난에 민감하게 반응하고 높은 기준을 고집하는 완벽주의자 • 충동적 · 정서적으로 불안정하여 예측하기 어려운 성격 • 자신을 드러내지 않고 내성적이고 온순한 성격
교육과학 기술부 (2008)	사회 · 환경적 요인	• 가정폭력, 가정불화, 질병, 경제적 어려움, 상실감 등 • 성적부진, 대학 등 입시 위주의 경쟁적 교육풍토(진로에 대한 고민) • 폭력적이고 선정적이며 생명을 경시하는 대중문화 • 기성세대와의 가치관 차이
	정신병리적 요인	• 정신과적 질환(우울증, 반사회적 행동, 불안, 공포증)
보건복지부 (2012)	개인 관련 요인	• 우울증, 충동성, 낮은 자존감
	가정 관련 요인	• 가정불화, 부모와의 갈등, 경제적 어려움
	학교 관련 요인	• 학교폭력, 교우관계, 학업스트레스
	사회 관련 요인	• 미디어 영향, 주변인의 자살

구분	자살 관련 요인	자살 관련 위험요인(세부 요인)
김지은 (2014)	개인요인	• 성별, 우울, 성격, 스트레스 대처능력, 약물, 음주 등
	가족요인	• 가족기능(가족스트레스, 가족의 정서적 지지, 부모-자녀 관계, 가족관계 만족도, 부모-자녀 양육패턴 등)
	학교요인	• 성적, 학업스트레스, 집단따돌림

출처: 국무총리 청소년보호위원회(2004: 12-35); 교육과학기술부(2008: 45); 보건복지부(2012: 11); 김지은(2014: 13-14) 재구성.

국무총리 청소년보호위원회(2004), 교육과학기술부(2008), 보건복지부・한국보건사회연구원(2008), 김지은(2014)의 연구에서 제시된 청소년 자살에 영향을 미치는 요인은 크게 개인적 요인, 가정적 요인, 학교적 요인, 사회・환경적 요인으로 재분류할 수 있다. 청소년 자살에 미치는 개인적, 가정적, 학교적, 사회・환경적 요인은 다음과 같다.

〈표 7-10〉 청소년 자살에 영향을 미치는 요인

요인	세부 요인
개인적 요인	성별, 우울, 성격, 스트레스 대처능력, 약물, 음주, 자살 시도 경험, 인지적 특성, 절망감, 성 정체감, 신체적·성적 학대, 자아존중감, 공격성 및 충동성, 우울, 조현병, 약물남용, 기타 정신장애, 만성 신체 질환, 비합리적 신념 등
가정적 요인	사회 경제적 특성(경제적 어려움 등), 가정의 구조적·기능적 특성, 가족의 정신건강(자살, 가족력 등), 가족 스트레스, 가족의 정서적 지지, 부모와의 갈등, 가족관계 만족도, 부모의 양육패턴, 가정불화 등
학교적 요인	성적, 학업스트레스, 집단따돌림, 학교폭력, 교우관계 등
사회·환경적 요인	스트레스, 사회적 지지, 대중매체, 학교 및 친구관계, 미디어 영향, 주변인의 자살, 폭력적이고 선정적이며 생명을 경시하는 대중문화 등

6) 청소년 자살 예방의 문제점

〈표 7-11〉 청소년 자살 예방의 문제점

영역	문제점	
1차 예방 프로그램	교육방법이 획일성, 일회성, 형식성	• 전체 학생 대상 학생 자살 예방 및 생명존중교육이 대규모 집단, 강의 위주로 이루어지는 등 획일적임 • 일회성 특강 위주 교육 • 짧은 시간 동안 형식적 교육 • 자살 예방과 개입을 위한 맞춤식 프로그램 부족

영역	문제점	
	교육내용의 부적절	• 자살 보호 요인 강화를 위한 정신 건강 증진 프로그램 부족 • 자살 위험 학생 선별 없이 일반화된 내용을 모든 학생에게 전달
자살 위험 학생 선별 · 관리	선별 검사의 전문성, 실효성 미흡	• 전체 학생 대상 정서행동발달 검사에서 자살 위험 평가가 제대로 이루어지지 않음 • 우울증 선별 검사만 무분별하게 시행하는 곳이 많음 • 자살 위험도 평가의 학교 간 · 지역 간 차이가 큼
	자살 위험 학생 지원 관리 체제 미흡	• 선별 검사에서 파악된 자살 위험 학생에 대한 지원 · 관리 프로그램 미비 • 자살 위험 학생 관리 매뉴얼 부재
자살행동에 대한 개입 · 사후관리	위기관리 체제 미흡	• 자살 사건 발생 시 위기관리 체제 및 프로토콜 미비 • 자살 시도 학생과 가족 치료 소홀 • 자살 사건 이후 재발 방지 노력 부재
담당 인력	담당 인력과 담당자의 전문성 부족	• 자살 위기에 대처할 전문 인력 부재 • 담당교사의 전문성 부족 • 상담사의 역량 부족
	기타	• 학교 내 자살 사건 담당 부서 불명확 • 교사를 위한 지원체제 미흡 • 전문상담교사 배치를 위한 예산 지원 부족
교사 · 부모 교육	교사 · 부모 프로그램 미흡	• 교사의 자살 대처 능력 배양을 위한 교육 프로그램 미흡 • 교사의 자살 예방 교육을 위한 매뉴얼 부재 • 상담, 치료 등이 필요한 자녀를 위한 부모 교육 및 지원체제 미비
교원의 인식	학교장과 교사의 인식 부족	• 자살 예방 교육의 필요성과 학교의 역할에 대한 학교장과 교사의 인식 부족 • 정신건강에 대한 인식 부족과 자살에 대한 편견 • 자살과 죽음을 명시적으로 다루는 것을 터부시함
지역사회 유관기관과의 연계협력	학교와 학교 밖 기관 간 네트워크 미비	• 관련 부처 간 유기적 협력 미흡 • 학교와 지역사회 정신건강 관련 기관 간 연계 협력 미흡
자살 예방 정책과 접근방식	중장기 대책 부재	• 심층적 실태 · 원인 파악이 이루어지지 않은 상황에서 언론 보도나 여론에 따른 단기 처방식 정책 개발 및 시행 • 예방이 없는 사후 대처식 접근 • 대책 없이 당면 문제 해결에 중점을 둠
	학교의 구체적 · 통합적 예방 프로그램 미비	• 교육청의 정책이 구체성이 미흡하고 형식적 • 학교의 자살 예방 및 위기 개입을 위한 포괄적이고 통합적인 예방 체제 미비 • 학교의 심리적 · 정서적 지원 체제 미비
	기타	• 자살 위험이 높은 학생 중심 접근의 낙인 효과 • 사회적 인식 개선이 되지 않은 상태에서 학교에 책임을 떠넘기기

출처: 한국교육개발원(2012: 119-120).

첫째, 보건복지부의 2014년 정신건강사업에 따르면, 아동 및 청소년을 위한 정신보건 사업은 지역사회 내 아동·청소년 정신보건 서비스 제공 체계를 구축함으로써 아동·청소년기 문제의 예방을 목적으로 하고 있다. 정부가 아동·청소년의 정신건강사업을 위해 추진하고 있는 사업은 의미가 있지만, 내용면에서는 취약계층 및 아동·청소년 관계자에 대한 사전 발굴 및 지원체계로서 그 대상과 범위는 극히 제한적이라 할 수 있다. 학교에서 실시하는 정서·행동발달검사에서도 마찬가지로 취약계층으로 대상이 한정되어 지원되기 때문에 사각지대에 있는 대상자들에게는 서비스가 제공되기 어렵다고 본다. 경제적 여건에 의한 서비스의 다각적인 관심과 노력이 고려되어야 한다고 하겠다.

둘째, 학교교육 분야, 상담 및 사회복지 분야, 보건의료 분야에서 실행 중인 청소년 사살 예방과 대처 활동을 살펴보면, 학교교육 분야의 경우 1차 예방 사업으로 초·중등 학교에서 학생 대상 생명존중교육 및 자살예방교육을 실시하고 있는 것을 볼 수 있다. 그러나 〈표 7-11〉에서 볼 수 있듯이 청소년들을 대상으로 실시되는 생명존중교육 및 자살예방교육은 획일성, 일회성, 형식성의 문제점이 제기된다.

이와 관련하여 청소년 자살 예방 프로그램 개발 운영 실태를 보면 대다수가 민간단체에 의해 개발되어 자율적으로 혹은 교육청이나 교육지원청의 도움을 받아 실행되고 있다. 학교에서는 가급적 짧은 시간에, 그리고 한꺼번에 많은 학생을 교육하려고 한다. 따라서 학교 전체 학생을 대상으로 일회적인 특강 방식으로 교육이 이루어지는 경우가 대부분이다. 이처럼 형식적으로 이루어지고 있기 때문에 효과를 거두기 어려운 실정이다. 이러한 문제는 일차적으로는 정부 주도의 자살 예방 프로그램이 개발·운영되고 있지 못하며, 학교가 청소년 자살 예방 교육을 실행할 만한 여러 가지 여건이 조성되어 있지 않은 데 기인하는 것이며, 더 근본적으로는 자살 예방 교육의 중요성과 학교가 중심적인 역할을 수행해야 한다는 인식이 부족하기 때문이라고 할 수 있다(한국교육개발원, 2012: 117). 학교교육 분야 외에 상담 및 사회복지 분야, 보건의료 분야의 경우 1차, 2차, 3차 예방사업 대부분이 선별작업을 거쳐 위험군으로 분류된 청소년에 대한 지원이기 때문에 학교교육 분야의 2차, 3차 예방사업과 마찬가지로 지원대상의 한계성이 드러난다고 하겠다. 또한 이와 같은 사업은 학교와 지역사회 정신건강 관련 기관 간 연계 협력이 원활해야 학생지원이 신속하고 효과적으로 이루어질 수 있는데, 관련 부처 간 유기적 협력 미흡, 학교와 지역사회 정신건강 관련 기관 간 연계협력이 미흡하다(한국교육개발원, 2012: 120)는 것이 문제점으로 지적된다.

셋째, 청소년 자살 예방 대책과 관련하여 부모교육이 중요한 관심이 되어야 함에도 학교나 지역사회에서 부모교육은 연중행사 등으로 형식적인 형태를 띠는 경우가 대부분이다. 청소년 자살에 영향을 미치는 요인 중 가정적 요인을 살펴보면, 부모와의 관계 또는 부모의 양육태도 등이 중요한 영향 요인임을 알 수 있다. 상담, 치료 등이 필요한 자녀를 위한 부모교육뿐 아니라, 일반 청소년의 경우에도 부모의 영향력을 고려할 때 부모교육에 대한 지원체제 마련이 요구된다.

넷째, 자살예방법의 경우도 청소년 자살 예방 대책 및 생명존중사회 구현을 위한 법적 지위의 한계가 문제점으로 지적된다. 「자살예방법」은 자살예방 상담 및 교육을 필요로 하는 대상들을 특정하고 있다. 그 대상으로는 ① 국가기관, ② 지방자치단체, ③ 대통령령으로 정하는 공공기관(「공공기관의 운영에 관한 법률」 제4조 제1항에 따른 공공기관 및 「지방공기업법」에 따른 지방공사 및 지방공단), ④ 노인복지시설, ⑤ 사회복지시설, ⑥ 대통령령으로 정하는 기관이나 단체(상시근로자 30명 이상의 사업장, 「의료법」에 따른 병원급 의료기관, 「초·중등교육법」 제2조의 학교 및 고등교육법 제2조에 따른 학교)이다.

학교의 경우 청소년이나 대학생을 상대로 한 자살 예방 상담 및 교육이 필요하다고 본 것이고, 시설의 경우 자살취약계층인 노인 등이 거주하고 있어 그 필요성이 있다고 본 것이며, 사업장의 경우도 근로자들의 정신건강을 위한 자살 예방 상담 및 교육이 필요한 것으로 본 것이다. 그러나 국가기관·지방자치단체·공공기관의 경우에는 자살취약계층이어서라기보다 국가기관들부터 자살예방사업을 선도적으로 시행하여야 된다는 의미에서 규정해 놓은 것이라고 생각된다. 여기서 상담 및 교육 실시를 위해 노력해야 하는 사람은 기관·단체·시설의 장이지만 상담이나 교육의무를 법적으로 부담한다고 보기는 어렵다. 자살예방법이 의무규정이 아닌 노력규정으로 두고 있기 때문이다(신권철, 2013: 708).

이는 앞서 생명존중교육과 자살예방교육, 부모교육의 문제점에서 지적한 것과 관련이 깊다. 정신건강의 문제 소양이 있는 학생뿐 아니라 일반학생을 포함하여 전체 학생을 대상으로 한 학생 생명존중교육 및 자살예방교육이 대규모 집단식 강의 위주로 이루어지는 등 획일적이고, 일회적이고, 형식적이라는 문제가 제기되었다.

이에 덧붙여, 자살 위험 학생 선별 없이 일반화된 내용을 모든 학생에게 전달하는 등 부적절한 교육내용에 대한 문제도 지적된다. 또한 청소년 자살 예방대책과 관련하여 부모교육이 중요함에도 형식적 부모교육, 부모교육 지원체제의 미비점 등이 문제점으로 지적되었다. 이는 자살예방법이 의무규정이 아니라 노력규정이기 때문이다. 이와 관련하여 특히 「자살예방법」 제17조의 자살 예방 상담 · 교육이 의무규정이 아니라 노력규정이기 때문에 생명존중문화 조성을 위한 교육 등의 사업이 미진하다고 사료된다.

마지막으로, 청소년 자살 원인에 대한 다차원적인 접근 방식에 대한 고려가 요구된다. 앞서 살펴본 바와 같이 청소년 자살의 원인은 크게 개인적 요인, 가정적 요인, 학교적 요인, 사회 · 환경적 요인으로 분류할 수 있다. 그러나 청소년의 자살 예방 대책은 각 요인에 대한 근본적인 고려가 부족하다고 할 수 있다. 현재 시행되고 있는 청소년 자살 대책은 자살 위험군 선별, 상담 및 치료 개입을 초점으로 이루어지고 있다. 이는 자칫 청소년의 자살에 영향을 미치는 요인 중 개인적 요인에 국한된 지원정책이 될 가능성 있다. 이는 앞서 지적된 관련 부처 간 유기적 협력관계 미흡, 학교와 지역사회, 정신건강 관련 기관 간 연계 협력이 미흡한 것도 원인이 될 수 있다고 사료된다.

토론주제

1. 학교폭력과 집단따돌림을 예방하기 위해 우리의 교육현장에서 할 수 있는 구체적 방법은 무엇이 있을지 논의해 보자.
2. 청소년들은 학교에서 스마트폰 사용의 제한을 두고 통신의 자유와 행복추구권을 침해한다는 최근 인권위의 판단이 있었다. 이에 대해 교육권(학습권, 수업권)에 대한 부분과 인권이라는 부분에 대해 어떻게 생각하는지, 바람직한 대안 등에 대해 논의해 보자.

제5부

정신건강과 이상행동

학습목표

1. 정신건강상의 문제를 중심으로 발달단계상에서의 특징적 이상행동, 그 진단적 특징과 원인, 치료방법 등에 관해 알 수 있다.
2. 이상행동의 예방적 차원에서 정신건강을 유지, 증진시킬 수 있는 방안을 알 수 있다.
3. 정신질환의 범주에는 들지 않으나 임상적 관심을 요하는 문제들을 고찰하고 올바로 대처할 수 있다.

현대사회의 급격한 변화는 사회구조는 물론 가족구조, 개인의 가치관 등에 많은 변화를 초래하였으며 이러한 변화가 미친 결과는 긍정적 영향만큼이나 부정적 영향도 크다.

특히 급격한 사회변동의 대표적인 역기능적 현상으로서 개인의 적응곤란 문제를 들 수 있다. 인간이 발달해 가는 과정에서 별다른 문제없이 잘 적응하는 경우도 있지만 적응하는 데 어려움을 겪거나 심할 경우 정신적으로 문제가 생겨 이상행동을 보이는 경우도 있다.

부적응 또는 이상행동의 원인으로 추정되는 것으로는 유전적 요인, 사회문화적 환경, 가정환경 등을 들 수 있으며 개인이 나타내는 다양한 이상행동의 표현양상은 특정 문화, 나이, 성별, 주위환경 등에 따라 차이를 보인다.

제5부에서는 정신건강상의 문제와 관련하여 DSM-5®(Diagnostic and Statistical Manual of Mental Disorders-5ed.)의 정신질환 분류를 기초로 현대사회에서 특히 많이 발병되고 있는 이상행동을 유아·아동·청소년기에 흔히 진단되는 정신질환, 성인에서 빈발하는 정신질환, 그리고 정신질환의 범주에는 들지 않으나 임상적 관심을 요하는 문제로 대별하여 그 진단적 특징과 원인, 증상, 치료 등에 관해 고찰해 보고자 한다.

제8장

유아 · 아동 · 청소년기의 이상행동

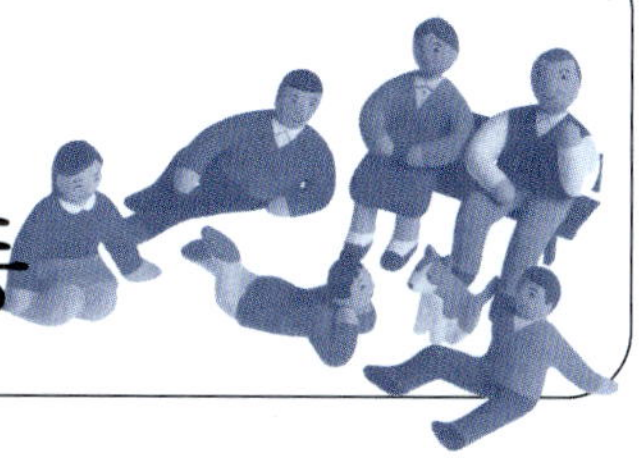

1. 이상행동이란

이상행동(abnormal behavior)이란 정상적 행동에서 많이 벗어난 행동을 말하며 정신질환, 정신장애, 심리적 장애, 행동장애, 적응이상 등으로 다양하게 표현된다. DSM-5® 에서는 그동안 정신장애로 번역하였던 mental disorder가 정신능력의 결함이 있는 것으로 오해를 할 우려가 있어 정신질환으로 번역한바 있다.

정신장애는 정신기능의 기초를 이루는 심리학적, 생물학적 혹은 발달과정에서의 기능이상을 반영하는 개인의 인지, 정서 조절 또는 행동에서 임상적으로 유의미한 장애라는 특징을 가진 증후군이다. 정신장애는 대개 사회적 · 직업적 혹은 다른 중요한 활동에서의 심신장애 또는 유의미한 정신적 고통과 관련되어 있다(권준수 외 역, 2015).

현대사회의 급격한 사회변동은 개인의 적응곤란 문제(예: 갈등, 소외, 좌절감, 무력감, 불안, 일탈, 적대감, 반사회적 행동, 정신장애 등)와 같은 역기능을 초래함으로써 정신건강 측면에서 주요 문제로 대두되었고 이에 대한 관심도 점차 높아지고 있다. 최근 공중파 방송에서 국민의 정신건강 증진을 위한 프로그램이 속속 생겨나고 있는 것도 이러한 경향을 반영하고 있는 것이라 할 수 있다.

세상은 하루가 다르게 변하고 발전해 가는데 그 소용돌이 속에 살고 있는 인간은 그 발전의 속도만큼 이전에 비해 편안하고 행복하다고 할 수 있을까? 안타깝지만 그렇다고 하기는 힘들 것 같다. 급격한 발전으로 얻게 된 편리함, 여유에도 불구하고 많은 사람이 오히려 이전보다 적응하는 데 더 많은 어려움이 있음을 호소하고 있다. 실제로 최근 적응곤란, 정신과적 문제로 인하여 정신치료 전문가의 도움을 받아야 하는 경우가 점점 더 늘어나고 있음이 여러 연구에서 보고되고 있다.

이상행동, 즉 정신장애도 여러 질병 중의 하나일 뿐이다. 그럼에도 불구하고 많은 사람이 이상행동에 대해서는 유독 편견을 가지고 있는 듯하다. 신체질병과 마찬가지로 정신장애도 숨기지 말고 치료를 받아야 한다. 숨기면 숨길수록 병은 더 깊어지기 마련이다. 방치되어 있던 정신질환자가 자신 또는 타인에게 심각한 문제를 일으키기 전에 적절한 치료가 필요하다.

그런데 정상적 행동과 이상행동을 구분하는 것은 어려운 일이다. 무엇을 기준으로 이상행동을 규정지을 것인지에 대해서는 아직도 많은 논란이 제기되고 있다. 따라서 정상적 행동과 이상행동을 판단하기 위해서는 어떤 한두 가지 측면만을 가지고서는 안 된다. 행동이 일어난 상황과 내용을 고려하고 다양한 관점의 준거를 조합해서 판단을 내려야 한다.

이상행동을 정의하는 데 사용되는 다양한 관점의 준거로는 다음과 같은 것들이 있다(김정희 외, 1999).

첫째, 통계적 준거로서 어떤 개인이 보이는 행동이나 정서가 대부분의 사람이 동일한 상황에서 보이는 행동에 비해 얼마나 일탈되어 있는지에 따라 정상과 이상을 구분하는 개념이다. 여기에서 일탈이란 전집의 평균으로부터 지나치게 높거나 낮게 벗어난 정도, 즉 양극단을 말한다. 통계적 준거는 이상행동을 하나의 동일한 척도로 비교할 수 있는 장점이 있으나 정상의 범위를 벗어난 모든 사람을 이상으로 분류하는 단점이 있다(예: 지능이 매우 높다고 해서 이상으로 분류하는 것은 타당하지 않다).

둘째, 사회문화적 준거로서 이는 개인의 사회적 적응성을 강조하는 개념으로 어떤 개인의 행동이 그가 속한 사회의 규범이나 관습에서 크게 벗어나 용인되기 어려운 행동을 이상행동이라고 간주한다. 사회문화적 준거는 사회문화적 차이에 의해 영향을 많이 받는 단점이 있다(예: 한국에서는 술 취한 사람이 대로에서 고성방가하는 것을 심각한 이상행동으로 보지 않지만 미국에서는 알코올중독 환자로 본다).

셋째, 행동의 적응성 준거로서 개인의 행동이 개인 자신이나 사회에 부정적 영향을 줄 때(예: 사회공포증, 적대적 반항장애 등) 이를 이상행동이라고 간주한다.

넷째, 개인적 준거로서 이는 개인이 경험하고 있는 심리적 갈등의 정도가 얼마나 심한지에 따라 정상과 이상을 구분한다(예: 주관적으로 느끼는 우울, 불안, 죄책감 등이 심하여 고통을 겪는 경우 이상이라고 본다). 개인적 준거는 개인의 호소와 주장을 중시함으로써 자신의 상태에 대해 정확하게 인식하지 못하는 사람에 대해서는 판단하기 어려운 단점이 있다.

다섯째, 전문적 준거로서 이는 심리학적 평가나 정신과적 진단방법으로 판단하는 것을 말한다. 즉 임상심리전문가가 각종 심리검사도구를 사용하여 검사한 결과를 토대로 정상과 이상을 판단하는 경우와 정신과 의사가 정신과적 면접과 평가를 토대로 이상행동을 판단하는 전문적 과정으로 비교적 과학적이고 객관성이 높은 준거라고 할 수 있다.

따라서 정신질환 치료가 필요한가는 증상의 심각도, 눈에 띄는 증상(예: 자살 사고의 존재), 증상과 관련된 환자의 정신적 고통, 환자의 증상과 관련된 심신장애, 가능한 치료의 위험성과 이점, 기타 요인(예: 다른 질환과 얽혀 있는 정신과적 증상)을 고려하는 복잡한 임상적 결정이다(권준수 외 역, 2015).

2. 이상행동의 분류

이상행동의 분류체계는 다양하다. 다양한 유형의 이상행동을 분류하는 대표적 이상행동 분류체계로는 미국 정신의학회의 『정신질환의 진단 및 통계 편람 5판(Diagnostic and Statistical Manual of Mental Disorder-5ed.: DSM-5®)』과 세계보건기구의 『국제질병분류 10판(International classification of diseases, 10ed.: ICD-10-CM)이 있다. 여기에서는 이상행동을 진단하는 데 광범위하게 사용되고 있는 『DSM-5®』의 분류를 중심으로 살펴보고자 한다.

『DSM-5®』에서는 정신질환을 다음과 같이 분류하고 있다(권준수 외 역, 2015에서 발췌).

〈표 8-1〉 정신질환의 분류

정신질환 분류	정신질환명
신경발달장애 (Neurodevelopmental Disorders)	• 지적장애, 의사소통장애, 자폐스펙트럼장애, 주의력결핍 과잉행동장애, 특정학습장애, 운동장애, 기타 신경발달장애 등
조현병 스펙트럼 및 기타 정신병적 장애(Schizophrenia Spectrum and Other Psychotic Disorders)	• 조현형 (성격)장애, 망상장애, 단기 정신병적 장애, 조현양상장애, 조현병, 조현정동장애, 물질/약물치료로 유발된 정신병적 장애, 다른 의학적 상태로 인한 정신병적 장애, 긴장증 등
양극성 및 관련 장애 (Bipolar and Related Disorders)	• 제Ⅰ형 양극성장애, 제Ⅱ형 양극성장애, 순환성장애, 물질/약물치료로 유발된 양극성 및 관련 장애, 다른 의학적 상태로 인한 양극성 및 관련 장애, 달리 명시된 양극성 및 관련 장애, 명시되지 않는 양극성 및 관련 장애 등
우울장애 (Depressive Disorders)	• 파괴적 기분조절부전장애, 주요우울장애, 지속성 우울장애(기분저하증), 월경전불쾌감장애, 물질/약물치료로 유발된 우울장애, 다른 의학적 상태로 인한 우울장애, 달리 명시된 우울장애, 명시되지 않는 우울장애 등
불안장애 (Anxiety Disorders)	• 분리불안장애, 선택적 함구증, 특정공포증, 사회불안장애(사회공포증), 공황장애, 공황발작 명시자, 광장공포증, 범불안장애, 물질/약물치료로 유발된 불안장애, 다른 의학적 상태로 인한 불안장애, 달리 명시된 불안장애, 명시되지 않는 불안장애 등
강박 및 관련 장애 (Obsessive-Compulsive and Related Disorders)	• 강박장애, 신체이형장애, 수집광, 발모광, 피부뜯기장애, 물질/약물치료로 유발된 강박 및 관련 장애, 다른 의학적 상태로 인한 강박 및 관련 장애, 달리 명시된 강박 및 관련 장애, 명시되지 않는 강박 및 관련 장애 등
외상 및 스트레스 관련 장애 (Trauma-and Stressor-Related Disorders)	• 반응성 애착장애, 탈억제성 사회적 유대감 장애, 외상 후 스트레스장애, 급성 스트레스장애, 적응장애 등
해리장애 (Dissociative Disorders)	• 해리성 정체성 장애, 해리성 기억상실, 이인성/비현실감장애, 달리 명시된 해리장애, 명시되지 않는 해리장애 등
신체증상 및 관련 장애 (Somatic Symptom and Related Disorders)	• 신체증상장애, 질병불안장애, 전환장애, 기타 의학적 상태에 영향을 미치는 심리적 요인, 인위성 장애, 달리 명시된 신체증상 및 관련 장애, 명시되지 않는 신체증상 및 관련 장애 등
급식 및 섭식장애 (Feeding and Eating Disorders)	• 이식증, 되새김장애, 회피적/제한적 음식섭취장애, 신경성 식욕부진증, 신경성 폭식증, 폭식장애, 달리 명시된 급식 또는 섭식장애, 명시되지 않는 급식 또는 섭식장애 등
배설장애 (Elimination Disorders)	• 유뇨증, 유분증, 달리 명시된 배설장애, 명시되지 않는 배설장애 등

정신질환 분류	정신질환명
수면-각성장애 (Sleep-Wake Disorders)	• 불면장애, 과다수면장애, 기면증, 호흡 관련 수면장애, 일주기리듬 수면-각성장애, 비급속안구운동수면 각성장애, 악몽장애, 급속안구운동(REM) 수면행동장애, 하지불안증후군, 물질/치료약물로 유발된 수면장애 등
성기능부전 (Sexual Dysfunctions)	• 사정지연, 발기장애, 여성극치감장애, 여성 성적 관심/흥분장애, 성기-골반통증/삽입장애, 남성성욕감퇴장애, 조기사정, 물질/약물치료로 유발된 성기능부전, 달리 명시된 성기능부전, 명시되지 않는 성기능부전 등
성별 불쾌감 (Gender Dysphoria)	• 성별 불쾌감, 달리 명시된 성별 불쾌감, 명시되지 않는 성별 불쾌감 등
파괴적, 충동조절 및 품행장애 (Disruptive, Impulse-Control, and Conduct Disorders)	• 적대적 반항장애, 간헐적 폭발장애, 품행장애, 반사회성 성격장애, 병적 방화, 병적 도벽, 달리 명시된/명시되지 않는 파괴적, 충동조질 및 품행장애 등
물질관련 및 중독장애 (Substance-Related and Addictive Disorders)	• 물질관련장애, 알코올관련장애, 카페인관련장애, 대마관련장애, 환각제관련장애, 흡입제관련장애, 아편계관련장애, 진정제, 수면제 또는 항불안제 관련장애, 자극제관련장애, 남배관련장애, 기타(또는 미상의) 물질관련장애, 비물질관련장애(도박) 등
신경인지장애 (Neurocognitive Disorders)	• 섬망, 주요 및 경도 신경인지장애, 알츠하이머병으로 인한 주요 또는 경도 신경인지장애, 전두측두엽 주요 또는 경도 신경인지장애, 혈관성 주요 또는 경도 신경인지장애, 외상성 뇌손상으로 인한 주요 또는 경도 신경인지장애 등
성격장애 (Personality Disorders)	• 편집성 성격장애, 조현성 성격장애, 조현형 성격장애, 반사회성 성격장애, 경계성 성격장애, 연극성 성격장애, 자기애성 성격장애, 회피성 성격장애, 의존성 성격장애, 강박성 성격장애 등
변태성욕장애 (Paraphilic Disorders)	• 관음장애, 노출장애, 마찰도착장애, 성적피학장애, 성적가학장애, 소아성애장애, 물품음란장애, 복장도착장애 등
기타 정신질환	• 다른 의학적 상태로 인한 달리 명시된 정신질환, 다른 의학적 상태로 인한 명시되지 않는 정신질환, 달리 명시된 정신질환, 명시되지 않는 정신질환 등
약물치료로 유발된 운동장애 및 약물치료의 기타 부작용	• 신경이완제로 유발된 파킨슨증, 기타 약물치료로 유발된 파킨슨증, 신경이완제 악성증후군, 약물치료로 유발된 급성 근육긴장이상, 항우울제 중단 증후군 등
임상적 주의의 초점이 될 수 있는 기타의 상태	• 관계 문제, 학대와 방임, 교육과 직업 문제, 주거와 경제 문제, 사회 환경과 관련된 기타 문제, 범죄 혹은 법체계와의 상호작용과 관련된 문제, 상담과 의학적 조언을 위한 기타의 건강서비스 내면, 기타 정신사회적 · 개인적 · 환경적 상황과 관련된 문제, 개인력의 기타 상황 등

이들 정신질환 중 발달 초년에 더 빈번히 진단되는 질환으로는 신경발달장애, 조현병 스펙트럼 및 기타 정신병적 장애 등이 있으며, 사춘기와 청소년기에는 양극성, 우울, 불안장애, 성인기에는 신경인지장애가 진단된다(권준수 외 역, 2015).

3. 유아 · 아동 · 청소년기의 이상행동

최근 들어 학교 부적응이나 공부에 흥미를 느끼지 못해 학교를 중도 탈락하는 학생이 늘어나고 있으며, 비행, 문제행동, 자살 등이 양적으로 증가추세에 있어 큰 우려를 자아내고 있다. 학교폭력의 문제는 점점 더 흉폭화, 저연령화 양상을 보이고 있으며 그 심각성이 정도를 넘어서고 있다.

최근 연구결과들에 의하면 정서 · 행동장애를 갖고 있는 아동들의 발생빈도가 높아지고 있는 추세이다. 우리나라의 영유아 정신장애 비중은 높은 편으로 보건복지부가 2012~2013년에 실시한 영유아 정신건강 실태조사 결과에 따르면 조사대상 영유아(6세 이하) 10명 중 3~4명은 정신건강에 문제가 있는 것으로 나타났다. 2012년 결과에 따르면 사회정서평가검사(ITSEA)에서 12~35개월 영유아 192명 중 39.06%가 우울, 위축, 또래관계 문제, 주의력 문제 등 사회성과 정서적 장애를 겪고 있는 것으로 나타났다. 2013년 결과에서도 12~35개월 영유아 195명 중 28.78%가 사회성과 정서적 장애를 겪고 있는 것으로 나타났으며, 아동 · 청소년 행동평가척도(K-CBCL)를 이용한 36~82개월 유아의 경우 대상자 406명 중 8.86%가 장애를 겪고 있는 것으로 나타났다(병원신문, 2014. 2. 27.).

서울시 정신보건기관 현황조사(2013)에 따르면, 우리나라 아동청소년의 정서 · 행동문제 중 ADHD 등 행동문제가 2,572건으로 가장 많고, 다음으로 우울 등 정서문제가 1,626건인 것으로 나타났다. 2014년 조사에서는 우울증상 경험률이 중학교 1학년 22.2%, 2학년 24.4%, 3학년 26.6%, 고등학교 1학년 25.7%, 2학년 28.9%, 3학년 31.7%로 학년이 높아짐에 따라 증가하고 있으며, 모든 학년에서 여학생이 남학생보다 높은 수치를 나타냈다(서울시 정신보건통계).

우리나라 청소년들은 특히 우울과 공격행동이 높은 수치를 나타내고 있는데, 이는 청소년 자살이나 비행행동이 청소년 스스로가 느끼는 정서 및 문제행동의 위기감과 혼란감을 스스로 통제하지 못한 결과임을 간접적으로 증명해 주고 있으며, 표면적인 행동으로 표출되고 있는 것보다 많은 청소년들이 자신의 문제로 고민하고 있음을 보여주는 것이라 하겠다. 병원을 찾는 청소년의 숫자는 적지만 실제 우리나라 청소년의 정서문제는 매우 심각하고 그 유병률도 높은 편으로 심각한 사회문제라 할 수 있다. 그럼에도 불구하고 대부분의 부모나 교사는 학생이 심각한 정신장애를 겪고 있다는 것을 모르고 있다는 데 그 심각성이 크다 하겠다.

청소년기는 주위의 여러 요인의 영향을 받아 일탈행동이나 사회심리적으로 부적응상태에 빠져들기 쉽다. 청소년의 심리적 불안성향은 문제행동과 상관이 높은데 청소년 문제행동의 상당 부분이 심리적 불안성향과 같은 정서상태에 기인한다. 부모의 별거나 부모의 자녀에 대한 애정 및 기대 정도 등이 비행행동과 관련이 높으며, 학업문제가 청소년의 자살을 유발시키는 주요한 동기로 지적되고 있다.

선진국들에 비해 우리나라 청소년들의 행복지수는 최하위권에 머무르고 있으며, 정신건강 문제 또한 심각한 것으로 보고되고 있다. 서울특별시교육청(2011)에서 서울시 초·중·고등학생 5,352명을 대상으로 실시한 학생행복지수는 62.5점(100점 만점)으로 학생들은 그다지 행복해하지 않았으며, 학교급이 올라갈수록 학생행복지수는 점점 더 낮아지는 것으로 나타났다.

이에 교육부, 보건복지부, 기획예산처 등이 자살을 막기 위한 대책에 고심하고 있는 실정이다. 교육부에서는 초·중·고등학생을 대상으로 자살방지교육과 우울증, 자살을 초래하는 집단따돌림 등 학교폭력 예방대책을 수립·실시하고 있다. 보건복지부는 '정신보건센터'의 무료상담서비스 '정신건강 상담전화(1577-0199)'와 '생명의 전화(1588-9191)'를 운영하고 있다.

교육부는 2013학년도부터 학생들의 건강한 정서·행동발달을 지원하기 위해 초·중·고등학교 내에 '학생정신건강증진협의체'를 구축, 매월 또는 적어도 분기별로 연 4회 이상 업무협의회를 운영하도록 권장하고 있으며, 학생정서·행동발달 지원 사업으로 '학생정서·행동특성검사'를 실시, 그 결과를 토대로 학생들을 지도할 수 있는 예방·지원 시스템을 구축·운영하고 있다. 학교현장에서 실시하는 학생정서·행동특성검사의 결

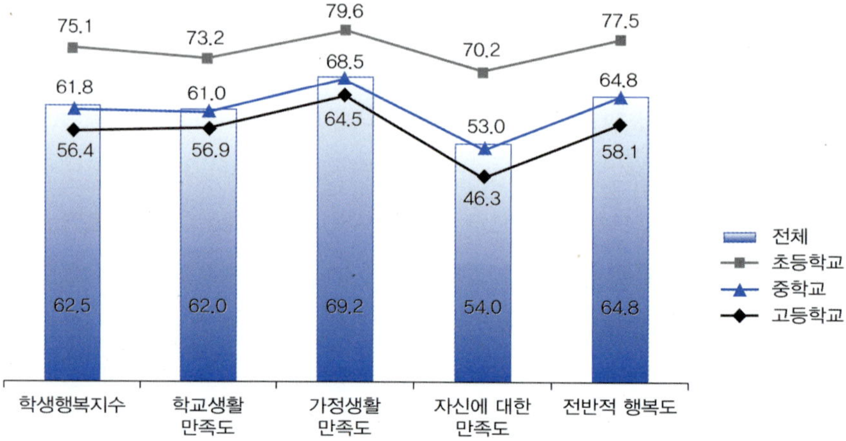

[그림 8-1] 서울학생행복지수

출처: 서울특별시교육청(2011).

과는 특정의 문제가 있다고 확정하는 진단용 검사가 아니라 선별검사(screening test)의 성격을 가지며, 선별검사 결과를 기준으로 하여 전문기관에서 개별 상담 및 검사를 통해 심층 평가를 받도록 안내한다.

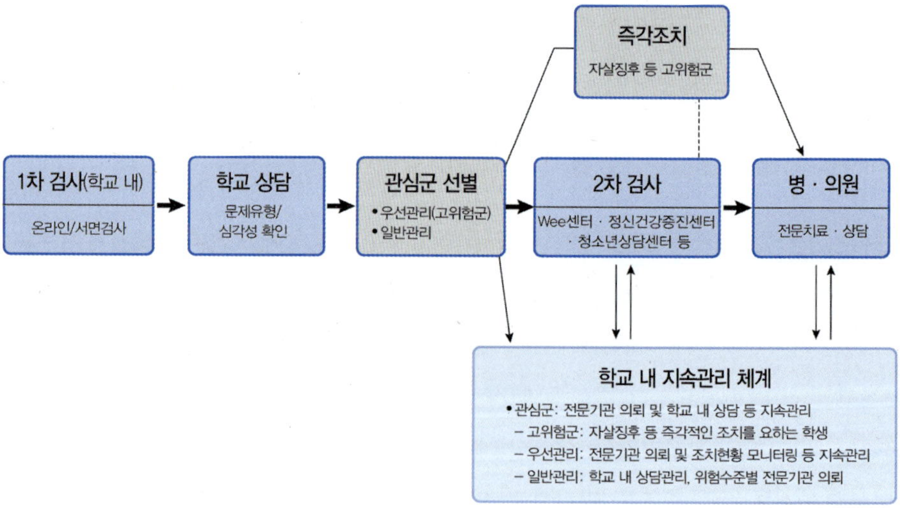

[그림 8-2] 학생정서 · 행동특성검사 절차

출처: 교육부(2013).

이하에서는 유아・아동・청소년기에 흔히 진단되는 정신질환으로 신경발달상애(지석장애, 의사소통장애, 자폐스펙트럼장애, 주의력결핍 과잉행동장애, 학습장애, 틱장애), 조현병, 제Ⅰ형 양극성장애, 우울장애, 불안장애(분리불안장애, 선택적 함구증, 사회불안장애, 공황장애), 강박장애, 반응성 애착장애, 급식 및 섭식장애, 배설장애, 파괴적/충동조절 및 품행장애(적대적 반항장애, 품행장애, 병적 방화, 병적 도벽) 등의 진단석 특징과 원인, 치료 등에 대하여 고찰하였다. 또한 정신질환의 범주에는 들지 않으나 임상적 관심을 요하는 문제로서 학교거절증, 시험불안에 관해 고찰하였다. 정신질환의 진단적 특징과 전반적 설명은 『DSM-5®』의 내용을 발췌・인용하였으며 각 정신질환 설명 시 따로 출처를 제시하지 않았다.

1) 신경발달장애

신경발달장애(Neurodevelopmental Disorders)는 전형적으로 초기 발달단계인 학령전기에 발현되기 시작하여 개인적・사회적・학업적 또는 직업적 기능에 손상을 야기하는 발달결함이 특징이다. 발달결함의 범위는 학습 혹은 집행 기능을 조절하는 것과 같은 매우 제한적인 손상부터 사회기술이나 지능처럼 전반적인 손상에 이르기까지 다양하며 동반질환이 흔하다. 신경발달장애에는 지적장애, 의사소통장애, 자폐스펙트럼장애, 주의력결핍 과잉행동장애, 특정학습장애, 틱장애, 운동장애 등이 포함된다.

(1) 지적장애(지적발달장애)

지적장애(Intellectual Disabilities)는 발달시기에 시작되며 개념, 사회, 실행 영역에서 지적 기능과 적응 기능 모두에 결함이 있는 상태를 말하며 다음의 세 가지 진단기준을 충족해야 한다.

첫째, 지적 기능의 결함으로 임상적 평가와 개별적으로 실시된 표준화된 지능검사에서 추론, 문제해결, 계획, 추상적 사고, 판단, 학업, 경험학습 등의 결함이 있다.

둘째, 적응기능의 결함으로 인해 독립성, 사회적 책임의식에 필요한 발달학적・사회문화적 표준을 충족하지 못한다. 적응 결함으로 인해 지속적인 지원 없이는 가정이나 학교, 직장에서 한 가지 이상의 일상활동(의사소통, 사회적 참여, 독립적 생활) 기능에 제한을 받는다.

셋째, 지적 결함과 적응기능의 결함은 발달 시기 동안에 시작된다.

이와 같이 지적장애는 의사소통, 자기 돌봄, 가정생활, 사회적 기술이나 대인관계기술, 지역사회 자원의 이용, 자기관리, 학업, 일, 여가, 건강, 안전과 같은 영역의 적응기능에 있어서 심한 한계가 있다. 지적장애의 심각도 수준은 적응기능에 기초하여 경도, 중등도, 고도, 최고도로 분류된다.

〈표 8-2〉 **지적장애의 심각도 수준**

심각도 수준	개념적 영역 (conceptual domain)	사회적 영역 (social domain)	실행적 영역 (practical domain)
경도 (mild)	• 학령기 아동과 성인: 읽기, 쓰기, 계산, 시간, 돈에 대한 개념 등을 배우는 데 어려움이 있으며 연령에 적합한 기능을 하기 위해서는 도움 필요 • 성인: 학습한 기술의 기능적 사용(예: 읽기, 금전 관리), 추상적 사고, 집행기능(예: 계획, 전략 수립, 우선순위 정하기, 인지적 유연성), 단기 기억 손상. 문제, 해결에의 접근에 융통성 결여	• 또래에 비해 사회적 상호작용 미숙(의사소통, 언어 미숙) • 연령에 적합한 방식으로 감정, 행동조절에 어려움이 있으며 사회적 상황에서 위험에 대한 이해 부족, 사회적 판단 미숙	• 연령에 적합한 자기관리 수행 가능하나 복잡한 일상생활영역에서는 약간의 도움 필요 • 장보기, 교통수단 이용, 가사, 아이 돌보기, 은행업무, 금전 관리 등은 도움 필요 • 개념적 기술이 강조되지 않는 일자리 취업 가능
중등도 (moderate)	• 전 발달영역에 걸쳐 개념적 기술이 또래에 비해 현저히 느리게 발달하고 뒤처짐 • 성인기에도 학업기술은 초등학생 수준. 개인생활이나 직업에서 학업기술을 사용하기 위해서는 도움 필요	• 전 발달과정에 걸쳐 사회적 행동과 의사소통행동에서 또래들과 확연한 차이를 보임 • 대인관계, 우정, 연애를 할 수 있지만 사회적 신호를 정확하게 감지하거나 해석하지 못할 수 있고 사회적 판단과 결정능력에 제한이 있어 도움 필요	• 식사, 옷 입기, 배설, 위생 관리는 가능하나 이를 독립적으로 수행하기 위해서는 장기간에 걸친 교육과 시간 필요 • 제한된 개념적 기술과 의사소통 기술이 요구되는 직업에 취업이 가능하나 사회적 기대, 업무의 복잡성 및 일정 관리, 교통수단 이용, 금전 관리와 같은 것은 상당한 도움 필요 • 극히 일부에서는 부적응적 행동, 사회적 문제를 야기하기도 함

심각도 수준	개념적 영역 (conceptual domain)	사회적 영역 (social domain)	실행적 영역 (practical domain)
고도 (severe)	• 개념적 기술을 제한적으로 습득 가능. 글, 수, 양, 시간, 금전에 대한 개념 이해가 거의 없음 • 인생 전반에 걸쳐 문제해결에 광범위한 도움 필요	• 언어 표현 시 어휘나 문법에 상당한 제한이 있어 한 단어나 구로 말을 하거나 다른 보완적 방법으로 내용 보충 • 말이나 의사소통은 현재의 일상생활에 관한 내용에 치중. 간단한 말이나 몸짓 이해	• 식사, 옷 입기, 목욕, 배설 등 일상생활 전반에 대한 지원과 감독 항시 필요 • 모든 영역의 기술 습득을 위해서는 장기간의 교육과 지속적인 도움 필요 • 소수의 경우 자해와 같은 부적응적 행동
최고도 (profound)	• 개념적 기술은 주로 상징적 과정보다는 물리적 세계와 연관 • 자기관리, 작업, 여가를 위해 목표지향적 방식으로 사물을 이용할 수 있음 • 동반된 운동, 감각 손상이 사물의 기능적 사용을 방해할 수 있음	• 말이나 몸짓의 상징적 의사소통에 대한 이해가 매우 제한적. 일부 간단한 지시나 몸짓 이해 • 자신의 욕구나 감정을 주로 비언어적 · 비상징적 의사소통방식을 통해 표현 • 동반된 감각적 · 신체적 손상으로 인해 다양한 사회적 활동에 제한이 생길 수 있음	• 일부 일상 활동에 참여할 수도 있으나 일상적인 신체 관리, 건강, 안전의 전 영역에 걸쳐 타인에게 의존해야 함 • 고도의 지속적 도움을 통해 물건을 이용한 간단한 활동 가능, 도움 하에 여가활동 참여 • 소수의 경우에 부적응적 행동

출처: 권준수 외 역(2015)에서 발췌.

경도 지적장애는 교육적으로 '교육 가능한 범주'의 수준으로 지적장애의 약 85% 정도를 차지한다. 취학 전(0~5세)에는 사회적 기술이나 의사소통기술, 감각운동영역에 장해가 적지만 10대 후반이 되어도 대략 6학년 정도까지의 학업기술을 습득할 수 있다. 성인기 동안 자활에 요구되는 최소한의 사회적 · 직업적 기술을 성취할 수 있으며 독립적으로 또는 감독, 지도, 지원을 받으며 생활할 수 있다.

중등도 지적장애는 전체 지적장애의 약 10%를 차지하며 이들 대부분은 소기 아동기에 의사소통기술을 습득할 수 있다. 사회적 기술과 직업적 기술의 훈련으로 도움을 얻을 수 있지만 초등학교 2학년 수준 이상은 넘어서기 어렵다. 사회적 관습을 알지 못하여 친구관계를 맺기 어렵다. 성인기에는 보호소나 일반 작업장에서 지도 감독 아래 비숙련 또는 반숙련 작업을 수행할 수 있으며 대개 지도 감독을 받으며 사회에 적응할 수 있다.

고도 지적장애는 약 3~4%를 차지하며 초기 아동기 동안 의사소통 언어를 아주 조금 배우거나 전혀 배우지 못한다. 학령기 동안 말하는 것과 기초적인 자기 보살핌 기술을 배울 수 있다. 학교 공부 전 단계의 간단한 셈이나 철자는 교육을 통해 매우 제한적이지만 습득 가능하며, 성인기 동안 밀착된 지도 감독이 있는 환경에서 단순한 작업을 수행할 수 있다.

최고도 지적장애는 약 1~2%를 차지하며 초기 아동기 동안 감각운동기능에 있어서 상당한 장해를 나타낸다. 지속적 도움과 지도 감독, 보호자와의 개별적 관계 유지, 고도의 체계화된 환경 하에서는 어느 정도의 발달이 가능하며 적절한 교육이 이루어진다면 운동발달, 자기관리 및 의사소통기술이 다소 향상될 수 있다. 매우 밀착된 지도 감독과 보호를 받는 상황에서는 단순한 과제를 수행할 수 있다.

지적장애의 유병률은 대략 1% 정도이며 장애의 심각도가 시간에 따라 달라질 수는 있지만 일반적으로 평생 지속된다. 초기부터 지속적인 개입을 하면 아동기와 성인기에 걸쳐서 적응 기능을 향상시킬 수도 있으며 일부에서는 지적 기능의 호전을 보이기도 한다.

지적장애의 원인으로는 유전적·생리적 요인, 심리사회적 요인 등이 추정되는데 주요 소인으로서 유전적 증후군, 선천성 대사 이상, 뇌 기형, 산모의 질병, 환경적 영향, 신생아 뇌질환, 저산소성 허혈성 손상, 외상성 두부 손상, 감염, 탈수초성 질환, 발작장애, 심각한 만성적·사회적 결핍, 독성 대사증후군, 중독(예: 납, 수은) 등이 거론되고 있다.

(2) 의사소통장애

언어는 인간 상호 간에 의사를 전달하는 중요한 매개물이다. 따라서 만일 언어장애가 있으면 학업적·직업적 성취는 물론 의사소통도 방해받는다. 의사소통장애(Communication Disorders)에는 언어(language), 말하기(speech), 의사소통(communication)의 결함이 포함되며 언어장애, 말소리장애, 아동기 발병 유창성장애(말더듬), 사회적(실용적) 의사소통장애 등이 있다.

① 언어장애

언어장애(Language Disorder)는 언어에 대한 이해(어휘, 문장구조, 담론)와 생성의 결함으로 인해 언어 양식(말, 글, 수화 또는 기타)의 습득과 사용에 지속적인 어려움을 겪는 것을 말하며, 어휘 감소, 문장 구조의 제한, 담화(주제나 일련의 사건을 설명하거나 기술하고 대화를 나누기 위해 어휘를 사용하고 문장을 연결하는 능력)의 손상을 포함한다.

언어장애가 있으면 어휘와 문법에 영향을 미쳐 담화능력을 제한한다. 아동의 첫 단어와 구가 나타나는 시기가 지연되기 쉽고 어휘량이 적으며, 기대되는 수준보나 다양하지 못하다. 언어학습과 사용은 수용성 기술과 표현성 기술에 의하는데 표현성 능력이 어휘, 몸짓, 언어적 신호의 생성과 연관이 있는 반면, 수용성 능력은 언어적 의미를 수용하고 이해하는 과정과 연관이 있다. 표현성 언어장애의 특징은 말의 양이 적고 어휘범위가 좁으며 새로운 단어를 배우거나 단어 찾기에 어려움이 있으며, 어휘를 잘 못 쓰고 문장이 제한적이고 짧으며 문법구조도 단순하고 제한적이며, 글자의 중요 부분을 생략하고 어순이 맞지 않고 언어발달속도가 느리고 시제에서 오류가 잘 나타난다.

언어능력이 연령에 기대되는 수준보다 상당히 낮으며, 이로 인해 개별적으로나 어떤 조합에서나 효율적인 의사소통, 사회적 참여, 학업적 성취, 직업적 수행에 있어서 기능적 제한을 야기하게 된다. 발병은 초기 발달시기에 시작되며 이러한 어려움은 청력이나 다른 감각 손상, 운동기능이상 또는 다른 의학적·신경학적 조건에 기인한 것이 아니며, 지적장애나 전반적 발달지연으로 잘 설명되지 않는다.

언어장애는 초기 발달시기 동안 나타나며 일반적으로 성인기까지 지속된다. 수용성 언어 결핍을 보이는 아동이 표현성 결핍을 보이는 경우보다 예후가 나쁘다. 수용성 언어 결핍이 있을 경우 치료가 힘들고 독해에 어려움이 있다. 언어장애의 원인으로는 유전적·생리적 요인이 거론되는데 유전적 경향이 강하며, 가족구성원들이 언어손상을 가지고 있을 확률이 더 높다.

② 말소리장애

말소리장애(Speech Sound Disorder)는 말소리 내기에 지속적인 어려움이 있고 명료하게 말하거나 언어적 의사소통을 방해한다. 이러한 이유로 효과적인 의사소통을 제한하여 사회적 참여나 학업적 성취, 직업적 수행을 방해하게 된다. 증상의 발병은 초기 발달 시기에 시작되며 이러한 어려움은 뇌성마비나 구개열, 청력 소실, 외상성 뇌손상이나 다른 의학적 또는 신경학적 조건과 같은 선천적 혹은 후천적 조건으로 인한 것이 아니다. 말소리장애는 기본적으로 음성학적 장애와 조음장애를 포함하여 언어음의 생성이 아동의 연령과 발달단계에 기대되는 수준에 맞지 않는다. 말소리장애아는 미숙한 음성학적 단순화 과정을 지속적으로 사용한다.

말소리장애를 지닌 대부분의 아동은 치료에 대한 반응이 좋고 시간이 흐를수록 개선되기 때문에 장애가 평생 지속되지 않을 수 있지만 언어장애가 동반되는 경우 예후가 나쁘며 특정학습장애와도 연관이 있을 수 있다. 말소리장애는 가족력이 자주 나타나며 특정 유전적 상태에서도 손상될 수 있다.

③ 아동기 발병 유창성장애(말더듬)

아동기 발병 유창성장애(Childhood-Onset Fluency Disorder, Stuttering)는 말의 정상적인 유창성과 말 속도 장애로서 이는 연령이나 언어기술에 비해 부적절하며 오랜 기간 지속된다.

음과 음절의 반복, 자음과 모음을 길게 소리 내기, 단어의 깨어짐(예: 한 단어 내에서 머뭇거림), 소리를 동반하거나 동반하지 않는 말 막힘, 돌려 말하기(문제 있는 단어를 피하기 위한 단어 대치), 과도하게 힘주어 단어 말하기, 단음절 단어의 반복(예: "난, 난, 난, 난 싫어.")이 특징이다. 유창성장애는 초기 발달 시기에 시작되며 말하기에 대한 불안, 효과적인 의사소통, 사회적 참여, 학업적·직업적 수행의 제한을 야기한다. 유창성장애는 언어-운동 결함이나 감각 결함, 신경학적 손상에 의한 비유창성 또는 다른 의학적 상태로 인한 것이 아니다.

유창성장애의 원인으로는 유전적·생리적 요인이 거론되는데 아동기 발병 유창성장애가 있는 사람의 생물학적 일차 친족의 유창성장애 위험이 일반에 비해 3배 이상 높다. 또한 스트레스나 불안에 의해서 악화될 수 있다.

장애의 정도는 상황에 따라 다양한데, 의사소통에 대한 특별한 압력(예: 발표, 면접 등)이 있으면 말더듬이 더 심해진다. 따라서 말을 더듬는 사람에게 말을 빨리 하라고 재촉하거나 답답해하며 면박을 주는 것은 피해야 한다. 천천히 똑바로 말할 수 있도록 참고 기다리며 격려해 주는 것이 필요하다. 스트레스나 불안은 말더듬을 더욱 악화시키며 성인의 경우 말더듬기 때문에 직업선택이나 승진이 제한될 수도 있다. 말더듬은 노래하거나 책을 읽거나 무생물 대상이나 애완동물과 이야기할 때는 잘 나타나지 않는다.

부모가 말더듬이 자녀를 도와주려면 부모 자신이 천천히 명확하게 말하고, 자녀의 말을 잘 들어 주고 수용하는 태도를 보이며 적절하게 반응해야 한다. 자녀가 말을 더듬고 어려워한다고 해서 부모가 끼어들어 말을 하거나 말을 중단시킨다든지 벌을 주거나 꾸짖는 행동, 지나치게 많은 질문을 하거나 다른 사람 앞에서 말을 시키는 행동은 금해야 한다.

④ 사회적(실용적) 의사소통장애

사회적(실용적) 의사소통장애[Social(Pragmatic) Communication Disorder]는 언어적·비언어적 의사소통의 사회적 사용에 있어서 지속적인 어려움이 있다. 언어 및 의사소통의 사회적 사용 문제가 특징으로 적절한 방식으로 인사를 나누거나 사회적 목적의 의사소통을 하는 데 있어서 결함을 보이며, 맥락이나 듣는 사람의 요구에 맞추어 의사소통 방법을 바꾸는 능력의 손상, 대화를 주고받는 규칙을 따르는 데 있어서의 어려움, 추측이나 애매모호한 의미가 무엇인지를 이해하는 데 어려움이 있다.

따라서 효과적인 의사소통이나 사회적 참여, 사회적 관계, 학업적 성취, 직업적 수행에 제한이 있으며 사회적 상호작용을 피할 수도 있다. 발병은 초기 발달시기에 나타나며 일부 아동은 시간이 흐르면서 상당한 개선을 보이는 반면 성인까지 지속되기도 한다. 증상은 다른 의학적 또는 신경학적 상태나 부족한 단어, 문법 능력에 기인한 것이 아니다. 사회적 의사소통장애의 원인으로는 유전적·생리적 요인이 거론되며 가족력이 위험을 증가시키는 것으로 추정되고 있다.

(3) 자폐스펙트럼장애

자폐스펙트럼장애(Autism Spectrum Disorder)의 특징은 사회적 의사소통과 사회적 상호작용의 지속적인 손상, 제한적이고 반복적인 행동이나 흥미, 활동이 나타난다. 사회적 의사소통 및 사회적 상호작용의 지속적인 결함은 다음과 같은 특징으로 나타난다.

- 사회적-감정적 상호성의 결함

- 사회적 상호작용을 위한 비언어적 의사소통 행동의 결함
- 관계 발전, 유지 및 관계에 대한 이해의 결함

제한적이고 반복적인 행동이나 흥미, 활동으로는 상동증적이거나 반복적인 운동성 동작, 물건 사용 또는 말하기, 동일성에 대한 고집, 일상적인 것에 대한 융통성 없는 집착, 의례적인 언어나 비언어적 행동 양상, 강도나 초점에 있어서 비정상적으로 극도로 제한되고 고정된 흥미, 감각 정보에 대한 과잉 또는 과소 반응, 환경의 감각 영역에 대한 특이한 관심을 보인다.

이러한 증상은 아동기 초기부터 나타나며 일상의 기능에 있어 제한, 손상을 일으킨다. 기능적 손상이 명확히 나타나는 시기는 개인의 특징과 개인이 처한 환경에 따라 다르다. 이러한 증상으로 인해 사회적·직업적 또는 다른 중요한 현재의 기능 영역에서 임상적으로 뚜렷한 손상을 초래한다. 장애의 발현 역시 자폐 상태의 심각도, 발달 단계, 연령에 따라 매우 달라서 스펙트럼이라는 용어를 사용한 것이다. 자폐스펙트럼장애는 과거에 조기 유아 자폐증, 아동기 자폐, 카너 자폐, 고기능 자폐, 비전형적 자폐, 달리 분류되지 않는 전반적 발달장애, 아동기 붕괴성장애, 아스퍼거장애 등을 아우른다.

자폐스펙트럼장애의 원인으로는 유전적·생리적 요인과 환경적 요인이 거론된다. 유전자 변이, 부모의 고령, 출생 시 저체중, 태아기의 발프로에이트 노출 등이 위험 원인으로 추정된다.

자폐스펙트럼장애의 대부분의 경우에서 지적장애가 동반되나 다양한 인지기술의 수준은 전체적 수준과 상관없이 고르지 않다. 과잉행동, 짧은 집중시간, 충동성, 공격성, 자해행동을 보이며, 유아에게서는 꼭 안기지 못하고 애정이나 신체적 접촉에 대한 무관심 또는 혐오, 눈 마주침이나 얼굴 표정과 미소 결여, 부모의 목소리에 대한 반응의 결여, 분노발작 등의 증상을 보인다. 어려서부터 눈 마주치기, 애정 표현, 어울리기 등의 대인관계가 불가능하고 독특하고 기이한 행동을 하며 새로운 자극에 적응이 힘들어 학습에도 큰 지장을 준다. 자폐가 경미하고 지능이 높을 경우에는 일반 교육으로 정상생활이 가능한 경우도 있으나 대부분은 조기에 특수교육을 시작하여야 하며 평생 보호자의 도움이 필요하다.

자폐스펙트럼장애가 있을 경우 그 형제도 자폐의 위험률이 증가한다. 자폐스펙트럼장애의 경우 단지 소수만이 성인기에 독립적으로 일하면서 살아갈 수 있다. 자폐스펙트럼장애를 지닌 성인이 가장 높은 수준에서 기능한다 할지라도 현저하게 제한된 관심과 활동만을 할 수 있으며 사회적 상호작용과 의사소통에서도 지속적으로 문제가 나타나며 여아보다 남아의 발병률이 높다.

(4) 주의력결핍 과잉행동장애

주의력결핍 과잉행동장애(Attention-Deficit/Hyperactivity Disorder)는 기능 또는 발달을 저해하는 지속적인 부주의 및 과잉행동, 충동성의 특징을 갖는다. 부주의와 과잉행동, 충동성을 모두 충족하는 복합형과 주의력결핍 우세형, 과잉행동/충동성 우세형이 있다.

① 부주의의 행동 특징

- 세부적인 면에 주의를 기울이지 못하거나 학업, 작업 활동 등에서 부주의한 실수를 저지르고 과제나 놀이를 할 때 지속적으로 주의집중을 할 수 없음
- 다른 사람이 말할 때 경청하지 못하고 지시를 완수하지 못하고 임무를 수행하지 못함
- 과제와 활동을 체계화하는 데 어려움, 지속적인 노력을 요구하는 과제에 참여하기를 기피하고 저항
- 물건을 자주 잃어버리고 외부 자극에 의해 쉽게 산만해짐
- 일상적인 활동 망각

② 과잉행동/충동성의 행동 특징

- 손발을 만지작거리며 가만두지 못하고 의자에 앉아서도 몸을 움직이며 앉아 있어야 되는 상황에서 자리이탈
- 부적절하게 지나치게 뛰어다니거나 기어오름
- 조용히 활동에 참여하거나 놀지 못하고 끊임없이 활동
- 차례를 기다리지 못하고 다른 사람의 활동을 방해하거나 침해

이와 같은 증상들이 12세 이전에 나타나며 이로 인해 사회적 · 학업적 · 직업적 기능의 질을 방해하거나 감소시킨다. 이러한 행동은 반항이나 이해의 부족에 기인한 것이 아니다. 주의력결핍 과잉행동장애아는 뇌파 검사상 서파가 증가되어 있고, 자기공명영상 검사상 낮은 뇌 용적을 보이며, 뇌의 뒤쪽에서 앞쪽으로 이어지는 피질 성숙의 지연을 보이기도 한다. 주의력결핍 과잉행동장애는 초등학교 시기에 가장 흔히 식별되며 초기 청소년기를 지나면서 상대적으로 안정되나 일부의 경우에는 반사회적 행동이 나타나면서 악화될 수 있다. 대부분의 경우 과잉행동증상은 청소년기와 성인기 동안에 약해지지만 좌불안석, 부주의, 계획성 부족, 충동성 등은 지속되며 상당수가 성인기까지 손상을 갖는다.

주의력결핍 과잉행동장애의 원인으로는 기질적 요인, 유전적 · 생리적 요인, 환경적 요인 등이 거론된다. 즉 행동억제의 감소, 조절이나 통제의 어려움, 부정적 감정성 등의 성향, 유전성, 시각 또는 청각 손상, 대사 이상, 수면장애, 영양 결핍, 뇌전증, 극소 저체중 출생, 임신 중 흡연, 다이어트, 아동학대, 방임, 다수의 위탁양육, 신경독성물질에의 노출, 감염(예: 뇌염), 태아기 알코올 노출 등이 위험 요인으로 거론되고 있다. 아동기 초기 때 가족 간 상호작용 양상이 주의력결핍 과잉행동장애를 야기하는 것은 아니지만 주의력결핍 과잉행동장애에 영향을 주거나 품행 문제 발생에 이차적으로 영향을 줄 수 있다. 여아에 비해 남아가 2배 정도 많다.

주의력결핍 과잉행동장애아는 쉽게 좌절하고 분노하며 지배적 태도, 완고함, 나태, 과도하고 빈번한 욕구충족의 주장, 불쾌감을 자주 보이며 이러한 특징 때문에 친구들로부터 따돌림당하기 쉽다. 수업에 집중하지 못하고 지나치게 산만하여 다른 학생들의 수업을 방해하거나 간섭하고 차례를 기다리지 못하고 버릇이 없고 통제가 어렵기 때문에 당연히 교사로부터 잦은 지적과 꾸지람을 듣게 된다. 따라서 학교생활의 어려움은 물론 친구관계도 원만하지 못하고 가정에서도 문제아 취급을 당하여 좌절감과 부정적 자아개념을 갖게 되어 위축, 열등감, 낮은 자존감을 갖게 되고 정서적 불안정으로 인해 공격적으로 되기 쉽다. 학업에 대한 의욕저하와 공부에 집중하지 못함으로써 학습부진을 초래하게 되고 상급 학년으로 올라갈수록 이러한 부진이 누적되어 학습부진아가 되기 쉽고 학교생활에 점점 더 적응하기 어려워진다.

적절한 치료를 받지 않을 경우 이러한 특성은 성인이 되어서까지 영향을 미치게 된다. 즉 급하고 공격적인 성격, 인내심 부족, 원만하지 못한 대인관계 등으로 가정과 사회생활에의 부적응을 초래하게 된다. 이러한 아동은 교사를 매우 힘들게 하기 때문에 교사가 아동에 대하여 부정적 이미지를 가지고 대하기 쉽다. 따라서 교사와 충분히 상의하여 자녀에 대한 이해와 치료, 교육에 협조해 줄 것을 당부할 필요가 있다. 교사의 인정과 칭찬, 배려는 어느 누구보다도 주의력결핍 과잉행동장애아의 자신감과 긍정적 자아개념 형성에 강력한 효력을 발휘할 수 있기 때문이다.

이 장애를 갖고 있는 아동은 기분장애, 불안장애, 학습장애, 의사소통장애의 유병률이 높으며, 모와의 관계가 악순환되어 적대적 반항성 장애를 일으키거나 비행을 하게 되는 행동장애의 빈도수가 일반아동에 비해 매우 높다.

치료는 가능하지만 만성경과를 갖기 때문에 오랜 시간이 걸리며 상황에 따라 증상의 변화가 있을 수 있다. 증세가 심각하지 않을 때는 주위환경의 조절, 부모의 양육방법 수정, 행동수정 등을 이용할 수 있다. 즉 집안환경이나 주위환경을 차분하게 정리해 주고, 야단치거나 지시하거나 체벌하기보다는 가능한 한 칭찬을 많이 받을 수 있도록 배려한다. 벌을 사용한다면 최소한 적게, 그리고 엄하게 하되 아이의 입장을 이해하고 공감할 수 있도록 노력해야 한다. 가장 문제가 되는 행동을 우선 한 가지 정하여 행동수정을 실시하고, 단체활동이나 활동적 운동(예: 태권도, 수영, 무용 등)으로 충동성과 산만함이 어느 정도 호전된 후에 차분한 정적 활동(예: 서예, 바둑 등)을 시키는 것이 좋다. 단체활동과 운동은 사회성 특히 협동심, 집단의 규칙 준수, 자제력, 책임감 등을 기르는 데 효과적이다. 또한 계속적 주의산만으로 학습부진이 초래되었을 경우 이를 만회하기 위한 개인지도나 보충학습 프로그램이 필요하다. 증세가 심한 경우에는 약물치료를 병행한다.

(5) 특정학습장애

특정학습장애(Specific Learning Disorder)는 생물학적 근원이 있는 신경발달장애이다. 생물학적 근원에는 언어적·비언어적 정보를 효과적이고 정확하게 인지하고 처리하는 뇌의 능력에 영향을 줄 수 있는 유전적·후생적(epigenetic)·환경적 요인의 상호작용이 포함된다. 학습기술을 배우고 사용하는 데 있어서 어려움이 있고 이에 대해 적절한 개입을 제공함에도 불구하고 아래에 열거된 증상 중 적어도 한 가지 이상이 최소 6개월 이상 지속되는 경우를 말한다.

- 단어 읽기가 부정확하거나 느리고 힘겨움
- 읽은 것의 의미를 이해하기 어려움
- 철자법의 어려움
- 쓰기의 어려움
- 수 감각, 단순 연산값 암기 또는 연산 절차의 어려움
- 수학적 추론의 어려움

이와 같이 개인의 생활연령, 측정된 지능, 나이에 맞는 교육에 비해 기대되는 수준보다 실제적 학업기능이 현저하게 낮은 것이 특징이며 학업적 · 직업적 수행이나 일상생활활동을 현저하게 방해한다. 학습의 어려움은 학령기에 시작되며 성인기에도 지속될 수 있다. 비정상적 인지과정(예: 시지각, 언어과정, 주의집중, 기억력 결함 또는 이들의 조합)이 특정학습장애에 선행되거나 동반될 수 있으며, 학습의 어려움은 지적장애, 전반적 발달지연, 청각장애, 시각장애, 신경학적 장애나 운동장애에 의한 것이 아니다. 특정학습장애는 정상범위 내의 학업성적 이탈이나 기회박탈, 서투른 교수방식, 문화적 요인으로 인한 학업문제와는 구별되어야 한다.

특정학습장애의 종류에는 읽기장애, 쓰기장애, 수학장애가 있으며 쓰기장애와 수학장애는 흔히 읽기장애와 동반되어 나타난다. 읽기장애(Reading Disorder)가 있으면 읽을 때 잘 못 읽고 단어를 바꾸고, 생략해서 읽고, 소리 내서 읽거나 속으로 읽을 때 이해속도가 느리고 이해를 잘하지 못한다. 즉 읽기의 정확도, 속도, 이해도가 현저하게 낮다.

쓰기장애(Disorder of Written Expression)는 현저하게 낮은 쓰기기술이 특징이다. 일반적으로 문장 내의 문법이나 구두점에 문제가 있으며, 빈약한 문단구성, 많은 철자법 실수, 지나치게 못 쓰는 필체 등이 혼합된 양상으로 나타난다. 다른 학습장애를 동반하지 않는 쓰기장애는 드물다.

수학장애(Mathematic Disorder)는 현저하게 낮은 산술능력이 특징으로 산술용어, 공

식, 개념 이해 및 명명하기, 글로 쓰인 문제를 산술적 부호로 바꾸기, 수의 상징이나 산술부호를 인식하거나 읽기, 사물을 집합하기, 숫자와 모양을 정확히 그리기, 덧셈에서 더해 가는 숫자 기억하기, 공식 기호 관찰하기, 순서에 따라 계산하기, 사물 세기, 구구단 학습하기 등에서 장해를 보인다.

특정학습장애의 원인으로는 유전적 · 생리적 · 환경적 요인이 거론된다. 특정학습장애가 있는 가족에게서 높은 유전성을 보이며, 조산, 극소 저체중 출생, 태아기 니코틴 노출 등은 위험을 증가시킨다.

(6) 틱장애

틱(Tic)이란 갑작스럽고 빠르고 반복적, 비율동적인 동작이나 음성 증상을 말한다. 틱은 4~6세 사이에 시작되며 10~12세 사이에 가장 심하고 청소년기에 약해진다. 남성이 여성보다 흔하며 악화와 완화를 반복한다. 틱장애(Tic Disorders)에는 투렛장애, 지속성(만성) 운동 또는 음성 틱장애, 잠정적 틱장애가 포함된다.

투렛장애(Tourette's Disorder)는 다양한 운동 틱(예: 눈 깜빡임, 코 찡그리기, 어깨 움츠리기, 얼굴 찡그리기, 기침하기, 발 구르기, 대상의 냄새 맡기 등)과 하나 또는 하나 이상의 음성 틱(예: 헛기침, 킁킁거리는 소리, 코 훌쩍임, 짖는 소리, 관계없는 단어나 구절 반복하기, 반향언어증 등)이 1년 이상 지속될 때를 말한다. 지속성 운동 또는 음성 틱장애(Chronic Motor or Vocal Tic Disorder)는 동시에 1~3개의 근육군이 틱을 보이거나 음성 틱이 적어도 1년 이상 있는 경우이다. 잠정적 틱장애(Transient Tic Disorder)는 단일의 또는 다양한 운동 틱이나 음성 틱이 하루에 여러 번 거의 매일같이 나타나는 경우이다.

투렛장애와 지속성 운동 또는 음성 틱장애의 원인으로는 유전적 요인이 중요한 역할을 하는 것으로 추정되고 있으며, 잠정적 틱장애는 기질적 원인, 심리적 원인 또는 복합적 원인으로 추정된다.

투렛장애를 치료받지 않을 경우 예후는 만성적이나 대개 호전됐다가 악화되는 것을 반복하면서 평생 동안 나타나기도 한다. 장기화되면 우울장애와 심한 부적응 문제가 생길 수 있으며 심하면 자살을 기도하기도 한다. 지속성 운동 또는 음성 틱장애는 대개

4~6년간 지속되다가 초기 사춘기 때 중단된다. 대부분의 잠정적 틱장애는 더 심한 틱장애로 이행되지 않고 영원히 소실되거나 특수한 스트레스가 있을 때 재발하며 극소수는 지속성 운동 또는 음성 틱장애나 투렛장애로 이행된다. 틱장애가 있는 사춘기 이전의 아동은 ADHD, 강박장애, 분리불안장애를 경험할 가능성이 높고, 10대와 성인은 주요우울장애, 물질사용장애, 양극성장애를 겪을 가능성이 높다.

틱의 원인으로는 유전적 · 생리적 · 기질적 · 환경적 요인이 거론된다. 산과적 합병증, 고령의 아버지, 저체중 출생, 산모의 흡연 등이 틱과 연관이 있으며, 불안, 흥분, 탈진에 의해 악화된다. 투렛장애는 약물치료, 정신치료, 행동치료 등을 하며, 지속성 운동 또는 음성 틱장애는 정신치료, 가족치료, 행동치료, 약물치료 등을 한다. 잠정적 틱의 경우 초기에는 가족이 무관심한 척 내버려 두는 것이 좋으며 심해질 경우 가족상담과 지지적 정신치료, 행동요법 등을 실시한다.

2) 조현병

조현병(Schizophrenia)은 망상, 환각, 와해된 언어, 극도로 오해된 또는 긴장성 행동, 음성증상(감퇴된 감정 표현 혹은 무의욕증) 중 둘 혹은 그 이상이 1개월 혹은 그 이상의 기간 동안 상당 부분 시간에 존재하는 것이 특징이다. 뇌의 기질적 이상이 없는 상태에서 여러 가지 원인에 의해 사고, 감정, 지각, 행동 등 여러 측면에 장애를 초래한다.

조현병의 징후로는 유별난 혹은 이상한 믿음(예: 관계사고 혹은 마술적 사고), 유별난 지각 경험(예: 보이지 않는 사람의 존재를 감지함)을 표현하기도 하며, 언어는 전혀 논리적이지 못하고 사고의 진행속도가 느리고 일반적으로 이해할 수는 있으나 모호하다. 사회적으로 활동적이었던 사람들은 이전의 일상으로부터 위축되기도 한다. 부적절한 정동, 즉 혼자 실없이 웃거나 부적절한 감정표현을 하고 때로는 자신이나 외부의 사건에 대해 무관심하고 감정표현을 전혀 하지 않는다. 지각이상으로 인해 착각현상과 환각을 경험하며 충동조절이 어렵다.

어느 시점부터 서서히 또는 갑자기 행동, 언어, 표정, 정서에 있어서 큰 변화를 보인다. 즉 사회적 접촉을 피하면서 위축되고 잘하던 일도 게을리 하고 위생상태가 나빠진다. 이해하기 힘든 말, 초점이 없는 말을 횡설수설하고 망상이나 환상에 빠져 자기가 중요한 사람이 되었다거나 외계인과 접촉하고 있다고 생각하기도 하고 남을 의심하거나 피해의식에 사로잡히기도 한다. 우울, 불안 혹은 분노형태를 취할 수 있는 불쾌 기분, 손상된 수면 양식(예: 낮에 자고 밤에 활동), 식사에 대한 흥미 결여 혹은 음식거절 등을 나타내기도 한다. 이인증과 비현실감, 망상(관계망상, 피해망상, 과대망상, 신체망상 등), 불안, 공포, 인지 결함이 흔하며 직업적 · 기능적 손상이 초래되며 자신의 장애를 잘 알지 못한다.

조현병의 발병은 급작스러울 수도 있고 잠행성일 수도 있으나 다양한 징후와 증상이 천천히 점차적으로 발생한다. 아동기나 청소년기에 발병하는 경우 기대 수준의 대인관계, 학문적 · 직업적 기능을 성취하지 못하며 상당 부분의 시간 동안 일이나 자기관리 같은 주요 영역에서 발병 전에 비해 수준이 현저하게 저하된다. 경과가 만성적 · 파괴적인 경우가 많고 사회적 편견 때문에 버림받거나 적절히 치료받지 못하는 경우가 많다.

조현병의 위험성 결정에 유전적 요소가 작용하며 저산소증을 동반한 임신과 출산 후 유증, 고령의 부모 연령, 스트레스, 감염, 영양실조, 모친의 당뇨 및 출생 전후의 역경 등 여러 가지 원인이 복합적으로 작용하여 발병하며 특히 특별한 취약성을 가지고 있을 때 심한 환경적 스트레스를 받으면 조현병의 발병 위험이 높아지는 것으로 추정하고 있다. 치료는 환자의 자해 및 타인에 대한 난폭행동으로부터의 보호를 위해 입원치료가 필요하며 약물치료, 정신치료, 집단치료, 가족치료, 행동치료, 오락치료, 사회적 기술훈련, 재활치료 등을 한다.

3) 제 I 형 양극성장애

제 I 형 양극성장애(Bipolar I Disorder)는 조증, 경조증, 주요우울 삽화를 경험한다는 점이 특징이다. 조증, 경조증 상태에서는 비정상적으로 들뜨거나 과민한 기분, 목표지향적 활동과 에너지의 증가가 적어도 일주일간 거의 매일, 하루 중 대부분 지속된다. 평소 모습에 비해 변화가 뚜렷하고 심각한 정도로 나타나는데 자존감의 증가, 수면욕구 감소, 말이 많아지고 사고의 비약, 주의산만, 고통스러운 결과를 초래할 가능성이 높은 활동에의 지나친 몰두 등이 나타난다.

주요우울 상태에서는 우울 기분, 흥미나 즐거움의 상실 등이 나타나는데 하루 중 대부분, 거의 매일 지속되는 우울 기분(아동, 청소년에서는 과민한 기분으로 나타나기도 함), 일상적인 활동에 대해 흥미나 즐거움이 뚜렷하게 감소되고 체중감소, 식욕감소 또는 증가, 불면이나 과다수면, 초조, 피로, 활력의 상실, 무가치감, 과도하거나 부적절한 죄책감, 사고력·집중력의 감소, 우유부단, 반복적인 죽음에 대한 생각, 자살계획이나 시도 등이 나타난다.

조증 삽화 동안 병에 걸렸다거나 치료가 필요하다는 것을 인식하지 못하고 치료에 격렬하게 저항하기도 한다. 타인에게 적대적이고 신체적인 위협을 가하기도 하며 자살 충동을 느끼기도 한다. 기분이 빠른 속도로 분노 또는 우울기분으로 바뀔 수 있다. 양극성장애 환자의 자살위험도는 일반 인구의 약 15배에 이른다. 이러한 양극적 상태를 보이기 때문에 양극성장애라고 한다.

제Ⅰ형 양극성장애가 발생하는 평균 연령은 약 18세이지만 어떤 연령에서든 발병 가능하다. 발병 원인으로는 유전적·생리적·환경적 요인이 거론된다. 가족력이 강력한 위험 인자 중 하나이며, 저소득 국가보다 고소득 국가에서 2배 정도 더 흔하다. 제Ⅰ형 양극성장애 환자는 건강한 일반인보다 인지기능검사에서 저조한 성적을 보이며 많은 환자가 완전한 기능 수준을 회복하지만 약 30%에서는 직업적 기능의 수행에 심각한 손상이 지속된다. 인지손상은 직업적 또는 대인관계의 어려움을 초래하고 평생, 심지어 정상적인 기분을 보이는 기간 동안에도 지속될 수 있다.

양극성장애가 있는 사람은 아동학대, 배우자학대, 기타 폭력적 행동이 나타나기도 한다. 재발성 주요우울증을 경험한 청소년 가운데 약 10~15%의 청소년이 양극성장애로 발전된다. 양극성장애의 남녀 발생 비율은 거의 같으며 양극성장애를 앓았던 여성은 분만 후 또 다른 증세를 일으킬 위험이 높다. 대개 분만 후 4주 이내에 나타나며 월경 전기에 주요우울증, 조증, 경조증 증상이 악화되는 경향이 있다.

4) 우울장애

우울장애(Depressive Disorders)는 주요우울장애와 파괴적 기분조절부전장애, 지속성 우울장애, 월경전불쾌감장애 등으로 나뉜다. 우울장애의 공통 양상은 슬프고 공허하거나 과민한 기분, 개인의 기능수행능력에 영향을 주는 신체적 · 인지적 변화가 동반되는 것이 특징이다.

주요우울장애(Major Depressive Disorder)의 대표적 증상은 기분, 흥미나 즐거움의 상실이다. 우울하고 슬프고 희망이 없으며 실망스럽거나 의기소침하다. 하루 중 대부분, 거의 매일 지속되는 우울 기분, 일상 활동에 대한 흥미나 즐거움 저하, 체중 감소 또는 증가, 식욕 감소 또는 증가, 거의 매일 나타나는 불면이나 과다수면, 초조, 지연, 피로, 활력의 상실, 무가치감, 과도하거나 부적절한 죄책감, 사고력 · 집중력의 감소, 우유부단한, 반복적인 죽음에 대한 생각, 자살 계획이나 시도 등으로 인해 사회적 · 직업적 또는 다른 중요한 기능영역에서 임상적으로 현저한 고통이나 손상을 초래한다. 취미에 대한 흥미가 감소하거나 더 이상 관심을 갖지 않고 이전에 즐겁게 했던 활동에 대해 즐거움을 느낄 수 없게 된다. 성적 관심이나 욕구가 이전 수준보다 상당히 줄어든다. 아동과 청소년은 슬프고 낙담스러운 기분보다 지나치게 민감하거나 까다로운 기분을 드러내기도 하며 아동에게서는 분리불안이 나타날 수 있다.

주요우울장애는 사망률이 높은데 주요우울장애가 심한 사람 가운데 자살시도를 하는 경우가 많다. 주요우울장애는 어느 연령대에서도 발병할 수 있지만 특히 사춘기에 발병 가능성이 매우 높으며 20대에 최고치를 보인다.

주요우울장애의 발병 원인으로는 유전적 · 생리적 · 기질적 · 환경적 요인 등이 추정되고 있다. 유전율은 약 40%이고 신경증적 경향성 성격 특질이 유전적 · 기질적 요인의 상당 부분을 차지하며 유년 시절의 부정적 경험, 스트레스 등이 주요 위험 요인이다.

파괴적 기분조절부전장애(Disruptive Mood Dysregulation Disorder)는 만성적인 고도의 지속적 과민성이 특징이다. 고도의 과민한 기분은 빈번한 분노발작(폭언, 사람이나 사물, 자신에 대한 공격성)과 분노발작 사이에 만성적이고 지속적으로 과민한 또는 화가 난 기분이 존재한다. 이는 상황이나 도발 자극에 비해 그 강도나 지속 시간이 극도로 비정상적이다. 분노발작이 발달 수준에 부합하지 않고, 평균 일주일에 3회 이상 발생하며 과민하거나 거의 매일, 대부분의 시간 동안 화가 나 있으며 6~18세 사이, 일반적으로 10세 이전에 처음으로 진단되며 남아에서 많다. 아동기에서 성인기로 이행되면서 점차 감소한다. 만성적 과민성을 가진 아동은 전형적으로 복잡한 정신과적 병력을 보인다. 광범위한 영역에서 만성적 과민성의 과거력이 흔하다.

파괴적 기분조절부전장애 아동은 가족 및 또래와의 관계, 학교에서의 수행능력 저하와 관련이 있다. 파괴적 기분조절부전장애가 있는 아동과 청소년은 대개 우울할 뿐만 아니라 기분이 과민하여 쉽게 화를 내고 까다롭다. 이들은 낮은 자존심, 빈약한 사회적 기술을 가지고 있으며 위험한 행동, 고도의 공격성 등이 나타난다. 의욕이 없고 공부나 창조적 일을 귀찮아하며 말초적 놀이에만 관심을 가지고 기분이 늘 가라앉아 있는 여러 정신장애 중에서도 비교적 흔한 질병이다.

월경전불쾌감장애(Premenstrual disorder)는 월경 시작 1주 전에 시작되어 월경이 시작되고 수일 안에 증상이 호전되며 월경이 끝난 주에는 증상이 경미하거나 없어진다. 증상으로는 기분과 신체 느낌에 변화가 있는데 현저하게 불안정한 기분, 과민성, 불안, 분노 또는 대인관계에서의 갈등 증가, 현저한 우울 기분, 절망감 또는 자기비난, 신경이 곤두서거나 과도한 긴장감, 일상 활동에서 흥미의 저하, 집중곤란, 기면, 쉽게 피곤하고 현저한 무기력, 식욕의 변화, 과다수면 또는 불면, 압도되거나 자제력을 잃을 것 같은 느낌, 유방의 압통이나 부종, 두통, 관절통, 근육통, 체중이 증가된 느낌 등이 나타난다. 이러한 증상이 직업이나 학교, 일상적인 사회활동과 대인관계를 현저하게 저해하여 사회활동의 회피, 직장이나 학교에서의 생산성과 효율성의 감소로 나타난다.

원인으로는 유전적·생리적 가능성(월경 전 증상)과 환경적 요인으로서 스트레스, 대인관계와 관련된 외상 과거력, 계절 변화, 여성 성행동에 대한 사회문화적 측면, 특정한 여성 성역할 등이 추정되고 있다.

우울은 심해져도 겉으로 뚜렷한 문제를 야기하지 않으므로 대체로 발견이 늦다. 행동이 느리고 일을 제대로 하지 못해 꾸중을 듣게 되므로 우울이 더욱 악화되어 자살에까지 이르기도 한다. 가벼운 우울장애의 경우는 주로 심리적 요인과 환경적 요인의 원인이 있는 것으로 보이며 심한 우울장애일수록 생물학적 원인이 있는 것으로 추정된다.

우울장애는 6개월에서 13개월 정도 지속되나 치료하면 3개월 이내 정도로 짧아질 수 있으며, 조증은 치료하지 않으면 3개월 이상 지속되고 병이 진행될수록 재발간격이 짧아질 수 있다. 치료는 약물치료와 정신치료, 인지치료 등을 하게 된다. 약물치료는 항우울제, 항조증제 등이 사용되는데 이는 신경전달물질의 부족이나 과잉을 조절해 주는 약물로서 효과적인 것으로 알려져 있다. 정신치료와 인지치료에서는 상실감, 부정적 자아개념, 낮은 자신감, 불안정한 자아정체감, 삶에 대한 부정적 생각 등을 수정해 준다.

현대사회에서 특히 심각해지고 있는 주부 우울증은 전업주부에 대한 사회적 푸대접과 가족으로부터 당하는 소외, 여성의 사회진출이 높아짐으로써 느끼는 상대적 정체성과 열등감, 양육 스트레스, 남편과 시댁과의 갈등 등이 겹치게 되면서 주부에게서 종종 나타난다. 주부 우울증의 주된 증상으로는 기분이 우울하고 공허하며 때로는 신경질적이 되고 부쩍 아픈 곳이 많아져 여기저기 병원을 찾아다니게 된다. 열등감에 사로잡히고 자학이 점점 심해지고 집에서 뛰쳐나가고 싶어 한다. 매사가 귀찮고 성적 욕구도 없어지고 감정변화가 잦고 감정억제가 힘들고 자살충동을 느끼기도 한다.

주부 우울증을 예방하기 위해서는 자신의 가치를 찾을 수 있는 시간을 갖는 것이 필요하다. 꼭 직장생활이 아니더라도 사회활동에 관심을 갖고 활동의 기회를 만들고, 자신의 욕구충족의 필요성과 중요성을 인식하고 이를 드러내고 스트레스를 담아두지 말고 생산적인 방법으로 풀 수 있는 방법을 찾아 해소하는 것이 좋다. 만일 주부 우울증이 심한 경우라면 전문가의 도움을 받는 것이 좋다. 전문적 치료로는 약물치료, 인지치료, 대인관계치료 등이 사용된다.

5) 불안장애

불안이란 실제적이거나 가상적인 위협에 대한 심리적·생리적 반응으로서 불안의 원인이나 대상이 가상적·비현실적이거나 또는 현실과 관계가 있어도 그것이 객관적으로 볼 때 불안을 일으킬 만한 이유가 없으며 만일 있다 할지라도 그렇게 심한 불안을 느낄 이유가 없는데도 불구하고 정서상태가 안정되지 못하고 걱정이 많고 두려워하는 불안의 정도가 심할 경우 불안장애(Anxiety Disorders)라고 할 수 있다.

불안장애의 범주에는 극도의 공포, 불안 및 관련된 행동장애의 특징을 지닌 질환들이 포함된다. 불안의 정도가 과하거나 발달상의 적정한 시기를 넘어서 오랜 기간 지속된다는 점에서 발달과정 중에 경험하는 정상적인 공포나 불안과는 다르다. 무엇인지 확실치는 않으나 어떤 크나큰 위험이 닥쳐오리라는 생각에 압도당해서 마음이 혼비백산한 상태, 또는 초긴장상태에 있지만 무엇 때문에 두려워하는지를 모르고 무엇을 피해야 할지 모른다. 불안감 때문에 일상생활을 제대로 해내지 못한다면 이것은 비정상적 불안으로 볼 수 있다. 그렇다고 불안이 꼭 나쁜 것만은 아니다. 적정한 수준의 불안은 오히려 개인을 발전시킬 수 있으며 생명보존을 위해서도 꼭 필요하다.

불안장애의 증상으로는 신경질, 짜증, 주의집중 곤란, 혼동, 두려움, 초조감, 호흡곤란, 심계항진, 식은땀, 피로감, 허약함 등이 나타날 수 있다. 불안장애는 불안의 내용과 그 원인에 따라 다양하게 분류되는데 그중에서 분리불안장애, 선택적 함구증, 사회불안장애(사회공포증), 공황장애에 대해 살펴보기로 한다.

(1) 분리불안장애

분리불안장애(Separation Anxiety Disorder)는 애착대상과의 분리에 대한 공포나 불안이 발달 수준에 비추어 볼 때 부적절하고 지나친 정도로 발생한다. 집 또는 애착대상과 떨어져야 할 때 과도한 고통을 반복적으로 겪으며, 주 애착대상을 잃거나 질병이나 부상, 재앙, 혹은 죽음과 같은 해로운 일들이 그에게 일어날 것이라고 지속적으로 과도하게 걱정한다. 곤란한 일이 발생하여 주 애착대상과 떨어지게 될 것이라고 걱정하고 분리에 대한 공포 때문에 집을 떠나 학교, 직장 혹은 다른 장소로 외출하는 것을 지속적으로 거부하고 집이나 다른 장소에서 주 애착대상 없이 있거나 혼자 있는 것에 대해 과도하게 두려워하거나 거부하며, 집에서 떠나 잠을 자는 것을 거부하고 분리와 연관된 반복적인 악몽을 꾼다. 주 애착대상과 떨어져야 할 때 신체증상(예: 두통, 복통, 오심, 구토 등)을 반복적으로 호소한다. 애착대상과 분리되어 있을 때 그가 어디에 있는지 알고 싶어 하고 접촉하기(예: 전화)를 원한다.

부모로부터의 분리불안은 출생 후 6개월 정도만 되어도 나타나는데 만 3, 4세가 되면 어머니에 대한 심리적·정신적 표상이 생기기 때문에 부모로부터의 분리를 견딜 수 있게 된다. 그러나 만일 부모와의 관계에 문제가 있어서 부모에 대한 신뢰가 없을 경우 아동은 부모로부터 떨어지는 것을 지속적으로 무서워하게 되고 이것이 청소년기까지도 연결이 되며, 비록 신체적 분리를 두려워하지 않을지도 모르나 부모로부터 계속 인정받지 못하면 어쩌나, 부모로부터 버림받으면 어쩌나 하는 분리불안이나 유기 공포의 형태로 계속될 수가 있다(한국청소년연구원, 1992). 즉 어렸을 때는 신체적 분리를 두려워하지만 커 가면서 심리적 분리를 두려워한다.

분리불안장애가 있는 아동은 지나친 요구와 강요를 하고, 지속적 관심을 요구한다. 학교 가기를 거부하여 학습부진과 사회적 고립이 초래되기도 한다. 청소년은 독립적 활동의 제한과 집 떠나기 싫어하는 행동으로 나타난다. 성인은 의존적·과잉 방어적 행동을 보이며 자녀나 배우자에 대해 지나치게 걱정하고 그들과 분리될 때 극심한 고통을 겪는다. 이와 같은 공포, 불안, 회피 반응이 아동·청소년에서는 최소 4주 이상, 성인에서는 전형적으로 6개월 이상 지속되며, 사회적·직업적 또는 다른 중요한 기능 영역에서 임상적으로 현저한 고통, 손상을 초래한다.

분리불안장애의 원인으로는 유전성, 환경적 요인이 거론되고 있다. 특히 상실(예: 죽음, 질병, 전학, 부모의 이혼, 이사, 애착대상으로부터의 분리경험 등)과 같은 스트레스 상황 이후에 종종 발생한다. 대부분 매우 밀착된 가족관계(예: 부모의 과잉보호와 과도한 참견) 속에서 성장하며 이 장애가 있는 개인의 직계 가족에서 보다 높게 발생되고 공황장애가 있는 어머니의 자녀에게서 보다 빈번하다. 분리불안장애는 스트레스 후에 발생하기 쉬우며 분리가능성에 대한 불안, 분리되어야 하는 상황에 대한 회피가 몇 년 동안 지속될 수 있다. 분리불안장애는 아동에서 청소년을 거쳐 성인이 되면서 감소하며 12세 미만 아동에서 가장 흔하다.

증상이 경미한 경우엔 입학하고 몇 주가 지나면 저절로 극복되지만 심한 경우엔 상담치료와 약물치료가 필요하며 한 달 정도 치료를 받으면 대부분 호전된다. 분리불안장애를 완전하게 치료하지 않으면 다시 재발하기 쉽고 성인까지 이어지면 불안이 심하고 우울증, 공황장애, 광장공포증 등으로 이어질 수 있다.

(2) 선택적 함구증

선택적 함구증(Selective Mutism)은 어떤 상황에서는 말을 잘함에도 불구하고 말을 해야 하는 특정한 사회적 상황(예: 학교)에서 일관되게 말을 하지 않는 것이 특징이다. 이는 사회적 상황에서 필요한 말에 대한 지식이 부족하거나 언어가 익숙하지 않아 말을 하지 않는 것이 아니다. 집에서는 말을 잘하면서도 밖에 나가면 입을 다문다. 사람을 만났을 때 먼저 말을 꺼내지 못하거나 사람들 말에 대답하지 못한다. 이러한 장애가 적어도 1개월 이상 지속되고 교육적·직업적 성취나 사회적 소통을 방해한다.

선택적 함구증이 있는 아동은 말로 의사를 표현하는 대신 몸짓, 고개 끄덕이기, 머리 가로젓기, 몸 잡아당기기, 밀치기 등으로 또는 단음절의 짧고 일정한 목소리나 목소리의 변화로 의사를 표현한다. 선택적 함구증에 동반되는 특징으로는 심한 부끄러움과 사회적으로 어려운 상황에 대한 두려움, 위축, 매달림, 강박적 특성, 거절, 분노발작, 반항 등이 있으며 사회적·학업적 기능에 심한 장해가 초래되기도 한다. 또래에게 놀림당하거나 집단따돌림을 당하는 경우도 흔하다. 선택적 함구증은 불안장애(특히 사회불안장애), 지적장애, 입원, 극심한 심리사회적 스트레스와 관련되기도 한다. 어린 아동들에게서 많이 발생하며 몇 달 정도 지속되지만 때로는 장기간 지속될 수도 있다.

선택적 함구증의 원인으로는 부정적 정서성(신경증적 경향성)이나 행동억제, 부모의 수줍음, 사회적 고립, 사회불안 등이 영향을 미칠 수 있으며, 부모에 의한 사회적 억제, 과잉보호, 지시적 태도, 유전적 요인 등이 추정된다. 이 외에도 언어 및 사회성의 미발달 등이 연관되어 있으며 빠른 시간 내에 해결되도록 도와야 한다.

(3) 사회불안장애(사회공포증)

사회불안장애(Social Anxiety Disorder)란 타인에게 면밀하게 관찰될 수 있는 하나 이상의 사회적 상황(예: 대화를 하거나 낯선 사람 만나기, 음식을 먹는 자리, 연설 등)에 노출되는 것을 극도로 두려워하거나 불안해하는 것이 특징이다. 이들은 다른 사람들에게 부정적으로 평가되는 방향(예: 수치스럽거나 당황한 것으로 보임, 다른 사람을 거부하거나 공격하는 것으로 보임 등)으로 행동하거나 불안 증상을 보일까봐 두려워하며 이러한 사회적 상황이 거의 항상 공포나 불안을 일으킨다. 아동의 경우 공포와 불안은 울음, 분노발작, 얼어붙음, 매달리기, 움츠러듦, 사회적 상황에서 말을 하지 못하는 등으로 표현될 수 있다. 따라서 이러한 사회적 상황을 회피하거나 극심한 공포와 불안 속에 견딘다.

사람 대하기를 두려워하고 자신의 어떤 점이 남에게 이상하게 보이지 않을까, 어떻게 비춰질까 두려워한다. 상대방에게 관심이 있으면서도 사회적 기술이 결여되어 기피한다. 친밀하지 않은 사람에게 노출되거나 타인으로부터 심사받을 수 있는 사회적 상황 또는 일을 수행해야 하는 상황에 대해 현저하고 지속적인 공포가 있다. 창피를 당하거나 난처해질 만한 행동을 하는 것 또는 불안해하는 증상을 보이게 될까봐 두려워한다. 두려워하는 사회상황에 노출되면 거의 예외 없이 불안반응을 일으키는데 환자 자신도 공포가 과도하고 비합리적이라는 것을 잘 알고 있다. 공포, 불안, 회피 증상이 전형적으로 6개월 이상 지속되며 이로 인해 사회적 · 직업적 · 다른 중요한 기능 영역에서 임상적으로 현저한 고통이나 손상을 초래한다.

사회불안장애의 증상으로는 가장 흔한 예가 적면공포(얼굴이 붉어지는 것)이며 대인관계에 어려움이 있다. 8~15세 사이에 주로 발병하며, 성인기에 처음 발병하는 경우는 스트레스와 수치심을 주는 사건의 발생 이후나 새로운 사회적 역할이 요구되는 삶의 변화 후에 나타나는 경우가 많다. 대개 만성적이나 중년 이후에는 약화되기도 하며 약물남용이 합병되기도 한다.

사회불안장애의 원인으로는 행동억제소질, 부정적 평가를 두려워하는 성격적 특징이 추정되는데 이러한 성격적 특징은 유전적으로 강하게 영향을 받는다. 행동억제가 높은 아이는 부모가 지닌 높은 사회적 불안도를 배움으로써 사회적 영향에 더욱 민감하게 반응한다. 치료로는 일시적 증상완화를 위해 항불안약물을 이용한 약물치료, 행동치료, 인지치료, 정신분석치료, 체계적 집단치료 등을 실시한다. 특히 아동, 청소년에게는 친구와의 상호작용을 증진시켜 친구관계를 원반하게 하고 자신의 감정을 잘 표현하고 상대방의 감정을 잘 깨닫게 하고 자아존중감 향상, 친사회적 행동을 촉진시키는 사회성 훈련이 효과적이다.

(4) 공황장애

공황장애(Panic Disorder)는 예상하지 못한 반복적인 공황발작이 특징이다. 공황발작은 극심한 공포와 고통이 갑작스럽게 발생하여 수분 이내에 최고조에 이르며 그동안 심계항진, 가슴 두근거림 또는 심장박동수의 증가, 발한, 몸이 떨리거나 후들거림, 숨이 가쁘거나 답답한 느낌, 질식할 것 같은 느낌, 흉통 또는 가슴 불편감, 메스꺼움 또는 복부 불편감, 어지럽거나 불안정, 멍한 느낌, 쓰러질 것 같은 느낌, 춥거나 화끈거리는 느낌, 감각 이상, 비현실감 혹은 이인증(자신에게서 분리된 느낌), 스스로 통제할 수 없거나 미칠 것 같은 두려움, 죽을 것 같은 공포 등이 나타난다.

공황장애는 적어도 1회 이상의 발작 이후에 1개월 이상 추가적인 공황발작이나 그에 대한 결과에 대한 지속적인 걱정, 발작과 관련된 행동으로 현저하게 부적응적인 변화가 일어난다. 발작이 없는 시기에도 그런 일이 또 생기지 않을까 하는 예기불안이 있다. 비교적 순식간에 악화되는 형태로 시작되고 대개 10~20분간 지속되다가 빠르게 또는 서서히 소실된다. 공황장애의 평균 발병 연령은 20~24세이며 성인기에 가장 높게 나타난다. 청소년기에 발생하는 공황장애는 만성적인 경과를 보이며 종종 다른 불안, 우울, 양극성 장애와 동반된다.

공황장애의 원인은 유전, 환경, 정신적 요인 등의 복합적 요인에 의해 발병하는 것으로 추정되고 있다. 불안, 우울, 양극성장애 환자들의 자녀에게서 공황장애의 발생위험도가 증가하며, 부정적 정서성, 불안에 대한 민감도 등은 공황발작 발생의 위험요소이다. 아동기의 성적·신체적 학대 경험, 흡연, 스트레스 또한 위험요인으로 거론되고 있다.

치료를 하면 대부분의 환자의 증상이 좋아진다. 치료받지 않으면 대개 만성적인 경과를 밟지만 그 정도는 심할 때도 있고 저절로 나아지는 경우도 있다. 중간에 몇 년간 증상이 없다가 한 번씩 나타나기도 하고, 지속적으로 심각한 증상을 보이기도 한다. 공황장애가 만성화하면 40~80%에서 우울증이 동반되고 자살 우려, 약 20~40%는 알코올과 약물을 남용하기도 한다. 강박, 건강염려, 광장공포증, 회피행동 등이 합병되기도 한다.

치료는 먼저 신체장애를 확인하고 병의 개념과 발작증상에 대해 정확하게 환자가 알도록 해야 한다. 약물치료도 효과적이며, 병에 대해 환자에게 자세히 설명해 주고 환자가 오해하거나 잘못 알고 있는 편견을 바로잡아 주는 인지치료, 공포의 대상이 되는 장소나 상황에 불안감 없이 접근할 수 있도록 도와주는 행동치료, 질병에 대한 교육이 환자 자신이나 가족에게 필요하며, 불안에 대한 무의식적 갈등을 알아보는 정신치료 등이 사용된다.

6) 강박장애

강박장애(Obsessive-Compulsive Disorder)는 의지의 간섭을 벗어나서 특정한 생각(강박사고)이나 행동(강박행동)을 반복하는 것이 특징이다. 강박사고는 반복적·지속적인 생각, 충동 또는 심상이 원치 않는 방식으로 경험되고 대부분 현저한 불안이나 괴로움을 유발하며, 이를 무시하거나 억압하려고 시도하거나 강박행동을 함으로써 이를 중화시키려고 노력한다. 강박행동으로는 손 씻기나 정리정돈하기, 확인하기와 같은 반복적 행동과 기도하기, 숫자 세기, 속으로 단어 반복하기 등과 같은 심리 내적인 행위를 개인이 경험하는 강박사고에 대한 반응으로 수행하거나 엄격한 규칙에 따라 수행한다.

이러한 행동이 불안감이나 괴로움을 예방하거나 감소시키고 두려운 사건이나 상황의 발생을 방지하려는 목적으로 수행하나 그 행위의 대상과 현실적인 방식으로 연결되지 않고 과도하다. 강박사고나 강박행동이 시간을 소모하게 만들어 사회적·직업적 또는 다른 중요한 기능 영역에서 임상적으로 현저한 고통이나 손상을 초래한다.

많은 강박장애 환자들이 역기능적 믿음을 가지고 있다. 즉 책임감을 과도하게 인식하고 위협에 대한 과대평가 경향, 완벽주의와 참을 수 없는 불확실성, 금지된 생각이 마치 행동하는 것만큼이나 나쁘다고 생각하는 사고의 지나친 확대 해석과 이런 사고를 통제할 필요성 등이 포함된다.

이러한 생각이나 행동이 전혀 의미가 없으며 자신이 원하지 않는데도 불구하고 계속하지 않을 수 없는데 내재한 불안은 조절되지만 이 강박행동을 중지하면 불안증세가 다시 나타나므로 불합리한 줄 알면서도 반복하지 않을 수 없는 것이다. 강박장애의 평균 발병 연령은 19세 정도이며 25% 정도는 14세경에 발병하며 남성의 25% 정도는 10세 이전에 발현한다. 증상의 발현은 보통 점진적이지만 급성 발현도 보고되고 있다.

강박장애의 원인으로는 기질적 · 유전적 · 생리적 · 환경적 요인들이 거론된다. 내재화된 증상, 높은 부정적 감정성, 행동의 억제, 유전, 아동기의 신체적 · 성적 학대 및 다른 스트레스나 외상적 사건 등이 위험 요소로 알려져 있다. 치료받지 않으면 보통 만성으로 이환되며, 증상의 악화와 완화를 반복하게 된다. 치료는 될 수 있는 대로 현실 속에 적응하며 일도 하면서 치료를 하도록 계획하는 것이 좋으며 단기간에 완치되기는 쉽지 않다. 치료로는 약물치료, 행동치료, 정신치료가 이용된다.

〈표 9-7〉 **강박증 사례**

고등학교 2학년에 재학 중인 형섭이는 고 1때 반 친구들에게 몰매를 맞은 뒤 너무 분해서 어쩔 줄 몰라 하더니 차츰 사람 만나기를 싫어하고 학교생활에도 흥미를 잃게 되었다. 결석과 조퇴가 많았으며 성적은 상위권에서 중하위로 떨어지게 되었다. 영어 단어를 쓰고 또 쓰고 반복해 써도 모르는 것 같아 오전 내내 'can'이란 단어 하나만을 계속 써야 하는 등 여러 부분에 강박적 생각과 행동이 심해져 클리닉을 찾게 되었다. 부모면담 결과 늦은 나이에 결혼하여 환아(患兒) 하나만을 둔 이 부부는 모두 과잉보호를 하였다. 아버지의 강박적 성격특성으로 인해 부부 사이에 싸움이 잦았으므로 어머니는 형섭이와 밀착된 관계를 형성하게 되었고 잔소리와 간섭이 심한 아버지와 형섭이는 다소 거리감을 갖게 되었다 한다. 형섭이와의 개인면담을 통해 자신은 외동아들로 자라 이기적이고 게을러서 친구들에게도 소외되고 만사가 겁나고 두려우며 현재는 공부마저 못하겠다며 비참한 느낌만 들어 최근엔 죽고 싶은 생각까지 하게 되었다는 사실을 알게 되었다. 심리검사에서 최우수 수준의 지능으로 나타났으나 지적 비효율성을 보이고 있었으며 'Leyton 강박증세척도'에서 233점으로 여러 부분에 강박증세가 두드러지게 나타나 생활이 불편할 정도이며, 투사검사를 통해 자신의 적응에 대해 자신감이 없고 대인관계의 불안정성, 자존심 손상을 피하기 위한 고립화 경향, 그로 인한 고독감 등으로 자아상에 대한 심한 회의를 느끼고 있는 상태로 나타났다. 진단팀 전체의 회의 결과 자아정체감 장애와 아버지의 심한 강박증의 유전성 및 환경적 요인으로 인해 환아도 강박증세를 함께 나타내고 있는 것으로 판단되어 강박증 치료제를 복용하면서 주 1회 45분씩 총 25회의 정신치료와 부모면담이 실시되었다.

출처: 한국아동문제연구소.

7) 반응성 애착장애

반응성 애착장애(Reactive Attachment Disorder)는 성인 보호자에 대한 억제되고 감정적으로 위축된 일관된 행동양식이 특징이다. 발달적으로 부적절한 애착행동 양식을 보이는데, 안락함, 지지, 보호, 돌봄을 위하여 애착대상에 의지하지 않거나 최소한으로 나타난다. 정신적 고통을 받을 때 안락함을 찾지 않거나 최소한의 정도로만 찾으며 안락함에 대한 반응이 없거나 최소한의 정도로만 반응한다.

지속적인 사회적·감정적 장애가 나타나는데 타인에 대한 최소한의 사회적·감정적 반응, 제한된 긍정적 정동, 보호자와 비위협적인 상호작용을 하는 동안에도 과민성, 슬픔, 무서움이 나타난다. 보호자에 의해 충족되는 안락함, 자극, 애정 등의 기본적인 감정적 요구에 대한 지속적인 결핍이 사회적 방임 또는 박탈의 형태로 나타나며, 주보호자의 반복적인 교체로 안정된 애착을 형성하는 기회를 제한하거나 애착형성 기회를 고도로 제한하는 양육(예: 시설 양육) 등을 경험했을 때 나타난다.

반응성 애착장애는 대부분의 상황에서 일어나는 심하게 손상되고 발달적으로 부적절한 사회적 관계가 특징인데, 보통 생의 초기 몇 년 사이, 즉 5세 이전에 시작되고 병적인 보살핌(예: 아동의 기본적인 감정적·신체적 요구의 지속적 방치, 양육자의 빈번한 교체 등)과 밀접한 관련이 있다. 즉 태어날 때는 정상적으로 태어났으나 어머니가 자녀에게 적극적 관계의 형성을 시도하지 않아 후천적으로 자폐증과 유사한 상태가 된 것을 말한다. 반응성 애착장애아는 사회적 관계를 시작하지 못하고 지나치게 억제, 경계하며 양가적 반응(예: 냉정하게 경계, 안락한 상태에 저항, 접근과 회피의 양가적 태도 등)을 보이며 발달적으로 적절하지 못한 방식으로 반응하는 억제형과 막연한 애착을 보이는 탈억제형이 있다. 사회적 방임으로 인해 발달지연, 특히 인지와 언어에서의 지연이 자주 함께 나타난다.

반응성 애착장애는 겉으로 보기에는 자폐증과 유사해 보이나 선천적으로 타고난 원인이 없으며 잘못된 양육환경 속에서 후천적·환경적으로 생겨난 병이다. 유아는 부모 또는 양육자의 지속적 사랑과 관심, 보살핌을 받으며 성장해 간다. 유아기와 아동기는 건강한 정신발달에 있어서 매우 중요한 시기이다. 어린 시절에 경험하고 학습된 정서상태가 일생에 거쳐 큰 영향을 미친다. 유아에게 가정은 일차적 환경체계로서 사회적 개체로 성장하는 데 매우 중요한 영향을 준다고 할 수 있다. 부모로부터 사랑을 받고 있다는 확신은 유아에게 신뢰감과 정서적 안정감을 준다. 반응성 애착장애는 부모의 양육태만, 학대 또는 잘못된 양육방법에서 기인하고 이러한 적응양상은 양육형태의 변화에 따라 증세가 호전될 수 있는 것이 특징이므로 부모가 반드시 치료에 적극적으로 참여하여야 한다.

〈표 8-4〉 반응성 애착장애 사례

현아는 만 2년 11개월 된 여자아이로 말이 늦고, 낯가림이 심하며 엄마 이외의 사람이 부르면 반응이 없거나 느리고 눈 마주침도 나쁘다. 정상분만 하였으며 현아가 3개월이 되었을 때 엄마가 동생을 임신하였다. 현아는 돌 무렵 '엄마', '아빠'를 정확히 발음하였고 돌 전에 걸었으며, 까꿍, 도리도리 등의 놀이를 매우 좋아했다. 현아가 돌도 되기 전에 동생이 태어났고, 동생을 낳은 후 엄마가 현아에게 신경 쓸 여유가 없게 되자 엄마, 아빠 소리가 차츰 줄어들고 의사를 표현할 때도 말로 하기보다는 엄마의 손을 끌어다 하고, 눈 마주침도 잘 안 하려 하였고, 자기 이름을 부를 때 별로 반응을 보이지 않았다. 이런 상태가 계속되다가 자폐아가 많이 있는 조기교실의 집단지도반에 등록하여 교육을 받게 되었다. 이때 빤히 쳐다보는 눈 마주침도 생겨나고 엄마의 말에 반응을 보이는 등 전보다 좋아지는 면도 있었으나 고집을 심하게 피우거나 동생을 시샘하여 떼를 부리는 횟수가 잦아지고 상황에 맞지 않는 이상한 행동이 많아졌다.

출처: 한국아동문제연구소.

반응성 애착장애는 조기에 발견하여 적절한 지지적 환경, 정상적인 양육환경을 통한 개선과 회복이 주어지고 양육자와 아동이 함께 치료받으면 정상회복이 가능한 병이지만 그렇지 못할 경우 지속적 경과를 갖는다. 반응성 애착장애의 치료로는 놀이치료와 부모교육, 작업치료, 통합치료, 언어치료 등을 하게 된다. 반응성 애착장애아는 부정적 정서반응에 의해 사회적 놀이가 저해되어 대인관계에서 안정된 관계를 맺지 못하고 정서적으로 무관심하다. 따라서 대인관계 및 사회성 발달을 위해 개별 또는 집단치료를 통해 정서 상태 및 능력에 알맞은 놀이를 적극적으로 시도하여 관계가 형성되도록 하여야 한다. 관계형성이 이루어진 후 나타나는 행동양상의 특성에 따라 피부접촉, 적극적 놀이유도, 적대행위가 나타났을 때 적절한 행동통제 등의 방법을 통해 사회적 상호관계 및 정서적 유대관계를 최대한으로 확장할 수 있도록 도와준다.

특히 가정 내 갈등이 있거나 엄마의 성격상에 문제가 있으면 별도로 가족치료나 정신치료를 받도록 함으로써 근본적 원인도 가능한 한 제거하도록 노력하면서, 엄마로서의 역할에 대한 교육을 실시한다. 또한 영유아기에 적절히 받아야 할 언어자극의 부재로 언어자극의 수용과 모방의 단계를 상실하면서 심한 언어발달 지연을 보일 수 있다. 이들에게는 풍부한 언어자극이 제공되어야 하며 자극이 올바르게 수용되기 위해서는 치료자와 반응성 애착장애아 간의 애착형성이 바탕이 되어야 한다.

8) 급식 및 섭식장애

급식 및 섭식장애(Feeding and Eating Disorders)는 장기간 지속되는 섭식장애 혹은 섭식과 관련된 행동들로 인해 음식 소비 혹은 섭취의 변화가 생기고 신체 건강과 정신, 사회적 기능에 심각한 손상을 가져오는 것이 특징이다. 급식 및 섭식장애에는 이식증, 신경성 식욕부진증, 신경성 폭식증 등이 포함된다.

(1) 이식증

이식증(Pica)은 적어도 1개월 동안 비영양성·비음식(nonfood) 물질을 지속적으로 먹는 것으로 유아와 어린 아동은 전형적으로 페인트, 회반죽, 머리카락, 끈, 헝겊 등을 먹는다. 좀 더 나이가 많은 아동은 동물의 배설물, 모래, 곤충, 잎, 자갈을 먹기도 하며 청소년이나 성인은 흙을 먹기도 한다. 음식에 대한 혐오가 없으며 문화적으로 허용된 행동이 아닌 부적절한 행동으로서 성인에서는 지적장애나 기타 정신질환이 있을 때 유병률이 증가한다. 2세 이전 유아의 경우 비영양성 물질을 입에 넣고 먹는 일이 비교적 흔한데 이것이 이식증이 있음을 나타내는 것은 아니다. 적어도 1개월 동안 그 행동이 지속적이고 발달수준에 부적절하고 사회적 관습 혹은 문화적 지지를 받지 못한다고 판단될 때 이식증으로 진단한다.

이식증의 주원인은 환경적 요인으로 방임, 감독의 부재, 발달지연 등이 위험성을 증가시키는 것으로 추정되고 있다. 일부 비타민, 무기질 결핍이 보고되지만 대개는 특별한 생물학적 이상은 발견되지 않는다. 이식증은 어린 아동에게서 많고 때로는 임신한 여성에게서도 보인다. 대부분의 경우 몇 개월 동안 지속되다가 완화되나 간혹 청소년기까지 지속되거나 드물게는 성인기까지도 지속될 수 있다.

(2) 신경성 식욕부진증

신경성 식욕부진증(Anorexia Nervosa)은 필요한 양에 비해 지나친 음식물 섭취 제한으로 연령, 성별, 발달 과정 및 신체적 건강 수준에 비해 현저하게 저체중(아동과 청소년은 체중 감소가 아닌 정상 발달과정상에 기대되는 체중 증가가 실패한 경우)을 유발하며, 체중이 증가하거나 비만이 되는 것에 대한 극심한 두려움, 혹은 체중 증가를 막기 위한 지속적인 행동, 자기 평가에서 체중과 체형에 대한 지나친 압박, 혹은 현재의 저체중에 대한 심각성 인식의 결여가 특징이다.

신경성 식욕부진증 환자는 체중과 체형에 대한 경험과 심각성이 왜곡되어 있으며 자존감은 체중과 체형에 상당한 영향을 받는다. 체중 감소는 성공, 대단한 자기단련으로 여기며, 반면에 체중 증가는 납득할 수 없는 자기조절의 실패로 지각한다. 최근 젊은 여성에게서 급증하고 있는데 심각한 체중 감소와 신체자아상의 문제, 살이 찐다는 것에 대한 압도되는 듯한 공포와 관련하여 광적으로 날씬해지려고 애쓰는데 대개 자신이 심각한 영양부족 상태라는 의학적 결과를 인식하지 못한다.

신경성 식욕부진증은 일반적으로 청소년기 혹은 성인기 초기에 시작되며 스트레스가 많은 생활 사건과 관련되어 발병한다. 기질적 요인으로 아동기에 강박증적 특성을 보인 경우 신경성 식욕부진증으로 진행할 위험성이 높고, 일란성 쌍생아가 이란성 쌍생아에 비해 일치율이 높다. 날씬함이 좋은 평가를 받는 문화, 모델 등과 같은 활동에 관련되어 있을 때 장애 발생 위험이 높다.

정신역동학적 견해에서는 발달상에서 유아와 어머니 사이에 존재하는 관계의 장애로 인해 생긴 정서적 갈등의 표현으로 부모와의 갈등이 음식에 대한 거부감과 갈등으로 표현된다는 것이다. 유아가 어머니에게서 받고자 했던 안심과 확신시키는 반응이 없을 때 건강한 자기감이 생겨나지 못하게 되고 이로 인해 유아는 자신을 분리된 하나의 인격체로 보지 않고 어머니의 한 부분에 지나지 않는 것으로 생각하게 된다. 신경성 식욕부진증 환자의 대부분은 자신이 무력하고 쓸모없는 사람이라고 말하며 자율성을 상실하여 자신의 신체기능을 스스로 조절할 수 없다고 느끼게 된다. 또 다른 견해는 유전적·생물학적 요소가 원인으로 작용하는 것으로 보는 것으로 신경성 식욕부진증 환자의 50% 이상이 우울증을 보이는 것으로 나타났다.

신경성 식욕부진증은 보통 10~30세 사이에 많이 발생하는데 90% 이상이 여성이다. 지나치게 외모와 몸무게에 관심이 많아서 체중이 늘까봐 두려워하고 체중이 줄면 우쭐해지고 체중이 늘면 우울해지는 등 체중에 따라 자존심이 결정된다. 반복되는 음식조절의 실패에도 불구하고 계속 다이어트에 집착한다. 체중을 감소시키려는 행동은 대체로 비밀스럽게 하며 살찌는 것에 대한 강박적 혐오에 대한 충동 때문에 식사를 하지 않는다. 때로 아는 사람 몰래 밤중에 게걸스럽게 많이 먹기도 하는 과식증을 보이나 대개 일부러 토해 버리기 일쑤이다. 음식을 집 안 여기저기에 감추기도 하고 적게, 천천히 먹는다. 설사제, 이뇨제 등을 남용하여 체중을 줄이려 하며 심한 운동을 시도하기도 한다.

지나친 다이어트로 인해 신체적으로는 소화기관 장애, 무월경, 골다공증, 전해질 불균형 등이 생겨 건강을 해칠 수 있으며 정신적으로는 자존감 저하, 우울, 불안, 자살충동을 일으키기도 한다. 신경성 식욕부진증은 자연적으로 회복되기도 하고, 반복·재발하기도 하며, 악화되어 사망하는 경우도 있다. 사망은 대부분 장애 자체로 인한 의학적 합병증 혹은 자살로 인한다. 치료는 심리적·내과적 증상이 복합적으로 오므로 정신치료, 가족치료, 행동치료 등의 포괄적 치료를 한다. 체중을 회복시키고 다른 합병증의 치료를 위해 입원치료가 필요한 경우도 있으며 무엇보다 가족의 지지와 신뢰가 중요하다.

(3) 신경성 폭식증

신경성 폭식증(Bulimia Nervosa)은 일정 시간 동안 대부분의 사람이 유사한 상황에서 동일한 시간 동안 먹는 것보다 지나치게 많은 양의 음식을 먹으며 먹는 것에 대한 조절능력의 상실감(예: 음식 섭취를 참을 수 없거나 한번 먹기 시작하면 멈출 수 없음)을 느낀다. 체중이 증가하는 것을 막기 위해 반복적으로 부적절한 보상 행동이 나타난다.

많이 먹어서 복통과 구역질이 날 때까지 먹고 토하고 이어서 죄책감, 자기혐오, 우울증으로 괴로워한다. 되풀이되는 폭식, 먹고 토해 내기, 하제나 이뇨제의 오용, 굶기, 체중 증가를 막기 위한 심한 운동을 하며, 대개 남이 모르게 정기적으로 달고 칼로리가 많고 삼키기 쉬운 다량의 음식을 한두 시간에 걸쳐 게걸스럽게 먹고 난 다음 잠을 자거나 사회활동을 중단하거나 손가락을 목구멍에 넣어 구토를 한다.

신경성 폭식증 환자는 성적으로 적극적이며 성적 매력에 관심이 많고 다른 사람이 어떻게 보는지 걱정하기도 한다. 대인관계가 좋지 않아 고립되어 있으며 폭식 후 충동적으로 음식, 옷, 보석 등을 훔치기도 한다. 폭식과 부적절한 보상 행동이 평균적으로 적어도 3개월 동안 일주일에 1회 이상 일어나며 체형과 체중이 자기평가에 과도하게 영향을 미친다. 신경성 폭식증은 일반적으로 청소년기 혹은 성인기 초기에 시작된다. 폭식은 다이어트 중이나 후에 흔히 시작되며 스트레스를 유발하는 사건들도 발병을 유발할 수 있다.

신경성 폭식증의 원인으로는 기질적으로 체중에 대한 염려, 낮은 자존감, 우울, 사회불안장애, 범불안장애가 발병 위험성을 높이고, 유전적 취약성이 있으며, 날씬한 몸을 이상적 기준으로 내재화함으로써 체중에 대한 염려의 위험성을 증가시키고 아동기에 성적·신체적 학대를 경험한 사람들이 신경성 폭식증을 경험할 위험이 높다.

신경성 폭식증은 만성적이며 때때로 완화를 보이기도 하고 치료를 받지 않아도 소수의 환자는 1~2년 내에 자연히 소실되는 경우도 있다. 치료로는 정신치료, 행동치료, 집단치료, 약물치료 등을 시행하며 최근 많이 시행되고 있는 인지행동치료는 과식욕이 발생하는 횟수, 음식, 종류 등을 기록하여 자기조절을 하게 한다.

9) 배설장애

배설장애(Elimination Disorders)는 소변 또는 대변의 부적절한 배설을 포함하며 일반적으로 아동·청소년기에 처음으로 진단되며 부적절한 장소에서 반복적으로 소변을 보는 유뇨증과 부적절한 장소에서 반복적으로 대변을 보는 유분증이 포함된다.

(1) 유뇨증

유뇨증(Enuresis)은 침구나 옷에 반복적으로 소변을 보는 것으로 대부분 불수의적이지만 때로는 의도적이기도 하다. 유뇨증은 소변을 지리는 행동이 적어도 연속 3개월 동안 주 2회 이상의 빈도로 일어나고 사회적·학업적(직업적) 또는 다른 중요한 기능 영역에서 임상적으로 현저한 고통이나 손상을 초래한다. 생활연령이 적어도 5세 이상이 되어야 하며 이러한 행동이 물질(예: 이뇨제, 항정신병 치료약물)이나 일반적인 의학적 상태의 직접적인 생리적 효과로 인한 것이 아니어야 한다. 유뇨증에는 밤에 잠잘 때만 나타나는 야간형, 깨어 있는 낮 동안에 나타나는 주간형, 야간형과 주간형이 복합된 주야간형이 있다. 주간 유뇨증은 여아에게서 흔하며 9세 이후에는 드물다. 야간 유뇨증은 종종 REM 수면 단계 동안 일어나며, 주간 유뇨증은 사회적 불안 또는 학업이나 놀이에 열중하느라 화장실 가기를 싫어해서 소변 보는 것을 미루다 일어난다.

유뇨증에 동반되는 장애의 정도는 아동의 사회활동 제한, 자존심에 미치는 영향, 친구에 의한 배척 정도, 부모의 분노, 처벌, 거부 등에 의해 영향을 받는다. 유발원인으로는 지연된 또는 느슨한 소변 가리기 훈련, 정신사회적 스트레스, 요 농축능력의 장애, 자발적 배뇨를 할 수 없을 정도의 낮은 방광용적 등이 거론되고 있으며 유뇨증 아동에서 직계가족이 같은 장애를 가지고 있는 것으로 보고되었다. 유뇨증의 빈도는 5세의 경우 남아가 여아보다 2배 정도 많다. 일반적으로 나이가 들면서 점점 나아져 청소년기에는 소변을 가릴 수 있지만 약 1%는 성인기까지 지속된다.

아동이 소변을 가리는 것은 신경계통이 성숙하면서 자연히 이루어진다. 소변을 가리다가 다시 싸기 시작한 경우 그 원인은 심리적인 경우가 많다. 예를 들면, 대소변을 잘 가리던 아이가 동생을 보면서 오줌을 싸게 되는 경우가 종종 있는데, 이것은 일시적 퇴행현상으로서 일부러 일을 저지르는 것이 아니고 자신도 모르는 사이에 무의식적으로 하는 것임을 이해해야 한다. 그럴 때일수록 야단치거나 짜증내지 말고 동생 때문에 부모로부터 애정을 빼앗겼다는 생각을 할 수 있음을 이해하고 보다 많은 사랑을 느끼도록 해 주어야 한다. 그래도 계속 오줌을 싸는 경우에는 약물치료와 함께 아동의 불안감을 다스릴 수 있도록 전문가의 치료를 받는 것이 좋다.

(2) 유분증

유분증(Encopresis)은 적절치 않은 곳(예: 옷 또는 바닥)에 반복적으로 대변을 보는 것으로 대부분은 불수의적이지만 때로는 의도적이기도 하다. 유분증이려면 적어도 3개월 동안 최소한 매달 1회 이상 발생해야 하고, 생활연령이 최소한 4세 이상은 되어야 하며 물질(예: 완화제)이나 다른 의학적 상태의 직접적인 생리적 효과로 인한 것이 아니어야 한다.

유분증의 원인으로 배변이 불수의적인 경우는 변비, 변 응고 또는 대량 변실금을 동반하는 변의 잔류와 흔히 관계가 있다. 고통스러운 배변은 변비를 초래하고 배변을 보류하는 행동이 유분증으로 이어질 가능성이 높다. 또한 대변 보기를 피하는 심리적 원인(예: 특정 장소에서 변을 보는 것이 불안하거나 또는 적대적 행동의 일반적 양상) 때문에 생기기도 한다.

유분증이 있는 아동은 수줍음이 많고 난처한 일이 일어날 수 있는 상황(예: 야영, 학교)을 피하려 한다. 장애의 정도는 아동의 자존심, 또래의 놀림, 돌보는 사람의 분노와 처벌, 거부 등에 의해 영향을 받는다. 대변을 묻히는 것은 고의적인 것이거나 불수의적으로 흘러나온 대변을 깨끗이 하거나 숨기려는 아동의 시도로 인한 우연한 실수일 수도 있다. 실금이 고의적인 경우는 적대적 반항장애나 품행장애의 특징이 나타나기도 한다. 유분증이 있는 아동은 또한 유뇨증을 경험하기도 한다. 5세 유아의 약 1% 정도가 유분증이 있으며 남아가 여아보다 흔하다. 유분증은 몇 년 동안 간헐적으로 악화되면서 지속될 수도 있으나 만성화되는 경우는 거의 없다.

10) 파괴적, 충동조절 및 품행장애

파괴적, 충동조절 및 품행장애(Disruptive, Impulse-Control, and Conduct Disorders)는 정서 및 행동에 대한 자기조절 문제와 관련 있으며, 다른 사람의 권리를 침해하는 것(예: 공격성, 재산 파괴), 사회적 규준, 권위자나 성인과 현저한 갈등을 유발하는 행동 특징을 보이며 아동기나 청소년기에 처음으로 발병하는 경향이 있다.

(1) 적대적 반항장애

적대적 반항장애(Oppositional Defiant Disorder)는 분노/과민한 기분, 논쟁적・반항적 행동, 보복적 특성이 적어도 6개월 이상 지속되는 경우를 말한다. 5세 이하 아동인 경우 6개월 동안 거의 매일 나타나고, 5세 이상 아동인 경우 6개월 동안 일주일에 최소 1회 이상 나타난다. 이러한 행동장애가 자신에게 또는 사회적 맥락(가족, 또래집단, 동료) 내에 있는 상대방에게 고통을 주어 사회적・학업적・직업적 또는 다른 중요한 기능 영역에서 부정적 영향을 준다.

적대적 반항장애아는 자주 욱하고 화를 내며, 과민하고 쉽게 짜증 내고 크게 분개한다. 권위자와의 잦은 논쟁, 거부, 도전, 불복종, 적대적 행동이 지속적으로 나타나고, 적극적으로 어른의 요구나 규칙을 무시하거나 거절, 고의적으로 타인을 귀찮게 하고 자신의 실수나 잘못된 행동을 남의 탓으로 돌리기, 타인에 의해 쉽게 기분이 상하거나 신경질 내기, 원망, 악의에 차 있거나 앙심 품기 등이 특징이다.

거부적이고 도전적인 행동은 고집, 저항, 타협, 양보, 협상을 하지 않음, 명령 무시, 논쟁, 실수에 대한 비난을 받아들이지 못하는 양상으로 표현된다. 적개심은 어른이나 친구에게 직접적으로 표현되고, 고의적으로 귀찮게 굴거나 언어로 공격하는 양상으로 표현되는데, 대부분 집에서 나타나고 학교나 밖에서는 나타나지 않을 수 있다. 이들은 자신의 행동을 불합리한 요구나 환경에 대한 반응이라고 정당화하며 부모, 교사, 친구와의 관계에 있어서 갈등이 많이 발생한다.

적대적 반항장애의 발병은 보통 취학 전에 나타나며, 초기 청소년기 이후에 발병하는 경우는 드물다. 발병은 점진적이며 흔히 몇 개월 또는 몇 년의 경과를 거치며 품행장애보다 발달적으로 먼저 일어난다. 적대적 반항장애가 모두 품행장애로 발전하는 것은 아니지만 성인으로 성장하고 적응하는 데 있어 반사회적 행동, 충동조절문제, 물질남용, 불안, 우울 등 문제를 보일 위험이 높다. 주의력결핍 과잉행동장애는 적대적 반항장애가 있는 아동에게서 더 흔하며 학습장애와 의사소통장애가 동반되는 경향이 있다.

아동기 및 청소년기 적대적 반항장애의 주원인으로는 양육자가 자주 바뀜에 따라 아동에 대한 보살핌이 결여된 가정, 지나치게 엄격하고 모순된 부모의 일관성 없는 양육태도, 방임적 양육 등을 들 수 있다. 적대적 반항장애는 심각한 가정불화가 있는 가정에서 보다 흔하며, 부모 가운데 한쪽이 기분조절부전장애, 적대적 반항장애, 품행장애, 주의력결핍 과잉행동장애, 반사회성 성격장애, 물질관련장애를 갖고 있을 경우 발병률이 더 높다. 기질적 요인으로는 정서조절문제(예: 높은 정서적 반응성, 낮은 좌절 인내력)도 거론되고 있다. 적대적 반항장애는 부모 외에 점차 다른 사람에게까지 적대적 행동이 나타나 사회적응이 어려워진다

적대적 반항장애아는 자신의 생각에 빠져 주변이나 학습에 대한 동기와 의욕상실로 학습부진을 보인다. 자신의 감정, 주변 이야기를 회피하면서 모르겠다로 일관하고 거부

적·비협조적이기 때문에 문제아로 낙인 찍히기 쉽다. 친구에게 공연히 심술을 부린다든지 선생님의 말을 듣지 않고 버릇없이 굴기 때문에 야단맞기 일쑤이고 이러한 일이 반복되면서 정도가 점점 더 심해지고 이를 내버려 두면 사춘기에 접어들면서 문제는 더 심각해진다. 사회 부적응과 성적 부진, 자신감 결여와 위축, 급우로부터의 소외 등의 결과를 초래한다.

적대적 반항장애로 진단받으면 가능한 한 빨리 그 원인을 찾아내어 제거하고 그 정도나 원인에 따라 전문가의 도움을 받는 것이 좋다. 분노상황에 대한 지각 및 해석, 평가 과정이 필요하며 자기조절, 충동적 반응 조절, 합리적 방법으로 분노를 적절히 표현할 수 있도록 기술을 향상시키는 것이 필요하다.

또한 구조화된 환경에 적응해야 하는 유치원, 초등학교 입학 시기에 부모와 선생님의 강력한 통제로 인해 문제가 더 심각해지기도 하므로 과도한 주의나 억압을 하지 말고 원인을 분석하여 아동의 내면에 있는 잠재된 불안과 불만, 분노의 감정을 가라앉힐 수 있도록 친절하고 따뜻한 말과 공정한 태도로 자신이 존중받고 있다고 느끼게 해야 한다. 아동에게 보다 바람직한 새로운 적응행동을 보여주고 아동의 분노를 자연스럽게 발산할 수 있는 기회(예: 운동, 놀이, 취미활동 등)를 제공하는 것이 좋다. 전문적 치료로는 행동치료, 놀이치료, 가족치료, 집단치료 등이 시행되며 반드시 문제의 원인 제공자인 부모도 함께 가족치료를 받아야 한다.

(2) 품행장애

품행장애(Conduct Disorder)는 다른 사람의 기본적 권리를 침해하고 연령에 적합한 사회적 규범이나 규칙을 위반하는 행동을 지속적이고 반복적으로 나타내는 것이 특징이다. 품행장애의 행동특징으로는 사람과 동물에 대한 공격성, 재산 파괴, 사기 또는 절도, 심각한 규칙위반 등을 보이며 이러한 행동장애가 사회적·학업적·직업적 기능 영역에서 임상적으로 심각한 손상을 일으킨다. 발병 연령에 따라 아동기 발병형(10세 이전에 품행장애가 발생된 경우)과 청소년기 발병형(10세 이전에는 품행장애가 나타나지 않음)으로 세분된다.

품행장애가 있는 아동과 청소년은 흔히 공격적 행동을 하며 타인에게 공격적으로 반응한다. 위협, 협박, 싸움 걸기, 무기 사용, 신체적 폭력(예: 강간, 폭행, 살인 등)을 고의로 일삼는다. 아동기 발병형의 경우 타인에 대한 신체적 공격성을 빈번히 보이며 또래 관계에 어려움이 있고 아동기 초기 동안 적대적 반항장애가 있다. 흔히 13세 이전부터 부모의 금지에도 불구하고 밤늦게까지 집에 들어오지 않거나 가출과 무단결석을 하며 청소년기 발병형보다 품행장애가 더 지속적이다.

최근 품행장애의 유병률이 증가추세에 있으며 시골보다는 도시에서 더 높게 나타나고 있다. 대부분의 경우 성인에 이르면 품행장애가 완화되나 성인기에 반사회성 성격장애로 지속되는 경우도 있으며 파괴적 기분조절부전장애, 불안장애, 신체증상장애, 물질관련장애를 갖게 될 위험성이 있다. 성인에 있어서 이러한 행동은 합당한 이유 없이 빈번하게 결근하는 양상으로 나타나기도 한다.

품행장애는 기질적 · 유전적 · 생리적 · 환경적 요소가 복합적으로 작용하는 것으로 추정된다. 즉 까다롭고 통제하기 어려운 유아의 기질, 보통 수준 이하의 인지기능, 부모의 거부와 방임, 비일관적 양육방식, 엄격한 훈육, 신체적 또는 성적 학대, 감독의 부족, 초기 보육시설 거주, 보호자의 잦은 교체, 부모가 반사회성 성격장애나 알코올관련장애, 주의력결핍 과잉행동장애, 품행장애의 과거력을 가지고 있는 경우, 형제가 품행장애가 있는 경우, 또래의 거부, 비행집단에 연루된 경우, 폭력에의 노출 등이 원인으로 거론되고 있다.

(3) 병적 방화

병적 방화(Pyromania)는 1회 이상의 고의적이고 목적 있는 방화를 특징으로 한다. 방화 행위 전에 긴장감이나 정서적 흥분을 경험하며 불에 대한, 그리고 불과 연관되는 상황에 대한 매혹, 흥미, 호기심, 끌림이 있다. 이들은 불과 관계가 있는 시설이나 기구, 소방사를 보면 기쁨을 느끼며 가짜 경보를 울리기도 하고 불을 지르고 그것을 보고 그 결과에 참여할 때 기쁨과 만족감 또는 안도감이 나타난다.

이들은 방화를 하기 위해 사전에 충분한 준비를 하며 방화로 인한 생명피괴나 재산손상에 무관심하고 재산을 파괴함으로써 만족을 얻는다. 방화는 수차례 나타나며 금전적 이득, 사회·정치적 이념의 표현, 범죄 행위 은폐, 분노나 복수심 표현, 생활환경 개선, 망상이나 환각에 대한 반응, 손상된 판단력의 결과, 물질중독 등에 기인한 것이 아니다. 이러한 행동은 방화자와 타인에게 재산손실과 법적 문제, 신체적 손상 등을 초래한다.

방화가 문제가 되는 시기는 주로 아동기와 청소년기이기는 하지만(미국에서 방화죄로 체포된 사람의 40% 이상이 18세 이하) 아동기의 방화는 드물게 나타나고, 청소년기 방화는 보통 품행장애, 주의력결핍 과잉행동장애, 적응장애와 관련되어 있다. 불량한 대인관계 기술과 학습장애가 있는 남성에게서 보다 흔하다.

(4) 병적 도벽

병적 도벽(Kleptomania)은 자신에게 쓸모가 없거나 금전적으로 가치가 없는 물건임에도 불구하고 훔치려는 충동을 저지하는 데 반복적으로 실패하는 것으로 훔치기 직전에 고조되는 긴장감을 경험하고 훔친 후에는 기쁨, 만족감, 안도감을 느낀다.

병적 도벽은 훔치는 행위가 분노나 복수를 나타내거나 망상이나 환각에 대한 반응이 아니다. 훔치는 물건이 가치가 없고 자신이 지불할 능력이 있으며, 훔친 후에는 남에게 주거나 버리면서도 훔친다. 이들은 보통 도둑질을 미리 계획하지 않고 체포 위험성에 대해서 충분히 고려하지 않으며 타인의 보조나 협력 없이 도둑질을 한다. 이들은 훔치고 싶은 충동을 억제하고자 하며, 이런 행동이 잘못된 것이고 비상식적이라는 점을 인지하고 있으며, 체포될 것을 두려워하고 자신의 행동에 대하여 우울해하거나 죄책감을 느낀다. 병적 도벽은 보통 청소년기에 시작되며, 훔치는 행위로 인해 여러 번 유죄 판결을 받더라도 수년간 지속될 수 있다.

병적 도벽은 세로토닌, 도파민, 아편계를 포함한 중독 행동과 관련된 신경전달물질 경로가 관련되어 있는 것으로 추정된다. 병적 도벽은 충동구매뿐만 아니라 우울 및 양극성장애, 불안장애, 섭식장애, 성격장애, 물질관련장애 등과 관련될 수 있다. 병적 도벽은 여성에게 보다 더 흔하며 의도적이거나 무심코 저지른 도둑질과는 구별되어야 한다.

4. 임상적 관심의 초점이 될 수 있는 기타 상태

1) 학교거절증

학교거절증은 일명 등교거부증이라고도 하며, 학교 가기를 거부하는 것을 말하는데 어린 초등학생의 경우에는 분리불안이나 학교공포증(school phobia)으로 인해 생기는 경우가 많은 반면 청소년 시기에는 주로 우울, 불안, 품행장애와 비행, 반항, 경계성 성격장애, 조현병 등이 원인으로 추정된다.

우울장애의 경우 모든 활동에 흥미를 잃기 때문에 학교에 가는 것도 싫어진다. 품행장애 청소년은 학교 공부에 대한 흥미와 취미가 없으므로 학교 대신 다른 활동이나 비행을 하기 위해 학교 가기를 거부한다. 청소년기의 반항심으로 또는 자아정체성을 찾지 못하고 방황하면서 학교에 저항하며 학교 가기를 거부하기도 한다.

경계성 성격장애의 경우 집단생활을 하기 힘들고 교우관계도 원만하지 못하고 교사와의 갈등이 심해져 학교 가기를 거부한다. 학교거절증은 또한 조현병의 초기에 흔한데 대인관계를 회피하는 방법으로 또는 특정한 망상이나 공포 때문에 학교에 가는 것을 거부한다. 중·고등학생의 학교거절증은 유치원생이나 초등학생의 경우보다 심각한 경우가 많다.

2) 시험불안

시험불안은 어떤 제한된 상황이 아닌 상태에서 혼자서 문제를 풀거나 악기를 연주하거나 할 때는 별다른 어려움이 없으나 실전에 들어가면 매우 불안해져서 신체적·심리적으로 스트레스가 나타나는 경우를 말한다. 긴장되어 목 뒤가 뻣뻣해지기도 하고 설사를 하거나 체하고 가슴이 두근거리며 식은땀이 나기도 한다. 지나친 불안감으로 시험을 볼 때 손에 너무 힘이 들어가 글씨가 안 써진다든지 악기를 연주할 때 땀이 많이 나서 연주를 방해하게 되어 자신의 역량을 충분히 발휘하지 못하고 일을 그르치게 된다.

대부분의 사람은 시험에 임하게 되면 어느 정도의 시험불안을 느낄 수 있지만 특히 기질적으로 새로운 상황에 적응이 느린 성향이 있거나 새로운 일에 도전하기보다 물러서는 성향이 있는 사람의 경우에 더 많이 나타난다. 특히 아동의 경우 부모가 과도하게 성취의 중요성을 강조할 경우 성취감이나 실패 자체에 대한 두려움보다 부모의 실망이나 질타에 대한 두려움이 더 앞설 수 있으며, 부모가 다른 아동이나 형제자매와 비교하거나 부모의 어린 시절과 비교할 때 의욕 감소와 함께 더 큰 부담감을 가질 수 있다. 시험불안이나 공포를 다스리는 방법으로는 긴장을 풀기 위해 심호흡을 하면서 근육이완을 시키고 즐거운 일을 상상하도록 하는 것도 효과적이다. 시험불안이 아주 심하다면 전문가의 도움을 받는 것이 좋다.

토론주제

1. 정신건강에 긍정적 영향을 미치는 요인과 부정적 영향을 미치는 요인에 관해 논의해 보자.
2. 만일 가까운 주위 사람 중에 이상행동을 보이는 사람이 있을 때 어떻게 대처해야 할지 바람직한 방안을 논의해 보자.
3. 최근 유아동·청소년의 이상행동이 증가 추세에 있다. 그 이유와 대책을 논의해 보자.

제9장

성인기의 이상행동

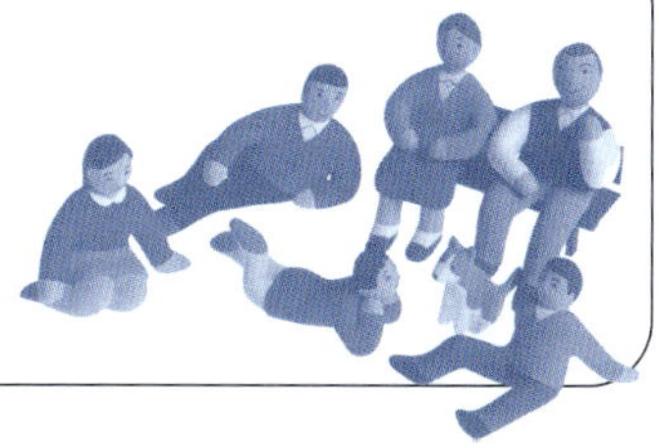

현대사회의 급격한 변화는 사회구조는 물론 가족구조, 개인의 가치관 등에 많은 변화를 초래하였으며 특히 개인의 적응곤란 문제를 가져왔다. 물론 심각한 상황에서도 별다른 문제없이 잘 적응하는 사람도 있지만 반대로 적응하는 데 어려움을 겪거나 심할 경우 정신적으로 문제가 생겨 이상행동을 보이는 사람도 있다.

개인이 나타내는 다양한 이상행동의 표현양상은 특정 문화, 나이, 성별, 주위환경 등에 따라 차이를 보인다. 부적응 또는 이상행동의 위험 및 예후 인자로는 기질적 요인, 환경적 요인, 유전적·생리적 요인 등이 추정되고 있다.

9장에서는 정신건강상의 문제와 관련하여 『DSM-5®』을 기초로 주로 성인에게서 빈발하는 정신질환과 정신질환의 범주에는 들지 않으나 성인기의 임상적 관심을 요하는 문제로 대별하여 그 진단적 특징과 원인, 치료 등에 관해 살펴보았다.

성인에게서 빈발하는 정신질환으로서 해리장애, 신체증상 및 관련 장애, 수면-각성장애, 성기능부전, 성별 불쾌감, 물질 관련 및 중독장애, 신경인지장애, 성격장애, 변태성욕장애 등에 관하여 살펴보았으며, 기타 임상적 관심을 요하는 문제로서 화병, 만성피로증후군, 정신신체병, 관계의 문제를 고찰하였다. 정신질환의 진단적 특징과 전반적 설명은 『DSM-5®』의 내용을 발췌·인용하였으며 각 정신질환 설명 시 따로 출처를 제시하지 않았다.

1. 해리장애

해리장애(Dissociative Disorders)는 의식, 기억, 정체성, 감정, 지각, 신체 표상, 운동 통제, 행동의 정상적 통합의 붕괴 또는 비연속성이 특징이며 잠재적으로 모든 심리기능 영역을 붕괴시킬 수 있다. 해리장애에는 해리성 정체성장애, 해리성 기억상실, 이인성/비현실감 장애 등이 포함되며 흔히 외상 후에 관찰되는데 갑작스럽거나 점진적일 수 있고 일시적이거나 만성적일 수 있다.

1) 해리성 정체성장애

해리성 정체성장애(Dissociative Identity Disorder)는 둘 또는 그 이상의 별개의 성격 상태로 특징되는 정체성의 붕괴로 자기감각과 행위 주체감에 현저한 비연속성을 포함하며 관련된 변화가 정동, 행동, 의식, 기억, 지각, 인지, 감각/운동기능에 동반된다. 어떤 문화권에서는 빙의 경험으로 설명하기도 하는데 증상으로 인해 사회적·직업적 또는 다른 중요한 기능 영역에서 임상적으로 현저한 고통이나 손상을 초래한다.

각기 구별되는 정체성이나 성격이 반복적으로 행동을 조절한다. 이러한 경우 중요한 개인적 정보를 회상하지 못하는데 이는 일상적 망각으로 설명하기에는 너무 광범위한 것이다. 각각의 성격은 별도의 이름, 각기 구별되는 개인의 과거력, 자아상, 정체성을 갖고 있는 것처럼 경험된다. 자신의 이름을 그대로 유지하는 일차성 정체성은 수동적·의존적이며 죄책감을 느끼고 우울하다. 반대로 교체되는 정체성은 다른 이름을 가지고 있고 일차성 정체성과는 대조적 성격을 갖고 있다(예: 적대적, 통제적, 자기파괴적). 교체되는 정체성이 번갈아 지배권을 갖게 되는데, 한 정체성이 다른 정체성을 희생시키거나, 다른 정체성의 지식을 부정할 수 있으며 서로 비판적일 수 있고 공공연한 갈등을 나타내기도 한다.

해리성 정체성장애는 갑자기 자신의 말과 행동에 대해 이인화된 관찰자가 된 것 같은 느낌, 이를 멈출 수 있는 힘이 없다고 느낄 수 있으며 목소리의 변화 등이 나타날 수 있다. 전형적으로 우울, 불안, 물질남용, 자해, 비뇌전증 발작 등을 동반한다. 빙의 형태의 해리성 정체성장애는 불수의적, 고통스럽고 통제 불가능하며 자주 재발하거나 지속적, 개인과 가족, 사회 또는 작업환경과의 갈등과 연관되며, 문화나 종교적 규범과 맞지 않는 시간과 장소에서 드러난다는 점에서 문화적으로 받아들여지는 빙의 상태와 구별될 수 있다.

이 장애가 있는 사람은 과거력에서 과거 기억과 최근 기억 모두에서 종종 기억의 공백을 경험한다. 보다 적대적이고 지배적인 정체성은 보다 완벽한 기억을 가지고 있는 반면에 보다 수동적인 정체성은 보다 제한된 기억을 가지고 있다. 정체성의 변화는 보통 정신사회적 스트레스에 의해 자극되며 하나의 정체성에서 다른 정체성으로 바뀌는 데 소요되는 시간은 대개 몇 초 범위이지만 보다 드물게는 서서히 진행되기도 한다.

해리성 정체성장애는 압도적인 경험, 외상성 사건, 유아동기의 심한 신체적·성적 학대와 방임이 관련이 있는 것으로 거론된다. 거의 모든 연령에서 발병할 수 있으며 이들은 외상 후 증상(예: 악몽, 회상, 경악빈응) 또는 외상 후 스트레스장애 증상을 보인다. 자해, 자살행동, 공격행동, 충동성, 대인관계에서의 돌발적이고 극심한 변화 등이 나타난다. 남성보다 여성에게 많고 만성적이고 재발되는 경향이 있다. 정신사회적 압박이 심각하거나 연장될 때 정체성 붕괴가 지속될 수 있다.

2) 해리성 기억상실

해리성 기억상실(Dissociative Amnesia)은 통상적인 망각과는 일치하지 않는 보통 외상성 또는 스트레스성의 중요한 자전적 정보를 회상하는 능력의 상실이 특징이다. 주로 특별한 사건이나 사건들에 대한 국소적 또는 선택적 기억상실, 정체성과 생활사에 대한 전반적 기억상실이 있다. 이러한 증상은 사회적·직업적 또는 다른 중요한 기능 영역에서 임상적으로 현저한 고통이나 손상을 초래한다. 해리성 기억상실 중 국소적 기억상실이 가장 흔하며, 전반적 기억상실은 드물지만 개인의 정체성을 잊을 수 있고 급성으로 시작된다.

국소적 기억상실은 일정 기간 동안 일어났던 사건을 회상하지 못하는 것으로 대개 심각한 혼란스러운 사건이 있은 후 처음 몇 시간 동안에 일어난다(예: 가족과 함께 당한 교통사고에서 살아남은 개인이 사고 당시부터 2일 후까지 어떤 일도 회상하지 못함). 선택적 기억상실은 일정 기간 동안 일어났던 사건 가운데 전체가 아닌 부분만의 회상이 가능하다(예: 병사가 연속적으로 격렬했던 전투 가운데 단지 일부분만 회상). 전반적, 지속성, 체계성 기억상실로서 전반적 기억상실은 자신의 전 생애를 회상하지 못하는 것을 말하며, 지속성 기억상실은 어떤 시기 이후부터 현재까지의 일을 회상해 내지 못하는 기억상실을 말한다. 체계성 기억상실은 가족이나 특정한 사람과 관련되는 특정 정보에 대해서만 일어나는 기억상실을 말한다.

해리성 기억상실이 갑작스럽게 발병되는 급성형태는 전쟁, 성폭행, 극심한 감정적 스트레스나 갈등 경험 또는 자연재해에 대한 반응으로 일어나는 경향이 있으며 외상, 아동학대, 피해의 과거력이 흔하다.

해리성 기억상실이 있는 일부 사람은 우울증상, 이인증, 몽환상태, 통각소실, 자동적 연령퇴행을 보고하며 성적 기능의 장해, 작업 및 대인관계의 장해, 자해, 공격적 충동, 자살충동, 자살행동을 동반하기도 한다. 경도 외상성 뇌손상이 해리성 기억상실에 선행될 수 있다.

3) 이인성/비현실감 장애

이인성/비현실감 장애(Depersonalization/Derealization Disorder)는 지속적 · 반복적인 이인증과 비현실감이 특징이다. 이인증은 비현실감, 분리감, 또는 자신의 사고, 느낌, 감각, 신체나 행동에 관하여 외부의 관찰자가 되는 경험(예: 인지적 변화, 왜곡된 시간 감각, 비현실적이거나 결핍된 자기, 감정적 또는 신체적 마비)을 말한다. 비현실감은 비현실적이거나 자신의 주변 환경과 분리된 것 같은 경험(예: 개인 또는 사물이 비현실적이거나 꿈속에 있는 것 같거나 안개가 낀 것 같거나 죽을 것 같거나 시각적으로 왜곡된 것 같은 경험)을 말한다. 이인증이나 비현실감을 경험하는 중에 현실 검증력은 본래대로 유지된다. 이인증 경험이 극도로 심한 경우 신체이탈 경험을 하기도 한다.

마치 자신이 기계인 것같이 느끼거나 꿈속이나 영화 속에서 사는 것처럼 느끼고, 다양한 형태의 감각 마비, 정서반응 결여, 언어를 포함한 자신의 활동을 조절할 수 없다는 느낌이 흔히 존재한다. 현실감 소실이 있을 수 있으며 바깥세상이 생소하거나 비현실적인 것으로 지각된다. 흔하게 동반되는 증상으로는 불안, 우울, 심한 반추, 강박적 집착, 신체 염려, 시간감각장애가 포함된다. 머리가 무겁고 쑤시거나 어지러운 느낌 같은 모호한 신체증상도 드물지 않다.

발병은 초기 또는 중기 아동기에서 시작할 수 있지만 평균 발병연령은 16세 정도이다. 발병은 갑작스러운 것에서 서서히 진행되는 것까지 다양하다. 기간도 단시간(몇 시간 또는 며칠)에서 장기간(몇 달 또는 몇 년)까지 다양하다. 경과는 흔히 지속적이며 증상의 악화는 스트레스, 기분 또는 불안 증상의 악화, 새롭거나 과자극적인 환경, 빛이나 수면 박탈과 같은 물리적 환경에 의해 촉발될 수 있다.

발병 원인으로는 손해 회피적 기질, 미성숙한 방어, 인지적 단절, 과연결(overconnection) 등의 기질적 요인과 아동기의 정서적 학대와 방임, 신체적 학대, 가정폭력 목격, 가까운 이의 죽음이나 자살 등이 거론된다.

2. 신체증상 및 관련 장애

신체증상 및 관련 장애(Somatic Symptom and Related Disorders)는 일반적인 의학적 상태를 시사하는 명확한 고통과 손상과 관련된 신체증상이 두드러지게 나타나는 것으로서 거짓말이나 꾀병과는 달리 신체적 증상이 의도적이지는 않으며 신체증상장애, 질병불안장애, 전환장애 등이 포함된다.

1) 신체증상장애

신체증상장애(Somatic Symptom Disorder)는 일상에 중대한 지장을 일으키거나 고통스러운 하나 이상의 신체증상이 나타난다. 신체증상 혹은 건강염려와 관련된 과도한 생각, 느낌 또는 행동이 나타나는데 증상의 심각성에 대해 편중되고 지속적인 생각, 건강이나 증상에 대한 지속적으로 높은 불안, 이러한 증상들 또는 건강염려에 대해서 과도

한 시간과 에너지 소비가 특징이며 전형적으로 6개월 이상 지속된다.

신체증상환자들은 여러 가지 신체증상을 호소하며, 이는 고통스럽고 일상에서 중대한 지장을 초래하지만 때로는 단지 하나의 중증의 증상(예: 통증)이 나타나기도 한다. 증상은 다른 의학적 상태와 연관이 될 수도 있고 되지 않을 수도 있다. 신체증상장애 환자들은 질병에 대해 높은 수준의 걱정을 보이는 경향(건강염려)이 있다. 즉 신체적 증상들을 과도하게 위협적이고 위험하고 골칫거리라고 간주하며 종종 자신의 건강에 대해 최악의 것을 생각한다. 심지어 그렇지 않다는 증거가 있어도 여전히 증상을 심각하게 여기고 두려워하며 신체증상에 지나치게 관심이 맞추어져 있어서 다른 문제로 방향을 돌릴 수 없다.

신체증상장애는 우울장애와 연관되어 있기 때문에 자살 위험이 증가하며 증상이 지속되면 병적 허약상태를 유발할 수 있다. 아동에게서 가장 흔한 증상은 반복되는 복통, 두통, 피로, 오심 등이며 한 가지 현저한 증상을 호소하는 것이 특징인데 증상에 대한 부모의 반응이 중요하다. 신체증상의 종류와 빈도는 문화에 따라 차이가 있다.

신체증상장애의 원인으로는 기질적 요인으로 부정적 정서성(신경증적 경향성) 성격 특질이 거론되며 저학력자, 낮은 사회경제적 지위, 여성, 노인, 실직, 성적 학대 또는 아동기 어려움, 현존하는 만성적 신체 질병 혹은 정신과적 질환(우울, 불안, 공황 등), 사회적 스트레스, 질병 이득, 통증에 대한 민감성, 신체감각에 대한 과도한 집중 등과 같은 요인들이 연관되어 있는 것으로 추정된다.

2) 질병불안장애

질병불안장애(Illness Anxiety Disorder)는 건강에 대한 높은 수준의 불안이 있으며 심각한 질병, 진단되지 않은 의학적 질병에 걸려 있거나 걸리는 것에 대해 몰두하는데 질병에 대한 몰두는 적어도 6개월 이상 지속된다. 아프다는 생각에 몰두하여 건강과 질병에 대해 상당한 불안이 동반된다. 신체증상들이 나타나지 않거나 신체증상이 있더라도 단지 경도의 정도로 환자가 걱정하는 심각한 의학적 상태는 밝혀지지 않음에도 불구하고 지나친 건강 관련 행동(예: 반복적으로 질병의 신체 징후를 확인함)을 보이거나 의학적 치료를 자주 이용하거나 또는 반대로 의학적 치료를 거의 이용하지 않는다. 병원을 전전하지만 의학적 진료에 만족하지 못하고 그것이 도움이 되지 않는다고 생각하며 의사들이 자신을 위중하게 취급하지 않는다고 느끼고 자신의 의심되는 질환을 조사하고 반복적으로 가족, 친구, 의사로부터 안심을 얻으려 한다.

의사의 안심시키려는 시도와 증상의 일시적 완화도 질병불안장애의 걱정을 줄이지 못하며 질병이 일상적 대화의 주요 주제가 되고 이러한 질병에 대한 걱정이 삶의 중요한 위치를 차지하여 일상 활동에 영향을 미치고 허약하게 만든다. 질병불안장애를 가지고 있는 사람들은 정신건강진료보다는 내과진료를 더 찾는다.

질병불안장애의 1/3~1/2은 일시적인 형태를 보이지만 나머지는 만성적, 재발하며 초기 및 중년 성인에게서 발병이 시작된다. 원인으로는 주요 생활 스트레스 또는 위중하지만 궁극적으로는 양성인 건강 위협 요인에 의해서 촉발되며 아동기의 학대 경험 또는 심각한 질환이 성인기에 질병불안장애로 발전할 소인이 된다. 질병불안장애는 상당한 역할손실과 신체적 기능 및 건강과 연관된 삶의 질 저하를 유발하게 되며, 건강에 대한 지나친 염려로 인해 대인관계 방해, 가족관계, 직업적 수행을 악화시킨다.

3) 전환장애

전환이란 용어는 개인의 신체적 증상이 무의식적인 심리적 갈등을 상징적으로 해결하고 불안을 줄이고 갈등을 알아차리지 못하게 하는 데 기여하고 있음을 말한다. 전환장애(Conversion Disorder)는 신경학적 상태나 다른 일반적인 의학적 상태를 시사하지만 설명하기 어려운 수의적 운동기능이나 감각기능에 영향을 주는 증상 및 장해를 포함한다.

전환증상은 하나 또는 그 이상의 변화된 수의적 운동이나 감각기능의 증상이 있다. 증상 유형으로는 쇠약감이나 마비, 이상운동(예: 떨림, 근육긴장이상, 간대성 근경련, 보행장애), 삼키기 증상, 언어 증상(예: 발성곤란, 불분명한 언어), 발작, 무감각증이나 감각 손실, 특정 감각 증상(예: 시각, 후각 또는 청력 장애), 혼합 증상 동반이 있다. 전환장애의 초기 발병은 심리적 혹은 신체적 스트레스나 외상과 관련될 수 있으며 일시적일 수도 있고 지속적일 수도 있다. 전환증상으로 인해 2차적 이득(예: 힘든 의무나 책임을 벗어남)을 얻을 수도 있다.

전환장애의 원인으로는 부적응적 성격특질, 어린 시절 학대나 방임 경험, 스트레스를 주는 사건, 비슷한 증상을 일으키는 신경학적 질병의 존재 등이 거론되며 여성에게서 2~3배 흔하게 나타난다. 전환장애의 발병은 전체 연령에 걸쳐 보고되고 있으며, 비뇌전증 발작의 발병은 30대에 가장 많고, 운동 증상들은 40대에 가장 많이 발병한다.

3. 수면-각성장애

수면-각성장애(Sleep-Wake Disorders)를 가진 사람들은 전형적으로 수면의 질과 시간대, 양에 대해 불만족감을 호소하며 그로 인한 낮 시간의 고통과 손상이 발생한다. 수면-각성장애에는 불면장애, 과다수면장애 등이 포함된다.

1) 불면장애

불면장애(Insomnia Disorder)는 수면의 양이나 질에 있어서 현저한 불만족감이 나타난다. 수면 개시의 어려움(아동의 경우 보호자의 중재 없이는 수면 개시가 어려움), 수면 유지의 어려움(자주 깨거나 깬 뒤에 다시 잠들기 어려움), 이른 아침 각성하여 다시 잠들기 어려움 등이 특징으로 수면문제가 적어도 일주일에 3회 이상 발생하며 3개월 이상 지속된다.

이러한 수면 교란이 사회적·직업적·교육적·학업적·행동적 또는 다른 중요한 기능 영역에서 임상적으로 현저한 고통이나 손상을 초래한다. 즉 야간의 수면문제가 주간 손상도 가져오게 되는데 피로, 주간 졸림, 주의집중, 기억력, 손동작 수행능력의 저하, 과민, 우울, 불안 증상이 발생하기도 한다. 수면에 대한 몰두와 잠들지 못하는 데 대한 고통은 악순환을 만들게 되는데 잠을 자려고 노력할수록 잠을 더 못 이루게 되는 등 수면에 대한 과도한 관심과 노력이 불면증을 유발하거나 부적응적인 수면습관과 인지가 형성될 수 있다.

불면장애 환자들은 침실과 일상에서 벗어날 때 잠을 더 잘 잔다고 보고하기도 하는데, 즉 잠자려고 노력하지 않을 때 더 쉽게 잠이 들기도 한다(예: 텔레비전, 책을 볼 때).

이들은 간혹 부적합한 약물(예: 알코올, 수면제, 항불안제, 카페인, 흥분제 등)을 복용하기도 하는데 이러한 물질사용이 물질남용 또는 물질의존으로 진행되기도 한다. 불면장애는 보통 청년기에 나타나나 아동·청소년기에 시작되기도 한다. 여성에게서는 폐경기에 새로 발생할 수 있고 종종 다른 건강 관련 상태의 발생과 관련하여 늦은 연령에 발생하기도 한다. 일시적이거나 지속적 혹은 반복적일 수 있다.

불면장애의 원인으로는 불안, 걱정하는 경향이 있는 성격이나 인지 양상, 과각성 성향, 감정 억제 성향 등의 기질적 요인과 소음, 빛, 온도, 고도 등의 환경적 요인, 나이, 가족력 등이 거론된다.

2) 과다수면장애

과다수면장애(Hypersomnolence Disorder)는 주요 수면 시간이 7시간 이상임에도 불구하고 과도한 졸림을 호소한다. 하루에 9시간 이상 수면을 해도 피로 해소가 되지 않고(예: 개운하지 않음), 동일한 날에 반복적인 수면기를 보이거나 혹은 반복적으로 깜박 잠들거나 갑자기 깬 후에 완전히 각성 상태를 유지하기 어려움 등의 특징이 있다. 과다수면이 일주일에 3회 이상 발생하고 적어도 3개월 이상 지속되며 이로 인해 인지적·사회적·직업적 또는 다른 중요한 기능 영역에서 현저한 고통이나 손상을 동반한다.

과다수면장애에서 나타나는 수면무력증(잠에 취한 상태)은 직장이나 사회에서 심각한 고통과 기능장애를 유발할 수 있다. 즉 주간의 업무수행에 지장을 초래하며 운전 중이거나 기계를 작동하는 중 졸음이 온다면 위험할 수 있고 작업효율의 저하, 집중력 감소, 기억력 감소를 유발하며 윗사람에게는 게으른 사람으로 오해를 받을 수 있다. 과도한 졸림으로 인해 의도적이지 않은 낮잠을 자게 되는데 낮잠은 종종 1시간 이상 되며, 자고 나도 개운하지 않고 각성상태가 개선되지 않는다.

과다수면장애는 점진적으로 진행하는 만성적 경과를 보이며 대부분 후기 청소년기나 성인기 초기에 나타난다. 과다수면장애의 원인으로는 바이러스성 감염, 두부 외상, 가족력 등이 거론되며 심리적인 스트레스, 알코올 사용이 과다수면증을 일시적으로 증가시킬 수 있다.

4. 성기능부전

성기능부전(Sexual Dysfunctions)은 임상적으로 개인의 성적인 반응 또는 성적 즐거움을 경험하는 능력에 현저한 장애를 가지는 것이 특징이며 사정지연, 발기장애, 여성극치감장애, 여성 성적 관심/흥분장애, 성기-골반통증/삽입장애, 남성성욕감퇴장애, 조기사정 등이 포함된다.

성기능부전은 성반응주기(성욕구단계, 흥분단계, 절정단계, 해소단계)를 특징짓는 성적 과정에서의 장애 또는 성교에 동반되는 동통이 있는데, 성적 기능은 생물학적·사회문화적·심리적 요인들 간의 복잡한 상호작용이 관련되어 있다. 따라서 성기능부전을 평가할 때는 동반자 요인(동반자의 성적 문제, 건강 상태 등), 관계 요인(불량한 의사소통, 성적 활동의 욕구에 대한 차이 등), 개인의 취약성 요인(불량한 신체상, 성적 또는 정서적 학대의 과거력), 정신과적 동반이환(우울증, 불안 등), 스트레스 요인(실직, 애도 반응 등), 문화적 또는 종교적 요인(성적 활동이나 즐거움에 대한 금기로 인한 억제, 성에 대한 태도 등), 예후, 경과, 치료와 관계된 의학적 요인 등을 고려해야 한다. 성과 생리에 대한 무지, 혐오와 기피, 상대방과의 상호관계에 있어서의 거부, 증오, 무관심, 결혼생활의 불화 등 대화와 감정교류의 결핍은 성기능부전을 악화시킬 수 있다.

1) 사정지연

사정지연(Delayed Ejaculation)은 사정에 도달하지 못하거나 사정에 도달하는 시간이 지연됨을 말한다. 적절한 성적 자극과 사정하고 싶은 욕구에도 불구하고 사정이 불가능하거나 사정에 어려움을 겪는 경우로 현저한 사정지연, 현저하게 드문 사정 또는 사정의 부재가 최소한 6개월 이상 지속되고 개인에게 임상적으로 현저한 고통을 초래하는 경우이다. 노화에 따른 빠른 전도성의 말초감각 신경의 상실과 노화에 따른 성 스테로이드 분비의 감소가 50대 이상의 남성에서의 사정지연과 관련이 있는 것으로 보인다.

2) 발기장애

발기장애(Erectile Disorder)는 동반자가 있는 성적 활동에서 반복적으로 발기가 되지 않거나 발기를 유지하는 데 실패하는 것을 말한다. 발기장애가 특정한 형태의 자극이나 특성 동반사 등의 특정 상황에서 발생할 수도 있고 혹은 일반적인 방법이나 모든 방식의 상황, 자극, 동반자와의 관계에서 발생할 수도 있다.

발기장애를 겪는 남성은 낮은 자존감, 낮은 자신감, 남성성의 감소를 보이며 우울감을 경험하기도 한다. 이후의 성적 접촉에 대한 두려움이나 회피가 발생할 수 있으며, 동반자들에게서 성적 만족과 성적 욕구의 감소가 흔하다. 50세 이후 발기장애의 유병률이 나이와 함께 증가한다.

3) 여성극치감장애

여성극치감장애(Female Orgasmic Disorders)는 극치감을 경험하기 어렵거나 극치감 감각의 강도가 확연히 감소되는 것을 말한다. 여성극치감장애가 거의 대부분의 성적 활동에서 경험되며 적절한 성적 흥분상태에 도달해도 극치감이 반복적이고 지속적으로 결여되거나 지연된다. 극치감을 느끼는 데 어려움을 겪는 여성들은 종종 성적 관심 혹은 성적 각성과 관련된 문제들을 동시에 가지고 있다. 여성극치감장애의 기능적 결과는 명확하지 않으며 원인은 대부분 심리적 원인으로 부부간의 갈등, 임신에 대한 상반된 감정, 상대방에 대한 매력상실, 성에 대한 억제 또는 혐오 등을 들 수 있는데 강박장애를 가진 사람이 많다.

4) 여성 성적 관심/흥분장애

여성 성적 관심/흥분장애(Female Sexual Interest/Arousal Disorder)는 성적 관심/흥분의 결핍 또는 현저한 감소가 특징으로 성적 활동에 대한 관심의 결여 또는 감소, 성적/성애적 사고나 환상의 결핍 또는 감소, 성적 활동 시작 욕구 감소, 성적 동반자의 성적 활동 시도에 잘 반응하지 않음, 성적 경험 중 성적 활동 동안 성적 흥분/쾌락의 결핍 또는 감소, 어떤 내적 또는 외적 성적/성애적 암시(예: 글, 말, 시각)에 대한 반응으로서 성적 관심/흥분의 결핍/감소, 성적 경험 중 성적 활동 동안 성기 또는 성기 외적 감각의 결핍/감소 등이 특징으로 최소한 6개월가량 지속되어야 한다.

여성 성적 관심/흥분장애는 종종 극치감 문제, 성교통, 드문 성적 활동, 연인 간의 성욕 불일치, 관계의 어려움, 기분장애 등과 관련이 있다. 심리적 원인으로서 부부간의 불화, 우울증, 과거의 심한 성적 공포감, 동성애적 충동, 자신의 신체에 대한 부정적 이미지 등을 들 수 있다.

5) 성기-골반통증장애

성기-골반통증장애(Genito-Pelvic Pain/Penetration Disorder)는 성교의 어려움, 성기-골반 통증, 질 내 삽입이나 통증에 대한 두려움, 골반저근의 긴장 등의 증상이 나타나며 임상적으로 현저한 고통을 겪는다. 성기-골반통증장애는 특히 감소된 성욕이나 흥미(여성 성적 관심/흥분장애) 같은 다른 성기능부전과 흔히 연관되며 성적 상황이나 기회를 회피하는 행동이 나타난다. 성에 대한 죄책감이나 부정적 태도가 있을 때, 상대방에 대한 반감, 성폭행을 당한 여성에게서 잘 나타난다. 성기-골반통증은 성행위 직전이나 도중 혹은 직후에 다양한 통증을 반복적이고 지속적으로 느끼고 기질적 원인이 많기 때문에 신체의 이상 유무를 검사할 필요가 있다.

5. 성별 불쾌감

성별 불쾌감(Gender Dysphoria)은 개인이 경험하고 표현하는 성별과 할당된 성별 사이의 불일치로 인한 고통을 말한다. 자신의 해부학적 성과 성적 역할에 대해 지속적으로 불편을 느끼며 혐오하고 이로 인해 고통을 받는다. 이성이 되고 싶은 강한 갈망 또는 자신이 이성이라고 주장하며 이성의 복장을 입거나 흉내 내기를 선호하고 전형적인 자신의 성의 복장을 착용하는 것에 강한 저항을 나타낸다. 가상 놀이 또는 환상 놀이에서 이성의 역할을 강하게 선호하며 이성에 의해 사용되거나 참여하게 되는 인형, 게임, 활동을 강하게 선호하고 이성놀이 친구에 대한 강한 선호를 나타낸다. 이들은 대개 다른 성이 되기 위해 성전환수술이나 호르몬 치료를 받고 싶어 하며 아동, 청소년, 성인기에 걸쳐서 나타난다.

성별 불쾌감은 연령에 따라 다른 형태로 표현되는데 아동기의 성별 불쾌감은 지신의 해부학적 성에 대해 불편함과 부적합한 느낌을 지속적으로 갖는다. 여자아이의 경우 남자가 되고 싶어 하고 남자라고 우기고 남자 옷을 입고 남자아이와 어울린다. 음경이 자랄 것이라든가 음경이 있다고 생각하기도 하며 서서 소변을 보려고 하고 유방, 월경을 거부하기도 한다. 남자아이의 경우 반대로 여자가 되고 싶어 하고 여자라고 우기고 여자 옷을 입고 여자아이의 놀이를 한다. 이들이 동성 친구들과의 관계와 사회기술을 익히지 못하면 또래집단에서 소외당하게 되고 친구들로부터 놀림이나 괴롭힘을 당하기도 한다.

청소년 성별 불쾌감은 아동 또는 성인과 유사하다. 이차 성징이 완전히 나타나지 않은 청소년은 이차 성징을 싫어한다고 말하지는 않지만 곧 나타날 신체적 변화에 대해 염려한다. 성별 불쾌감으로 인해 등교 거부, 우울증, 불안, 물질남용 등이 초래될 수 있다.

성인 성별 불쾌감은 아동에게서와 마찬가지로 자신의 해부학적 성에 대하여 지속적으로 불편을 느끼며 다른 성이 되기를 원하여 다른 성의 역할을 하고 다른 성의 옷을 입거나 그러한 공상을 한다. 남성의 경우 거세하거나 여성호르몬을 사용하기도 하며 여성의 경우 유방, 자궁을 제거하고 남성호르몬을 사용하는 등 반대의 성으로 생활하기를 바라고 성전환수술을 원한다. 또는 자신이 경험하는 성별의 행동, 의복, 버릇을 사용하며 부분적으로나마 자신이 원하는 성별 역할로 살아가거나 전통적인 여성도 남성도 아닌 성별 역할을 선택하는 방법으로 해소하기도 한다. 이들은 성적 관계 문제를 포함한 관계의 문제가 흔하고 학교와 직장에서의 기능 저하가 많다. 사회적 낙인, 차별, 희생으로 인해 부정적 자아개념, 동반 정신질환의 발생, 자퇴, 실직 등 경제활동의 소외 등을 초래할 수 있다.

트랜스젠더(transgender)는 일시적 혹은 지속적으로 자신의 출생 성별과 다른 성별을 동일시하는 사람들을 말하며 성전환자(transsexual)는 남성에서 여성 또는 여성에서 남성으로 사회적 변화를 겪는 또는 변하하려는 개인을 나타낸다.

성별 불쾌감의 원인으로는 생물학적 원인, 사회심리학적 원인, 가족력 등이 거론되고 있다. 양육 시 아동의 기질, 부모의 양육태도, 주위환경 등에 의해 영향을 받으며 특히 이성의 부모를 과도하게 동일시하거나 성적 학대를 받은 경험이 있을 때 이후 성별 불쾌감이 생길 수 있다.

6. 물질 관련 및 중독장애

1) 물질관련장애

물질관련장애(Substance-Related Disorders)는 알코올, 카페인, 대마, 코카인, 환각제, 흡입제, 아편계, 진정제, 수면제 또는 항불안제, 자극제(암페타민류 물질들, 코카인 등), 담배 그리고 기타 물질로 나뉜다. 이들 약물은 공통적으로 과량 복용할 때 행동과 기억 생성을 강화하는 뇌 보상체계를 활성화하여 직접적으로 보상회로를 활성화한다. 각 약물이 보상을 만들어 내는 정신약리학적 기제는 다르지만 일반적으로 보상체계를 활성화하고 쾌락을 만든다. 물질관련장애는 크게 물질사용장애와 물질로 유발된 장애로 나뉜다.

(1) 물질사용장애

물질사용장애(Substance Use Disorders)는 중요한 물질 관련 문제들이 있음에도 불구하고 지속적으로 물질을 사용하고 있음을 나타내는 인지적·행동적·생리적 증상이 특징이다. 물질사용장애의 중요한 특징으로는 뇌회로의 기저 변화로서 심한 장애가 있는 경우 해독기간이 지나도 지속된다. 반복되는 재발 또는 약물 관련 자극에 노출되었을 때 유발되는 강한 갈망으로 표현되며 장기간의 치료를 통해 도움을 받을 수 있다. 뇌 억제체계에 손상이 있어 자기조절능력이 떨어지는 사람은 물질사용장애가 생기기 쉽다.

물질사용장애는 물질사용 조절능력 손상, 사회적 손상, 신체적으로 해가 되는 상황에서도 반복적으로 물질을 사용하는 위험한 사용 등이 나타나며 경도부터 만성적으로 재발하고 강박적으로 약물을 사용하는 고도까지 있다.

(2) 물질로 유발된 장애

물질로 유발된 장애(Substance-Induced Disorders)는 물질 중독, 금단, 기타 물질/약물치료로 유발된 장애(정신병적 장애, 우울장애 등)를 포함한다. 물질 중독은 최근 물질 섭취로 인해 임상적으로 중독과 동반한 심각한 문제적 행동 변화 및 심리적 변화(예: 공격성, 기분 가변성, 판단력 손상)가 나타나고 지각, 각성, 집중, 생각, 판단, 정신운동 행동, 대인관계상의 행동장애가 나타난다. 물질 금단은 과도하게 장기간 사용해 온 물질의 사용 중단 혹은 감량으로 인해 생리적·인지적 장애와 더불어 물질 특유의 부적응 행동변화가 발생하여 사회적·직업적 또는 다른 중요한 기능 영역에서 임상적으로 현저한 고통이나 손상을 초래한다. 금단을 겪는 대부분의 사람은 증상을 줄이기 위해 물질을 다시 사용하고 싶은 충동이 생긴다.

2) 알코올관련장애

알코올관련장애(Alcohol-Related Disorders)에는 알코올사용장애, 알코올 중독, 알코올 금단, 기타 알코올로 유발된 장애가 포함된다. 알코올관련장애는 사고, 폭력, 자살의 위험성이 높고 우울, 불면, 불안, 일시적 기억(의식)상실 등이 나타날 수 있다. 또한 가족에게 심각한 부정적 영향을 끼치게 된다. 대부분의 문화권에서 알코올은 가장 흔히 사용되는 뇌중추 억제제로서 많은 사람이 알코올과 관련된 좋지 못한 사건을 경험하고 있다. 미국 정신의학회에서 만든 교과서에 알코올 중독자가 많은 나라로 우리나라가 기록되어 있을 만큼 우리나라에 알코올 중독자가 많은 것이 사실이다.

알코올사용장애(Alcohol Use Disorders)는 알코올을 의도했던 것보다 많은 양 혹은 오랜 기간 동안 사용하며 알코올 사용을 줄이거나 조절하려는 욕구가 지속적으로 있지만 실패한 경험들이 종종 있고 알코올을 구하거나 사용하거나 그 효과에서 벗어나기 위한 활동에 많은 시간을 보내며 알코올에 대한 갈망이 있고 이로 인해 직장, 학교 혹은 가정에서 주요한 역할수행에 실패하고 대인관계 문제가 발생되고, 신체적으로 해가 되는 상황에서도 반복적으로 알코올을 사용하고 알코올에 대한 내성, 금단증상이 나타난다.

알코올 중독((Alcohol Intoxication)은 알코올을 섭취하는 동안 또는 그 직후에 임상적으로 심각한 문제적 행동 변화 및 심리적 변화(예: 부적절한 성적 혹은 공격적 행동, 기분 가변성, 판단력 손상)가 발생한다. 알코올을 사용하는 동안 또는 그 직후에 불분명한 언어, 운동 실조, 불안정한 보행, 안구진탕, 집중력 또는 기억력 손상, 혼미 또는 혼수 등이 나타난다. 심한 중독 상태는 자살 위험을 높이는 중요한 원인이 되며 알코올로 인한 신체적 합병증과 알코올성 치매를 유발할 수 있다.

알코올 중독은 장기간의 집중적 치료가 필요한 만성질환으로 일단 알코올 중독이 되면 신체, 정서, 정신적 평가가 필요하다. 알코올 중독은 자신도 모르게 온다. 알코올 중독은 아닐지라도 만일 술을 좋아하여 자주 마신다면 자신의 음주생활을 필히 점검해 볼 필요가 있다.

알코올 금단(Alcohol Withdrawal)은 알코올을 과도하게 장기적으로 사용하다가 중단 혹은 감량한 지 수시간 혹은 수일 이내에 발한, 빈맥, 손떨림, 불면, 오심, 구토, 일시적인 환각이나 착각, 정신운동 초조, 불안, 대발작 등이 나타나는 것이 특징으로 나이가 들수록 발생 위험과 심각도 수준이 높아진다.

3) 카페인관련장애

카페인관련장애(Caffeine-Related Disorders)에는 카페인 중독, 카페인 금단, 기타 카페인으로 유발된 장애 등이 포함된다. 카페인 중독의 진단기준은 최근 250mg 이상의 카페인(예: 끓인 커피 2~3잔 이상)을 섭취하고 카페인 사용 중 또는 직후 안절부절못하거나 신경과민, 흥분, 불안, 안면 홍조, 이뇨, 위장 관계 장애, 두서없는 사고와 언어의 흐름, 빈맥 또는 심부정맥, 초조 등 가운데 5개 또는 그 이상의 증상이 나타나고 이러한 증상이 사회적·직업적 또는 다른 중요한 기능 영역에서 심각한 고통이나 장애를 일으킬 때를 말한다. 급성으로 10g 이상의 카페인을 복용할 경우 대발작과 호흡부전으로 사망에까지 이를 수 있다.

카페인 금단은 지속적으로 카페인을 사용하며, 카페인 사용을 갑자기 끊거나 줄인 뒤 24시간 이내에 두통, 현저한 피로나 졸음, 불쾌, 우울, 과민성, 집중력 저하, 오심, 구토,

근육 통증이나 뻣뻣함 등이 나타나 사회적·직업적 또는 다른 중요한 기능영역에서 임상적으로 현저한 고통이나 손상을 초래한다.

카페인은 커피, 홍차, 초콜릿, 콜라 등의 청량음료, 피로회복제 드링크 등에 들어 있는 알칼로이드(alkaloid)로서 각성제로 사용된다. 청소년이 많이 남용하는 각성제에는 카페인이 많이 함유되어 있다. 커피를 많이 마시는 사람은 카페인에 의존하는 경향이 있고 내성이나 금단증상까지 있는 것으로 보인다. 카페인의 사용과 소비지역은 문화에 따라 매우 다양하며 카페인 소비는 20대에 증가하고 보통 65세 이후에는 감소한다.

4) 대마관련장애

대마관련장애(Cannabis-Related Disorders)에는 대마사용장애, 대마 중독, 대마 금단, 기타 대마로 유발된 장애 등이 포함된다. 대마 중독(Cannabis Intoxication)은 대마의 사용 중 또는 그 직후 임상적으로 심각한 문제적 행동 변화 및 심리적 변화(예: 운동 실조, 다행감, 불안, 시간이 느리게 가는 느낌, 판단력 손상, 사회적 위축 등)를 일으키며 결막충혈, 식욕증가, 입마름, 빈맥 등이 나타난다.

대마를 건조시켜 만든 대마초(마리화나)는 미국의 경우 1930년대 이후 젊은이 사이에 가장 많이 남용되어 왔는데, 특히 18~30세 사이의 젊은이 층에 마리화나 상용자가 많다. 대마는 세계에서 가장 흔히 사용되는 물질로서 우리나라는 1950년대 중반 이후 미군들로부터 연예인, 청소년 등에게 흘러들어 1970년대에 심각한 사회문제를 일으킨 바 있다. 대마초는 환각증상, 행복감, 자신과 신체가 분리된 느낌 또는 돌발적 공포와 불안 반응 등을 나타낸다. 장기간 남용할 경우 뇌기능의 손실, 간장장애, 상기도질환, 유전적 결손 등을 일으킬 수 있다. 아동기나 청소년기의 품행장애와 반사회성 성격장애가 대마 중독을 포함한 많은 물질관련장애의 위험요소가 된다.

5) 기타 물질관련장애

환각제관련장애(Hallucinogen-Related Disorders)로서 펜시클리딘사용장애, 펜시클리딘 중독, 기타 펜시클리딘으로 유발된 장애, 기타 환각제 사용장애 및 중독 등이 포함된다. 펜시클리딘계는 해리성 마취약으로 개발되었으나 마약이 되었고 낮은 용량을 사용할 때는 몸과 마음으로부터 분리되는 느낌(해리)을 일으키고 고용량에서는 혼미, 혼수를 일으킨다.

흡입제관련장애(Inhalant-Related Disorders)에는 흡입제사용장애, 흡입제 중독, 기타 흡입제로 유발된 장애가 포함된다. 흡입제사용장애는 휘발성 물질로서 가솔린, 아교, 페인트 시너, 스프레이 페인트와 같은 물질에서 발견되는 지방족 및 방향족 탄화수소류를 흡입하여 유발되는 장애로서 코나 입을 통해 흡입한다. 흡입제는 가격이 저렴하고 구입이 용이하기 때문에 젊은이와 경제적으로 어려운 사람이 많이 애용한다. 흡입제 사용은 9~12세 정도에 시작해서 청소년기에 절정에 달하고 35세 이후는 드물다. 우리나라에서는 1970년대에 청소년 사이에 본드나 시너를 비닐봉지 안에 넣은 후 흡입하는 것이 유행하였으며, 1980년대 이후 부탄가스도 많이 사용되었다. 본드에는 톨루엔이 함유되어 있는데 톨루엔은 소뇌에 특히 영향을 주며 부탄가스의 에어로졸은 뇌의 산소공급 방해로 질식, 후두결빙을 일으키기도 한다.

흡입제 중독은 휘발성 흡입제를 의도적으로 사용하거나 단기간 고용량의 톨루엔이나 휘발유와 같은 휘발성 탄화수소를 포함하는 흡입제 물질에 노출되었을 때로 사용 도중이나 사용 직후 심각한 부적응행동과 심리적 변화(예: 호전성, 공격성, 무감동, 판단력 손상, 사회적·직업적 기능손상 등)와 함께 현기증, 운동 실조, 불분명한 언어, 불안정한 보행, 졸음, 떨림, 전반적 근육약화, 시야혼탁, 혼미, 혼수 등의 증상을 보인다. 흡입제를 장기간 사용할 경우 뇌손상, 간장장애, 심장장애, 신장장애, 시력장애, 기억력 상실, 근육마비, 체중감소 등이 나타나며 갑작스러운 사망을 초래하기도 한다.

아편계관련장애(Opioid-Related Disorders)에는 아편계사용장애, 아편계 중독, 아편계 금단, 기타 아편계로 유발된 장애 등이 포함된다. 아편(opium)은 양귀비 열매의 진액을 말린 것으로 모르핀, 헤로인, 코데인 등이 있으며 마취제와 진통제, 지사제로 사용된다. 모르핀은 강력한 진통제로서 중추신경계와 위장에 주로 효과를 나타낸다. 헤로인(heroin)은 모르핀을 화학적으로 변형하여 보다 강력하게 만든 것으로 널리 남용되는 마약이며 미국에서 남용되고 있는 마약의 상당수를 차지하고 있다. 코데인은 기침을 진정시키는 진해제로 시판되어 구입이 용이하기 때문에 청소년이 많이 남용하는 약물이다.

아편계 중독은 아편계의 사용 도중 또는 그 직후에 임상적으로 심각한 문제적 행동 변화 및 심리적 변화(예: 초기 다행감에 뒤따르는 무감동, 불쾌감, 초조 또는 지연, 판단력 손상, 사회적·직업적 기능 손상 등)와 함께 동공축소 또는 동공확대, 졸음, 혼수, 불분명한 언어, 집중력 또는 기억력 손상이 나타난다. 아편을 상습적으로 남용하면 뇌와 간에 심한 손상을 일으킬 수 있으며 과량 복용 시 사망에까지 이른다. 아편계 의존이 발생되면 대개는 몇 년에 걸쳐 계속되며 금단 시기 이후 재발이 흔하다.

진정제, 수면제 또는 항불안제 관련 장애(Sedative-, Hypnotic-, or Anxiolytic-Related Disorders)에는 진정제, 수면제 또는 항불안제 사용장애와 중독, 금단 등이 있다. 진정제, 수면제 또는 항불안제 관련 장애는 최근 진정제, 수면제 또는 항불안제를 사용하였으며 이를 사용하는 동안 또는 그 직후에 임상적으로 심각한 부적응적 행동 변화 및 심리적 변화(예: 부적절한 성적 또는 공격적 행동, 기분 가변성, 판단력 손상)가 발생하며, 불분명한 언어, 운동 실조, 불안정한 보행, 인지기능 손상, 혼미 또는 혼수 등이 나타난다.

진정제, 수면제, 항불안제 물질로는 벤조디아제핀 유사 약물, 카바메이트, 바비튜레이트 등이 포함된다. 이러한 물질은 뇌기능 억제제로서 진정제, 수면제, 항불안제를 고용량으로 알코올과 혼합하여 사용할 경우 치명적일 수 있다. 진정제는 중추신경계를 억제하는 약물로 신경을 차분하게 하는 진정효과와 수면효과를 가지고 있어 스트레스, 불안, 걱정 등을 해소하거나 불면증에 시달리는 사람이 많이 남용한다. 진정제는 불안감을 감소시키고 이완된 느낌을 갖게 하지만 시공간의 왜곡, 기억상실, 현기증, 시야몽롱, 호흡억제, 혈압장애, 혼수상태 등을 초래하며 심한 경우에는 사망을 초래할 수 있다. 힘들다고 해서 술과 진정제를 함께 먹는 것은 매우 위험하다.

이들 물질을 오락적 목적, 즉 기분고조상태를 경험하려는 계획적 중독은 10대와 20대에서 많이 관찰되며 불안, 불면, 신체증상의 치료를 위해 처방받은 약물에 의존하거나 이를 남용하는 것은 40대 이상에서도 나타난다. 이런 경우 약물의 내성이 생겨 더 많은 양을 요구하게 되고 점차 복용량과 빈도가 증가하게 된다.

최근 우리나라에서도 약물남용, 중독 인구가 점점 늘어나고 있는데 그 계층도 학생, 가정주부 등 평범한 일반인에게까지 확산되고 있으며 연령층도 낮아지는 추세이다. 순간의 호기심, 유혹에 빠져 자기도 모르는 사이에 약물에 중독되어 대부분 헤어나지 못하고 파멸의 길로 들어서게 된다. 약물남용은 신체는 물론 정신건강에 치명적 영향을 줄 뿐만 아니라 각종 범죄와 비행으로 이어지게 되고 가정까지 붕괴시켜 심각한 사회문제로 대두되고 있다.

6) 비물질관련장애

비물질관련장애(Non-Substance-Related Disorders)에는 도박장애가 포함된다. 도박장애(Gambling Disorder)는 도박 행동이 지속적·반복적으로 일어나 임상적으로 현저한 손상이나 고통을 일으키는 경우로 원하는 흥분을 얻기 위해 액수를 늘리면서 도박하려 하며 도박을 줄이거나 중지하려 할 때 안절부절 못하거나 과민해짐, 도박을 조절하거나 줄이거나 중지시키려는 노력이 반복적으로 실패함, 도박에 집착, 괴로움을 느낄 때 도박, 도박으로 돈을 잃은 후 만회하기 위해 다시 도박, 도박에 관여된 정보를 숨기기 위해 거짓말하기, 도박으로 인해 중요한 관계, 일자리, 교육적·직업적 기회를 상실하거나 위험에 빠짐, 도박으로 인한 절망적 경제상태를 벗어나기 위해 남에게 돈을 의존함 등이 특징이다.

도박장애는 일반적으로 수년의 경과를 거쳐 발생하며 남성보다 여성에게서 더 빠른 진행을 보인다. 도박 행위가 보상체계를 활성화하며 이로 인한 행동 증상들이 물질관련장애 증상들과 유사하다.

7. 신경인지장애

신경인지장애(Neurocognitive Disorders)는 인지기능 손상을 주된 임상적 특징으로 하는 장애로서 인지손상이 출생 또는 생애 매우 이른 시기부터 존재하는 것이 아니라 이미 획득한 기능수준으로부터의 감퇴를 의미하는, 발달상의 장애라기보다는 후천적 장애이다. 즉 병 전의 기능수준에 비해 인지 또는 기억에 임상적으로 심각한 결손이 있는 것이 특징으로 섬망, 주요 및 경도 신경인지장애, 알츠하이머병, 전두측두엽, 혈관성, 외상성 뇌손상 등으로 인한 주요 또는 경도 신경인지장애 등이 포함된다.

1) 섬망

섬망(Delirium)은 주의장애와 의식장애(환경에 대한 지남력 감소, disorientation)가 특징으로 장애는 단기간(대개 몇 시간이나 며칠)에 걸쳐 발생하고, 기저상태의 주의와 의식으로부터 변화를 보이며 하루 경과 중 심각도가 변동하는 경향이 있다. 주의장애는 주의를 기울이고 집중, 유지 및 전환하는 능력의 감소로 인해 주의가 산만하여 질문을 반복해야 하거나 주의를 적절하게 전환하지 못하고 이전 질문에 대한 대답을 반복하기도 한다. 관련 없는 자극에 의해 쉽게 산만해진다.

추정원인에 따라 일반적인 의학적 상태로 인한 섬망, 물질로 유발된 섬망(남용약물, 치료약물, 독소노출로 인한), 여러 가지 원인으로 인한 섬망, 달리 분류되지 않는 섬망(원인불명)으로 분류된다. 섬망은 흔히 기저에 신경인지장애가 있는 상태에서 발생한다.

섬망은 기억(특히 최근 기억)과 학습, 지남력장애(특히 시간과 장소: 한밤중을 아침으로 생각하거나 병원에 있는데 집에 있다고 생각), 언어의 변화(명의실어증: 물건의 이름을 말하지 못함), 쓰기장애로 나타날 수 있다. 섬망은 흔히 수면-각성 주기의 장애를 보이는데 주간 졸림, 야간 초조, 입면의 어려움, 온종일 졸림, 밤새 각성 등이 포함된다. 밤과 낮의 수면, 각성주기가 완전히 뒤바뀔 수 있다.

또한 안절부절못하거나 과다행동을 보이거나 정신운동활동의 저하를 나타내는 등 하루에도 극에서 극으로 변화될 수 있다. 불안, 공포, 우울, 과민성, 분노, 다행감 및 무감동과 같은 감정장애를 보일 수 있으며 어떤 경우에는 말이 두서가 없고 동문서답을 하거나 말이 많다. 큰소리, 악쓰기, 욕설, 투덜거림, 신음소리 등이 눈에 띄게 나타날 수 있는데 야간에, 자극과 환경적 단서가 부족한 조건에서 특히 잘 나타난다. 노인층이 섬망 발생의 위험성이 가장 높고 영유아기에도 섬망이 발생할 수 있는데, 특히 열성 질환과 특정 약물(예: 항콜린제)과 연관된 경우 잘 발생한다.

2) 주요신경인지장애

주요신경인지장애(Major Neurocognitive Disorders)는 하나 또는 그 이상의 인지영역(복합적 주의, 집행 기능, 학습과 기억, 언어, 지각-운동 또는 사회인지)에서 이전의 수행 수준에 비해 인지저하가 현저한 것이 특징으로 인지결손으로 인해 일상활동에서 독립성을 방해받게 된다. 치매(Dementia)는 주요신경인지장애에 포함된다.

치매는 기억력장애를 포함한 복합적 인지결손이 특징이며 추정원인에 따라 알츠하이머병, 전두측두엽 변성, 루이소체병, 혈관질환, 외상성 뇌손상, 물질/치료약물 사용, HIV 감염, 프라이온병, 파킨슨병, 헌팅턴병 등으로 인해 유발되며 심각도에 따라 경도, 중등도, 고도로 분류된다. 경도는 일상생활의 도구적 활동의 어려움(예: 집안일, 돈 관리), 중등도는 일상생활의 기본적 활동의 어려움(예: 음식 섭취, 옷 입기), 고도는 완전히 의존적인 상태를 말한다. 행동장애를 동반하는 경우(정신병적 증상, 기분장애, 초조, 무감동 또는 다른 행동 증상들)와 동반하지 않는 경우가 있다.

치매는 기억장애와 실어증, 실행증(운동기능, 감각기능, 지시를 이해하는 기능이 정상인데도 어떠한 운동행동을 실행하는 능력이 장해된 것), 실인증(감각기능이 정상인데도 사물을 인지하거나 구별하지 못하는 것) 또는 실행기능의 손상과 같은 인지장애 가운데 최소한 1개 이상을 포함하는 복합적 인지결손이 발생한다.

치매가 있는 사람은 새로운 정보를 학습하는 데 장애가 있거나 과거에 학습한 내용을 망각한다. 또한 중요한 물건을 자주 잃어버리고 자신이 지금 하고 있었던 일도 잊어버리고 길을 잃기도 한다. 치매가 진행되면 기억장애가 심해지고 자기의 직업, 생일, 가족, 자기의 이름까지도 망각한다. 또한 판단력장애가 있어 자신이 기억장애나 다른 인지장애가 있음을 잘 알지 못하고 자신의 능력을 현실적으로 평가하지 못하며 위험을 과소평가하거나 때로는 폭력적이고 다른 사람에게 해를 가하기도 한다. 때로는 보행장애가 동반되어 잘 넘어지며 위생을 소홀히 하고 일상적 관습과 사회적 행동을 고려하지 않는 등 행동을 자제하지 못한다. 흔히 불안, 기분장애, 수면장애를 동반하며 피해망상, 환각과 환시가 흔하고 신체적·심리사회적 스트레스에 민감하다.

치매환자는 그럴 만한 상황이 전혀 없는데도 갑작스럽게 감정의 변화를 보여 눈물을 흘리는 등 부적절한 감정의 변화를 보인다. 의심이 많아진다든지 겁이 많아진다든지 하는 식으로 성격변화가 심하고, 말을 하지 않는다든지 누워서 꼼짝하지 않는다든지 하는 식으로 그 정도가 심각하고 다시 회복하기가 어려운 인간의 존엄성을 앗아가는 무서운 질병이다(서울정신보건센터).

치매의 발병연령은 원인에 따라 차이가 있으나 대개는 85세 이상에서 가장 높다. 아동과 청소년에서는 치매가 드물지만 일반적인 의학적 상태(예: 두부 외상, 뇌종양, 뇌졸중, 부신백질 이영양증 등)의 결과로 나타날 수 있는데 아동에서의 치매는 기능의 퇴보, 정상적 발달의 지연, 정상발달에서의 이탈 등으로 나타난다. 65세 이상의 인구에서는 2~4% 정도가 알츠하이머형 치매를 앓고 있으며, 85세 이상에서는 20% 이상의 유병률을 보인다. 치매는 진행될 수도 있고 정체 또는 회복될 수도 있다. 치매는 아직까지 완치 가능한 치료제는 없지만 조기에 발견하면 더 이상의 악화를 줄이거나 인지기능을 개선시키는 약물로 도움을 받을 수 있다. 치매가 호전될 가능성은 치매의 원인, 효과적 치료, 시기적절한 치료개입 등에 따라 결정된다.

8. 성격장애

성격장애(Personality Disorders)란 개인이 문화적 기대로부터 심하게 벗어난 지속적인 내적 경험과 행동양식을 보이는 것으로서 광범위하고 굳어 있고 청소년기 또는 성인기 초기에 시작되며, 시간이 지나도 변하지 않고 이로 인하여 고통이나 손상을 초래하는 것이 특징이다.

흔하지는 않지만 아동과 청소년에게도 성격장애가 적용될 수 있는데 어떤 부적응적 성격특성이 생활 전반에 널리 퍼져 있고 최소한 1년 동안은 지속적이어야 한다. 성격장애는 중요한 지지자나 기존의 안정된 사회적 위치(예: 직업)를 상실한 후에 악화될 수 있다. 성격장애에는 편집성 성격장애, 조현성 성격장애, 조현형 성격장애, 반사회성 성격장애, 경계성 성격장애, 연극성 성격장애, 자기애성 성격장애, 회피성 성격장애, 의존성 성격장애, 강박성 성격장애 등이 포함된다. 이들 중 반사회성 성격장애는 남성에게서 더욱 자주 진단되며 경계성 성격장애, 연극성 성격장애, 의존성 성격장애 등은 여성에게서 더 자주 진단된다.

1) 편집성 성격장애

편집성 성격장애(Paranoid Personality Disorder)는 타인의 동기를 악의가 있는 것으로 해석하는 등 타인에 대한 전반적인 불신과 의심 양상을 가지고 있다. 충분한 근거 없이 타인의 행동을 계획된 요구나 위협으로 보고 지속적 의심과 불신을 갖는 경우를 말한다. 다른 사람이 자신을 관찰하고 해를 끼치고 기만한다고 의심하며 보통의 악의 없는 말에 대해서도 좋지 않은 의미가 있는 것으로 해석하고 원한을 품는다.

모욕이나 상처를 주는 말, 경멸을 용서하지 못하고 분명치도 않은 말을 가지고 자신의 성격이나 평판을 좋지 않게 하는 것으로 지각하고 화를 내고 반격한다. 이들은 자신이 말한 것이 자신에게 불리하게 사용될 것이라는 두려움 때문에 타인에게 마음을 털어놓거나 타인과 가까워지는 것을 꺼린다. 또한 한번 품은 원한을 풀지 않고 계속 간직하고 있으며 자신이 받았다고 생각하는 모욕, 상처와 경멸을 용서하지 않는다. 사소한 무시를 당해도 적개심이 일어나고 오래 지속된다. 정당한 이유도 없이 배우자의 정절에 대해 집요하게 의심을 갖고 질투로 인한 의심을 입증하려고 사소한 상황증거를 모으기도 한다. 배신당하지 않기 위해 배우자에게 있는 곳, 행동, 의도, 정절에 대해 끊임없이 묻고 조사한다.

이들은 일반적으로 친밀한 대인관계를 맺기 어렵고 가까운 사람과도 종종 문제를 일으킨다. 과도한 의심과 적대감은 심한 논쟁, 반복적 불평, 냉담 등으로 나타나기도 한다. 이들은 주요우울장애를 일으키기도 하며 광장공포증과 강박장애를 일으킬 위험이 높고 알코올이나 다른 물질남용과 의존이 자주 동반된다.

편집성 성격장애는 아동기와 청소년기에 처음으로 눈에 띄는데 이들은 외톨이, 빈약한 친구관계, 사회에 대한 불안, 학교 성적 불량, 과민성, 괴상한 생각과 언어, 특이한 공상을 보인다. 따라서 괴상하고 엉뚱하게 보여 놀림감이 되기도 한다.

2) 조현성 성격장애

조현성 성격장애(Schizoid Personality Disorder)는 광범위한 사회적 관계로부터의 고립과 대인관계 상황에서의 제한된 감정표현이 특징이다. 조현성 성격장애는 아동기와 청소년기에 고립, 빈약한 친구관계, 성적저하가 나타나면서 양상을 드러내기 시작하여 이러한 행동양식이 성인기 초기부터 시작되고 여러 가지 상황에서 나타난다. 다른 사람과의 관계를 형성하는 능력과 적절히 반응하는 능력에 심각한 장애가 있고 지나치게 내향적이며 온순하고 빈약한 정서를 보인다. 타인은 물론 가족과도 친밀한 관계를 바라지도 즐기지도 않고 항상 혼자서 하는 일을 택하여 주위에서 볼 때 괴팍하고 외톨이처럼 보인다. 가족 이외의 친한 친구가 없으며 다른 사람의 칭찬이나 비난에 무관심하고 냉담하고 단조로운 정동의 표현을 보여줌으로써 감정이 메말라 있다는 인상을 준다.

사회적으로 무능하고 피상적이며 자기 생각에 빠져 있고 대개 웃음이나 고개를 끄덕이는 것과 같은 얼굴 표정이나 제스처를 거의 쓰지 않는다. 사회생활의 기술이 부족하고 성경험에 대한 욕구가 없기 때문에 친구가 거의 없고 데이트도 잘 안하고 결혼을 하지 않는 경우가 많다. 대인관계가 요구되는 업무수행에는 어려움이 있지만 혼자 하는 일은 잘하기도 한다.

3) 조현형 성격장애

조현형 성격장애(Schizotypal Personality Disorder)는 친밀한 대인관계에 대한 고통, 그러한 관계를 맺는 제한된 능력에서 드러나는 사회적 대인관계에서의 손상, 인지적·지각적 왜곡, 기이한 행동 등 광범위한 양상이 성인 초기에 시작되며 여러 가지 상황에서 나타난다. 이들은 종종 관계망상적 사고(예: 우연한 사건과 외부사건이 특히 자신에게 특별하고 이상한 의미가 있다고 잘못 해석한다)를 갖는다. 사회적 고립, 이상한 믿음이나 마술적 사고(예: 미신, 텔레파시나 육감, 아동과 청소년에서 보이는 기이한 환상이나 집착), 피해의식, 착각, 괴이한 사고와 언어, 의심, 편집적 사고, 이인증 등이 특징이며 이들의 행동은 괴이하고 이상하게 보인다. 이상한 생각이나 말을 하고 의심하거나 편집증적 사고, 괴도한 사회적 불안을 갖고 있으며 급성 불안과 인지 또는 지각의 왜곡, 괴이한 행동을 보이는 성격장애이다. 아동기와 청소년기에 고립, 빈약한 친구관계, 사회적 불안, 성적 저하, 과민성, 특히 사고와 언어, 괴상한 공상이 나타나면서 모습을 드러내기 시작하여 놀림감이 되기 쉽다.

4) 반사회성 성격장애

반사회성 성격장애(Antisocial Personality Disorder)는 사회의 정상적 규범에 적응하지 못하는 성격으로 타인의 권리를 무시하고 침해하는 영속적인 행동양상을 보이며 아동기 또는 사춘기 초에 시작되어 성인기까지 지속된다. 사회적응에 있어서 여러 번에 걸쳐 지속적이고 만성적으로 비이성적・비도덕적・충동적・반사회적 또는 범죄적 행동, 죄의식 없는 행동 또는 남을 해치는 행동을 한다. 거짓말, 사기, 싸움, 폭력, 무책임, 양심의 결여 등이 특징이다.

이들은 희생자를 바보 같고 무기력하다고 비난한다. 자신이나 타인에게 미칠 영향을 전혀 생각하지 않고 순간적으로 일을 결정해 버린다. 이들은 무책임하고 불안정하고 공격적이며 반복적으로 육체적 싸움이나 폭력행위를 저지르는 경향이 있다. 또한 자신을 과도하게 평가하며 지나치게 자기 말만 하거나 자기주장을 하며 잘난 체한다. 때로 긴장감, 권태, 우울 기분 등에 빠지기도 한다. 이들은 자녀를 보살피는 일을 등한시하며 심각한 결과를 초래할 수 있는 성적 행동이나 약물남용에 빠지기 쉽다.

10세 이전의 품행장애와 주의력결핍 과잉행동장애아가 성인기에 반사회성 성격장애로 진행될 가능성이 높다. 아동학대 또는 유기, 불안정하고 변덕스러운 부모의 양육, 일관성 없는 부모의 양육태도 등에 의해 품행장애가 반사회성 성격장애로 진행될 가능성이 높아진다. 반사회성 성격장애는 만성적 경과를 밟지만 나이가 들어감에 따라 특히 40대에 이르면 현저하게 감소되거나 완화된다.

5) 경계성 성격장애

경계성 성격장애(Borderline Personality Disorder)는 대인관계, 자아상, 정동이 불안정하고 심하게 충동적인 양상을 나타낸다. 정서, 행동 및 대인관계의 불안정과 정체감의 혼란으로 모든 면에서 변동이 심한 이상성격을 말한다. 경계성 성격장애는 정신병적 상태와 신경증적 상태의 경계 사이에 있는 것으로 생각되어 붙여진 명칭으로 항상 위기상태에 있는 것처럼 보이며 어떤 위기상태에 있을 때 참을 수 없는 분노감을 나타내고 논쟁적이고 요구직이며 자신의 문제를 다른 사람에게 책임 전가시키려 한다.

평소에도 기분변동이 심하고 만성적 공허감과 권태를 호소하기도 한다. 대인관계가 불안정하고 의존과 증오심을 동시에 갖고 있다. 기분과 정서가 불안과 우울, 분노 사이에서 예측할 수 없이 변화되어 매우 불안정하고 극단적이며 자제가 곤란한 분노반응을 보이며 충동적이고 통제력이 상실되어 있으며 낭비, 성적 문란, 도박, 약물남용, 도둑질, 과식 등의 행동을 보이며 때로는 자해행위, 자살위협을 하기도 하는데 이는 남들로부터 동정을 받기 위해, 분노를 표현하기 위해, 자신의 불안정한 정서를 가라앉히기 위한 것이다.

경계성 성격장애의 가장 흔한 양상은 성인 초기부터 지속적으로 불안정한 경우인데 때때로 심한 감정이나 충동조절장애로 인해 병원을 찾는다. 경계성 성격장애로 인한 결함 및 자살위험은 성인기 초기에 가장 높으며 30~40대에 이르면 대부분 대인관계 및 직업기능이 현저히 안정된다.

6) 연극성 성격장애

연극성 성격장애(Histrionic Personality Disorder)는 과도하게 감정적이고 관심, 주의를 끄는 행동양상을 나타낸다. 이들은 흥분을 잘하고 감정적 사람들로서 다양하고 극적이며 외향적이고 자기주장적 · 자기과시적이며 허영심이 많다. 끊임없이 인정받고 싶어 하고 잘했다는 소리를 듣고 싶어 하며 유혹적 행동을 보인다. 자신의 외양과 치장에 관심이 많고 감정의 표현과 행동이 과장되며 매우 자기중심적이어서 대인관계를 원만히 하지 못한다.

다른 사람의 관심과 주의를 끌기 위해 과장된 표현을 하지만 실제로는 의존적이며 무능하고 지속적인 인간관계를 갖지 못한다. 자신이 관심의 중심에 있지 않은 상황을 불편해하며 감정의 변화가 심하고 자기극화, 연극성, 과장된 감정의 표현을 보인다. 또한 다른 사람이나 상황에 의해 쉽게 영향을 받는다. 연극성 성격장애를 갖고 있는 사람은 관심을 끌기 위해 또는 보다 많은 보살핌을 요구하기 위해 겁 주기식의 자살 시늉과 위협이 빈번하다.

7) 자기애성 성격장애

자기애성 성격장애(Narcissistic Personality Disorder)는 자신에 대한 과대평가(공상 또는 행동상), 숭배 요구, 공감의 결여가 특징이다. 자신의 재능, 성취도, 중요성, 특출성 등에 대해 과대하게 생각하는 경향이 있으며 자기중심적이고 잘난 듯이 행동한다. 타인의 비판에 매우 예민하여 조금만 비판해도 분노와 창피함에 어쩔 줄 몰라 하며 성공, 권력, 아름다움, 이상적 사랑과 같은 공상에 몰두한다.

과도한 숭배를 요구하며 대인관계에서 착취적이어서 자신의 목적을 달성하기 위해 타인을 이용하나 타인의 느낌이나 요구는 개의치 않는다. 다른 사람을 자주 부러워하거나 다른 사람이 자신을 시기하고 있다고 믿으며 오만하고 건방진 행동과 태도를 보인다. 자기에 대한 과대망상적인 환상 속에 살면서 남으로부터 관심과 찬사를 원한다.

자기애성 성격 특성은 사춘기에 흔하지만 이들이 반드시 자기애성 성격장애로 진행되는 것은 아니며 자기애성 성격장애가 있는 사람은 나이가 들면서 육체적 · 직업적 한계에 적응하는 데 어려움이 많다.

8) 회피성 성격장애

회피성 성격장애(Avoidant Personality Disorder)는 사회관계의 억제, 부적절감, 부정적 평가에 대한 과민성을 특징으로 한다. 거절과 배척에 대해 매우 예민하여 사회적으로 위축되고 사람들이 전적으로 자신을 받아들이기를 원한다. 사회적으로 은둔생활을 하지만 실제로는 남들과 안정되고 친밀한 관계를 갖기를 열망한다. 그러나 상대방으로부터의 거절에 대하여 지나치게 민감하고 두려워하기 때문에 확고한 보장을 받을 수 있는 대인관계만 갖고자 한다. 자존심이 낮으며 거절로 심한 마음의 상처를 받으면 은둔

생활을 한다. 공포성 회피가 흔하다. 회피성 성격장애에는 기분장애와 불안장애(특히 사회공포증)가 흔히 동반된다.

회피행동은 유아기와 아동기의 수줍음, 고립, 낯선 사람과 새로운 상황에 대한 두려움으로 시작된다. 아동기의 수줍음은 회피성 성격장애의 흔한 선행증상이지만 아동기의 수줍음이 반드시 회피성 성격장애로 진행되는 것은 아니며 대부분 나이가 들어감에 따라 점점 사라진다. 회피성 성격장애로 진행되면 사춘기와 성인기 초기에 점점 더 수줍어하고 회피적으로 된다. 회피성 성격장애는 성인기에 들어가면서 증상이 다소 약해지거나 나이가 듦에 따라 완화되는 경향이 있다.

9) 의존성 성격장애

의존성 성격장애(Dependent Personality Disorder)는 돌봄을 받고자 하는 지나친 욕구가 복종적이고 매달리는 의존적 행동을 특징으로 하며 성인기 초기에 시작된다. 자신의 욕구를 타인의 욕구에 충족시키고 자신의 삶의 중요 부분에 대한 책임을 타인에게 지우며, 자신감이 결여되고 혼자 있게 될 때 심하게 괴로움을 느낀다. 의존과 복종, 비관적 사고, 성에 대한 공포, 자기의심, 수동성, 피암시성, 인내심 결여 등의 특징을 보인다. 사소한 일도 자신이 결정하지 못하고 상대방의 주장에 따르고 자기의 욕구를 억제한다. 이는 상대방과의 밀착관계가 깨어질까 두려워하기 때문이다.

의존성 성격장애를 지닌 사람은 비관과 자기의심이 특징이고, 자신의 능력과 자질을 과소평가하고 스스로 바보라고 말한다. 책임 있는 자리를 피하고 결정을 내려야 할 상황이 되면 불안해한다. 아동기나 청소년기에 만성 신체질환이나 분리불안장애가 소인이 되기도 한다.

10) 강박성 성격장애

강박성 성격장애(Obsessive-Compulsive Personality Disorder)는 정리정돈, 완벽성, 통제에 지나치게 집착하는 것이 특징이다. 감정의 억제, 규식성, 고집, 완고함, 완벽주의,

융통성 결여, 감정표현의 인색함을 보인다. 사소한 것, 규칙, 절차, 시간, 형식 등에 매달리며 지나치게 조심스럽고 반복하는 경향이 있으며 일어날지도 모를 실수를 반복해서 점검한다. 따라서 사람들에게 거리감을 주며 모든 일이 일정한 틀에 맞게 유지되고 있는지에 대하여 지나치게 신경을 쓴다.

타인에게 냉담하며 지나치게 통제된 생활을 하고 주위 사람이 완벽하지 못할 때는 경멸하고 분노를 느끼지만 겉으로 표현하지는 않는다. 대인관계에서도 따뜻함이나 부드러움을 표현하지 못하고 주로 수직관계를 유지한다. 이들은 지배-피지배의 관계를 설정해 놓고 상대방 앞에서 자신의 상대적 위치에 신경을 쓴다. 감정표현이 매우 절제되어 있거나 꾸며낸 것이며 논리와 지성을 중요시하기 때문에 이에 집착하고 다른 사람의 감정적 행동을 못 참는다. 따라서 융통성과 타협이 필요한 상태에 직면했을 때 상당한 어려움을 겪는다.

9. 변태성욕장애

변태성욕이란 신체적으로 성숙한 동의하는 상대와 성기 자극이나 애무 등 정상적인 표현 이외의 다른 것에 강렬하고 지속적인 성적 관심을 갖는 것을 말한다. 따라서 변태성욕장애(Paraphilic Disorder)란 비정상적 대상, 행위, 상황, 반복적이고 강한 성적 충동, 성적 환상 및 성적 행동이 특징이며 관음장애, 노출장애, 마찰도착장애, 성적피학장애, 성적가학장애, 소아성애장애, 물품음란장애, 복장도착장애 등이 포함된다.

1) 관음장애

관음장애(Voyeuristic Disorder)는 경계하지 않고 있는 사람의 나체, 옷을 벗는 행동 또는 성행위를 반복해서 훔쳐보고 싶어 하는 욕구, 공상을 반복하거나 그에 따라 행동하는 것으로 그 대상자와의 성행위를 요구하지 않으며 훔쳐보는 것만이 성적 흥분에 도달하는 유일한 방법이다.

2) 노출장애

노출장애(Exhibitionistic Disorder)는 성적 흥분을 위해 낯선 사람에게 성기를 노출하고 싶어 하는 반복적이고 강한 욕구, 공상을 갖거나 실제로 노출하는 행위로서 여성과의 동일시 내지 남성임을 과시하고 상대방의 반응을 보고자 한다. 발병은 사춘기 이전에서 중년 사이에 일어난다. 노출증 환자는 상대방의 공포, 불안, 깜짝 놀라는 반응을 보고 성적 만족을 느낀다. 이들은 내성적이고 수줍은 성격의 소유자로서 이성과의 성관계에서 만족해 보지 못했거나 이성과 마주치면 불편해한다. 이들은 낯선 사람만 골라서 하는데 그 상황에서 만일 그에게 관심을 보이고 접근하거나 구경하려고 하면 오히려 놀라서 도망가 버린다.

3) 마찰도착장애

마찰도착장애(Frotteuristic Disorder)는 혼잡한 지하철이나 버스 안에서 동의하지 않은 사람에게 자신의 음경이나 손으로 이성의 둔부나 살에 비비는 욕구, 공상 또는 실제행동을 말하는 것으로 이들은 매우 소극적이고 고립되어 있고 이를 통해 성적 만족을 얻는다.

4) 성적피학장애

성적피학장애(Sexual Masochism Disorder)는 성적 흥분을 얻기 위해 신체적으로 상처를 입거나(예: 구타당하기, 모욕당하기, 묶임 등) 생명의 위협을 받는 행동에 의도적으로 몸을 내맡기는 경향을 말한다. 성적피학장애 환자는 아동기의 학대경험을 반복하고 있는 것으로 볼 수 있는데 자신의 가학증적 소망에 대한 갈등 때문에 처벌을 받는 것이라고 생각하기도 하며 학대에 순종함으로써 분리불안에 대하여 방어하기도 한다.

5) 성적가학장애

성적가학장애(Sexual Sadism Disorder)는 성적 흥분을 얻기 위해 동의하지 않은 상대방에게 반복적이고 의도적으로 심리적·신체적 고통을 주거나 동의한 상대방에게 가벼운 상처를 주고 괴롭히면서 고통을 주는 것이 애용되거나 유일한 방식일 때를 말한다. 성적가학장애의 원인으로 추정되는 것은 아동기의 신체적 혹은 성적 학대경험을 역전시키고자 하는 무의식적 시도라고 할 수 있다. 즉 어린 시절 자신에게 일어났던 것을 타인에게 가함으로써 복수를 하는 동시에 아동기적 외상을 극복하였다는 느낌을 갖게 된다.

6) 소아성애장애

소아성애장애(Pedophilic Disorder)는 사춘기 이전의 아동(일반적으로 13세 이하)과 성적 행동을 하는 행위 또는 그 환상이 성적 흥분에 되풀이 애용되는 것으로 중년 이후에 잘 발병하며 희생자에 대한 지배와 통제의 욕구, 성적 무능감에 대한 병적 극복행위이다.

7) 물품음란장애

물품음란장애(Fetishistic Disorder)는 남성에게서 흔히 볼 수 있는 것으로 성적 흥분을 위하여 무생물적 대상(예: 여성의 속옷, 스타킹, 머리카락, 음모, 성적 자극을 위한 기구 등)을 수집하고 이를 성적 공상이나 자위행위에 사용하는 것으로 여성에 대한 불안 또는 성적 충동에 대한 불안을 무생물적 대상에게 향함으로써 회피하고자 하는 것이다.

8) 복장도착장애

복장도착장애(Transvestic Disorder)는 성적 흥분을 위해 여성의 복장을 사용하는 것으로 거의 전적으로 남성에게서만 보고되고 있다. 옷을 바꿔 입음으로써 강렬한 성적 흥분, 성적 공상, 성적 충동, 성적 행동으로 발현된다. 이를 금지하면 심한 욕구불만이 일어난다. 복장도착장애는 아동기에 시작되는데 여성의 복장 중 특정한 물품에 강하게 매료되어 흥분을 느낀다.

10. 기타 임상적 관심을 요하는 문제

1) 화병

화병(Hwa-byung)은 한국 민속증후군으로 영어로는 '분노증후군(anger syndrome)'으로 번역되며, 분노의 억제로 인해서 발생한다. 주요 증상은 불면, 피로, 공황, 임박한 죽음에 대한 두려움, 우울한 정동, 소화불량, 식욕부진, 호흡곤란, 빈맥, 전신 동통 및 상복부에 덩어리가 있는 듯한 느낌 등이 특징이다(이근후 외 역, 1995). 이러한 증상은 자율신경계 중 교감신경이 지나치게 흥분되고 스트레스 호르몬이 지나치게 분비되기 때문이다. 만성적 분노는 혈압의 상승을 가져와 고혈압이나 중풍과 같은 심혈관계 질환으로 이어질 수 있다.

화병은 특히 중년 이후의 여성에게서 많이 생기며 비교적 흔한 반성질환이다. 화병에 잘 걸리는 사람은 소극적이고 내성적이어서 너무 참기만 하고 자신의 감정을 적절하게 표현하지 못하는 성격의 소유자가 많다. 화병은 주로 가부장적 문화에서 남편, 시댁과의 갈등, 실패, 좌절 등과 같은 요인이 만성적 스트레스로 작용하여 발병하게 된다. 분노, 억울함, 화를 적절히 배출하거나 해소하지 못하고 억압하고 억제해서 가슴에 응어리로 남아 한이 되어 생기는 질병이다.

화병의 치료는 먼저 신체적 증상을 없애기 위한 약물치료와 그동안 누적된 가슴 속의 응어리(화)를 풀어 주기 위한 정신치료를 한다. 자신의 감정을 합리적으로 잘 표현하는 방법을 배울 필요가 있으며 불합리한 생각과 태도는 바꾸어야 한다.

2) 만성피로증후군

만성피로증후군(Chronic fatigue syndrome)은 임상적 검사에도 불구하고 정확한 원인이 없이 피로가 6개월 이상 지속되거나 반복되는 경우로서 이러한 피로는 과로에 의한 것이 아니고 휴식을 취해도 피로가 없어지지 않는 것이 특징이다. 따라서 직업이나 일상생활에 지장을 가져오게 되는데 우리나라의 유병률은 미국이나 영국보다 2 3배 높은 편이다.

증상은 보통 피로와 함께 두통, 근육통, 수면장애, 기억력과 집중력의 장애를 가져오며 일반적으로 중년의 여성에서 잘 나타나고 서서히 증상이 나타나서 3~6년 정도 지속되다 회복하거나 10년 이상 지속되는 경우도 있다. 원인은 분명치 않으나 스트레스 또는 바이러스에 의한 감염과 관련이 있는 것으로 추정된다.

치료는 증상을 해소하기 위해 약물치료와 함께 질병에 대한 비합리적인 태도나 인식을 변화시키기 위한 인지행동치료, 규칙적인 생활과 운동, 충분한 휴식과 심리적 안정을 취하고 스트레스를 줄이고 무엇보다도 주위사람들의 감정적 지지가 도움이 된다.

3) 정신신체병

정신신체병(psychosomatics)이란 심리적 요인이 신체건강에 해로운 영향을 미쳐 질병을 야기하는 것을 말한다. 심리적 요인으로 인해 신체에 이상이 시작되거나 치료를 방해하여 회복이 늦어지거나 또는 악화될 수도 있는데 예를 들면 심혈관계 질병, 피부과적 질병, 내분비계나 위장 질병, 종양, 신경과 질병, 류머티즘 등에 악영향을 미칠 수 있다. 불안 또는 우울증상이 과민성 대장증후군이나 소화성 궤양의 정도와 경과를 나쁘게 할 수 있으며, 성급하고 적대적 행동특성을 보이는 'A형 성격'과 스트레스를 많이 받는 사람이 관상동맥 이상을 보이는 경우 등이 정신신체병의 일종이라 하겠다.

4) 관계의 문제

관계의 문제는 관계의 단위(예: 가족 단위) 내 구성원 사이의 상호작용의 양상으로서 구성원이나 관계 단위 자체가 임상적으로 심각한 증상이나 기능의 장애를 일으키는 것을 말하며 부모-자녀 간의 문제, 배우자 간의 문제, 동기간의 문제 등을 들 수 있다. 유아를 둘러싼 환경과 증상과의 상호작용 파악, 아동기의 정서 및 행동문제의 원인은 아동 자신뿐만 아니라 가정, 학교, 사회 환경과도 관련이 깊다. 아동의 정서상태, 대인관계, 부모와의 관계 등 연령이 높아 가면서 또래, 학교생활, 학업성취도 등도 아동의 인성발달에 영향을 미친다.

부모와 자녀의 상호작용 양식(예: 과잉보호, 부적절한 가정교육 등), 부부간의 상호작용 양식(예: 비난, 비현실적 기대, 무시, 의사소통 불통 등), 동기간의 상호작용 양식 등이 개인이나 가족의 기능에 심각한 장애를 일으키거나 당사자에게 심각한 임상적 증상을 발생시키는 경우이다.

학대나 방치와 관련되는 문제로는 아동에 대한 신체적·정서적·성적 학대, 방임, 성인에 대한 신체적·정서적·성적 학대 등을 들 수 있다. 부모와 자녀 간의 관계에 있어서 부모가 자녀를 귀찮게 여기고 양육을 소홀히 하여 방치하거나 구타, 학대, 심지어 성적 학대를 하는 등 부모로서의 역할을 제대로 하지 못할 때 심각한 결과를 초래하게 된다. 신체적 손상은 물론 심한 정서적 불안을 일으키게 되고 장기적으로는 비행, 반사회적·비사회적 성격, 불안정성 등의 후유증을 남긴다. 부부간의 잦은 폭력 또한 가족을 불안과 공포에 떨게 하고 가슴 두근거림, 두통, 현기증, 소화불량, 불면증, 사지통증 등 신체적·정신적으로 상당한 부정적 영향을 미친다.

토론주제

1. 정신질환자에 대한 사회적 편견에는 어떤 것이 있으며, 정신질환자들이 권리를 되찾고 당당한 사회 일원으로 살아가기 위해서 필요한 것은 무엇이 있을까 논의해 보자.
2. 이상행동의 예방적 차원에서 정신건강을 유지, 증진시킬 수 있는 방안을 논의해 보자.

제6부

심리치료

학습목표

1. 심리치료의 정의와 목적을 안다.
2. 심리적 장애에 관한 이론적 입장을 안다.
3. 심리적 장애를 보는 시각에 따른 치료접근법을 안다.

심리치료는 심리요법, 심리상담 또는 행동치료 등의 용어로 정의될 수 있다. 즉 심리치료는 심리학적 방법을 이용해서 심리적 장애를 고치거나 치료한다. 치료과정은 전문가인 치료자가 심리적 문제를 가지고 도움을 요청하는 사람에게 지시적 또는 비지시적 격려나 지지 또는 도움을 주어 장애를 교정하거나 일상에서의 문제를 좀 더 효율적으로 대처할 수 있도록 하는 일련의 단계를 거친다.

심리치료의 목적은 인간의 행동변화에 있다. 개인이 갖고 있는 문제의 핵심을 찾아서 문제행동을 하게 되는 정신증상을 제거, 개선하고 주어진 환경에 적극적으로 대처할 수 있는 긍정적 인성을 형성할 수 있도록 도움을 주는 것이 심리치료의 궁극적 목적이라고 할 수 있다.

심리치료는 심리적 장애를 이해하고 설명하는 이론적 입장에 따라 정신분석 치료법, 인간중심 치료법, 행동치료법, 인지적 치료법 등 각기 다른 기법을 사용한다.

최근에는 기능적 역할만을 하던 음악이나 미술 등이 심리치료의 도구로 활용되어 부적응행동을 치료하는 데 효과적 역할을 하고 있다. 음악치료, 미술치료, 색채치료, 놀이치료 등이 그 예라 할 수 있다.

제10장

심리치료

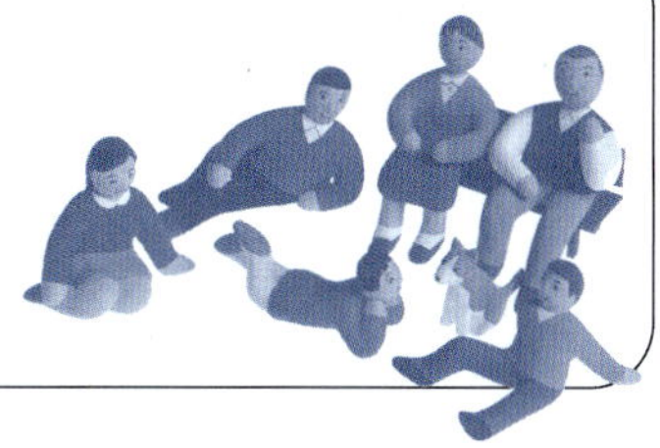

1. 심리치료의 정의 및 목표

심리치료에는 개인심리치료와 집단심리치료가 있다. 어떤 형태의 심리치료든지 방법만 다를 뿐이지 목적은 같다. 즉 고통 경감, 긍지 회복, 병식 획득, 그리고 행동이나 사회적 관계의 개선 등이다. 심리치료 또는 정신요법이란 적절한 수련을 받은 사람이 전문직업적 관계에 입각하여 내담자가 지닌 성격상의 문제와 감정상의 문제를 심리적 방법을 이용하여 치료하는 것으로서, 내담자가 가진 정신증상을 제거, 개선, 지연시키고 그 행동양상 가운데 고통스럽게 느끼는 점을 조정하여 그의 인격이 긍정적 방향으로 발전하고 성장하도록 하여 주어진 환경에 더 잘 적응, 대처하는 길을 그 자신이 찾아내도록 도와주며, 자신의 주위 사람 및 세상과 평화롭게 정을 나누는 균형 있고 조화된 삶을 영위할 태세를 갖추게 하는 데에 그 목적을 둔다.

모든 종류의 심리치료에 있어서 가장 중요한 치료적 요인은 치료자－내담자 관계이다. 이 관계를 통하여 내담자는 자신의 감정, 태도, 경험을 치료자와 함께 나눌 수 있음을 알게 된다. 대부분의 치료에서 치료자는 어떤 점이 드러나더라도 얕보거나 비난하거나 판단하지 않으며, 따뜻하고 이해하는 자세로 받아 주고 지지하면서 내담자의 존엄성과 가치를 존중해 준다. 그러므로 정신치료는 친절, 충고, 교육, 치료, 설득, 호령, 영감 같은 방법으로 상대방을 돕는 비전문적 방법과는 마땅히 구별되어야 한다.

2. 기본접근법

1) 정신분석 치료법

(1) 기본가정

정신분석에서의 인간관은 비관적이고 결정론적이며 환원적이다. Freud는 인간의 행동이 무의식적 동기와 생물학적 욕구 및 충동 그리고 생후 5년간의 심리성적 생활경험에 의해 결정된다고 보았다.

정신분석적 심리치료에서는 인간의 본성을 이해하기 위해 정신결정론과 무의식적 정신과정을 중요시하고 있다. 즉 개인의 정신활동은 아동기 경험에 의해 지배를 받으며 아동기의 경험내용은 빙산의 아랫부분처럼 대부분 의식할 수 없는 무의식의 영역에 존재한다는 것이다. 한 개인의 무식 속에 있는 경험의 내용은 주로 충족되지 못한 원초아(id)의 기본욕구에 대한 감정으로 구성되어 있다. 원초아는 성격형성에서 가장 기본이 되는 심리적 에너지의 원천으로 개인의 자아(ego)에 의해 욕구만족의 수준과 방법이 조절될 수 있다.

적절한 욕구충족이 이루어지지 않은 원초아는 불쾌, 수치, 굴욕 등의 정적 감정을 내재화시키며, 축적된 감정의 덩어리들은 무의식 속에 작용하여 내담자의 의식적 생활에서의 태도와 행동을 결정하게 된다.

결국 인간의 행동은 기본적인 생물학적 충동과 본능을 만족시키기 위한 욕망에서 동기화되며, 인간의 행동은 출생 후 5세까지의 과거 생활경험 속에 있는 심리성적 사건에 의해 결정된다는 입장을 취한다.

(2) 주요개념

① 치료목표

정신분석 치료의 목표는 무의식적 갈등을 의식화시켜서 개인의 성격구조를 재구성하는 데 있다. Freud는 정신분석 치료의 목표에 대해 다음과 같이 설명하고 있다(윤순임,

1995). 자아가 원초아의 어떤 부분을 의식화하기 위하여 자아를 강하게 하고, 자아를 초자아에 덜 의존적이게 하고, 자아의 지각의 장을 확대하고, 자아의 조직을 복구하고 증축한다.

Freud에 의하면 '원초아'를 '자아'로 만드는 치료과정을 통해 개인의 성격구조를 재구성하는 것과 내담자의 행동이 보다 현실적이 되도록 하는 것이 치료의 목표이다. 그러므로 외현적으로 나타나는 내담자의 부적응행동의 수정이나 새로운 바람직한 행동의 학습보다는 자기이해를 위해 내담자의 과거 속으로 깊이 탐색해 가는 치료의 과정이 성격변화에 필수적이다.

McGlashan과 Miller(1982)는 정신분석 치료의 목표에 대해 190여 문헌을 개관하여 8가지로 정리하였다(윤순임, 1995). 요컨대 정신분석은 무의식적 내면세계에의 의식화 작업이며 그 치료적 목표는 적응적이고 문제해결적인 자아의 기능을 강화하는 데 있다고 말할 수 있다.

② 치료자의 기능과 역할

내담자의 무의식적 갈등이나 욕구충족의 결핍은 부적응행동이나 증상 또는 성격장애로 나타나며, 치료자는 이런 문제행동을 내담자의 기억과 통찰을 통해 극복하고 성격의 구조적 변화를 추구해야 한다. 치료자는 내담자가 자기를 인식하고 자신의 갈등에 정직하며 타인과 효과적 관계를 맺도록 하며 내담자가 갖고 있는 불만을 현실적으로 잘 처리하고 충동적이고 비합리적인 행동을 통제하도록 돕는다. 그러기 위해서 치료자는 내담자로 하여금 과거의 경험과 그때그때의 감정을 거리낌 없이 자유롭게 털어놓도록 격려하는 것이 중요하다. 내담자가 보고하는 꿈과 자유연상의 의미를 추론하며, 치료자에 대한 내담자의 감정을 나타내는 단서에 민감하게 귀를 기울인다.

치료자는 내담자의 좌절된 욕구와 소망을 의식시키기 위해 무의식적 갈등으로 고통받고 있는 내담자를 지시적으로 변화시키려고 해서는 안 된다. 변화하는 사람과 변화하려고 의지를 갖는 사람은 내담자 자신이므로 치료자는 우선 내담자가 무의식적 소망을 의식화해서 자기화하고 포기할 것은 포기하며 현실적이고 자유로운 선택을 할 수 있는 능력을 갖도록 기다릴 수 있어야 한다.

③ 내담자가 겪는 경험

내담자는 치료의 발전에 따라 여러 가지 경험을 한다. 내담자는 집중적이고 장기적인 치료과정에 자신을 맡길 수 있어야 한다. 그러기 위해서 치료자와 신뢰로운 인간관계를 맺는 것이 중요하다. 정신분석적 치료에서 내담자는 자신의 정서적 문제를 명확하게 인식하며 장애의 근원을 이해하고 과거와의 관계에서 현재의 의식적 행동이 갖는 의미를 인식하며 통합시키는 치료과정을 거친다.

보통 내담자는 주 2, 3회씩 4~5년 정도 분석과정이 필요하다고 본다. 그러나 윤순임(1995)은 주 4, 5회이든, 주 2, 3회이든 내담자가 심리장애로 인해 그동안 중단되었던 발달과정을 정상궤도로 진입하게 하고, 자기분석능력을 키우며 전이 신경증을 유발시켜 훈습하고 극복하는 것을 목표로 충분한 기간 동안 내담자와 작업할 것을 강조하고 있다.

나아가서 치료자와의 의존적이며 신뢰적인 관계는 내담자가 자신의 과거와 무의식에 대한 통찰을 경험하고 또한 통찰을 방해하는 저항을 경험할 수 있게 된다. 치료가 진행됨에 따라 내담자와 치료자와의 전이관계가 형성되며 이 전이관계의 의미를 깨달으면서 자신과 대인관계에서의 갈등에 의해 유발되는 불안에 현실적으로 대처하게 되고 효과적으로 대인관계를 형성해 나가며 자신의 운명과 직면하고 그것을 받아들임으로써 불합리하고 충동적인 행동을 통제할 수 있게 된다.

④ 치료자와 내담자의 관계

치료자와 내담자의 치료적 관계는 '전이'와 '역전이'라는 개념으로 설명된다. 전이란 내담자가 과거의 중요한 인물과의 관계에서 일어났던 무의식적 소망과 기대 혹은 좌절 또한 그로 인한 감정 등이 '지금-여기' 분석장면에서 치료자와의 관계를 통해 활성화되면서 내담자의 과거가 반복되는 현상이다.

정신분석적 치료과정은 내담자의 과거를 재구성하고 재생시키는 것을 포함하여 치료과정을 통해 내담자의 과거 갈등과 감정이 무의식의 깊은 곳으로부터 표면화된다. 이때 내담자는 과거 그 당시 어떤 대상과 체험했던 사건에 대한 감정, 환상, 방어 등을 그대로 기억하고 반복할 수도 있고 사는 동안 여러 사람과 만나면서 계속 수정되고 응축되었을 수도 있다. 중요한 것은 내담자가 치료자에 대해 갖는 전이의 과거 경험내용이 사실이든 환상이든 그 내용이 내담자의 심리 내적인 것이며, 유아동기의 인지적·정서적 수준과 관계된 것이고 이것을 공감하는 것이 치료자의 가장 주된 임무라고 할 수 있다.

〈예 10-1〉 **역전이 현상의 이해와 분석(강박증 사례)**

분석 초기 중키에 미모인 30대 후반의 여성 내담자. 분석가는 이 내담자에게서 매번 처음 만나는 사람 같은 인상을 받는다. 그녀는 형식적으로 인사를 하는 둥 마는 둥 들어와 싸늘한 인상으로 카우치 한 귀퉁이에 앉아 쉼표 없는 문장을 읽듯 단조로운 목소리로, 안정제를 얼마나 먹었고 어떤 마비 현상이 있었는지 보고하기 시작한다.

분석가는 마치 컴퓨터 취급을 받는 듯 썰렁한 기분이 들고 내담자의 목소리는 마치 벌이 윙윙거리는 것처럼 내용을 알아들을 수가 없다. 이때 분석가에게 내담자의 어린 시절이 떠오른다. 부모가 자주 부부싸움을 할 때마다 구석에 쭈그리고 앉은 어린아이. 아버지에 대한 분노를 딸에게 하소연하던 어머니. 아버지가 집에 들어오지 않을 때 우울증에 빠진 어머니는 낮에도 벽을 보고 누워 있었다. 엄마에게 말을 걸어도 엄마는 언제나 거의 반응이 없었다.

어린 시절 내담자는 아마도 부모가 왜 싸우는지 알 수도 없었고 그것은 마치 벌이 웅웅거리는 것처럼 들렸을지도 모른다. 이 모든 것들이 지금-여기 분석과정에서 무의식적으로 연출된 살아 있는 관계 장면을 통해 일회적 방법으로 전해지고 있다. 내담자는 자기 심정을 스스로 표현할 수도 전할 수도 없다고 믿으면서 자기도 모르게 분석가를 정보처리를 하는 기계처럼 대하게 된다. 어린 시절 그녀는 세상에 혼자 버려진 듯 춥고 외로웠으며 자주 이 세상이 무서웠다. 그녀는 살아오는 동안 이러한 존재감정에 쫓기면서 온갖 약물에 의지하여 자기를 지탱해 왔다. 이렇게 고독하고 몸과 마음이 피폐되고 누구의 도움이 필요하나 아무도 나의 이야기를 들어 줄 것 같지 않다. 아니 들어서도 안 된다. 그건 너무나 부끄럽고 수치스러운 일이다.

출처: 윤순임 외(1995).

무의식 속에서 표면 위로 떠오르기 시작한 과거의 경험과 갈등 때문에 내담자는 신뢰와 불신, 독립과 의존, 사랑과 증오, 그 밖의 여러 가지 상반되는 감정에 대한 갈등을 회상하게 되고 그때의 감정을 분석자를 대상으로 해서 재경험하게 된다. 이때 전이가 발생된다. 가령 과거에 엄격하고 권위적이었던 아버지, 혹은 매정했던 어머니에 대해 맺혔던 감정이 치료자에게 옮겨져 내담자의 눈에는 치료자 역시 똑같은 대상으로 보이게 되므로 과거에 부모에 대해 가졌던 무의식적 감정의 내용이 치료자에게로 옮겨진다.

Freud는 역전이의 의미를 내담자의 전이에 대한 치료자의 무의식적 반응으로 해석했다.

그러나 그의 후학들은 치료자의 모든 감정이 내담자의 전이와 연결되어 있기 때문에 분석장면에서 나타나는 치료자의 감정적 반응은 치료자 자신의 감정이라기보다는 내담자 스스로 의식하기 어려운 감정이나 체험을 대신 느끼는 것으로 보고 있다(Heiman, 1950).

치료효과가 있으려면, 이러한 전이관계를 이해하고 활용해 나가는 것이 중요하다. 전이를 이해하고 해결하기 위해서는 '훈습'이라는 장기간의 과정이 필요하다. 이 과정을 통해서 내담자는 자신의 무의식적 심리역동에 대한 통찰을 얻게 되며, 결과적으로 과거의 경험과 현재의 대인관계 문제를 이해하게 된다.

(3) 치료과정과 기법

① 치료과정

정신분석 치료의 과정은 내담자의 접근방법에 따라 다양하기 마련이나 그 진행과정의 특징을 다음과 같이 열거할 수 있다(이장호, 1984).

- 내담자가 갈등, 부정적 감정 등 도움이 필요한 심리적 불편을 말하기 시작한다.
- 치료장면의 행동에서 내담자가 신경증적 증세를 보인다.
- 치료자는 자유연상, 꿈의 분석, 최면 등을 통해 내담자의 신경증적 갈등을 탐색한다.
- 치료자가 내담자의 언어내용에서 갈등의 핵심, 주제내용과 관련된 행동 측면을 추리한다.
- 치료자는 내담자의 저항적 언어반응을 해석한다.
- 치료자는 그러한 해석에 대한 내담자의 반응 및 격려를 평가한다.
- 신경증의 감소 및 제거가 시작된다.
- 내담자의 부정적 감정이 해소되고 정신 에너지가 해방된다.
- 내담자로부터 보다 적절한 언어반응은 물론 자아통찰력이 생긴다.

② 치료기법

가. 해석

정신분석에서의 해석은 무의식적 의미 종합을 의식화하는 것을 의미한다. 분석유형은 자유연상이나 꿈, 저항, 전이 등을 들 수 있다. 해석을 통하여 내담자는 의식하지 못했던 자료를 분명히 이해할 수 있게 된다. 해석은 다음과 같은 원칙에 따라 이루어져야 한다.

첫째, 해석을 시도하는 시기의 적절성이다. 해석은 무엇을 언제, 어떤 방식으로 하느냐에 따라 그 효과가 다르다. 왜냐하면 적절하지 못한 때에 해석을 하면 내담자의 거부반응을 일으킬 수 있기 때문이다. 우선 해석하려는 내용이 내담자의 의식수준 가까이 왔을 때 하는 것이 원칙이다. 너무 급하게 무의식적 인용을 해석하면 치료의 진척에 도움이 되기보다는 내담자의 저항을 강화시킬 가능성이 크다. 그러므로 차츰차츰 분석적 치료가 진행되는 과정에서 내담자가 준비되었을 때 치료자는 조심스럽게 분석해야 한다.

둘째, 내담자가 소화해 낼 수 있을 정도의 깊이까지만 해석해야 한다. 치료자는 기본적으로 표면적 내용의 해석부터 무의식적인 깊은 기억 속의 내용을 커다란 의미 종합 속에서 추론해서 내담자에게 해석해야 한다.

셋째, 저항이나 방어의 저변에 깔려 있는 무의식적 감정 및 갈등을 해석하기에 앞서 그 저항과 방어를 먼저 다룬다. 해석은 내담자가 꿈이나 자유연상, 저항 또는 치료관계 자체에서 나타낸 행동의 의미를 종합적으로 이해하고 내담자가 과거의 장애를 극복하는 데 사용한 방법에 대한 평가를 통해서 이루어진다. 그러므로 적절한 해석을 위해서 치료자는 내담자의 준비도를 민감하게 지각해야 하며 적절한 해석의 시기를 인지하는 능력이 필요하다.

나. 자유연상

보통 내담자는 긴 안락의자에 눕고 치료자는 그 옆이나 뒤에 앉는다. 내담자의 감정이나 주의를 분산시켜 기억과 사고의 흐름을 방해하지 않기 위해서이다. 치료자는 내담자에게 '가능한 한 마음을 텅 비우고, 아무리 고통스럽고 꺼림칙하고 우스꽝스럽고 사소한 것이라도 떠오르는 대로 남김없이 모두 이야기하라'고 지시한다. 긴 안락의자에 앉은 내담자가 자신의 의식에 떠오르는 아주 사소한 것까지 말로 표현하는 것은 자신에 대한 더 깊은 탐색과 통찰 · 통합을 가능하게 하며, 감정 · 정서 · 충동 등을 지연시킬 수 있기 때문에 자아의 기능을 강화시키기도 한다. 내담자가 이런 자유연상을 하는 동안 치료자는 연상의 계열이나 흐름을 살펴서 무의식 속에 억압되어 있는 주요 자료를 찾아낸다.

그리고 그것을 내담자에게 설명해 줌으로써 무의식적 심리과정을 점차 이해할 수 있도록 도와준다.

다. 꿈의 분석

수면 중에는 방어가 약화되므로 억압된 욕망과 감정이 의식 표면에 떠오르게 된다. 꿈의 분석은 이러한 꿈의 속성을 이용하여 무의식적 욕구를 찾아내고 내담자로 하여금 자신의 내면세계와 문제영역에서 해결되지 않은 문제에 대한 통찰을 얻도록 도와주는 절차이다. Freud는 "꿈은 무의식에 이르는 왕도"라고 했다. 그만큼 꿈속에는 무의식 소망과 욕구 및 공포가 표현되기 때문에 자아가 용납될 수 없는 욕구는 위장되고 상징적 형태로 꿈속에서 표현된다.

따라서 꿈의 내용에는 꿈에 나타난 그대로의 '현재몽'과 그 현재몽이 상징하고 있는 '잠재몽'의 두 가지가 있다. 꿈의 내용으로 볼 때 현재몽은 꿈꾸는 사람에게 나타나는 꿈의 외현적 내용으로 표현적 내용이라 한다. 잠재몽은 꿈이 의미하는 잠재적 내용으로 무의식적 동기로 인해 위장되고 상징적으로 나타난다.

무의식적 성욕과 공격적 충동은 내담자에게 위협적이며 불안을 일으키기 때문에 용납 가능한 표현적 내용으로 변형되어 나타난다. 이런 과정을 꿈의 작업(dream work)이라고 한다. 그러므로 치료자는 꿈의 분석을 통해 현재몽 속에 내재되어 있는 잠재몽이 상징하는 위장된 내용이 무엇인지 정체를 밝히는 것이 과제이다. 자유연상은 내담자로 하여금 현재의 내용이 갖고 있는 잠재몽의 내용을 통찰 가능하게 한다.

라. 저항의 해석

치료의 진전을 방해하고 치료자에게 협조하지 않으려는 내담자의 무의식적 행동을 저항이라고 한다. 저항은 치료의 진행을 방해하고 내담자가 무의식적 자료를 생각해 내는 것을 저지한다. 이를 테면 약속을 어긴다거나 특정한 생각, 감정, 경험들을 털어놓지 않는 것도 저항의 한 형태이다. 내담자는 억압된 충동이나 감정이 인식되려 할 때 불만이 야기되는 것을 견디기 어려워하기 때문에 이를 방어하기 위한 무의식적 역동으로 저항을 사용한다. 즉 내담자가 저항하는 이유는 자아를 보호하기 위해서이다.

따라서 내담자의 갈등을 근본적으로 해결하기 위해서 치료자는 저항을 지적해야 하고 내담자는 저항을 직면해야 한다. 치료자는 내담자가 보이는 가장 큰 저항에 내담자의 주의를 환기시킨 다음 내담자가 수용할 수 있도록 배려하면서 해석을 한다. 치료자가 내담자에게 저항을 해석해 주는 이유는 내담자가 치료과정에서 보이는 저항의 이유를 스스로 인식하도록 돕기 위한 목적을 갖는다.

마. 전이의 해석

내담자가 과거의 중요한 인물에 대해 느꼈던 감정을 치료자에게 옮기는 것을 전이라 한다. 내담자는 과거에 자신이 중요한 타인에게 반응했던 것처럼 치료자를 대한다. 전이는 내담자가 의식적으로 접근할 수 없었던 다양한 감정을 재경험할 수 있도록 하기 때문에 정신분석 치료에서 중요한 고비라고 할 수 있다. 전이를 통해 내담자는 현재의 행동과 장애에 대한 과거의 영향을 통찰할 수 있다. 정신분석 치료자는 내담자에 대해 중립적이고 객관적이며 비교적 수동적인 자세를 취함으로써 내담자의 전이를 유도한다.

전이에 대한 해석은 어렸을 때의 주요 정서적 갈등까지 해결하는 계기가 될 수 있다. 즉 과거의 경험을 무의식적으로 반복하면서 내담자의 정서적 성숙을 방해하는 과거의 감정을 통합하고, 해석, 훈습하면서 내담자는 과거의 영향으로부터 벗어나게 되며 항상성 있는 행동유형으로 반응하도록 자신을 변화시킬 수 있다.

2) 인간중심 치료법

(1) 기본가정

인본주의 심리학에 바탕을 두고 있는 인간중심 치료접근은 C. Roger에 의해 창안되고 발전되었다. Freud와 마찬가지로 많은 임상적 경험을 토대로 심리치료에 대한 기본입장을 설립한 Roger는 건강한 인간의 자율성을 인정했다는 점에서 Freud의 입장과 차이를 갖는다.

Rogers는 내담자가 이미 자신을 이해할 수 있는 힘이 있으며 자신의 기본적 태도와 자아개념을 변형시킬 수 있는 방대한 자원을 갖고 있다고 보았다. 이러한 자원은 존경과 신뢰의 분위기만 갖추어지면 언제든지 정적이고 건설적인 방향으로 발달하려는 경향성을 갖는다.

이러한 실현경향성의 가장 중요한 면은 자아실현(self-actualization)의 개인 충동으로 보다 더 유능한 인간으로 성장되어 가는 과정이다. 자아실현은 최종의 궁극적 완결상태가 아니라 진보적 추진력을 제공함으로써 인간을 끊임없이 성장하게 하고 능동적 존재로 행동하게 한다. 결국 Rogers는 인간을 합목적적이고, 전진적이며, 건설적이고, 현실적인 동시에 신뢰할 만한 선한 마음을 가진 존재로 보고 있다.

그러므로 인간중심 치료의 치료자는 치료의 진행에 대한 책임을 내담자에게 맡긴다. 치료자는 치료과정에서 최선의 해결책을 다 알고 있는 권위적 존재로 임하지 않는다. 인간을 건설적 방향으로 전진하게 하고 잠재력의 실현을 촉진시키기 위한 치료자의 속성으로는 일치성, 무조건적 존중, 정확한 공감적 이해를 중요시한다는 것이다. 이런 속성이 내담자에게 전해지면 내담자는 방어적 태도를 완화하면서 자신을 둘러싸고 있는 세계에 대해 개방적으로 변하게 되고 건설적이며 긍정적인 행동을 하게 될 것이다.

인간은 부적응으로부터 심리적 건강상태로 변화하는 능력이 내재하고 있기 때문에 치료의 일차적 책임은 내담자에게 있고 권위적 치료자의 역할과 지시는 바람직하지 않은 것으로 본다. 따라서 내담자 역시 치료자의 지시에 따르는 수동적 존재라기보다는 자신의 환경을 개척할 수 있는 적극적 · 능동적 존재로 이해된다. 이와 같은 심리치료의 원리는 '정상인', '신경증 환자', '정신병 환자' 모두에게 적용 가능하며 치료자와 내담자 간에 만들어진 지금-여기의 경험에 초점을 둔다.

이 이론은 Rogers가 10여 년간의 치료경험을 토대로 발전시킨 것이며 그 후 인간행동과 치료과정에 대한 새로운 연구결과들을 토대로 계속 수정 · 보완했다.

(2) 주요개념

① 치료목표

치료자는 상호 신뢰적 분위기를 조성하여 내담자가 거리낌 없이 자기를 공개하도록 함으로써 자신의 내면세계를 이해하고 자신의 문제를 파악할 수 있도록 돕는다(이장호 · 신희천, 1995). 보다 큰 개인의 독립성과 통합성의 정도에 치료목표를 둔 인간중심적 치료의 초점은 단순히 문제를 해결하는 것만이 아니라 내담자가 현재 직면하고 있는 문제와 앞으로의 문제를 극복할 수 있도록 성장과정을 돕는 것이다(Rogers, 1977).

내담자는 환경에 대한 왜곡된 지각을 수정하고 현실적 경험과 자아개념 간의 조화를 이루며 그 다음으로 능력과 개성을 최대한 발휘하는 자기실현을 촉진하게 된다. 자기실현을 이룬 사람은 '완전히 기능하는 인간'으로, Rogers(1961)는 치료과정을 통해 경험에 대해 보다 개방적이고, 자신을 신뢰하며, 내적 기준에 따라 경험의 내용을 평가할 수 있고 또한 계속 성장하려는 자기실현의 의지를 갖는다고 기술하고 있다.

자기실현을 이룬 사람은 첫째, 자기방어를 통해 현실을 왜곡하여 보지 않으며, 둘째, 자신에 대한 올바른 이해에 바탕을 둔 신뢰감과 융통성 있는 마음의 자세를 갖고 있고, 셋째, 실존문제에 대한 해답을 자신 속에서 찾으려 하며 인간적 성숙이 지속적 과정임을 알고 있다. 자기실현을 위한 세부적 치료목표는 치료자의 도움을 받아 내담자가 스스로 결정한다.

② 치료자의 기능과 역할

인간중심 치료에서는 치료자의 지식이나 치료접근의 이론보다는 내담자에 대한 치료자의 태도가 치료효과를 촉진시키는 중요요인이다. 치료자는 내담자와 인간 대 인간으로서 친밀한 관계를 유지하면서 내담자의 성장을 촉진하는 치료적 분위기를 조성한다. 치료자는 자기 자신을 변화의 도구로 이용하는데, 그 방법은 내담자와의 관계에서 '특정 역할'을 전제로 하지 않고 치료과정에 개입하는 것이다. 즉 치료가 진행되는 순간순간에 부딪히게 되는 경험에서 나타나는 내담자를 만나 내담자의 세계로 들어가서 돕는 것이 중요하다.

치료자는 내담자에게 지금까지 인식하기를 거부했던 경험을 탐색할 수 있는 시간과 자유를 제공함으로써 조력자로서의 위치를 유지하게 된다. 이러한 존중과 수용, 진실한 이해의 분위기 속에서 내담자는 방어적 태도를 버리고 긴장을 완화하며 자기 자신을 솔직하게 탐색함으로써 자기개방과 자기이해가 깊어지게 된다.

③ 내담자가 겪는 경험

내담자는 자신이 지각하고 있는 이상적 자기상과 현실적 경험이 서로 일치하지 않은 상태에서 혼동을 일으키며 결국 치료자를 찾아온다. 예를 들어, 어떤 학생이 유학을 가려고 하는데, 토플 점수가 평균보다 낮게 나와서 지원한 학교에 입학허가를 받지 못할 수 있다. 이 학생은 학문적 수행이 낮은 현실의 자기와 자신을 어떻게 보고 있는가(자기지각) 사이에서 불일치가 발생함으로써 불안이 야기되고 치료를 받게 된다.

치료 초기의 내담자는 일반적으로 생각 및 태도의 융통성이 결여되어 있고 자신의 감정을 잘 모르며 자신의 내면세계를 탐색해 보려 하지 않는다. 또한 다른 사람과 친밀해지는 것을 두려워하며 자기를 불신하고 치료자에게 의존적 태도를 보인다. 그러므로 내담자는 자신이 현재 문제가 있으며 그로 인해 심리적 부적응 상태에 있으며 불편하다는 사실을 인식하는 것이 중요하다.

내담자는 부적응으로 인한 문제해결의 길을 치료자에게서 찾고자 한다. 그러나 인간중심 치료에서 내담자는 자신의 책임성에 대한 태도와 자신을 이해하기 위해서는 관계를 사용해야 한다는 사실을 배우게 된다. 치료가 진전됨에 따라 내담자는 자신의 감정을 깊고 넓게 탐색할 수 있게 되고(Rogers, 1987) 과거에 외면했던 불안이나 죄책감, 수치감, 분노 등 자신의 부정적 감정을 수용하고 표현할 수 있게 된다. 그 결과 경직, 왜곡이 감소하고 점차 자신의 내면세계에 대한 이해가 깊어지고 통합됨에 따라 내담자는 이해받고 수용받고 있음을 느끼며 방어적 태도를 버리고 자신의 경험에 적극적이고 개방적으로 참여하며 보다 자유로운 사고판단과 의사결정을 내리게 된다.

이러한 과정을 통해 내담자는 치료자나 다른 조언자에게서 답을 구하지 않고 자유로운 의사결정을 하며 자신의 삶을 효과적으로 조절할 수 있다는 신념이 증대됨으로써 심리적 성숙과 자기실현을 이루어 간다.

④ 치료자와 내담자의 관계

치료관계에서 중요한 요인은 치료자의 솔직성, 긍정적 관심, 그리고 공감적 이해이다. 치료자의 이러한 태도는 내담자로 하여금 가면을 벗어 던지고 자신과 치료자에게 정직해짐으로써 성장적 경험을 가능하게 한다.

솔직성은 치료자와 내담자의 관계에서 가장 중요한 요인이다. 치료자는 겉치레나 가식의 가면 없이 치료시간 동안에 겪는 내적 경험과 그에 대한 외적 표현이 일치되어야 한다. 또한 내담자와의 관계에서 느낀 감정과 태도를 긍정적이든 부정적이든 솔직하게 표현할 수 있어야 한다. 치료자는 자신의 느낌과 감정을 표현할 뿐만 아니라 내담자가 표현하는 부정적 감정을 즉각적, 그리고 개방적으로 받아들일 수 있을 때 내담자와 솔직한 의사 및 감정의 교류가 가능해진다.

솔직성은 치료관계에서 느끼는 분노, 좌절, 좋아함, 매력, 권태, 서운함 등의 감정을 표현하는 것인데, 이러한 솔직성의 표현은 내담자와 공감을 이룰 수 있다는 전제하에 효과적이다. 만약에 치료자가 자신의 감정을 솔직하게 표현하는 것이 아니라 그 내용이 내담자에게 유익할 것이라고 생각하기 때문에 표현한다면 솔직성의 용인에서 벗어나게 된다.

치료자의 긍정적 관심은 내담자를 한 인간으로 존중하며 그의 감정, 사고, 행동을 평가하거나 판단하지 않고 그대로 받아들이는 것을 말한다. 이러한 태도는 '무조건적'이고 '긍정적'인 것이어야 한다. 내담자의 감정, 사고, 행동에 대해 좋다거나 혹은 나쁘다는 평가와 판단에 의해 오염되지 않았다는 점에서 무조건적이다(조현춘 · 조현재, 1996).

'있는 그대로 내담자를 수용하겠다'는 치료자의 태도가 바로 긍정적 관심의 자세이다. 즉 내담자가 치료과정에서 감정을 가질 권리를 인정하는 것이기 때문에 치료자는 내담자가 자유롭게 감정을 경험할 수 있으며 그로 인해 치료자의 수용을 잃지 않을 것이라는 점을 전달해야 한다. 비소유적 방식으로 내담자에게 관심을 갖고 칭찬하며, 수용하는 존중의 정도가 클수록 치료의 성공가능성도 높아질 것이다(Rogers, 1977). 치료자가 이러한 태도를 마음과 행동으로 보여줄 때 내담자는 자유롭게 자신의 감정을 경험하고 표현할 수 있게 된다.

치료자의 공감적 이해는 치료의 순간순간마다 나타나는 내담자의 경험과 감정을 치료자가 예민하고 정확하게 느끼고 이해하는 것을 말한다. 공감은 치료자가 '지금-여기'에서의 내담자의 주관적 경험을 이해하면서 치료자 본연의 자세를 버리지 않는 것으로 동정이나 동일시와는 구분되는 개념이다. 치료자는 내담자의 감정에 빠져들지 않으면서 내담자의 감정을 자신의 감정인 것처럼 느껴야 한다. 치료자가 높은 수준의 정확한 공감을 하게 될 때 내담자는 부정확하고 구체적이지 못한 경험적 감정에 대해 분명하게 인식할 수 있게 되며 자신이 치료자에게 깊이 이해받고 있음을 느낀다. 내담자는 자신이 치료자에게서 이해받고 있다는 느낌을 갖게 될 때 치료자를 신뢰하고 자신의 경험과 감정을 드러내 보임으로써 자기탐색과 자기이해의 길로 들어서게 된다.

(3) 치료과정 및 기법

① 치료과정

- 내담자가 치료자에게 도움을 요청한다.
- 양자 간의 치료관계가 정의된다.
- 치료자가 내담자의 정서반응에 대해 반영, 명료화 등을 하고 자유스러운 언어표현을 격려한다.
- 치료자는 내담자의 부정적 정서반응을 수용, 인정, 명료화한다.
- 치료자는 내담자의 긍정적 정서반응을 수용, 명료화한다.
- 내담자 쪽에서 자기평가와 정서반응 간의 조화를 탐색, 정리한다.
- 내담자는 문제행동에 대한 대안적 선택과정을 탐색한다.
- 내담자는 긍정적 사과를 하기 시작한다.
- 내담자는 생활장면에 관해 더욱 정확하고 완전한 분별을 한다.
- 내담자는 보다 통찰되고 긍정적으로 사고한다.
- 내담자의 문제증상이 감소되고 덜 불편해진다.
- 내담자는 도움을 더 이상 필요로 하지 않고 지각된 자신과 이상적 자신 간의 조화를 얻는다(이장호, 1984).

② 치료기법

인간중심의 치료에 관한 문헌과 Rogers의 치료사례를 보면 대체로 반영, 명료화, 공감적 반응 등을 치료의 주요 기법으로 사용하고 있다. 그러나 치료자가 기법 사용에 종속되면 치료의 관계를 비인간적 관계로 이끌어 갈 수 있기 때문에 치료에 적절한 기법을 사용할 때에는 치료자의 정직한 표현에 바탕을 두어야 한다.

가. 반영

반영은 내담자의 말과 행동에서 표현된 기본적 감정, 생각 및 태도를 치료자가 다른 참신한 말로 부연해 주는 것이다. 치료자는 내담자의 감정 및 태도 중 어떤 것을 반영할 것인지를 우선 선택한다. 이 선택의 기준은 일반적으로 내담자가 표현한 말에 담긴 감정과 생각 중 가장 중요하고 강한 것이 어떤 것이냐에 따른다. 중요한 점은 내담자가 말로 표현한 수준 이상으로 깊이 들어가지 않는 것이다. 내담자가 분명히 표현하지 않은 것을 언급하는 것은 명료화나 해석이 되기 쉽다.

나. 명료화

명료화는 내담자의 말 속에 내포되어 있는 것을 내담자에게 명확하게 해 주는 것을 뜻한다. 다시 말해서 내담자의 실제 반응에서 나타난 감정, 생각 속에 암시되었거나 내포된 관계 또는 의미를 보다 분명하게 말해 주는 것이다. 내담자에게 언급해 주는 내용 단위의 의미와 관계는 어디까지나 내담자의 표현 속에 포함되었다고 치료자가 판단한 것이다. 즉 명료화의 자료는 내담자가 자신은 미처 자각하지 못하는 의미 및 관계이다. 내담자가 애매하게만 느끼던 내용이나 자료를 치료자가 말로 표현해 준다는 점에서 내담자에게 자기가 이해를 받고 있으며 치료가 잘 진행된다는 느낌을 갖게 한다. 또한 내담자로 하여금 미처 생각하지 못했던 측면을 생각하도록 하는 자극제가 된다.

다. 공감적 반응

인간중심 치료에서는 내담자의 치료과정에서 중요시하는 요소가 시대별로 차이를 나타내고 있다. 〈표 10-1〉에는 시대별로 인간중심적 치료에서 역점을 둔 접근을 정리하고 있다.

〈표 10-1〉 **인간중심적 치료의 시대별 역점 요소**

시 기	역점 요소
제 1 기 (1940~1950)	비지시적 심리치료: 이 단계에서는 치료자가 수용적이며 비간섭적인 분위기를 만들어 줄 것을 강조한다. 수용과 명료화가 주요 기법이다.
제 2 기 (1950~1957)	반영적 심리치료: 치료자는 주로 내담자의 감정을 반영해 주고 위협을 취한다. 반영적 치료를 통해 내담자는 자아개념과 이상적 자아개념 간의 일치성의 정도를 발전시킬 수 있게 된다.
제 3 기 (1957~1970)	경험적 심리치료: 기본적 태도를 표현하려는 치료자의 광범위한 행동영역이 이 접근법을 특징짓는다. 치료는 내담자 경험과 치료자의 경험표현에 중점을 둔다. 내담자는 연속선상에서 직접 경험을 사용하는 것을 배움으로써 성장한다.
제 4 기 (1970~1980년대)	비지시적 심리치료: 이 단계에서는 치료자가 수용적이며 비간섭적인 분위기를 만들어 줄 것을 강조한다. 수용과 명료화가 주요 기법이다.

3) 인지행동 치료법

(1) 기본가정

'인지행동치료'라는 용어는 1970년대 중반에 처음으로 문헌에 사용되었다. 그리고 그 효과에 대한 통제된 연구는 70년대 후반에서야 발표되었다. 그 이후 짧은 기간이 흘렀을 뿐인데도 인지행동치료는 유럽 및 북미를 비롯한 전 세계에 널리 보급되었다. 인지행동치료를 적용하는 치료자들의 수가 점차 늘어나면서 현재 세계 여러 나라에서 임상 연구와 실제에서 주로 많이 사용되는 심리치료접근법이 되었다. 인지치료는 부정적 사고와 부적응적 신념을 인식하고 변화시키는 것을 강조하는 통찰 심리 상담 치료이다. 사람들이 느끼고 행동하는 방식은 자신의 경험을 지각하고 구조화시키는 방식에 의해 결정된다는 이론에 근거를 두고 있다.

사람들은 살아가면서 자기 나름대로 자기와 세상을 이해하는 틀을 발달시킨다. 자기가 어떤 사람인지, 인생은 무엇인지, 어떻게 살아가야 하는지 등에 관한 지식들을 계속해서 쌓아가게 된다. 이러한 지식들이 아주 어린 시절부터 시작해서 삶을 살아가는 과정에서 체계화되어 덩어리를 이루고 있는 것을 인지 도식이라 한다. 인지 도식은 세상을 살아가는 과정에서 형성된 삶에 관한 이해의 틀을 말한다.

한 개인 내에는 여러 도식이 위계적인 구조를 이루고 조직화되어 있다. 어떤 도식은 상위의 핵심적인 위치를 차지하는 반면, 어떤 도식은 하위의 주변적인 위치에 머문다. 어떤 도식이 활성화되느냐에 따라 경험을 구조화하는 방식이 달라진다. 이와 관련된 가정들을 보다 구체적으로 살펴보면 다음과 같다.

① 역기능적 인지 도식

과거의 경험을 통하여 형성된 인간의 인지 도식은 다양한 자극 중에서 특정 자극에 선택적으로 주의를 기울이게 하고, 어떤 정보를 특정 방향으로 해석하게 하며, 그 도식에 일치하는 특정한 행동 패턴을 만들어 낸다(민병배, 2002).

어떤 도식은 오랜 기간 활성화되지 않고 있다고 특정한 스트레스 상황에 의해 촉발되어 활성화된다. 이때 개인이 보이는 정보처리방식과 행동 패턴은 당시의 활성화된 역기능적 도식에 의해 유도된다. 역기능적 인지 도식(dysfunctional cognitive schema)이란 스트레스 상황에서 활성화되어 인지적 오류를 유발하는 인지 도식을 말한다.

일단 한 도식이 활성화되면 그것은 인지적 오류가 포함된 정보처리를 유발하며, 그 결과는 자동적 사고로 표현된다. 도식이 좀 더 강력해져서 사고의 체계적인 오류와 현실에 대한 왜곡된 해석이 심해질 때, 개인은 자신의 부정적 해석이 잘못되었다는 생각을 받아들이기 어려워진다. 이 과정을 그림으로 나타내면 다음과 같다.

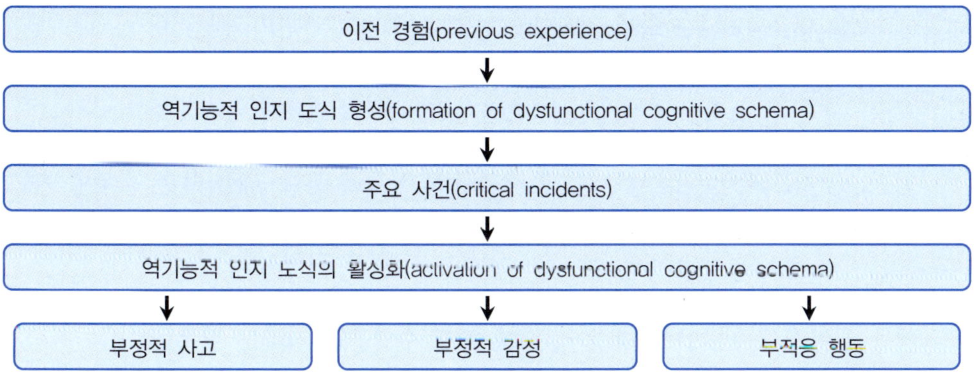

[그림 10-1] Beck의 인지모델

출처: 민병배(2002).

② 자동적 사고

자동적 사고는 환경적 사건으로부터 심리적 증상이 생기도록 매개하는 주요한 인지적 요인이 된다. Beck에 의하면 주요 스트레스 사건(major stressor), 사소한 스트레스 사건(minor stressor), 사회적 지지의 부족(lack of social support) 등 여러 가지 환경적 자극이 심리적 문제를 일으키고 지속하는 데 영향을 미치지만, 그런 자극을 어떤 의미로 받아들이고 해석하느냐에 따라 감정 및 행동의 심리적 반응이 일어난다.

이 과정을 좀 더 자세히 살펴보면, 환경적 사건은 특정한 생각과 심상을 불러일으키고, 그것의 내용이 특정한 감정 및 행동 반응을 불러일으키는 것이다. 이러한 생각과 심상은 의식적으로 주의와 노력을 기울이지 않으면 내담자에게 잘 의식되지 않는다. 즉 사람들은 자기도 모르는 사이에 생각과 심상을 불러일으키는 환경적 사건으로 인하여 특정한 감정 및 행동 반응이 자동적으로 일어나는 경향이 있다. Beck은 이러한 인지를 자동적 사고라고 불렀다. 예를 들면, 어린 시절 어딘가에 갇혀서 두려움을 느낀 경험이 있는 사람은 밀폐된 공간에 있게 되면 자동적으로 두려움을 느끼게 된다. 즉 우리 속담에 '자라 보고 놀란 가슴 솥뚜껑 보고 놀란다.'는 것과 같다.

③ 인지적 오류

Beck은 심리적 문제를 호소하는 내담자들이 가지는 자동적 사고의 내용이 많은 경우 비현실적으로 왜곡되거나 과장된 것이라고 하였다. 그리고 주변의 사건이나 상황을 왜곡해서 그 의미를 해석하는 정보처리 과정에서 범하는 체계적인 잘못을 인지적 오류(cognitive error) 또는 인지적 왜곡이라고 불렀다. 주된 인지적 오류에는 다음과 같은 것이 있다.

- 이분법적 사고(흑백논리): 이는 두 가지 범주로 상황을 본다. 예를 들면, 늦잠을 자고 아침에 일어나 보니 아무리 서둘러도 수업시간에 지각할 것 같다. 그래도 빨리 서두르면 10분 늦게라도 수업에 들어갈 수 있는데, "수업을 어차피 다 듣지 못할 바에는 들어가서 뭐 하냐." 하는 생각에 아예 수업을 포기하는 경우다.
- 평가절하: 자신의 능력을 객관적으로 평가하지 않고 지나치게 낮추어 보는 것이다. 예를 들어, "시험을 잘 보긴 성공했지만 내가 유능해서가 아니라 단지 운이 좋았을 뿐이다."라고 생각하는 경우다.
- 과장/축소: 자신이나 다른 사람 또는 어떤 상황을 평가할 때, 비이성적으로 부정적인 측면을 강조하고 긍정적인 면을 최소화하는 것이다. 예를 들어, "평범하다는 평가를 받는다는 것은 내가 얼마나 부족한지 증명하는 것이다."라고 생각하는 경우다.
- 자의적 추론: 좀 더 현실적인 가능성을 고려하지 않고 다른 이들이 생각하는 것을 알 수 있다고 믿는 것이다. 독심술 또는 '부정적 예측'이 또 다른 형태이다. 예를 들어, "그는 내가 그것에 대해 조금도 모른다고 생각하고 있음이 틀림없어."라고 생각하는 경우다.
- 과잉 일반화: 현재 상황의 한두 부분에 근거하여 극단적으로 부정적 결론을 내리는 것이다. 예를 들어, (모임에서 남자들이 자신에게 말을 걸지 않은 경우) "나는 여성적인 매력이 전혀 없어."라고 생각하는 경우다.

- 개인화: 관련지을 만할 일이 아님에도 불구하고 외적 사건들과 자기 자신을 관련짓는 경향이다. 종종 잘못된 귀인이라고 불리기도 하는 개인화는 책임져야 할 사람은 아무도 없다는 가정을 내포한다.

(2) 주요개념

① 치료목표

인지치료의 목표는 내담자가 중심 도식에 이르는 자동적 사고를 이용함으로써 생각하는 방식을 변화시키고, 도식을 재구성하는 사고를 시작하도록 변화시키는 것이다. 인지치료에서는 내담자의 부적응적인 감정과 행동의 원인 제공 및 유지하는 정보처리과정에 관심을 집중한다. 그리고 내담자에게 부정적 인시도식이나 자동시고를 모니터하는 방법을 가르친다. 내담자는 사고가 자신의 정서와 행동에 미치는 영향을 깨닫는 방법을 알게 된다. 인지치료의 목표는 내담자에게 적합하도록 지속적으로 재검토하고 수정하는 것이다. 인지치료는 내담자의 부정적·부적응적 신념체계 제거에 초점을 맞춘다. 상담목표가 명확하고 구체적일수록 상담자는 상담전략 및 방법 선택이 용이해져 내담자의 신념체계와 감정, 그리고 행동 변화를 촉진하기 때문이다

② 치료자의 기능과 역할

인지치료자의 역할은 내담자와 협력하여 목표설정과 변화유발의 책임을 공유하는 일이다(Beck, 1976). 두 사람의 관계에서 인지치료자는 인지, 행동, 그리고 정서에 관한 전문가로서뿐 아니라 교육자로서 기능한다. 이때 내담자는 자신에 부과되는 과제에 참여하고 수행함으로써 상담자에게 협력한다 또한 상담자는 상담 초기에 내담자의 부적응적인 신념에 반박하지 않고 내담자가 자신의 신념이 어떤 기능을 하는가에 관한 탐색의 기회를 제공한다. 이에 상담자는 소크라테스식 교육자로서 내담자의 신념체계에서 옳고 그른 것을 소크라테스의 문답식으로 평가한다(Holden, 1993).

- 치료자는 내담자의 문제, 증상 및 그의 선행조건에 관한 자세한 배경을 확인한다.
- 치료자는 내담자의 대표적 생활장면에서의 습관적 반응, 특히 정서적 반응을 자세히 조사한다.

- 치료자는 때때로 심리측정도구를 사용해서 다양한 진단적 정보를 얻어야 한다.
- 치료자는 내담자에게 문제의 성질을 알려 주고 문제가 치료에 어떻게 극복될 수 있는지 설명한다.
- 치료자는 치료계획을 세우고 치료의 실행과 관련된 내용에 대해 내담자의 이해와 협조를 구한다.

③ 내담자가 겪는 경험

인간은 특정 사건이나 도식에 대해 역기능적 사고와 같은 인지왜곡으로 고통당할 수 있는 존재다. 인간은 흔히 다른 사람의 진술과 동일한 방식으로 자신의 행동에 영향을 미치는 자기 진술에 몰입한다(Corey, 2009). 예를 들어 직장 상사에게 지적받은 회사원이 자신이 무시되었다는 생각이 드는 순간, 자동적으로 "저 녀석은 능력 없는 인간이야."라고 생각할 수 있다. 이러한 생각에 "정말 기분 나빠."라는 감정을 느낀다. 인지치료자들은 개인의 신념을 초기 아동기에 발달이 시작되어 전 생애기간 동안 지속적으로 발달한다고 본다. 초기 아동기 경험은 개인 자신과 세계에 관한 기본 신념으로 이어진다. 아동기 부모의 지지와 사랑을 경험하게 되는 경우 "나는 꼭 필요한 사람이야." 혹은 "나는 사랑스러워."와 같은 신념으로 이어지고, 성인기에 자신에 대한 긍정적인 사고로 연결된다. 반면, 심리적 역기능을 발달시키는 사람들의 경우 부정적인 경험 "나는 필요 없는 사람이야.", "나 때문에 사람들이 힘들어 하고 있어."와 같은 신념으로 이어질 수 있다. 이러한 경험은 외상 경험과 함께 신념체계에 영향을 미친다.

④ 치료자와 내담자의 관계

Beck은 치료적 관계의 질을 강조하며, 진정한 온정, 정확한 공감, 무비판적 수용, 내담자와의 신뢰와 친밀관계를 수립하는 능력과 같은 심리상담, 치료자의 바람직한 특성에 기초한다. 치료자는 내담자들의 신념과 태도가 그들이 느끼고 행동하는 방식에 어떻게 영향을 끼치는지를 이해하도록 돕는 촉매자와 안내자의 역할을 한다. 치료자들은 내담자에게 끊임없이 능동적이고 의도적인 상호작용을 하며, 내담자들의 능동적 참여와 협력을 이끌기 위해 노력한다. 또한 내담자들에게 자신이 치료자가 되도록 가르치는 것을 목표로 한다.

(3) 치료과정과 기법

① 치료과정

- 내담자는 자신의 부정적인 자동적 사고를 점검한다.
- 인지와 정서·행동의 연관성을 인식한다.
- 자신의 왜곡된 자동적 사고를 뒷받침하거나 반박하는 근거를 점검한다.
- 왜곡된 인지를 보다 현실적인 해석으로 대체한다.
- 왜곡된 인지유형으로 기울어지게 된 저변의 가정과 믿음을 규명하고 변경할 수 있도록 학습한다.

② 치료기법

가. 문제 축약 기법

내담자가 아주 다양한 문제 증상들을 호소했을 때, 이러한 증상들을 몇 가지 중요한 공통된 것들로 묶어서 다루는 방법이다. 문제 증상들을 발생 시기별로 정리한 다음, 초기에 발생한 증상들을 먼저 다루는 것이다. 왜냐하면 먼저 발생한 문제들로 인해 이후의 증상들이 초래되었을 가능성이 크기 때문이다.

나. 소크라테스 질문법

내담자가 상담자의 안내를 받아 자신의 부적응적인 신념과 기본가정에의 변화를 꾀하는 기법이다. 상담자는 내담자의 문제를 논박을 통해 인지적 왜곡이나 오류가 있음을 밝혀내고, 질문을 통해 자기발견과 타당화의 과정을 거치게 되어 사건이나 행동의 의미를 재발견하는 기법이다. 상대에게 여러 방향의 질문을 계속 던져서 스스로 생각하여 답을 찾아낼 수 있도록 한다.

다. 칸 기법

세 칸 기법은 여러 칸으로 나누고, 제일 왼쪽 첫 번째 칸에는 문제를 경험했던 상황이나 구체적인 스트레스 사건을 나누고, 세 번째 칸에는 그 상황을 경험하고 난 다음에 일어났던 정서적 결과를 적는다. 그런 다음 두 번째 칸에는 둘 사이의 빈 틈, 즉 자동적 사고를 확인하여 적는다. 다섯 칸 기법은 네 번째 칸에 긍정적이거나 부정적인 사고를 적을 수 있고, 다섯 번째 칸에는 이렇게 생각을 바꿀 경우에 동일한 상황에서 정서적 결과가 어떻게 달라질 수 있는지를 확인하여 적을 수 있다.

라. 독자적 의미 이해

동일한 단어라 하더라도 자동사고와 인지도식에 따라 사람들마다 다른 의미를 나타낼 수 있다. 흔히 상담자가 내담자가 되어 특정 단어들로 나타내고자 하는 의미를 안다고 가정하는 것으로는 충분하지 않다. 예를 들어 우울 증세가 있는 사람들은 흔히 '엉망진창'이나 '실패자', '패배자'와 같이 모호한 단어들을 사용하는 경향이 있다. 상담자가 내담자에게 던지는 질문은 내담자의 사고과정을 이해하는 데 상담자와 내담자 모두에게 도움을 준다.

내담자: 저는 이번 시험을 아주 엉망으로 봤어요. 제 인생은 실패한 것 같아요. 전 인생의 실패자에요.
상담자: ○○씨는 자신을 실패자라고 말하고 있군요. ○○씨가 말하는 실패자는 어떤 의미가 있나요?
내담자: 내가 원하는 것을 얻지 못하고, 모든 경쟁에서 지는 것이에요.
상담자: ○○씨가 실패한 이야기를 해 주시겠어요?
내담자: 그러고 보니 제가 실패한 적이 그렇게 많지는 않네요.
상담자: 아~ 그렇군요.

마. 절대적 사고에의 직면

내담자들은 흔히 "나보다 더 바보 같은 사람은 없을 거예요."라고 말처럼 극단적인 표현으로 자신의 스트레스 상황을 나타낸다. 내담자의 과장되고 극단적인 표현으로 자신의 스트레스 상황을 나타낸다. 내담자의 과장되고 극단적인 표현에 흔히 사용되는 단어는 '누구나', '항상', '언제나', '결코', '아무도', '어느 누구도', '날마다', '절대로' 등이 있다. 이러한 경우, 내담자의 진술에 질문이나 직면을 통해 내담자가 보다 정확한 진술을 할 수 있도록 할 필요가 있다.

내담자: □□학교 선생님 중 나보다 더 아이들을 못 가르치는 사람은 단 한 사람도 없을 거예요.
상담자: 단 한 사람도? □□학교 선생님은 누구라도 ○○씨보다 일을 잘 하는가 보네요?
내담자: 글쎄요. 꼭 그렇지만은 않아요. 2반은 지난 달 5등을 했는데 저희 반은 이번 달에 2등을 했거든요.
상담자: 네~ 그렇군요.

4) 현실 치료법

(1) 기본가정

인간은 누구나 자신의 욕구를 달성하기 원한다. 더불어 인간은 자신의 욕구를 충족시키려는 바람에 따라 내적 세계를 창조한다는 가정에서 Glasser(1925~2013)는 현실치료를 발달시켰다. 현실치료는 인간은 기본적으로 자유롭고 자신의 목표를 스스로 선택하고자 하는 욕구를 가진 존재며, 또 자신의 행동에 책임을 질 수 있는 존재라고 본다. 즉 인간은 자신의 환경적인 여건에 의존하기보다 자신의 정체감을 개발하려는 기본적인 욕구를 가졌다고 본다. 자신의 선택에 따른 책임을 다할 수 있고, 성공적이며 만족스러운 삶을 살아갈 수 있다는 것이다.

이러한 현실치료의 이론적 배경에는 선택이론이 있는데 다음과 같다.

① 선택이론

선택이론은 인간이 왜, 어떻게 행동하는가를 설명하는 인간의 동기와 행동에 대한 이론이다. 자극반응 심리학에서는 인간이 외부 요인 때문에 행동한다고 하지만, 선택이론에서는 인간이 행동하는 모든 것-즉 좋은 것과 나쁜 것, 효율적인 것과 비효율적인 것, 즐거운 것과 고통스러운 것, 정상적인 것과 비정상적인 것-은 전부 인간이 태어날 때부터 가지고 있는 기본적인 욕구를 충족하기 위한 선택이라고 보고 있다. 즉 인간은 항상 생존, 사랑과 소속, 힘, 자유, 즐거움의 다섯 가지 욕구를 충족하기 위해서 행동한다는 것이다. 선택이론에서 이러한 욕구는 자신의 행동 변화를 통해서만 충족시킬 수 있다고 가정한다. 만약 다른 사람의 행동을 통제하여 자신의 욕구를 충족하려 한다면 고통을 겪게 된다. 따라서 현실치료에서는 내담자에게 자신이 자신의 행동만을 통제하고, 질 높은 삶을 이끄는 선택을 할 자유를 지니고 있다고 가르치고, 자신의 욕구를 충족하기 위해 책임 있고 올바른 행동을 선택하도록 돕는다.

인간의 기본적인 욕구인 정체감은 자신과 다른 사람들의 관여를 통하여 발전한다. 자신과 주위 사람들이 자신을 사랑하고 가치 있게 여기면 성공적인 정체감이 발달하지만, 그렇지 못하면 패배적 정체감(failure identity)이 발달한다. 부적응 행동이란 Glasser가 말하는 패배적 정체감과 같은 것이다.

현실치료에서 부적응은 개인의 기본적인 욕구 중 과거부터 현재에 이르기까지 여전히 충족되지 못하고 있는 욕구에서 기인한 것이다. 다시 말해, 자신에 대한 가치감을 획득하거나 유지하지 못한 것은 가치 있는 어떤 것을 실행한 경험이 없는 데서 기인한다. 가치감을 경험한 사람은 적절한 방식으로 사랑을 주고받을 수 있다. 사랑과 가치감의 결핍, 즉 충족되지 못한 욕구는 대인관계에서 실패의 원인이 되고, 나아가 패배적 정체감을 초래한다.

이러한 패배적 정체감은 자신의 행동에 대해 책임을 지지 않으려는 태도 등의 다양한 심리적 문제를 일으켜 부적응 행동으로 나타난다.

Glasser가 가정한 다섯 가지 기본욕구는 생존, 소속, 힘, 자유, 즐거움의 욕구이다. 이러한 기본적 욕구는 맞추어진 온도에 따라 자동 온도조절기가 작동하는 것처럼 뇌의 통제체계가 기능한다고 보고 뇌의 지시를 받아 욕구충족을 하기 위한 행동을 한다. 이러한 기본욕구를 보다 더 구체적으로 살펴보면 다음과 같다.

가. 생존의 욕구

인간은 생리적 욕구가 충족되기를 원한다. 이것은 인간이 생물학적 존재로서 생존에 대한 욕구다. 살고자 하고 생식을 통한 자기 확장을 하고자 하는 속성을 의미한다. 이 욕구는 구뇌로부터 생성된 것으로, 구조가 작으며 호흡, 소화, 재치기, 땀 흘림, 혈압조절 등 신체구조를 움직이고 건강하게 유지하도록 하는 중요한 과업을 수행한다. 대부분의 경우 구뇌는 단독으로는 효과적으로 작동할 수 없으므로, 신뇌의 도움이 필요하다.

나. 소속의 욕구

소속의 욕구는 인간이 사회적 동물로서 가정, 학교, 직장, 사회에 소속되어 다른 사람과의 관계를 유지하면서 사랑을 주고받고자 하는 속성을 말한다. 소속의 욕구는 발달 정도나 필요에 따라 그 내용과 정도에 차이가 있을 수 있다.

Glasser는 소속하고 싶어하는 욕구를 세 가지 형태, 즉 사회집단에 소속하고 싶은 욕구, 직장에서 동료에게 소속하고 싶은 욕구, 가족에게 소속하고 싶은 욕구로 분류하였다. 그 이유는 욕구충족은 여러 환경에서 일어나기 때문이다. 소속의 욕구는 생존의 욕구와 같이 절박한 욕구는 아니지만 인간이 살아가는 데 원동력이 되는 기본욕구다.

다. 힘의 욕구

현실치료에서 말하는 힘에 대한 유사어는 성취감, 존중, 인성, 기술, 능력 등을 의미한다. 이러한 힘에 대한 욕구는 우리 각자가 경쟁하고 성취하고 중요한 존재이고 싶어하는 속성을 가지고 있다는 것을 의미한다.

인간 개개인은 자신의 환경에 영향을 끼치며 적어도 어느 정도는 환경을 통제하고 싶어 한다. 즉 우리의 뜻대로 세상을 통제할 수 있는 힘이 있길 바란다. 힘에 대한 욕구에 매력을 느끼게 되면 종종 소속의 욕구 등 다른 욕구와 직접적인 갈등의 원인을 경험하게 된다. 즉 사람들은 사랑과 소속에 대한 욕구를 얻으려고 결혼을 하지만 가끔 부부 사이에 힘에 대한 욕구를 채우고 싶어 서로 통제하려고 하다가 결국 부부관계를 파괴하기도 한다.

라. 자유의 욕구

자유욕구는 인간이 이동하고 선택하는 것을 마음대로 하고 싶어하고 내적으로 자유롭고 싶어하는 속성을 말한다.

자유란 삶의 모든 영역에서 어떤 방법으로 삶을 영위해 나갈지 선택하고 자신의 의사를 마음대로 표현하고 싶어하는 욕구를 말한다. 하지만 자신의 자유욕구를 충족하는 데 있어서 다른 사람의 자유를 침범하지 않도록 타협을 통하여 이웃과 함께 살 수 있는 절충인을 찾아내야만 한다. 즉 우리의 모든 욕구를 충족시키려면 지속적으로 남의 권리를 인정해 주고 나의 권리를 인정받는 것에 대한 합리적인 이해와 자기선택에 대한 책임을 지려는 의지가 필요하다.

마. 즐거움의 욕구

즐거움의 욕구는 인간이 많이 새로운 것을 배우고 놀이를 통해 즐기고자 하는 속성을 말한다. Glasser는 인간의 즐거움에 대한 욕구는 기본적이고 유전적인 지시라고 확신한다. 즐거움 욕구를 충족시키기 위해 때로는 생명의 위험도 감수하면서 자신의 생활방식을 과감히 바꾸어 나가는 것을 볼 수 있다. 예를 들면, 번지점프, 스카이다이빙 등이다. 즐거움은 인간생활에 있어 절대 활력소이므로 우리는 늘 즐거움이 더한 삶을 원한다. 그런데 즐거움을 추구하는 욕구와 다른 욕구들 간에도 마찬가지로 갈등이 있을 수 있다. 예를 들면, 어떤 이는 공부가 재미있어서 소속의 욕구충족을 포기하고 결혼을 지연시킬 수도 있다. 한 가지 욕구충족으로 다른 욕구나 다른 이의 욕구충족이 방해받아서는 안 되게 하는 책임을 져야 한다.

(2) 주요개념

① 치료목표

현실치료의 중요 목표는 내담자들이 자신의 행복세상에서 자신이 선택한 사람들과 관계를 맺거나 재관계를 맺도록 도와주는 것이다. 사랑과 소속의 욕구가 충족되는 것에 덧붙여 현실치료의 기본목표는 힘이나 성취감, 자유와 독립, 즐거움을 포함하는 모든 욕구를 충족시키기 위한 더 좋은 방식을 배우도록 돕는 것이다. 인간의 기본욕구는 치료계획을 세우고 장·단기 목표를 설정하는 데 집중하도록 한다.

치료자가 내담자와 관계를 맺을 수 없으면 의미 있는 도움을 주는 것은 불가능하다. 치료자가 내담자와 관계를 맺을 수 있어야 욕구를 충족시키는 방법을 내담자에게 가르친다는 목표를 이룰 수 있다.

② 치료자의 기능과 역할

현실치료에서 치료자는 교사가 되고 내담자가 학생이 되는 지도과정으로 생각할 수 있다.

현실치료 치료자들은 내담자에게 다음과 같이 질문함으로써 자기평가하는 법을 가르친다. "당신이 원하는 것을 성취하기 위해 무엇을 선택하고 있나요?" 치료자가 다음과 같이 내담자에게 질문할 수 있다(김인자, 2008).

- 당신의 삶을 어떻게 변화시키고 싶습니까?
- 당신의 삶에서 당신이 얻지 못한 것 중 무엇을 원하십니까?
- 당신이 변화했다면 당신의 삶에서 무엇을 가지고 있겠습니까?
- 변화를 위해 당신은 지금 무엇을 해야 합니까?

현실치료 치료자의 역할은 내담자를 평가하는 것이 아니라 내담자가 자신의 행동을 검토하도록 독려하는 것이다. 치료자는 내담자가 자신의 행동 방향, 구체적 활동, 욕구, 지각, 관여 수준, 새로운 방향의 가능성, 활동계획을 평가하도록 돕는다. 그러고 나서 내담자는 변화시킬 것을 결정하고 바라는 변화를 촉진하기 위한 계획을 수립한다. 그 결과는 더 나은 인간관계, 행복의 증진, 자기 삶에 대한 내적 통제감의 증진이다(Wubbolding, 2011b).

치료자의 일은 아무리 상황이 나빠도 희망이 있다는 생각을 불어넣어 주는 것이다. 이때 내담자는 더 이상 혼자가 아니며 변화가 가능하다고 느낄 것이다. 치료자는 옹호자로서 혹은 내담자의 편에 서 있는 사람으로서 기능한다. 그들은 함께 창조적으로 관심사와 선택사항을 다룰 것이다.

③ 내담자의 경험

내담자는 과거로 회귀하거나 증상에 대해 이야기하여 다른 길로 새지 않아야 한다. 게다가 내담자가 직접 조정해 온 전체 행동의 부분인 활동과 생각으로부터 분리되는 느낌에 대해 이야기하며 많은 시간을 보내지 않아야 한다. 행동이 중요하다. 내담자가 행동하기를 변화시킬 때 내담자의 느끼기와 생각하기는 따라서 변화한다.

치료자는 내담자를 부드럽게 그러나 단호하게 직면시킨다. 현실치료 치료자는 내담자에게 다음과 같은 질문을 한다. "지금 당장 당신이 친해지고 싶은 사람과 친해지기 위해 당신은 무엇을 할 건가요?", "당신이 모든 사람과 멀어져 있다면, 새로운 사람과 가까워지기 위해 무엇을 하고 있나요?" 이 질문들은 자기평가의 일부분이며, 현실치료의 기본이다.

내담자는 치료과정에서 약간은 절박함을 경험해야 한다. 모든 회기가 마지막 회기일 수도 있으며, 시간은 매우 중요하다. 내담자가 "나는 오늘 대화한 것을 내 삶에서 사용할 수 있어. 나의 문제는 현재에 있고 치료자는 내가 그 사실로부터 도망치지 못하도록 할 것이니 나의 현재 경험을 치료장면으로 가져올 수 있어."라고 스스로에게 말할 수 있어야 한다.

④ 치료자와 내담자의 관계

현실치료는 이해와 지지적인 관계 혹은 치료적 협력을 강조하며 이것은 효과적인 결과를 위한 기본이 된다(Wubbolding & Brickell, 2005; Wubbolding et al., 2010).

진솔한 관계를 확립하는 치료자의 기술이 중요하다. 치료자가 유능하고 상당한 지식이 있는 것과 더불어 내담자가 지각하는 것도 중요하다. 하지만 치료적 협력이 아무리 중요하다 하더라도 그 자체가 목적이 아니며 그것만으로 자동적으로 치료되거나 치유되지는 않는다(Wubbolding, 2011a).

치료자와 내담자 사이에 연계가 이루어지려면 치료자는 온화함, 성실함, 일치성, 이해심, 수용, 관심, 내담자에 대한 존중, 개방성과 타인에 의해 도전받을 수 있는 자발성 등의 인간적 자질을 갖추고 있어야 한다. Wubbolding(2010, 2011a, 2011b)은 치료자가 내담자에게 깊이 관여하는 환경을 만드는 구체적인 방식을 밝혔다. 이 방법 중 일부는 행동을 살피고, 내담자의 말을 경청하고, 내담자를 판단하지 않고, 예방을 하고, 내담자의 자기표현 속의 은유를 경청하고, 요약하고, 집중하고, 윤리적인 치료자가 되는 것이다. 효과적인 작업을 위한 치료적 개입의 기본은 공정함, 확신, 친근함, 신뢰할 수 있는 환경에 기초를 둔다. 일단 관계가 확립되면 치료자는 내담자가 자신의 현재 행동의 결과를 더 깊이 이해하도록 돕는다.

(3) 치료과정과 기법

① 치료과정

현실치료과정은 크게 상담 환경 가꾸기와 내담자 행동 변화로 인도하는 과정으로 구성되어 있다(김인자, 2014).

가. 상담 환경 가꾸기

현실치료 보급에 기여한 사람인 Wubbolding(1986)이 현실치료과정에서 제시한 상담 환경 가꾸기는 내담자와 좋은 관계 형성하기를 말한다.

- 내담자와 상담관계 형성하기(R): 치료자와 내담자가 친구처럼 개인적으로 친밀한 관계(relationship: R)를 형성하는 단계다. 치료자와 내담자의 이러한 우정관계는 상담의 시작부터 종결까지 계속 이어져야만 치료의 효과가 극대화될 수 있다. 내담자와의 이러한 유대관계는 결코 치료자의 내담자에 대한 책임을 전제로 하지 않으며, 내담자가 치료자에게 의존한다는 의미 또한 아니다. 유대관계는 내담자와 치료자에게 자유롭고 책임감 있으며 자율적으로 기능할 것을 요구한다.
  이를 위한 권장 사항은 ① 내담자에게 눈 맞춤, 수용적 자세 등의 주의를 기울이는 행동하기, ② 침착하고 예의 바르며 신념을 가지고 항상 열정적이고 확고하고 진실하기, ③ 내담자의 어떠한 행동도 내담자 자신의 욕구를 충족하려는 최선의 선택으로 보고 판단 보류하기 등이다.

나. 행동 변화를 위한 치료과정

현실치료의 치료과정은 일명 'W-D-E-P' 과정으로 다음과 같이 진행된다.

- 욕구 탐색하기(W): 치료자는 내담자가 원하는 바(wants: W)를 탐색하기 위해 '당신이 정말로 원하는 것은 무엇인가?'라는 질문을 통해 내담자가 스스로 원하는 것과 충족되지 못한 욕구 등을 찾을 수 있도록 돕는다.
- 현재 행동에 초점 두기(D): 현실치료에서는 내담자의 감정보다는 행동(doing: D)에, 다시 말해 과거보다는 현재에 초점을 두는 것을 강조한다. 치료자는 이 단계에서 내담자에게 '당신은 지금 무엇을 하고 있는가?'와 같은 질문을 한다. 여기서 '지금'

이란 현재에 초점을 둔다는 것이다. 그 이유는 내담자의 과거는 바꿀 수 없으며, 변화가 가능한 것은 현재와 미래뿐이기 때문이다. '당신'이란 초점을 제3자에게나 외부 환경, 변명, 이유에 두지 않고 내담자 자신에게 둔다는 것이다. 그리고 '하고 있는'이란 전체 행동 중에서 현재의 행동에 강조점을 둔다는 것이다.

- 내담자가 자신의 행동 평가하기(E): 내담자의 행동 평가(evaluation: E)는 내담자 스스로 자신의 행동을 평가하는 단계다. 이때 치료자는 내담자의 현재 행동이 자신의 욕구충족에 도움이 되는지(긍정적인 것인지) 혹은 방해가 되는지(부정적인 것인지)를 포함하여 내담자가 자신의 행동을 스스로 평가하도록 돕는다.

> • 평가를 돕는 질문
> "당신은 지금의 행동이 당신에게 도움이 된다고 봅니까?"
> "당신이 지금 하고 있는 것은 당신이 진정으로 원하는 것을 얻는 데 도움이 됩니까?"
> "당신이 행동하는 것이 규칙에서 어긋납니까?"
> "당신이 원하는 것은 현실적이거나 실현 가능한 것입니까?"
> "그런 식으로 보는 것이 당신에게 도움이 됩니까?"
> "상담의 진행과 당신 인생의 변화에 대해 어떻게 약속하시겠습니까?"
> "도움이 되는 계획입니까?"

- 책임 있게 행동하는 계획 세우기(P): 욕구충족과 관련된 내담자의 현재 행동 중에서 비효과적이고 부정적인 행동을 찾아 효과적이고 긍정적인 행동으로 고치기 위해 계획(planning: P)을 세우는 단계다. 이것은 현실치료과정에서 중요한 단계 중 하나다. 여기서 긍정적이라는 것은 자신의 욕구를 충족하는 데 있어 현실적으로 받아들일 수 있고 타인에게 피해를 끼치지 않는 모든 행동을 말한다. 반면 부정적이라는 것은 자신의 욕구를 충족하는 데 있어 현실적으로 받아들일 수 없거나 타인에게 피해를 끼치는 모든 행동을 말한다. 이때 계획은 간단하고, 달성 가능하며, 측정 가능하고, 즉각적이며, 계획자에 의해 통제되고, 지속적으로 실천하는 것이어야 한다. 즉 계획은 개별 내담자의 동기와 능력의 한계 등을 고려해서 세워야 한다.

- 좋은 계획이란...
  - 계획은 단순해야 한다.(simple)
  - 계획은 도달 가능해야 한다.(attainable)
  - 계획은 측정할 수 있어야 한다.(measurable)
  - 계획은 즉각적이어야 한다.(immediate)
  - 계획은 계획자에 의해 통제되어야 한다.(controlled by planner)
  - 계획은 일관성이 있어야 한다.(consistent)
  - 계획은 이행하겠다는 약속이 있어야 한다.(committed to)

다. 상담과정에서의 유의 사항

치료자가 치료과정 중에 특히 유의해야 할 점을 살펴보면 다음과 같다.

- 계획 실천에 대한 약속: 내담자가 수립한 계획에 따라 행동할 것에 대한 언약을 얻어낸다. 일단 계획이 세워지면 치료자는 내담자에게 그 계획을 끝까지 수행하는 노력을 하겠다는 다짐을 요구해야 한다. 내담자가 언약을 할 때 그것이 확고해지는 이유는 약속이 치료자에 대한 것일 뿐 아니라 자기 자신에 대한 것이기 때문이다. 확고한 언약은 끝까지 강력하게 수행하는 것을 의미한다.
- 내담자가 계획을 수행하지 못한 경우 변명을 허용하지 않기: 치료자와 내담자가 함께 수립한 계획을 내담자가 실행하지 못하였을 경우, 치료자는 내담자의 어떠한 변명도 받아들여서는 안 된다. 계획을 실행하지 않은 데 따른 잘못을 받아들이도록 함과 아울러, 치료과정의 5단계(계획 세우기)로 다시 돌아가 함께 새로운 행동 계획을 수립하거나 혹은 이전에 수립한 행동 계획을 수정하도록 돕는다.
- 처벌을 사용하지 않기: 현실치료에서는 처벌을 사용하지 않는다. 대신 치료자는 내담자로 하여금 스스로 자신의 행동 결과에 대한 책임을 받아들이도록 돕는다. 치료자는 내담자의 행동에 대해 비난하지 않고 변명을 받아들이지 않으며 판단하지 않는다. 그보다는 내담자가 정말로 자기 자신을 변화시키고 싶어 하는지에 관심을 가진다.
- 절대 포기하지 않기: 치료자가 내담자의 변화 가능성에 대해 희망을 버리거나 그 기

능성을 완전히 포기하는 것은 내담자가 자신에 대해 책임을 지도록 하는 데 도움이 되지 않는다. 그러므로 내담자가 어떠한 말이나 행동을 하더라도 치료자는 내담자의 변화가능성을 끝까지 믿어야 한다. 치료자가 내담자를 포기하지 않을 것임을 내담자가 믿는다면 상담관계가 확실해지고 계획이 실행되며 치료은 더욱 촉진될 것이다.

② 치료기법

가. 유머 사용

현실치료에서는 즐거움이나 흥미를 기본욕구로 강조한다. 치료자와 내담자가 농담을 공유한다는 것은 서로가 동등한 입장에서 흥미욕구를 공유한다는 것을 의미한다. 치료자가 유머를 통해 내담자와 친근한 관계를 유지하면 내담자의 소속감 요구를 충족시킬 수 있다(노안영, 2005). 유머가 효과적이려면 시기적절해야 한다. 상담관계가 채 형성되기 이전의 유머 사용은 현명하지 못하다. 유머는 또한 내담자로 하여금 자신의 문제를 새로운 시각으로 보게 할 수 있다.

나. 역설적 기법

일반적으로 현실치료에서는 직접적이고 직설적인 절차로 내담자를 변화시키려고 한다. 그런데 내담자는 가끔 계획을 세우지 않으려고 강력히 저항하기도 하고, 계획을 세운 후에는 실천하지 않으려 하기도 한다. 그럴 때에는 치료자는 내담자에게 예상 밖의 모순된 요구나 지시를 주어 그를 딜레마에 빠지게 하는 역설적 기법을 사용하기도 한다. 역설적 기법이란 하나의 언어 충격이다. 예를 들어, 실수하는 것을 매우 두려워하는 내담자에게 일부러 실수를 하라고 말한다. 역설적 기법을 매우 강력한 도구이므로 충분한 훈련을 받은 치료자가 사용하거나 철저한 지도 감독하에서만 사용해야 한다.

다. 직면하기

직면은 내담자가 현실적 책임과 관련된 모순점을 보이는 경우에 사용한다. 현실치료에서는 내담자의 책임감을 강조하고 변명을 허용하지 않기 때문에 직면이 필수적이고 효과적인 전략이 되는 것은 당연한 일이다. 내담자의 변명을 다룰 때, 치료자는 직면을 통해 긍정적 태도를 유지하면서 변명을 수용하지 않는다. 직면은 책임 있는 행동을 향한 내담자의 변화를 촉구한다. 예를 들어, 공부를 잘해서 어머니에게 사랑받고 싶어 하는 학생이 시험을 앞두고 공부를 하지 않으면, 치료자는 그의 욕구와 그가 하고 있는 행동 사이의 모순점을 지적하는 직면을 사용하게 된다.

3. 응용 치료접근법

1) 미술치료

(1) 기본가정

1940년대 초 Naumberg는 미술을 분석적이고 역동적인 심리치료의 한 도구로 소개하였다. Naumberg의 미술치료는 내담자의 표현을 통해 무식세계를 방출시키는 데 역점을 두었다. 그러므로 무의식세계에 대한 전이-역전이, 자유연상, 상징의 해석 등이 내담자와 치료사와의 주요 과제가 되었다.

그림을 매개체로 이용해서 심리치료를 시도한 Naumberg와 달리 그림 그리는 자체를 치료로 해석하는 '치료로서의 미술'을 중요시하는 입장의 Kramer(1951)가 있다. Kramer는 작품을 만드는 자체가 치료의 과정이기 때문에 치료사는 내담자의 그림을 해석하기보다는 내담자가 그림을 통해 갈등을 방출할 수 있도록 도와주는 것이 중요하다고 본다. Kramer의 치료방법은 1960년대와 1970년대까지 계속 영향력을 미쳤다.

그 후 Ulman은 "미술치료는 교육, 재활, 심리치료 등 다양한 분야에서 사용되고 있으나 공통적 의미는 시각예술이라는 수단을 이용해서 인격의 통합 혹은 재통합을 돕기 위한 시도"라고 진술하면서 미술치료를 '미술'과 '치료'라는 두 가지 의미로 분석하였다(김순혜, 2001). '미술'과 '치료'의 의미는 성공적 치료를 위해서 치료적 과정과 예술적 과정이 서로 협력되어야 함을 의미한다.

그러므로 미술치료란 그림, 조소, 디자인, 서예, 공예 등 미술의 전 영역에 걸쳐 미술활동을 통해 내담자의 인격통합 혹은 재통합을 돕기 위한 것이라고 할 수 있다. 즉 모든 시각매체를 사용하여 인간의 손상된 부분에 올바른 변화를 주는 과정이라고 할 수 있다.

(2) 주요개념

① 치료목표

이러한 미술치료는 다음과 같은 효과를 줄 수 있다.

첫째, 미술 작업과정을 통해 치료사와 내담자 사이에 서로 상호작용을 일으킬 뿐만 아니라 작업이 끝난 후 작품결과가 내담자에게 의미를 줄 수 있다. 둘째, 미술치료는 상담경험이 있는 사람이라면 조금만 관심을 가지면 누구나 쉽게 실시할 수 있고, 치료에 참석하는 대상 또한 매 회기마다 재료나 주제가 바뀌고 행동으로 직접 참여해야 하기 때문에 지루함을 느끼지 않는다. 셋째, 미술은 누구나 쉽게 할 수 있고 그림을 잘 그리고 못 그리는 것과는 전혀 상관이 없기 때문에 내담자로부터 거부감을 불러일으키지 않는다. 넷째, 미술작품의 보관이 가능하기 때문에 내담자가 만든 작품을 필요한 시기에 재검토하여 치료효과를 높일 수 있다. 또한 내담자의 작품변화를 통해서 치료의 과정을 한눈에 이해할 수 있다. 다섯째, 미술은 비언어적 표현이므로 내담자의 치료에 대한 방어감을 줄일 수 있고, 무의식적 내면의 세계를 쉽게 알 수 있다. 여섯째, 회화의 개입으로 언어적 표현이 쉽게 된다. 마지막으로 내담자의 무의식적 정신세계를 표출하기가 보다 용이하고, 언어로 부딪치는 감정을 완충시켜 주며 카타르시스 효과를 가져 감정 교류가 쉽다. 미술작품을 벽에 걸거나 이젤에 놓거나 땅바닥에 놓고 작품을 설명할 수 있다.

② 치료사와 내담자의 관계

내담자가 흰색의 종이나 캔버스 앞에 서게 될 때에는 늘 불안하다. 더구나 내담자의 창작활동은 자신 스스로에 의해서 생겨나는 것이 아니기 때문이다. 미술치료사의 보호 아래 그들에게 창작활동이 권유되고 자신 스스로의 작품을 완성하기까지는 여러 단계를 거친다.

미술치료사가 그에게 회화적 표현을 요구하면 내담자는 불안의 단계를 지나가야 할 것이다. 그 저항은 "나는 그림을 그릴 줄 모른다."로 표현되면서 그리고 점차 캔버스에 시간을 투자하면서, 예를 들면 틀 위에 천을 잘라 집게로 집고 롤러나 못을 이용해 흰색 밑바탕 칠을 하는 작은 행동 하나하나는 자신에 대한 믿음을 갖게 하며, 그들은 그것으로 흥분되기도 한다.

각 단계의 동작-캔버스의 더러워짐, 망가짐, 잘 이해할 수 없는 것들 또는 지나치게 앞지른 것 등-또한 하나의 이야기가 된다. 그러므로 미술치료사의 내담자에 대한 역할은 내담자가 그의 상상의 세계를 흰 면 위에 표현해 갈 때 다음 단계로 갈 수 있도록 유도하는 것이다. 특히 막다른 상황, 피할 수 있는 가망성이 전혀 없는 경우의 그림에서 흥미로운 역할이 있다. 불안한 작업시작의 단계는 흥분의 시간임을 앞서 Carraded는 표현했고 이제 작업의 한가운데서는 자신을 색과 형태의 공간에 가는 대로 맡기게 된다. 때때로 전혀 스스로를 통제할 수 없는 상황이 되기도 하지만, 무언가를 한다는 기쁨을 얻게 된다.

어떤 내담자는 그림을 끝내거나 스스로 멈추기가 아주 어려울 수 있다. 이 상황에서의 미술치료사의 역할 또한 중요하다. 미술치료사는 내담자가 작품에 대한 가치의 인식을 돕기 위해 날짜와 사인을 하게 할 수 있을 것이다.

그림은 다른 사람들에게 보여진다. 직접적으로 자신을 대조시킨다. 캔버스와의 대조, 그림 그려진 후의 캔버스와의 대조, 다른 사람의 시선으로부터의 대조 등. 미술치료사가 완벽하게 자신의 기술을 다스릴 수 있어야 확실하게 내담자를 알고 확실하게 이러한 단계를 끌어 갈 수 있기 때문이다. 어떤 경우 깨지기 쉬운 나약한 미술치료사는 내담자의 이러한 혼란에 대담하게 맞서지 못하게 된다.

그러므로 미술치료사는 여러 가지의 경우에 맞서는 방법을 찾을 수 있어야 한다. 어떤 때는 음악을 매개체로 이용해서 덜 공격적이게도, 혹은 흰색의 도화지가 갖는 불안들을 그리고 막혔을 때의 막막함을 넘을 수 있게도 할 것이다. 집단 그림 그리기 또한 억제된 감정의 사람에게 다른 사람을 통해 스스로를 훈련하여 그 과정을 뛰어넘게 할 수 있다.

(3) 치료기법

미술치료의 기법은 진단적 도구로서의 기법과 치료적 도구로서의 기법으로 구분할 수 있다. 진단적 도구로서의 미술은 일종의 투사적 심리검사로 그림의 형태나 공간 또는 그림의 내용을 통해서 내담자의 심리상태를 이해하는 방법이다.

① 진단적 기법

가. 형태로 본 진단

형태로 본 진단은 〈표 10-2〉와 같다.

〈표 10-2〉 **형태로 본 진단**

도화지 밖으로 잘려 나간 그림	도구의 미성숙의 경우와 주의력 산만, 유아적 행동 혹은 혼자놀이를 좋아하는 유형
도화지 가득히 그려진 그림	발달 미숙아나 근육발달 반영, 외향적 · 독단적 · 자립적 성향을 많이 띤다.
한정된 범위 내의 그림	내성적 성격, 의존심을 반영하는 행동, 사고력과는 상관없는 독단적 행동의 억제로 나타남
도화지 균형이 잡힌 그림	적절한 행동을 하는 아동의 경우 잘 적응하는 성격
도화지 윗부분 강조	신장의 원인 혹은 감추어진 열망의 표시, 주로 혹은 가장 몸집이 작은 아동에게 많이 나타남
도화지 아랫부분 강조	분명한 태도와 확실성을 가진 아동에게서 나타남
좌우 어느 한쪽으로 기운	보통 잘 듣는 방향 쪽으로 그림을 그리지만 오른손잡이가 왼쪽에 그릴 경우는 문제가 많음
좌우에서 다른 방법 쓰는	충동과 행동 사이의 갈등을 반영. 억압된 감정의 표현
중심부에 집중	자기에게 향함. 매우 자기중심적인 경향
디자인의 균형	잘 순응하는 편. 보다 화면의 조화를 위해 노력함

나. 공간으로 본 진단

공간으로 본 진단은 〈표 10-3〉과 같다.

〈표 10-3〉 **공간으로 본 진단**

곡선이나 원형	미성숙, 의존적, 내향적, 여성적
직선을 주로 사용	자기주장이 강하며 외향적 성향
분명한 수직선	어른의 기대에 부합시키고자 하는 소망

명확하지 않은 수직선	반항의 표시
분절된 수직선	명확한 갈등상태
교차한 X자형	성에 관한 근심
분명치 않은 동그라미	순종적이고 여자다움. 역할에 저항
분명치 않은 수직선, 분명한 동그라미	종합은 독단적 · 반항적
분명치 않은 동그라미, 분명한 수직선	독단적이고 남성적인 역할을 좋아하는 것
도화용지의 좌우에 수직선 동그라미	갈등을 일으킨 충동
수직선과 동그라미 교체	온순감정과 행동독단적. 감정의 교대교차
수평수직선	어느 쪽이 강조되느냐에 따라 남성적 충동
흩어진 단선	충동적, 의존적, 유치한 행동
일정방향의 스트로크	결정적 태도를 나타냄
지그재그선	결정적이 아님. 흔들리는 성격
넓은 윤곽에 집중	큰 외형에의 집중. 높은 지적 수준
처음에 윤곽을 정하고 그 속에 그림	매우 꽁하고 말 없고 불안정함
스트로크의 강약	가벼운 것은 신경질적 겁쟁이 공포적. 아동여자의 경우 우아함
약하게 스치고 지나간 듯한	그림을 완성하려는 충동이나 재능의 결여
더러운 흔적을 남기거나 여기저기 문질러진 그림	억압된 욕구
더러워진 그림	미성숙한 어린이. 과도하게 통제받고 있고 과도히 순응하고 있는 어린이
분명한 그림	행동이 분명히 통제된 어린이
너무 색칠을 해서 물방울이 떨어져 있는 그림	일반적으로 무기력을 나타냄
자기 스스로 화면을 더럽힘	그려 놓은 결과에 대한 불만족

다. 내용으로 본 신난

집과 꽃을 그리는 아동이나 집과 사람과 과일을 주로 그리는 아동은 자기향상욕구가 비교적 높다. 환경에 대한 불만은 집과 꽃을 그린 아동과 관계가 있고 경쟁심이 높은 아동은 집과 꽃, 집과 산, 나무와 사람, 집과 꽃과 산, 집과 사람과 비행기, 집과 사람과 과일, 또 집과 나무와 과일 등과 같이 그림 속에 많은 내용과 깊은 관계를 갖고 있다.

집과 나무와 과일이 자기억제와 가장 상관이 높고 집과 산, 집과 차는 열등감과 가장 관계가 높다. 의존심은 집과 꽃, 산을 그린 아동이 높고 병리적 현상은 집과 산을 그린 아동에게서 볼 수 있다. 집과 사람과 산은 가족과 관계가 나쁨과, 집, 사람과 일은 모순된 훈육과, 집과 꽃은 모순된 훈련 가정의 과잉보호와 관계가 높다. 표현내용을 단적으로 살펴보면 상징하는 내용은 다음과 같다.

무지개는 추억을 의미하고, 달리는 기관차, 비행기, 네모, 코끼리, 기린, 튤립, 고래, 자동차, 귀신, 도깨비 등은 주로 어머니를 상징한다. 개미는 본인, 아버지는 깃발로 상징된다고도 한다.

또한 어린아이는 집이나 배를 그리면 거기에 덧붙여서 거의 어김없이 태양을 그리지만 어린아이가 그리는 태양은 아버지의 상징인 경우가 많다. 빨강은 평범하고 건전한 아버지를, 오렌지는 애정이 적은 아버지, 노랑은 사망 혹은 애정이 극히 적은 아버지, 초록은 때리는 아버지, 파랑은 훈육이 까다로운 아버지, 보라는 신체에 이상이 생긴 아버지, 회색이나 검정은 무정 혹은 사망에 가까운 부재를 의미한다. 또한 크기에 있어서도 이상하게 작다거나 하면 사망이나 부재를 의미한다. 이상하게 큰 경우는 권위가 강한 아버지의 경우이다.

② 치료적 기법

한국미술치료학회(1994)에서는 다양한 미술치료기법을 제시하고 있는데 그중 일부를 정리하면 다음과 같다.

가. 테두리법

내담자에게 도화지를 제시하면서 용지에 테두리를 그어서 건네 주는 방법이다. 조형활동을 자극하고 공포를 줄일 수 있어 자아가 약한 환자에게 많이 사용되고 있다. 테두리를 그릴 때는 자를 사용하지 않는다.

나. 출발그림

그림 그리는 데 저항이 있거나 공포, 수줍음 등을 갖고 있는 내담자에게 그림 그리기를 자극하고 촉진하는 데 사용한다. 미술치료 작업을 처음 시작할 때 사용하는 기법으로 치료사가 잡지에서 오린 그림이나 얼굴 사진 등을 종이에 직접 붙여 주고 그림을 완성하는 방법이다.

다. 난화 상호 이야기 만들기

표현이 부족한 내담자에게 사용되며 난화법과 이야기법을 종합하여 응용한 것이다. 난화에서 이끌어 낸 심상의 형성이 중요하며 치료사와 내담자가 서로 순서대로 교환하며 이야기를 만들어 나간다.

라. 콜라주 기법

최근에 가장 많이 사용되는 미술치료의 기법이다. 표현이 쉽고 그리기보다 정확한 감징진달이 가능하지만 재료로 선택할 수 있는 사진매체가 많아야 한다. 자기감정, 가족이나 친구에게 하고 싶은 말, 선물로 주고 싶은 것과 받고 싶은 것 등을 쉽게 표현할 수 있다.

마. 역할교환법

채색이나 콜라주, 난화, 그림 그리기 등에서 내담자와 치료사가 서로 번갈아 가면서 작품을 제작한다. 친밀감 형성이나 거부감의 감소, 흥미 유발·촉진 등에 효과적이다.

바. 색채선택법

내담자가 좋아하는 색을 선택하게 해서 그림을 그리도록 하는 방법이다. 가족체계진단법에서도 좋아하는 크레파스를 골라 사용하도록 하는 것은 내담자에게 자유를 부여하기 위한 것이다.

사. 그림완성법

소정의 용지에 기호가 그려져 있는 8개의 정방형을 제시하고 기호를 사용해서 그림을 완성하게 하는 방법이다. 그림 그린 순서를 적고 무엇을 그렸는지 해석하게 한다. 환자의 거부감이나 공포를 제거할 수 있다.

아. 핑거페인팅

그림치료 초기나 말기에 사용한다. 정서의 안정과 거부, 저항의 감소, 이완 등의 효과를 가진다. 또한 작업의 촉진, 스트레스 해소에도 큰 도움이 된다. 이것은 나중에 작품으로 제시해도 좋고 카드로 제작해서 사용할 수도 있다.

자. 조소활동법

점토로 인물상을 만들거나 자기의 느낌을 표현하고 해석하게 한다. 묽은 점토는 수채물감과 같이 액체 도구로서 언어화가 결핍된 내담자에게 유용하며 과도한 언어화를 나타내는 사람에게는 감각적 요소를 강조할 때 사용한다. 대상관계가 부족한 내담자의 치료에 유용하다.

2) 놀이치료

(1) 기본가정

놀이치료의 시작은 Sigmund Freud(1909)의 Hans라는 어린 소년의 치료과정에서 어린이의 마음속에 쌓인 좌절이나 갈등을 정신치료적 방법에 의해 해결할 수 있다는 가능성을 보여준 것으로부터라고 할 수 있다. 그러나 Hans의 치료는 오늘날의 놀이치료와는 많은 차이가 있고 특히 Freud 자신이 치료사로서 전적으로 개입한 것이 아니라 Hans의 아버지를 통해 치료를 도운 것이므로 Filial Therapy의 기원으로 보아야 할 것이다.

놀이치료 이론을 독자적 가치로서 인정한 사람으로 Melanie Klein(1932)을 들 수 있다. Klein은 놀이를 아동의 자연적 표현매체라고 보고 언어가 발달되지 않은 아동의 경험이나 정서, 복잡한 사고의 표현 등의 수단으로서 중요하다고 강조하였다.

Anna Freud(1965)가 조현병이 있는 아동이 분석을 받으면 도움을 받는다고 생각하는 반면 Klein은 정상적 아동도 놀이상황을 경험하면 도움을 받는다고 보고 아동에게 놀이상황을 경험하게 하여 그 놀이상황을 관찰한 후 해석하는 방법을 지지하였다.

Klein은 정상적 아동도 생활에서 생기는 정서적 문제를 놀이를 통해 그때그때 해결한다면 정신질환의 예방 측면에서도 가치가 있다고 인정했다. 놀이를 정신치료의 중요한 방법으로 보는 계기가 되었다고 볼 수 있다.

Klein 이후 Levy(1938)는 'Release Therapy'라는 이름하에 놀이치료를 시도하였다. Release Therapy란 가능한 한 아동의 과거에 경험했던 비참한 경험을 통해 그대로 재연함으로써 치료된다는 방법이다. Levy는 어린이가 정서적으로 상처를 입은 과거의 사건을 그대로 재연하기 위해서는 놀이환경도 의도적으로 구조화되어야 한다고 주장한다. 즉 과거의 고통스러웠던 상황을 재연할 수 있게 장난감이나 놀이치료실의 환경을 갖추어야 한다고 주장한다.

이 이론은 Freud의 '반복적 충동'에 근거를 둔 것이다. 과거의 비참했던 경험을 놀이를 통해 반복 재연해 볼 수 있게 구조화된 놀이상황을 준비해 두고 이때 치료사가 아동의 부정적 생각이나 느낌을 해소하게 도와주는 것이 Release Therapy이다.

Solomon(1938)의 'Active Play Therapy'도 Levy의 Release Therapy와 유사하나 Levy에 비하여 비참한 경험의 재생보다는 긍정적 방향으로 놀이를 적용한 것이다. Solomon은 과거의 상처받은 경험을 그대로 재연하지 않더라도 놀이를 통해 공포나 분노를 발산할 수 있으며 놀이치료실에서 치료사와 새로운 인간관계를 맺음으로써 사회적으로 용납되는 방향으로 행동하는 것을 배운다는 적극적이고 능동적인 의미의 놀이치료를 강조하고 있다. 즉 치료사는 시간의 개념을 심어 주어 과거의 경험은 현재로 끊을 수 있고 반드시 미래로 연결되는 것이 아니라는 것을 가르치려고 한 것이다.

한편 현재의 놀이치료를 이론화한 사람은 Virginia Axline(1947)이다. Axline이 시작한 놀이치료 방법은 '비지시적 놀이치료'라고 한다. 이 방법은 Rogers의 비지시적 상담이론을 놀이치료에 적용한 것으로 놀이치료 과정을 어린이가 주도해 나가며 치료사는 놀이치료 환경을 준비하고 아동의 행동을 관찰, 반응, 분석함으로써 아동은 자발적으로 자신을 변화시키려고 노력하게 된다는 입장에서 인간중심, 아동중심이라는 이름이 붙게 된다.

Axline 이후 심리학이 발달하면서 그 사조에 따라 놀이치료 방법과 다양한 기법이 발달하고 있다. 현재 사용되고 있는 놀이치료 방법은 놀이치료자가 어떤 심리학적 이론으로 접근하고 있는지에 따라 개인차가 크다고 볼 수 있다.

(2) 주요개념

① 치료목표

아동상담과 성인상담에는 차이가 있다. 아동은 발달과정에 놓여 있으며 발달수준에 따라 독특한 인지체계를 갖고 있으므로 성인과는 다른 접근이 필요하다. 성인상담에서는 주로 언어를 통해 의사소통을 하지만, 아동은 언어가 충분히 발달되지 않았을 뿐만 아니라 언어보다는 비언어적 의사소통방법을 많이 사용하기 때문에 놀이나 행동표현을 통한 접근이 효과적이다. 또한 자아가 미성숙한 상태이고 충분히 체계화되지 못하여 욕구의 지연이나 갈등상황에 적절히 대처하지 못하기 때문에 상담자의 능동적 역할이 필요하다.

아울러 아동이 겪는 어려움은 환경과의 상호작용에 의해 큰 영향을 받기 때문에 아동뿐만 아니라 아동에게 영향을 미치는 부모나 학교의 협조가 필요하다. 따라서 아동상담에서는 부모상담, 가족상담 등도 필요하다.

아동상담의 목표는 크게 두 가지로 나눌 수 있다. 첫째, 아동 자신이 주위환경에 보다 잘 대처해 나갈 수 있도록 능력을 길러 주는 일이다. 둘째, 아동이 주위환경을 스스로 통제할 수 없으므로 아동의 행동변화를 촉진시킬 수 있도록 주위환경을 개선하도록 돕는 일이다. 즉 부모상담을 통해 부모가 효율적으로 부모역할을 수행할 수 있도록 지원함으로써 아동의 변화 및 성장을 촉진하도록 돕는 일이다. 그러므로 아동상담은 성인상담이나 심리치료와는 달리 아동뿐만 아니라 가족이나 주위환경에도 관심을 두어야 한다.

② 치료사와 내담자의 관계

놀이치료사란 아동의 삶에서 특별하고 독특한 성인이다. 특별하고 독특하다는 이유는 치료사가 다른 성인과는 다르다는 의미이다. 일반적으로 성인은 아동에게 지시하고 가르치려고 하지만 놀이치료사는 아동에게 지시하거나 가르치려고 하지 않고 아동이 스스로 자신의 안내를 따를 수 있도록 자유롭게 허용하며 내담 아동이라는 개인에 초점을 맞추어 인간적으로 존중해 주며 반응하기 때문이다. 다음의 예를 보면 아동을 대하는 치료사의 독특한 반응형태를 이해할 수 있다.

아 동: 하늘은 무슨 색으로 칠할까요?
치료사: 이 방에서는 하늘을 그리고 싶으면 무슨 색이든 네 마음대로 할 수 있어.
아 동: 글쎄요. 노란색 하늘 어때요? 노란 하늘도 있지요?
치료사: 하늘을 노란 색으로 칠하고 싶은데 그렇게 해도 되는지 궁금하구나.
아 동: 네, 무슨 색으로 색칠할지를 가르쳐 주세요.
치료사: 내가 네 대신 결정해 주길 바라는구나. 대부분 어린이들이 네가 어떻게 해야 하는지를 가르쳐 주기 때문에 나도 그렇게 해 줄 거라고 생각하는구나. 그러나 여기서는 무슨 색으로 칠하든 모두 네 마음대로 결정할 수 있어.
아 동: 난 노란 하늘을 그릴 거예요. 재미있지요?

출처: 유미숙(1997).

위와 같은 치료사의 반응은 지금까지 아동과 만났던 어떤 성인과도 다른 독특한 반응이다. 독특한 반응을 통해 아동은 스스로 자신을 표현하고 자기안내에 따라 자신을 성장시킬 것이다. 아동은 이런 치료사의 반응을 통해 치료사를 다른 성인과 차별하게 되고 치료사와 독특한 인간관계를 맺어 간다. 아동은 치료사를 재미있는 사람이라고 알고 인식하게 되며 다른 어른과 나눌 수 없었던 의사소통을 하게 된다. 이렇게 아동이 놀이치료사를 다른 성인과는 다른 독특한 성인으로 느끼게 되어야 치료적 관계가 시작된다.

놀이치료사가 아동을 수용한다는 것은 아동의 독특함을 인정해 준다는 것을 의미한다. 또한 아동의 감정에 예민함은 아동이 치료사를 독특한 어른으로 여기게 하는 요소이다. 즉 치료사는 아동을 독특한 생각이나 감정, 신념, 아이디어, 욕구, 상상력, 존중받을 만한 사고력을 가진 개인으로 존중한다.

놀이치료사는 아동과 함께하면서 아동과 분리될 수 있어야 한다. 아동을 충분히 공감하면서도 아동이 보지 못하는 면, 지각하지 못하는 면을 지각하고 비추어 줄 수 있어야 한다. 감정에 동요되지 않으면서 아동의 감정을 공감할 수 있는 균형 있는 심리적 상태를 유지해야 한다. 또한 아동이 무엇이든지 자유롭게 표현할 수 있는 것과는 달리 치료사의 언어와 행동은 매우 신중해야 한다.

효과적 놀이치료사는 아동이 놀이의 세계로 들어가도록 격려하고 아동이 주도하도록 도우며 아동에게 선택권과 책임을 돌려주는 사람이다. 치료사는 객관적이면서도 폐쇄된 마음이 아니라 개방된 마음을 갖고 있어야 한다. 치료사가 아동을 평가하고 비판하지 않음으로써 아동이 스스로 자기안내를 하는 힘이 커지는 경험을 통해서 치료사도 확신을 갖게 된다.

치료사는 아동이 성장하고 있다는 점을 잊지 말아야 한다. 아동은 지난번 치료시간의 자리에 머물러 있는 것이 아니라 지금 이 순간에도 변하고 있다는 것을 잊지 말아야 한다. 치료사는 항상 아동이 서 있는 지금의 이 시점에 함께하고 있어야 한다. 아동이 원하지 않는데 과거의 순간에 대해 탐색하는 것은 바람직하지 못하다. 아동이 지금 이 순간에 느끼고 경험하는 것에 초점을 맞추어야 한다.

유능한 놀이치료사란 개인적으로 안정되어 있으며 개인의 한계를 인식하고 수용할 수 있어야 한다. 어떤 놀이치료사는 아동을 도와주어야 한다는 생각에만 몰입되어 있어 자신이 감당하기에 힘든 아동을 맡고 있다. 그러나 치료사가 다루기에 힘든 정서적 문제를 갖는 아동은 다른 치료사나 다른 기관에 의뢰하는 것이 더 바람직하다.

치료사는 유머감각을 갖고 있어야 한다. 치료사가 유머감각을 갖고 있어야 아동과 함께 즐길 수 있고 어려운 문제를 여유를 갖고 풀어 갈 수 있다. 치료사가 아동을 비웃으면 안 되며 아동과 전적으로 함께 즐길 수 있는 유머감각이 필요하다.

치료사는 자신의 욕구를 아동과의 관계로부터 구분하여 완전히 분리시킬 수 없다는 것을 인정하여야 한다. 치료사도 인간이기 때문에 개인의 가치나 욕구가 치료사 자신의 일부분이며 따라서 관계의 일부가 된다는 것을 인정해야 한다. 따라서 치료사의 책임은 자기이해를 촉진하는 자기탐색과정을 가져야 하며 아동에게 영향을 미치는 것은 최소화되도록 노력하는 것이다. 자기이해를 돕기 위해서는 개인치료나 집단치료에 참여할 수 있고 슈퍼비전을 받을 수도 있다.

(3) 치료과정과 기법

① 관계 놀이치료

가. 정의

치료사와 아동의 관계에 초점을 두는 방법으로 지금－여기(here and now)에서 치료사와 아동과의 관계를 통해 아동의 심리적 상처를 극복하고 새로운 인간관계의 과정을 통해 바람직한 인간관계모델을 배워 가는 성장모델이다.

나. 치료과정(Hendricks, 1971)

초기단계에는 아동행동이나 비언어적 표현으로 반영적 경청을 해 주어 아동의 불안 수준이 놀이로 확장될 수 있도록 촉진시켜 주어야 한다.

4회 정도에는 공격적 놀이나 부정적 감정에 대한 언어적 표현을 극대화할 수 있도록 확장시켜 주어야 한다.

9~10회에서 공격적 놀이는 감소하며, 아동이 가족이나 학교에 대한 이야기를 나누는 단계에서 존중받을 수 있다는 확신을 주도록 노력하여야 한다.

10~12회에서는 상호작용놀이에 초점을 둘 수 있도록 격려하여 상호작용을 통해 진정한 인간관계가 발전될 수 있도록 놀이를 확장시켜야 한다.

13~16회는 아동의 특정한 분노의 표현이 극에 달하는 단계가 되므로 아동이 가장 힘들어하는 특정한 분노에 대해 언어적 표현을 통해 치료할 수 있도록 고안하여야 한다.

17회 이후부터는 아동이 주도하는 상호작용놀이를 통해 자신을 탐색하고 표현하고 설계하며 검증하는 과정을 거쳐 종결단계로 이르도록 격려하여야 한다.

〈표 10-4〉 **치료과정**

1~4회	호기심을 표현하고 창조적 놀이를 하는 단계. 이때는 간단하고 단순하게 표현하며 행복감과 불안을 모두 나타내게 된다.
5~8회	놀이의 확장이 계속되고 비평가적이고 창조적인 놀이가 나타나며, 일반적으로 공격적인 놀이가 증가하고 행복감과 불안이 계속되며 자발적 행동이 증가한다.
9~12회	공격적 놀이는 감소하고 상호작용놀이가 증가한다. 창조적 놀이가 증가하고 행복감을 더 많이 느끼며 치료사와의 비언어적 탐색이 증가하고 가족이나 자신에 관한 내용을 더 많이 다루게 된다.
13~16회	창조적 상호작용을 하는 놀이가 대부분이며, 특정한 공격적 놀이가 증가한다. 행복감, 당황감, 혐오감, 불신감 등이 표현된다.
17~20회	극놀이나 역할놀이가 주로 나타나고 특정의 공격적 상태는 지속되지만 치료사와의 진정한 관계가 이루어지고, 감정표현에서는 행복감이 주로 나타나며 자신이나 가족에 대한 이야기를 계속 다루게 된다.
21~24회	상호작용놀이, 극놀이, 역할놀이 등이 놀이의 대부분을 차지하며 흔히 일어나는 일상적 놀이행동이 나타난다.

② 게임놀이치료

가. 정의

게임놀이는 즐거운 활동이며 '만약 ……라면(as if)'이라는 가정의 특성을 가지고 있고 규칙이 있기 때문에 자율적 통제하에서 놀이를 하게 되며 정서적 통제와 지시 따르기, 사회적 기술 등을 습득할 수 있는 기회를 제공한다.

나. 대화게임

대화판게임은 그림이나 글씨가 쓰여 있는 딱딱한 판을 이용하게 되므로 판(board)이라는 이름이 붙게 되었다. 그러나 판을 사용하는 것이 특징이 아니라 의사소통이 목적이므로 의사소통게임이나 대화게임(communication boardgames)이라 부른다. 많은 대화게임은 비경쟁적이어서 경쟁게임에서 흔히 나타나는 속임수 행동 등을 없앨 수 있다. 특히 이런 게임은 승부가 목적이 아니라 게임내용이 중요한 것이므로 참여자 간에 경쟁이 강조되지 않는 것이 특징이다.

게임하는 시간을 정해 주어진 시간 동안 참여할 수 있는 것이 보통이다. 그러나 변형된 게임으로는 게임이 결승점에 도달하면 종료하는 방법도 있다. 대부분의 대화게임은 5세에서 성인까지 폭넓게 사용할 수 있으며 누구나 쉽게 참여할 수 있는 경우가 대부분이지만, 치료사의 전문적 개입이 반드시 필요한 게임도 있다. 그러므로 대화게임을 치료목적으로 선택할 때에는 어떤 아동에게 어떤 목적으로 사용하는지를 고려해야 한다. 치료도구로 사용되는 게임은 아동이 친숙하게 대할 수 있고 배우기 쉬운 것이어야 하며 치료적 관계를 촉진시킬 수 있는지 살펴보아야 한다.

대화게임은 진단적 가치뿐만 아니라 자아고양, 정화, 현실검증, 통찰, 진단평가, 상상력을 다루는 수단으로서의 가치도 있다. 또한 집단치료에서 활용하면 저항을 줄일 수 있고 사회화를 촉진시켜 유익하다. 대화게임이 특히 도움이 되는 아동은 저항이 심하여 자기개방이 힘든 아동, 언어표현력이 부족한 아동, 거부적 아동, 억압이 심해 직접 이야기를 꺼리는 아동이다.

다. 자아고양게임

자아고양게임(Ego-Enhancing Games)은 게임에 경쟁과 도덕의 가치를 첨가하여 제작한 게임이다. 경쟁적 측면을 도입함으로써 게임놀이 시 아동의 능력, 충동통제능력, 좌절, 인내, 현실검증, 지적 능력, 자기이미지, 집중력 등을 관찰할 수도 있고 치료적으로 활용할 수도 있다. 또한 게임에 임하는 과정을 통해 자아과정을 관찰할 수도 있어 치료적 진단가치도 있다.

게임놀이치료 시에 아동은 자기보다 유능한 성인인 치료사와 맞서 놀이를 하게 된다. 그러므로 성인과의 관계에서의 갈등, 경쟁심, 공격성, 신뢰감과 무력감 등을 태도로 표현하게 된다. 이러한 과정을 통해 나타나는 아동의 태도는 아동의 심리적 기능의 역동성을 이해하고 치료전략을 세우는 데 유용하다. 아동의 태도를 통해 아동의 자아수준을 평가하고 해석해 줄 수 있으며, 적절한 반응을 모델링하도록 시범을 보이고 적응행동을 가르치는 치료적 개입을 할 수 있다.

우리에게 잘 알려진 게임으로는 장기, 윷놀이, 공기놀이, 체스 등이 있으며 이런 게임은 아동에게 친숙한 게임이므로 많은 흥미를 유도할 수 있고 자신의 성격을 더 많이 투사할 수 있는 기회도 제공한다.

자아고양게임은 말수가 적은 아동, 행동통제가 안되는 아동, 수줍음을 많이 타는 아동, 저항이 심한 아동, 지나치게 경쟁적인 아동, 그리고 청소년에게 도움이 된다. 또한 상담 초기의 아동에게 저항을 줄이고 쉽게 친숙할 수 있도록 도움을 줄 수 있으며, 바람직하지 못한 감정을 표현할 수 있게 하고 성인에 대한 포괄적인 경쟁심을 쉽게 나타낼 수 있도록 자극할 수 있어 유용하다.

자아고양게임을 선택할 때에는 아동이 쉽게 배울 수 있거나 친숙한 것이어야 하고 지나치게 많은 시간을 소비하는 것은 피하는 것이 좋다. 개별치료나 집단치료에 모두 사용할 수 있으나 치료결과를 달성할 수 있는 효과적 게임을 선택하여야 한다.

③ 모래놀이치료

가. 정의

모래놀이치료란 모래상자(tray)를 이용한 놀이치료기법이다. 이는 모래와 작은 모형을 매개체로 아동의 무의식과 의식을 연결지음으로써 치료가 이루어지는 과정이다. 이 기법은 언어가 별로 필요하지 않을 뿐 아니라 그림을 이용한 기법보다 아동의 심리적 부담을 줄일 수 있고 자기를 자유롭게 표현할 수 있다. 또한 그림이 이차원이라면 모래놀이는 삼차원적으로 표현할 수 있다. 다른 기법에 비해 강한 충동표출이 가능하고 작품의 기록이 쉽다.

나. 모래놀이치료의 도구

ㄱ. 모래상자(tray)

상자크기	57×72×7(cm)
상자의 안	물을 상징할 수 있도록 파란색이나 청록색으로 칠하고 방수처리
상자위치	시각적으로 편할 수 있도록 허리높이에 위치
모래의 종류	은모래, 갈색모래, 질감과 색깔의 모래 첨가 가능

ㄴ. 상징물: 실제 모형의 축소판

사람	가족, 종교적 인물, 직업을 상징하는 사람, 움직임을 나타내는 사람, 피부색이 다양한 사람, 신화적 인물, 원시인에서부터 문화가 다른 사람 등
동물	가축, 맹수, 암수와 어미와 새끼를 나타낼 수 있는 동물, 알을 상징할 수 있는 것, 조류, 바다생물, 사라진 동물이나 전설적 동물, 곤충, 파충류 등
식물	나무(산 것과 죽은 것, 열매가 달린 나무, 활엽수, 침엽수 등), 새싹, 낙엽, 꽃, 잔디 등
탈 것	각종 자동차, 기차, 비행기, 로켓, 배, 가마, 말 등
무기	탱크, 군함, 대포, 총, 활, 각종 무기류 등
자연물	돌, 조개, 나뭇잎, 풀잎, 나뭇가지 등
구조물	다양한 모양의 집, 집의 내부를 꾸밀 수 있는 가구나 각종 소품, 울타리, 다리, 건물, 터널, 깃발, 교통표지판, 길 안내판, 병원, 학교, 교회건물, 주요 소세트, 비행장 등
만화영화의 주인공	아동에게 인기가 있는 만화나 그림책의 등장인물, 로봇 등
일기를 나타낼 수 있는 입체 구조물	해, 구름, 달, 별, 번개 등
종교적 상징물	교회, 탑, 종교적 인물상 등
기타	무대장치, 솜, 다양한 종이나 헝겊, 악기, 화분, 삽 등

다. 치료과정(Kalff, 1981)

ㄱ. 동물・식물의 단계(혼돈의 단계): 대개 첫 작품이나 초기의 작품에 나타나며 현재 아동의 생활이나 그 아동이 현재 할 수 있는 것을 나타낸다. 정신의 모든 측면을 한꺼번에 나타내는 매우 복잡한 작품이거나 반대로 황폐한 느낌을 주는 건조하고 생명력 없는 장면을 드러내기도 한다. 즉 아동의 정서적 혼란과 혼돈을 반영하는 작품을 꾸민다.

ㄴ. 투쟁의 단계: 전쟁장면이나 파괴적 장면이 많이 나타난다. 폭발하거나 총에 맞는 등의 장면이 많이 나타나며, 치료의 중반기로 갈수록 전투가 강렬해지고 조직화되며, 일반적 파괴가 아니라 균형 있는 투쟁이 나타난다. 또한 영웅이 등장하여 힘을 행사하는 장면이 꾸며진다. 이때 남자아동은 강한 자아를 재확립하기 위해 노력하며 투쟁이 외적으로 발산되는 형태가 나타난다. 따라서 총소리나 폭발하는 소리를 내기도 하고 파괴적 놀이를 첨가시키기도 한다.

시간이 지나면서 건설적 장면이나 움직임이 많은 작업을 하는 장면을 꾸미게 되어 힘을 건설적으로 발산하는 것을 볼 수 있다. 그러나 여자아동은 파괴적 장면을 꾸미는 경우는 드물고 투쟁을 내재화하는 경향이 있다. 즉 여자아동은 소품을 이용하여 공상을 그들의 본능과 연결하여 표현하며 자기와 동일시되는 인형을 가두는 등의 행동을 보이기도 한다.

ㄷ. 적응단계: 이 단계가 되면 남자아동은 건설공사현장이나 트럭, 자동차 등 움직임이 많은 작품을 꾸민다. 이 시기에는 질서가 회복되어 자연과 사람 사이의 균형이 잡히며 생활에 리듬이 생긴다. 또한 실생활에서도 정상적 적응을 하는 것을 볼 수 있다. 동물은 적절한 곳에서 살게 되고 마을과 도시가 균형을 이루며, 길이 균형 있게 생기고 주수를 나타내는 작품이 만들어진다.

여자아동은 사람과 지역사회를 적절히 연결하고 친밀감을 주는 마을을 꾸민다. 이 단계의 끝으로 가면 여자아동은 매우 여성적 상징(자궁, 젖가슴 등)을 보여준다. 남자아동의 경우에는 남성적 상징물과 여성적 상징물이 함께 등장하는데, 물론 다른 단계에서도 이런 상징물을 사용하기도 하므로 이런 상징물이 등장했다고 무조건 종결시기로 보아서는 안 된다.

종료가 가까워지면 창의적 방면을 만들며 독립되고 완전한 한 개인처럼 느끼기 시작한다. 말기에는 상징적으로 완전함과 전체감의 표현인 원, 네모 등의 이미지가 나타나며, 이것은 모래놀이치료를 통한 본능적 힘의 통합을 의미하는 것이다.

라. 치료기법

아동이 처음으로 모래상자를 접할 때는 "이 모래와 장난감을 사용해서 어떤 것이라도 좋으니 만들어 보세요."라고 지시한다. 일반적으로 모래놀이도구를 보면 알 수 있기 때문에 일일이 설명하지 않아도 된다. 때로는 모래를 움직여도 되는지, 동물만 꾸며도 되는지 등의 질문을 받을 수도 있는데 허용적으로 대답하면 된다. 특히 아동의 치료에서는 아동이 최대한 표현할 수 있도록 치료사가 돕는다. 즉 아동은 치료사가 허용적이라 느낄 때 자유롭게 자기를 표현할 수 있다.

때로는 아동이 모래상자를 넘어 과격한 충동을 표출할 수도 있는데 이럴 경우 중지시켜야 할 때도 있다. 이 경우 아동의 자아가 무너질 수도 있으므로 특별한 주의가 필요하다. 아동과 치료사가 공동제작하거나 두 개 중에 한 개씩 나란히 작품을 만들 수도 있는 이런 과정을 통해 치료를 촉진할 수 있다.

치료사는 놀잇감이 무엇이 선택되고 무시되는지 어떤 것이 대치되는지 등을 주의 깊게 관찰하여야 한다. 또한 놓은 위치와 순서 등을 기록하며 만드는 동안 이야기하거나 설명하는 이야기를 기록해 두어야 한다.

모래놀이는 전체적 경험이다. 모래놀이과정을 관찰함으로써 치료사는 아동에게 일어나는 과정을 평가할 수 있다. 치료사는 관찰을 통해 자신의 정신경험적 활동을 자극받을 수 있다. 그러나 치료사의 정신신체적 경험을 기록할 수는 있지만 자기 의견을 함부로 말해서는 안 된다.

모래놀이 작품의 해석은 놀잇감 한 개씩의 의미부여나 하나의 작품만 갖고 해석하는 것은 올바르지 않다. 계속되는 과정을 총체적으로 이해할 때 보다 잘 이해할 수 있기 때문이다.

3) 음악치료

(1) 기본가정

현대 음악치료는 이전의 개인이 연주만 하는 기능에서 음악을 도구로 활용하여 인간의 문제행동을 올바른 방향으로 치료하는 것으로 '인간행동의 변화'를 목적으로 한다. 음악치료는 음악활동이 목적이 아니라 치료적 목적, 즉 정신과 신체건강을 복원 및 유지시키며 향상시키기 위해 음악을 사용한다.

음악치료에 사용되는 음악은 기능적 역할과 도구적 역할을 수행한다. 기능적 역할은 음악이 신체활동을 야기하며, 만족감을 주고, 환경과의 접촉을 도모한다는 것이다. 또한 음악이 커뮤니케이션의 기능을 갖고 있고 감정을 표출시키며, 기억을 자극하고, 개인을 집단으로 통합시키고 즐거움을 준다는 것이다. 음악의 도구적 역할은 음악이 인간행동이고, 에너지 원천으로서의 리듬의 역할을 하며 시간의 흐름 속에 존재하는 현실이라는 사실이다. 그러므로 내담자를 바람직한 방향으로 변화시키기 위해서는 전문 음악치료사가 음악을 '체계적'으로 사용하는 것이 중요하다.

이러한 음악치료는 제2차 세계대전 이후 많은 병사가 병원에서 약물치료를 받는 것보다는 위문을 받을 때 치료에 더 효과가 있다는 것을 알고 서서히 보급되기 시작하였다. 그 후 음악을 치료적 목적으로 사용할 수 있는 전문인력에 대한 사회적 욕구가 대두되면서 음악치료사를 양성하는 학교가 생기기 시작하였다. 우리나라의 경우 1990년대에 음악치료가 도입되면서 음악치료대학원과 음악치료협회가 생기기 시작하였다.

음악치료는 임상전문직이면서 행동과학으로 내담자의 진단에 맞게 다양한 음악적 요소를 적용시킴으로써 내담자의 행동을 변화시킨다.

(2) 치료과정

① 치료목표

음악치료의 주된 목표는 음악을 통해 정신과 신체의 기능을 건강상태로 회복시키고 유지시키기 위함이다.

- 다른 사람과의 관계개선을 도와주며 사회성을 향상시켜 준다.
- 음악치료집단을 통해 개인의 책임감과 질서확립을 도와준다.
- 언어구사능력을 향상시켜 준다.
- 기분전환과 집중력을 길러 준다.
- 음악감상을 통해 긴장을 이완시키고 즉흥연주를 통해 원활한 자기표현을 돕는다.
- 자기 자신의 가치를 발견하게 하여 자신감을 길러 준다.
- 치료사와의 관계형성으로 타인에 대한 상호 신뢰감을 증진시키도록 도와준다.
- 적극적 역할을 하도록 동기부여를 한다.
- 노래 부르기와 악기 연주를 통해 약해진 신체기관의 기능회복을 돕는다.
- 욕구, 기호, 목표를 자유롭게 표현할 수 있게 도와준다.
- 말로 표현하기 힘든 정서를 창조적으로 승화시키고 배출할 수 있게 도와준다.

② 치료사의 기능과 역할

음악치료에 있어 치료사의 역할은 대상자와 긍정적 관계를 형성하고 지속적으로 연결되는 치료과정을 통해 치료적 목적을 달성하는 것으로 이러한 일을 제대로 수행해 내기 위해서 음악치료사는 적절한 훈련을 받는다. 미국에는 음악치료사가 되기 위한 일련의 훈련과정이 마련되어 있으며 이 소정의 과정을 이수하면 음악치료사로 등록되며 음악치료공인위원회에서 주관하는 공인 음악치료사 시험을 치를 수 있다. 이를 통과한 사람에게는 공인 음악치료사의 자격이 주어진다. 한 사람의 전문 음악치료사가 되기 위해서는 음악, 음악치료와 관련된 심리학, 건강학 등의 전문적 교육을 받아야 한다.

음악치료사는 자신이 임상치료를 위한 전문인임을 명심하고 전문인으로서 필요한 의무와 자세를 갖추어야 한다. 일반적으로 환자를 대하는 기본윤리와 이에 대한 정확한 이해가 필요하며, 음악치료 과정에서 환자의 연령, 성별, 개인의 형편에 따라 적합하고 무리 없는 프로그램을 미리 준비해야 한다.

또한 음악치료사는 무엇보다도 자신이 하는 일에 자발적으로 참여하는 자세를 가져야 한다. 자신의 분야에서 늘 배우는 자세로 임하며, 매사에 힘쓰는 것은 물론 책임감 있게 일해야 한다. 이러한 사람은 다른 치료사나 다른 영역에서 일하는 사람을 열린 마음으로 대하게 될 뿐만 아니라 타인의 장점을 받아들여 자신을 늘 발전시키고자 노력한다.

③ 내담자가 겪는 경험

음악치료는 정신적 문제를 가지고 있는 조현병 환자, 기분장애인, 지적장애인, 자폐증 환자, 신체장애인, 감각기관장애인, 학습장애인, 그 밖의 정신장애인을 비롯하여 노인질환자까지 그 대상이 다양하다.

조현병은 사고와 지각의 장애를 가져오는 질병으로, 특별히 무엇을 묘사하거나 이해하는 데 어려움이 있는 것을 말한다. 조현병은 한 가지 질병으로 간주되지 않고 오히려 관련된 집단적 질병으로 사고와 지각의 장애를 가져오는 질병이다. 가족에게 유전되며, 스트레스가 증세를 악화시키며, 특정한 치료약이 부분적으로 효과가 있다.

기분장애에는 우울증과 조울증이 있다. 이 장애는 주기적으로 기분의 혼란과 주의집중, 수면, 활동, 식욕과 사회적 행동에 장애를 가져온다. 조울증의 질환을 가진 사람은 비정상적으로 의기양양해지며 활동이 증가되는 특징을 보인다. 그러나 얼마 후 기분이 비정상적일 만큼 슬프고 무가치함을 느끼는 기간으로 바뀐다. 우울증은 식욕의 변화를 가져와 식욕이 감소하거나 과식하게 되고, 아주 잠을 안 자거나 너무 자는 방향으로 수면의 패턴이 바뀌며, 장기적 몸살, 일상의 흥미가 없어지며, 생각하거나 집중하는 능력이 떨어지는 특징을 보인다.

치료사는 우선 이러한 각각의 환자의 상태, 치료목적, 환자의 사회적 배경이나 활동배경 등에 따라 적절한 치료를 해야 한다. 이러한 치료방법에는 지원적이며 활동중심의 음악치료방법, 재교육 및 내면적 과정에 입각한 음악치료, 재조직, 카타르시스적 음악치료 등의 방법이 있다.

④ 치료사와 내담자의 관계

무엇보다 음악치료사가 커뮤니케이션의 기능으로 음악을 사용하여 얻는 가장 큰 혜택은 클라이언트와의 관계형성을 가장 효율적으로 할 수 있다는 점이다. 많은 경우 음악은 즉석에서 치료사와 내담자의 관계를 형성시켜 주며 이것은 대개 비언어적으로 자연스럽게 이루어진다. 그러나 음악치료 과정에서 어떠한 치료방법을 선택하는지에 따라 치료과정에 약간의 차가 있다.

〈예 10-2〉 **삶을 위한 리듬활동**

목적: 몸의 조절능력 향상(팔동작)

목표: 내담자는 왼손 위에 올려진 달걀을 노래의 리듬에 맞춰 오른손으로 집어 오른쪽 사람의 손바닥 위에 전달하는 작업을 노래가 3회 계속되는 동안 모두 실수 없이 행한다.

방법:
1. 달걀을 전달하며 부를 노래를 가르친다.
2. 왼손바닥을 위로 펴 고정하도록 한다.
3. 오른손으로 왼손바닥 위에 있는 것을 집어 오른편 사람의 손바닥에 전달하는 듯한 동작을 치료사의 지시에 따라 하도록 연습시킨다.
4. 달걀을 전달하며 부를 노래를 가르친다.
5. 노래를 부르면서 왼손바닥을 펴고 오른손바닥 위에 놓도록 한다.
6. 노래를 부르면서 달걀을 오른편으로 전달시키도록 한다.

도구: 달걀

응용:
1. 노래와 템포를 좀 빠르게 해본다.
2. 활동이 원활히 되고 클라이언트가 자신감이 있어 보이면 눈을 감고 달걀을 전달하도록 한다.

내담자중심의 치료방법은 로저리언 방법(Rogerian type) 또는 심리학에서는 비지시적 상담법이라고도 한다. 이 치료는 말 그대로 클라이언트가 중심이 되는 방법이다. 이는 일반적으로 방향이 설정되지 않은 상태의 치료집단을 말하며 클라이언트가 자신의 문제를 찾고 그 해결을 위한 방안을 어떻게 발견해 가는가를 우선에 두는데, 치료사는 단지 이를 도와주는 보조자의 역할을 한다. 그러므로 이 경우에는 치료사 자신의 가치관과 의도는 치료의 방향에 개입되지 않으며, 클라이언트가 무엇을 원하는지에 초점을 둔다.

치료사중심의 치료과정에서는 치료사의 역할이 큰 비중을 차지하며 대부분의 경우 내담자의 치료목표까지도 결정한다. 로저리언 방식을 사용하는 치료사와 달리 이 방법에서는 치료사가 클라이언트의 결정과 향상에 책임을 진다. 이러한 방식의 집단 진행은 마치 교사와 학생 간의 관계와 유사하여 자연적으로 치료사 자신의 가치관이 클라이언트 치료에 있어 모든 해결과 대답은 자신의 책임에 있다고 무의식 중에 인정하게 된다.

〈예 10-3〉 **음악감상에서 오는 감각경험이 인터루겐-I과 코티솔로 측정되는 면역시스템에 미치는 효과**

1. 선택한 음악감상과 감각경험의 표현이 인터루켄-I과 코티솔로 측정된 면역시스템에 의미 있는 변화를 주는가?
2. 음악감상 후 피실험자들이 그린 그림과 느낌을 적은 서술에서의 내용을 측정한 것이 감각경험에서 오는 면역시스템의 변화와 어떤 관계가 있는가?

〈연구방법〉

미국 중서부대학의 심리학 연구기관에서 18세 이상의 음악을 전공하지 않은 건강한 정상인을 무작위로 선정하여 항히스타민제 등의 약물을 복용하지 않고 담배를 피우지 않는 19명의 남자와 17명의 여자를 대상으로 실시하였다.

실험집단 I(남자 5명, 여자 5명)은 실험 전 채혈을 한 후 David Lantz 등의 뉴에이지 음악, Kenny G의 재즈, 모차르트의 고전 음악, 라벨의 인상주의 음악에서 각자가 선택한 것을 15분 정도 헤드폰으로 들은 후, 이어 15분의 지각된 감각경험 시간을 가진 후 채혈을 다시 하였다. 실험집단 Ⅱ(남자 3명, 여자 3명)는 실험집단 I과 같은 과정을 가진 후 실험 후 24시간이 지난 후에 채혈을 하였다.

통제집단 I(남자 5명, 여자 5명)에게는 실험집단 I과 실험 전후의 상황은 똑같이 유지되었으나 음악을 듣는 대신 가벼운 읽을거리와 다양한 잡지를 제공하였다. 통제집단 Ⅱ(남자 4명, 여자 4명)는 채혈 후 어떤 프로그램에도 참여하지 않고 밖으로 나가 자유롭게 시낸 후 24시긴 뒤에 돌아와 채혈을 하였다. 그 결과 실험집단 I에서만 인터루겐-I의 의미 있는 증가를 보여주었다. 이는 긍정적 이미지 경험이 스트레스 감소와 연관이 있음을 시사하는 것으로 음악으로 야기되는 긍정적 감각경험이 질병의 진행을 막는 데 기여하므로 호르몬 분비를 자극시켜 질병의 치료와 회복의 효과가 있다는 것을 보여준다.

(3) 치료과정과 기법

음악치료집단에서 시행되는 음악의 기능 면에서 볼 때 내담자는 음악감상, 연구, 작곡하거나 음악에 따라 움직이기도 하고, 악보를 읽거나 노래를 부르며 참여하는 행동을 보인다. 이는 활동이 중시되었느냐에 따라 위상영역에서 적용되는 치료방법이다.

① 감상을 이용한 치료방법

차분해진 몸과 마음의 상태에서 고전음악을 감상하는 동안 일어나는 상상을 통해 내부 상태를 표출한다. 이 방법을 GIM이라고 부르며 의식세계에서 평소 느끼지 못했던 문제해결을 위한 상태의 변화를 경험하여 자아실현을 경험하게 하는 것을 목적으로 한다. GIM의 이론은 Jung과 Maslow의 이론을 지원받은 것으로 내담자가 GIM과정을 통해 자신의 절정적 순간을 경험하게 될 때 자기실현의 치료적 효과가 동반됨은 물론 자신의 문제에 대한 해답도 스스로 발견하게 된다는 것이다(최병철, 1999).

가. 정서나 심리상태를 안정시킬 수 있는 음악감상법

아침, 저녁 중 한때를 정해서 하루 한 차례씩 10~20분 정도 고전음악을 듣는 방법이다.

- 앉거나 누운 자세로 천천히 두 팔을 들어 눈높이까지 올린다.
- 다섯 차례 심호흡을 한 후에 눈을 감고 천천히 숨을 들이마셨다가 내쉰다.
- 마음 상태에 맞는 음악을 선정한다(우울, 시험불안, 분노, 안정 등).
- 음악을 듣는다.

나. 음악을 들을 때 해보는 질문

- 당신은 이 음악을 좋아하는가? 싫은 점은 무엇이고, 좋은 점은 어떤 것인가?
- 이 음악이 지금 이 순간 당신의 마음속의 속도와 맞는가? 또는 빠르거나 느린가?
- 멜로디의 상승과 하강이 당신에게 영향을 끼치는가?
- 당신 생각에 이 음악은 지나치게 협화음인가 또는 불협화음인가? 하모니에 대하여 어떻게 느끼는가?
- 음악이 커지거나 부드러워질 때 당신은 어떻게 느끼는가?
- 이 음악이 당신에게 어떤 기억을 떠오르게 하는가? 만약 있다면 무엇이 지금 그 기억을 떠오르게 하는가?
- 이 음악이 얼마나 집중시켜 음과 마음을 하나로 느끼게 하는가?

다. 상황에 따른 음악선택

온화한 기분을 들게 하는 음악	바흐 – 관현악 모음곡 3번 D장조 제2곡 「G선상의 아리아」
피곤할 때 듣는 상쾌한 음악	비발디 – 바이올린 협주곡 사계 중 「봄」 헨델 – 모음곡 수상음악 브람스 – 바이올린 협주곡 D장조 드뷔시 – 모음곡 「베르가마스크」 라벨 – 피아노 곡 「물의 유희」

불안한 마음을 진정시켜 주는 음악	바흐 – 「환상곡」과 푸가 G단조 BWV542 「토가타」와 푸가 BWV565 베르디 – 「레퀴엠」 모차르트 – 레퀴엠 D단조 k.626
욕구불만을 떨쳐 주는 음악	헨델 – 모음곡 「왕궁의 불꽃놀이 음악」 하이든 – 교향곡 제94번 G장조 「놀람」 로시니 – 오페라 「빌헬름텔」 서곡
밝고 경쾌해지는 음악	슈트라우스 – 왈츠 「아름답고 푸른 도나우」
상쾌한 기분을 만드는 음악	바그너 – 관현악곡 「지그프리트 목가」
삶에 희망과 용기를 주는 음악	베토벤 – 교향곡 「합창」
사색할 때 듣는 음악	슈만 – 피아노 소품 「트로이메라이」
수면으로 이끄는 음악	멘델스존 – 극음악 「한여름 밤의 꿈」
졸음을 쫓는 음악	베토벤 – 교향곡 「전원」
상쾌한 아침기상을 위한 음악	차이코프스키 – 발레 모음곡 「백조의 호수」 멘델스존 – 극음악 「한여름 밤의 꿈」 중 서곡
식탁을 풍성하게 만드는 음악	비제 – 왈츠 「강아지」 차이코프스키 – 발레 모음곡 「호두까기 인형」

음악치료의 기법은 이 외에도 즉흥연주, 음악연주, 창작, 작곡 등을 통한 치료의 방법이 있다.

② 즉흥연주

즉흥연주는 음악적 훈련이나 배경 없이도 내담자의 심리상태를 소리로 표현해 내는 과정이다. 내담자 개개인의 감정적 경험을 즉각적으로 표현함으로써 비언어적 커뮤니케이션을 하고 상호 교류가 일어나, 감각의 세련화, 현실적응, 창조성, 질서와 협동심을 가져오게 하는 대표적 방법이다. 즉흥연주를 통해 내담자는 환기, 사정, 반응의 과정을 거침으로써 치료의 목표를 달성한다. 즉 내담자는 자신의 신체적·정신적·사회적 상태를 '소리'로 표현하고 소리로의 표현에 대한 관찰과 평가를 통해 연주의 경험과 관련된 의미를 언어로 묘사하며 내담자의 연주를 모방하거나 상호 반응하는 단계를 거침으로써 치료가 이루어진다.

③ 음악연주집단

가장 일반적으로 행해지는 음악활동으로 피아노나 기타 등의 악기를 배우고 가르치는 활동과 그 외 집단 악기연주활동이 포함된다. 또는 함께 노래 부르는 시간이나 합창 또는 합주 시간도 이에 포함된다.

④ 창작, 작곡, 노래 만들기

전형적 음악치료집단에서는 치료사가 네 마디 여덟 마디의 간단한 노래를 만들어 노래를 통해 질문하고 내담자의 답을 듣는 방법을 사용한다. 이는 언어를 통한 상호작용보다 훨씬 효율적으로 내담자와 유대관계를 형성하면서 자연스럽게 진행되도록 해 준다. 내담자는 간단한 노래에 자신의 느낌을 넣어 즉석에서 만들기도 한다.

⑤ 적극적 음악감상과 인식, 말하기 유도

음악치료사가 부르는 노래의 곡명을 알아맞히거나 합주곡을 들으면서 연주에 사용된 악기의 소리를 찾는 활동이 포함된다. 또한 음악이 주는 느낌이 달라질 때마다 내담자가 이야기를 만들어 가서 심리과정에 대한 탐색과 치유를 한다.

4) 심리극

(1) 기본가정

J. L. Moreno는 사이코드라마(Psychodrama)를 연극적인 방법을 통해 인간존재의 진실을 탐구하는 과학이라고 정의하면서 충분하고도 완전한 정신의 실현이라고 본다. 그리고 Moreno는 자발적 · 극적 · 즉흥적 방법으로 주인공의 주관적 진실을 탐구하는 학문이라고 정의하고 있다.

Bratner는 사이코드라마가 정신을 행위, 즉 연극에 의해 완전히 실현하는 것으로 사이코드라마는 개인이나 집단이 안고 있는 문제를 구체적 · 개별적 형태로 취급한다고 설명하고 있다. 이는 대부분 자발적으로 주인공이 되는데 이 주인공은 자기 자신의 그 무엇에 대해서 연출가와 보조자아의 도움을 받아서 극을 꾸려가게 되고 이때 집단원은 관객으로, 보조자아로 참가하게 되어 집단에 참가한 구성원 모두가 좋은 치료적 경험을 하게 된다. 사이코드라마는 Psyche(정신)+Drama(dram: 저항을 극복하는 행동)의 합성어로 마음의 긴장과 갈등을 상상력이라는 인간의 기본적 특성을 이용해 드라마적인 상황으로 표현하는 것이다. Moreno는 심리극을 '진실의 극장(the theater of truth)'이라 표현하면서 '연극적인 방법을 통해 인간존재의 진실을 소명하고, 인간이 치한 환경의 현실적인 측면을 탐구하는 과학'이라고 설명하였다. Zerka Moreno는 그의 말을 풀어서, '자발적·극적·즉흥적 방법으로 주인공의 진실을 탐구하는 학문'으로 정의한다. 이때 진실 혹은 주관적 진실이란 현실의 기준에 의한 객관적 진실 혹은 논리적 진실이 아니라 인간 개인마다 내면에 지닌 자기만의 진실, 지금 이 순간의 내적 생각, 느낌, 판타지, 꿈을 말한다.

Moreno는 인간이란 단순히 생물학적으로 태어나는 것이 아니라 이를 초월하여 최상의 자발적 존재로 태어난다고 보았다. 또한 인간은 인간과 자연, 그리고 우주의 역동적 에너지와 더불어 행위하는 존재라고 보고 인간은 이 세계와 함께 행위하고 창조하는 공동창조자, 공동책임자, 공동행위자로서의 삶을 살아간다고 말하고 있다. 그러나 Moreno는 인간 본질에 대한 체계를 구성하지 않았으며 다른 이론들이 다루지 않는 다양한 개념들을 언급하였다.

(2) 심리극의 구성 요소

① 무대

행동표현이 일어나는 장소로서 심리극을 위한 수단이 된다. 희랍의 원형 무대를 본떠 창안하여 사용되고 있으며, 세 개의 단으로 나누어져 있다. 환자가 첫 단에 발을 올려놓게 되면, 그는 그의 심리극의 세계 속으로 들어가게 된다. 이어서 2단 3단으로 올리기게 되는데 이곳은 생활의 표현과 자기 자신의 문제를 펼치는 장소가 된다. 음악도 심리극에 강력한 보조기구가 될 수 있다. 음악은 인간의 정서에 영향을 미쳐 의미 있는 감정을 유발하거나, 과거의 기억을 불러일으키고 이에 수반된 상한 징시를 표출시킬 수 있다. 주인공으로 하여금 자신의 연기에 충실하도록 도와주기도 하며, 자신의 연기를 통한 내적인 표현을 진실되게 나타내게끔 도와주며, 실제 동작을 하는 데도 유연성을 갖도록 도와준다.

② 연출자

연출자(Director)는 주인공이 자신의 문제를 탐구하기 위해 심리극을 할 수 있도록 극을 이끌어 가는 사람이다. 대개 집단지도자, 치료자, 교사, 또는 상담자로서 일하고 있는 사람이 연출자를 맡는다. 연출자는 치료자로서 심리극 전반을 이끌어 가는 기능을 한다. 연출자는 무엇보다도 주인공의 심리적 차원을 이해하고 신뢰감을 주어 주인공이 자신을 드러낼 수 있도록 극의 분위기를 조성하고 객관적 자세를 유지해야 한다.

③ 주인공

흔히 문제자, 선택자, 주연 등으로 불리우며 심리극 공연의 주체가 되는 사람을 말한다. 주인공은 각본에 따른 연기를 하는 것이 아니고 자신의 실생활을 자발적으로 묘사하는 것이다. 그는 어떤 일이나 자기 마음에 떠오르는 대로 자발적으로 행동해야 하며, 맡은 역할을 행동으로 해 보여야 한다. 처음에는 자신의 실제 모습을 보인다는 것에 저항을 느끼는 수가 많으나 차츰 자발성과 창조성이 발휘되어 저항이 줄어들게 된다.

④ 보조자아

보조자아 또는 보조자는 무대에서 펼쳐지는 심리극 장면에 첨가하는 주인공과 연출자, 관객 이외의 모두를 일컫는다. 보조자아는 극 중에서 주인공의 상대역을 하고 주인공이 극을 진행시키는 데 촉진자 역할을 한다. 보조자아의 역할 연기도 주인공의 역할이나 연출자 역할만큼이나 극의 진행에 실질적으로 큰 몫을 차지한다. 보조자아에게도 자유로이 다양한 역할을 소화해 내고 주인공에게 필요한 역할을 적절하게 표현할 수 있는 자발성과 창의성이 필요하다.

⑤ 관객

심리극의 관객은 일반 연극 관객과는 달리 주인공이 자신의 감정들을 탐구하는 과정에 직접 참가하는 적극적인 역할을 맡는다. 주인공의 이야기를 보면서 자신이 겪었던 비슷한 경험이나 느낌들, 매우 다르게 느꼈던 경험들에 대한 관객들의 이야기는 주인공을 지지하고 격려하는 효과가 있다. 일반적 의미의 관객과는 달리 심리극에서의 관객은 때때로 극 상황에 능동적으로 참여하기도 하고 주인공이 자신의 감정들을 탐구하는 과정에 직접 참가하는 적극적인 역할을 맡는다.

(3) 치료과정

① 치료목표

정화는 Moreno가 고대 희랍의 연극으로부터 빌려온 용어이다. 관객이 그리스의 비극에서 위대한 사람의 몰락을 바라볼 때 그들이 느끼는 공포와 연민 정서의 해소를 명명하기 위해 Aristotelcs는 『시학』에서 이 용어를 사용하였다. 심리극에서는 연극에서와는 다르게 이러한 정서의 해소가 관객뿐만 아니라 실연자들에게도 일어난다고 하였다. 정화는 참가자들이 그들 자신이나 다른 사람들에게도 숨겼던 감정을 인식할 수 있고 표현할 수 있다는 점에서 도움이 된다. 억눌린 감정들이 문제의 완전한 이해와 이와 관련한 자발성에 장애로서 작용하는 것과 같이 정화를 통해서 자신의 정서를 충분히 표현할 때 그 장애는 제거된다.

우리는 전에 알지 못했던 것의 참된 모습을 인식할 때 통찰을 경험한다. 통찰은 "아하!"라고 하는 경험이다. 통찰은 가치는 새롭고 다른 방식으로 특수한 문제를 보게 하는 것이다. 갑자기 새로운 방식으로 문제를 해결할 수 있는 이해의 도약이라고 본다. 심리극에서 통찰은 행위를 하면서 일어난다. 실연하는 사람은 역할 관계의 표현을 통해서 인식의 충격을 경험하며 행위 통찰은 운동감각적인 근거를 가지고 있다.

Moreno는 현장 학습과 관련된 감정적인 문제들과 정서적 구속을 인식하였고, 사람들이 안전한 환경에서 새로운 역할과 상황을 시도해볼 수 있는 기회를 제공하는 방법으로 역할훈련을 주장하였다. 역할훈련은 행동 연습이다. 역할훈련에서 우리는 새로운 역할을 시험해보거나 우리가 생활 속에서 이미 하고 있는 역할을 더 나은 방식으로 실현할 수 있다.

② 치료사의 기능과 역할

• Moreno(1997)는 심리극 디렉터의 역할로 '제작자', '치료자', '사회분석가'라고 하는 세 가지 역할로 나누어 설명하였다. 제작자는 개인적·집단적 욕구에 따라 드라마를 진행하고 제작하며 치료자로서 역할은 행위와 정화를 통한 치료적 효과를 산출하는 것이며 사회분석가로서 디렉터는 보조자를 통해 주인공과 참여자에게 영향을 미치는 기능을 한다는 것이다.

• Kellerman(1992)은 디렉터의 전문가적 역할을 분석가, 제작자, 치료자, 집단지도자라고 하였다. 그는 분석가로서 디렉터는 주인공의 상황을 충분히 정확하게 지각해야 할 책임이 있으며 경험에 의미를 부여하고 자신에 대한 자각을 증진시키기 위해서 인간적인 그리고 대인관계적인 현상들을 그가 충분히 이해하는 것을 의미한다. 제작자로서 그는 제시된 소재를 정서적으로 자극적이고 미적으로 즐거움을 주는 행위로 변화시키는 연극 연출가이다. 치료자는 치유를 촉진시키는 방식으로 주인공에게 영향을 미치는 변화인으로 작용한다. 집단지도자로서 디렉터는 지지적인 사회적 네트워크를 발전시킬 수 있도록 집단의 건설적인 분위기를 촉진시킨다. 따라서 Kellerman은 최소한의 숙련성이 디렉터의 전제조건이라고 하였으며, 전문가 자격을 위한 합리적인 요구조건이라 결론 내렸다.

〈표 10-5〉 **치료사의 기능과 역할**

역할	기능	기술	기준
분석가	공감하는 자	이해	해석학적
제작자	연극 연출	공연	미적
치료자	변화시키는 자	영향 미치기	치유적
집단지도자	매니저	리더십	사회적

• Kipper(1986)는 디렉터의 역할을 관찰, 평가 등을 통해서 정신 치료적 가치를 추구하는 치료자, 워밍업, 단서 발견, 마무리 등 임상적 역할 놀이를 진행시키는 제작자, 장면설정, 기법의 사용, 모델링을 통한 매 회기의 치료적 가치를 촉진시키는 촉매자로 나누어 설명하였다.

③ 내담자가 겪는 경험

- 자기 이해 및 통찰: 정서적·심리적 갈등이 극으로 표현되어 명료해지고 행동화되는 과정을 통하여 개인의 성장을 돕고 자신의 잠재력을 계발하는 데 도움이 된다. 결국 자기에 대한 이해가 깊어진다.
- 새로운 행동 방안의 습득: 연기 중의 역할연습을 통해 현재 행동을 보완해 줄 대안적 행동을 익히게 되어 자신을 표현하는 능력이 향상될 수 있다. 즉 사회적 기술이 증진된다.
- 가치관 및 인생철학: 과거, 미래, 혹은 지금과는 다른 현재 등 여러 다양한 가상적 현실들을 심리극 무대에서 경험하는 동안 자신의 가치관, 인생철학을 명료하게 인식하세 되며 자신의 가치관을 재검토할 수 있게 된다.
- 개인 성장에 필요한 기술 습득: 상상을 통해 자기의 꿈과 그것이 상징하는 것을 알게 되고, 직관력을 향상시키는 등 개인적 성장에 필요한 기술을 배우게 된다.
- 신체 동작의 율동감과 균형감: 연극이 가지는 유희성, 명랑성, 즉흥성, 예술성을 통해 즐거움을 얻을 수 있고 신체동작을 통해서 우리는 즐거움과 생동감, 유머 감각을 회복하고 자기에 대한 통찰과 인식이 증진되며 새로운 행동반응을 습득할 수 있는 기회를 가질 수 있다.
- 대인관계양식의 인식: 심리극을 통해 보조자아들과 관계를 맺는 방식 속에서 자신의 대인관계양식이 그대로 투사됨으로써 이를 분명히 인식할 수 있고, 더불어 사회 속에서 자신과 타인에 대한 책임감이 증진될 수 있다.

④ 디렉팅의 원리

- 자발성의 원리: 디렉터 자신이 무엇보다도 자발성이 확신이 되어야 한다. 자발성이 결여된 디렉터는 천체망원경 없이 천문을 연구하는 천문학자와 같고 농아자가 합창을 지위하는 것과 같다.
- 긍정의 원리: 어떤 인간 현상도 그 자체로 긍정되어야 한다. 그것은 도덕적 관습, 현실규범, 고정된 가치기준에 의해 인간을 판단하지 않음을 의미한다. 긍정할 줄 모르는 디렉터는 하늘을 붉고, 노랗고, 초록빛으로 칠하는 어린이의 그림을 파란색

으로 덧칠하는 선생과 같다. 하늘 한 번 제대로 관찰해 본 적이 없는 선생이다.

- 전체성의 원리: 인간을 하나의 외모, 학벌, 직업, 능력, 태도만으로 평가하지 않는 것처럼, 어느 한 색깔, 특성으로 인간을 규정하지 않는 자세가 전체성의 원리이다. 인간은 흔히 우리가 생각하는 이상으로 깊고 오묘한 존재이다.
- 행위의 원리: 인간은 행위하는 존재이다. 행위 없는 삶은 이미 지식이 아니다. 디렉터는 스스로의 행위를 통해 주인공으로 하여금 행위화할 수 있도록 한다. 말의 성찬으로 끝나는 사이코드라마는 이미 드라마(=행위)가 아니다. 점잖고 고상한 사람들만이 행위를 경멸한다. 왜냐하면 행위할 능력이 없기 때문이다.
- 지금-여기의 원리: 지금 이곳을 볼 수 있는 사람은 결코 과거를 따지지 않는다. 현재에 충실할 수 없는 사람들만이 역사를 들먹인다. 우리의 존재는 과거도 미래도 아닌 바로 지금-여기에 있다. 자발성 또한 오직 지금 이 순간에만 작용한다.
- 잉여현실의 원리: 단 한 번도 제대로 표현해 보지 못한 잉여현실이야말로 현실 이상의 의미와 가치가 있다. 사이코드라마는 잉여현실의 드라마이다. 반짝이는 것이 모두 다이아몬드가 아닌 것처럼 행위화되었다고 모두 잉여현실이 아니다. 그것은 깊숙이 묻혀 있는 보석과 같다.
- 공동창조의 원리: 우리 모두는 공동창조자이다. 디렉터는 결코 주인공이 아니다. 공동창조는 진정한 만남에서 시작된다. 디렉터만이 사이코드라마를 가장 잘 알고 있다고 생각해서는 안 된다. 초심자라도 진정한 인간의 만남이 무엇인지 아는 사람은 공동창조의 의미를 디렉터보다 더 잘 꿰뚫어 본다.

(4) 치료절차

① 워밍업 단계

개인이나 집단의 자발성을 높이고 기꺼이 행위화하고자 하는 다음 작업에 대한 의지와 준비성을 유발하고 촉진시키기 위한 단계이다. 여기에 필요한 조건은 믿음과 안정감, 그리고 비이성적·본능적·감각적 요소가 있어야 하며, 놀이적 요소, 모험정신 및 새로운 경험에 대한 탐구정신이 있어야 한다. 이 단계에서 집단원의 자발성이 충분히 발휘되면 주인공을 선정하게 되는데, 주인공을 선정할 때에는 집단의 유형, 크기, 시간, 갈등의 유형 등을 고려해야 한다. 가장 중요한 것은 자발성을 촉진시키는 것이며 나아가 집단 응집력(group cohesion)을 높이도록 한다. 자기 노출의 양을 스스로 결정하게 하는 작업이며 자연스러운 집단활동이 되면서도 극적이어야 하고 내용은 자신의 경험에 바탕을 둔 것이어야 한다. 자기소개, 행동연습, 여러 기법을 사용하는 것은 응집력을 높이기도 하지만 춤, 음악, 무언극, 마술 상점, 상황극 등을 사용하여 자발성의 극대화를 높이기도 한다.

이 단계에서 연출자는 집단원에 대해 많은 정보를 수집할 수 있고 행위화 단계에서 해야 할 작업의 방향을 잡을 수 있기 때문에 중요하다. 이 과정이 잘 끝나면 성원들이 자신의 문제를 개방할 준비가 되고 연출자의 입장에서는 주인공을 선택하기가 용이하고 극에 대한 저항을 줄일 수 있다.

〈언어 위주의 준비 작업들〉

- 공 주고받기
- 듣고 싶은/싶지 않은 이야기 상상하기
- 타인의 입장에서 자신을 소개하기
- 문장 완성하기
- 편지 쓰기
- 서로 질문하기
- 집단에 대해 이야기하기
- 어린 시절 회상하기
- 현실과 다른 모습 연기하기
- 소망 이루기

〈동작 위주의 준비 작업들〉

- 방을 재배치하기
- 안 쓰는 손으로 글씨 쓰기
- 가족 조각
- 기계놀이
- 발 구르기
- 걷기
- 눈 감고 걷기
- 몸짓으로 대화하기
- 선물 주기

심리극은 어른이라는 거추장스러운 가면을 쓴 아이들의 놀이터이다. 심리극 집단 내의 분위기는 대개 이성적이고 심각하며 추상적이다. 집단원들 역시 대부분은 어린 시절에 자기 부모가 금지하곤 했던 것들에 대해 두려움을 가지고 있는 어른들이다. 심리극은 그들에게 차분하고 조용하며 침착할 것을 요구하지 않는다. 말하기 전에 생각할 것을 요구하지도 않는다. 오히려 시시각각 이어지는 숨 막힐 듯한 순간순간의 현재 경험에서 자발적으로 무엇인가 얻어 갈 것을 요구한다. 이를 위해서 연출자는 준비 작업을 위한 활동이라는 방법으로 그들의 자발성을 북돋아 준다. 넘어지고, 놀림 받고, 소리 치고, 울면서 어른들은 자신의 내부에 있는 어린 시절을 다시 떠올리게 되고 이를 통하여 내재돼 있던 유희성, 상상력, 자발성을 되찾게 된다.

② 행위화 단계

이 단계는 선발된 주인공이 자신의 생활 장면이나 갈등상황을 제시하고 행동으로 표출하는 시기이다. 또한 주인공의 심리적 문제를 완전히 묘사하기 위해 주인공의 갈등상황을 무대 위에서 극으로 만들어야 하는 시기이다. 이 단계에서 실연을 통해 비로소 주인공은 자신의 문제에 대한 통찰을 느끼게 되고 억압했던 감정들을 상징적으로 행위화시킴으로써 감정의 정화를 맛보게 된다. 행위화 단계에서 주인공이 선택되고 극이 진행됨에 따라 여러 가지 정서적 표현을 하게 되는데 가장 중요한 원칙은 지금-여기에의 상황으로 몰입하는 것이다. 갈등은 연기할 수 있는 구체적인 사례로 재구성되며 주연의 중요한 역할들을 보조자아가 수행한다. 주인공이 자기의 문제를 말로 설명하기보다는 실제 그 문제가 일어난 장면을 만들도록 하는 것이 좋다. 주인공이 상황을 만들고 연기를 할 때 연출자는 주인공의 상태나 장면을 고려하여 다양한 기법들을 사용하여 극이 진행될 수 있게 한다.

③ 마무리 단계

이 시기는 그동안 주인공의 잘못된 생각이나 빗나간 행위를 통찰시켜 새로운 적응행위를 연습시키는 단계이다. 즉 행위화 단계를 통해 주인공은 자신의 갈등이나 억눌린 감정을 해소시키면서 이 단계에 들어오면 새로운 적응행위를 해 보는 것이다. 이 단계는 어떤 상황에서 여러 가능성의 새 행동을 실험해 보는 행동실습이 이루어지고, 또 관객들이 모여서 금방 했던 장면이나 주인공의 생활방식 등에 대해 관객 자신들의 느낌을 서로 나누는 시간을 갖게 된다. 나누기의 요령은 ㉠ 주인공을 비판하지 않는다, ㉡ 주인공을 있는 그대로 받아들인다. 설령 마음에 들지 않아도 평가, 비교, 공격해서는 절대 안 된다, ㉢ 주인공의 느낌과 유사했던, 같았던, 비슷한 상황의 자신이 경험에 대해 이야기한다. 드라마를 마친 후 주인공이 다른 집단성원들로부터 긍정적인 피드백을 받을 수 있도록 도와준다. 또한 관객들이 주인공의 문제를 분석적으로 유도하기보다는 자신들이 연극과정에 참여하며 느꼈던 감정들을 주인공과 공유하도록 도와준다. 이 나눔의 단계는 심리극에 참여한 모든 사람들의 감정을 소통시키는 기회를 제공하며 감정 정화가 고루 퍼지고 재경험하고 집단구성원이 인간 감정의 공통적 유대를 지각하면서 진정하게 된다. 주인공은 감추고 있던 자신의 비밀스런 부분들이 남들 앞에 드러났을 때의 수치심이나 자기 노출 후의 불안감을 수습하고 자신의 문제를 정리할 수 있게 된다. 그리고 심리극 진행 중에 생긴 의문이나 오해를 푸는 기회도 가질 수 있다. 연출자는 주인공이 집단구성원들로부터 고무적인 반응을 얻도록 도와준다. 그러기 위해 특히 주인공의 문제에 관한 지적인 분석보다는 집단구성원들이 연기에 참여하고 주인공의 이야기를 보면서 느꼈던 감정이나 자신의 경험을 공개한다.

(5) 치료기법

① 마술상점

이 기법은 인도의 마술에서 힌트를 얻어서 Moreno연구소에서 1943년부터 사용하기 시작한 방법이다. 인간 속성의 물물교환이 이루어진다. 이 기법은 가게 주인과 손님이 한 몸이 되어 완전히 공상적으로 이루어지는 일에 협력하는 것으로서 자발적인 공상연기인 동시에 투사검사라는 진단의 도구가 되기도 한다. 현실과의 사이에 어떤 일정한 거리가 유시되므로 이 유희와 공상이라는 너울 때문에 참석자는 안심하고 연기할 수 있는 것이다.

② 역할 바꾸기

타인과 접하는 상황에서 주인공과 보조자아가 서로 역할을 바꾸어 보는 기법이다. 이를 통해 주인공은 타인의 역할을 해 봄으로써 타인의 입장을 더 잘 이해할 수 있고 자신을 돌아보고 반성할 수 있는 기회를 갖게 된다.

③ 빈 의자 기법

빈 의자는 주인공의 감각을 행동으로 옮기게 하는 데 중요한 역할을 하며 살아서 숨쉬는 사람에게 직접적으로 표현할 수 없는 증오나 분노, 적개심과 공격적인 행위를 할 수 있다는 장점을 가지고 있다.

④ 이중자아

주인공이 청중을 의식하거나 다른 억압에 의해 자신의 내면의 생각들을 털어놓지 못하는 경우 보조자아가 주인공의 또 다른 자아의 역할을 해 줌으로써 주인공이 그의 갈등을 솔직하고 뚜렷하게 보일 수 있도록 하는 기법이다.

⑤ 거울기법

주인공이 자신이 어떻게 행동하고 있는지를 인식시키고자 할 때 보조자아가 주인공과 똑같은 행동이나 말을 하는 것을 주인공이 보게 하는 기법이다. 보조자아가 주인공의 반응을 반영하게 함으로써 주인공이 이를 관찰하고 반응하게 하는 기법으로 자아직면에 유리하다.

⑥ 미래투사

이 기법은 주인공을 미래로 보내는 것으로 주인공의 목표를 명료화시키기 위한 것으로 주인공의 책임감을 증진시키기도 한다. 그리고 주인공이 자신의 미래에 대해 생각해 볼 수 있는 기회가 될 수도 있다. 주인공 미래의 상황을 말하는 대신 그것이 현재에 일어나는 것처럼 하여야 한다. 그리고 보조자아들은 상황이 보다 현실적으로 되게 도와준다.

⑦ 상황실험기법

각 개인이나 혹은 집단 전체에서 극적이거나, 환상적이거나, 우습거나, 비극적이거나, 욕구좌절의 상황이거나, 가벼운 데서 극단적인 데까지 여러 상황을 제시하여 극화시켜 나간다.

⑧ 등뒤기법

주인공은 무대의 한쪽 구석으로 가서 집단으로부터 등을 돌리고 집단은 마치 주인공이 거기 없는 것처럼 주인공에 관해 토론한다. 주인공은 그에 대해 이야기하는 것을 엿들음으로써 도움을 얻을 수 있다.

⑨ 가구장면

주인공이 자신의 이야기를 하기를 힘들어하거나 저항이 심할 때 보조자아를 이용하여 주인공의 방을 꾸며준다. 주인공은 자신이 보조자아에게 직접 가구의 이름을 붙이고 가구와 대화하는 형식을 취하는 것이다.

토론주제

1. 각 심리치료기법이 갖는 차이점은 무엇이며 어떤 내담자가 각 치료법에 적합할지 토론해 보자.
2. 자신이 치료사가 된다면 가장 매력 있다고 생각되는 치료법은 무엇이며 왜 매력 있다고 생각하는지에 대해 이야기해 보자.

참고문헌

강진령(2010). **상담과 심리치료**. 양서원.

교육과학기술부(2008). 학생자살 예방교육 및 위기관리: 상담 및 정신건강 중심으로.

교육부 외 정부부처(2014). 제3차 학교폭력 예방 및 대책 기본계획(2015~2019).

교육부(2013). 학생정서 · 행동특성검사 및 관리매뉴얼.

교육부(2015). 2015년 제2차 학교폭력 실태조사.

교육부 · 한국교육개발원(2014. 7. 11). 2014년 1차 학교폭력 실태조사 분석결과 발표.

국가청소년위원회(2006). 국가청소년위원회 통합성과 관리 매뉴얼: 사용자용.

국립국어연구원(1999). **표준국어대사전**. 두산동아.

국립국어원(2015). **표준국어대사전**.

국무총리 청소년보호위원회(2004). 청소년 자살의 원인과 실태.

권이종(2000). 학교 내에서의 집단 따돌림의 발생원인과 해결방안에 관한 연구. **청소년학연구**, 7(2), 19-34.

권준수 · 김재진 · 남궁기 · 박원명 · 신민섭 · 유범희 · 윤진상 · 이상익 · 이승환 · 이영식 · 이헌정 · 임효덕 역(2015). **정신질환의 진단 및 통계편람**(*DSM-5® Diagnostic and Statistical Manual of Mental Disorders-5ed.*). 학지사.

권혜진 · 윤종희(1993). 모자녀 간의 의사소통유형과 청소년의 자아정체감에 관한 연구. **한국아동학회지**, 14(1), 167-177.

김경희(2008). 자살위험 중학생을 위한 생명존중 프로그램의 효과성 연구. 성균관대학교 석사학위논문.

김군자(1998). **음악치료의 이론과 실제**. 양서원.

김두섭 · 이지원(2015). 거주지역의 민족구성 특성이 혼인 이주여성의 삶 만족도에 미치는 영향. **가족과 문화**, 27(2), 130-156.

김상운(2014). 가정폭력사건에 대한 경찰 초기대응 강화방안. 한국여성정책연구원.

김상희(2004). 청소년의 약물남용과정에 관한 연구. **형사정책연구**, 7. 형사정책연구원.

김성환(2004). **민족 고유의 심신 수련법, 국선도 단전호흡법(조신법 편)**. 도서출판 덕당.

김순혜(2001). **아동상담**. 학지사.

김순혜 · 김양희 · 박승호 · 박정옥 · 송숙희 · 송의열 · 송인섭 · 윤명희 · 이경화 · 이경희 · 정수자 · 정종진 · 조소현(1995). **인간이해를 위한 심리학**. 상조사.

김승권 · 양옥경 · 조애저 · 김유경 · 박세경 · 김미희(2004). 다양한 가족의 출현과 사회적 지원체계 구축방안. 한국보건사회연구원.

김시업(1995). **생활적응을 위한 심리학**. 문음사.

김애경(2003). 부모의 갈등 및 사회적 지지와 내외통제성이 초기 청소년의 자아존중감에 미치는 영향. 청소년학 연구, 10(3), 351-372.
김영숙・이경화(1998). 유아 아동을 위한 정신건강. 교육과학사.
김은주(2004). 저소득 한부모 가족의 생활실태 및 지원방안 연구. 대전광역시.
김이영・이우언・배기효・김병찬・정선화・정왕용(2015). 정신건강론. 양서원.
김인자(2008). 당신의 삶은 누가 통제하는가. 한국심리상담연구소.
김인자(2014). 현실치료의 적용 1. 한국심리상담연구소.
김재엽・정소연(1997). 청소년비행과 가정폭력. 한국아동복지회, 5(1), 71-93.
김정호・김선주(1999). 스트레스의 이해와 관리. 도서출판 아름다운 세상.
김정희・남기덕・박영호・송명자・송인섭・심응철・윤가현・윤영화・이철원・이현진(1999). 심리학의 이해. 학지사.
김지은(2014). 고등학생 자살예방교육이 자살관에 미치는 영향. 이화여자대학교 대학원 석사학위논문.
김충기・김현옥 역(1991). 상담과 심리치료의 원리와 실제. 성원사.
김형태(1989). 청소년기 자아정체감의 발달 및 측정에 관한 연구. 충남대학교 대학원 박사학위논문.
김혜숙・박선환・박숙희・신은영・이주희・정미경(2016). 인간관계론. 양서원
김희화・김경연(1998). 개인적 요인 및 환경적 요인이 청소년의 자아존중감에 미치는 영향. 대한가정학회지, 36(2), 47-60.
대한임상비만학회(2001). 임상비만학(제2판). 고려의학.
맹용길(1998). *Christian Ministry for the Elderly*. 장로교출판사.
문용린・김준호・임영식・곽금주・최지영・박병식・박효정・이규미・정규원・김충식・이정희・신순갑・진태원・장현우・박종효・장맹배・강주현・이유미・이주연・박명진(2006). 학교폭력 예방과 상담. 학지사.
미래창조과학부(2015). 2014년 인터넷중독 실태조사.
미래창조과학부(2016). 2015년 인터넷중독 실태조사.
민경환(2007). 성격심리학. 법문사.
민성길(1991). 최신정신의학(증보판). 일조각.
박상진(2008). 학교 내 집단따돌림 예방에 관한 연구. 한국범죄심리연구, 4(1)(통권 제6호), 93-117.
박성수(1993). 인지상담 기본기법 개발자문회의. 청소년 대화의 광장.
박소영(2014). 피로와 스트레스, 우울감 및 스트레스 대처방식의 관계. 고려대학교 대학원 석사학위논문.
박수애・김현정(2007). 20대 여자가 꼭 알아야 할 거절의 기술 34. 원앤원북스.
박숙희(1996). 프로이드와 무의식. 한성대신문.
박아청・김혜숙・김창대(1996). 청소년 발달상담. 청소년대화의 광장.

박지희(1987). 가정환경과 정신건강과의 관계 연구. 숙명여자대학교 교육대학원 석사학위논문.
보건복지부(2001). 정신건강 10가지 수칙(http://www.mohw.go.kr).
보건복지부(2006). 2005년 전국아동학대현황 보고서.
보건복지부(2008a). 정부가 '청소년 정신건강' 챙긴다(http://www.mohw.go.kr).
보건복지부(2008b). 정신보건법령.
보건복지부(2014a). 2014년 정신건강사업 안내.
보건복지부(2014b). OECD Health Data 2014.
보건복지부(2015a). 정신보건법령.
보건복지부(2015b). 함께 만들어요, 정신건강 희망시대－정신건강의 날 지정 유래 보도자료.
보건복지부 · 한국보건의료연구원(2012. 9. 13). 청소년 자살, 주요 원인은 스트레스 등 정신장애 민 · 관이 함께해야 해결 가능: 국내 최초로 자살 예방 전문가 합의를 통해 청소년 자살 예방 대안 모색.
서영숙 · 황은숙(2003). **한부모가정과 이혼 이해교육**. 양서원.
서울대학교 교육연구소(1999). **교육학 대백과사전**. 하우.
서울특별시교육청(2011). 서울형 학생행복지수 개발 연구.
서울특별시청소년종합상담실(1999). **'왕따'현상에 대한 이해와 상담 접근**. 청소년상담연구 Ⅲ.
성민준 · 송준(1988). **가족의사교통의 새로운 기법/사람 만들기의 가정공학**. 홍익제.
손경애(1992). **청소년 약물남용의 실태와 대책**. 현대사회연구소.
손윤정(2004). 가정폭력 방지제도의 개선방안에 관한 연구. 조선대학교 정책대학원 석사학위논문.
송인섭 · 김정원 · 정미경 · 김혜숙 · 신은영 · 최지은 · 박소연(2000). **교육심리학**. 양서원.
안범희(2000). **성격심리학**. 도서출판 하우.
여성가족부(2015). 2015 전국 다문화가족 실태조사.
여성가족부(2016). 2015 한부모 가족 실태조사.
여중철(2010). 다문화가족의 형성과 문화적 적응. **민족문화논총**, 44, 351-388.
연세대학교 원주의과대학 원주기독병원 정신과. 정신건강 자가테스트(우울증, 강박장애, 공황장애, 알코올의존).
원호택 · 박현순(1999). **인간관계와 적응**. 서울대학교 출판부.
유미숙(1997). **놀이치료 이론과 실제**. 상조사.
윤순임 · 이죽내 · 김정희 · 이형득 · 이장호 · 신희천 · 이성진 · 홍경자 · 장혁표 · 김정규 · 김인자 · 설기문 · 전윤식 · 김정택 · 심혜숙(1995). **현대 상담 · 심리치료의 이론과 실제**. 중앙적성출판사.
윤진(1993). **청소년심리학**. 서원.
이근후 · 강병조 · 이길홍 · 곽동일 · 이무석 · 민성길 · 이정호 · 박민철 · 정성덕 · 박영숙 · 정인과 · 신석철 · 한오수 · 우종인 · 황익근 역(1995). **정신장애의 진단 및 통계 편람(제4판)**. 하나의학사.

이근후 · 임계원 역(1897). 사이코 드라마. 하나의학사.

이근후 · 김재은 · 김정규 · 박영숙(1991). 이화방어기제검사. 하나의학사.

이근후 · 박영숙 역(1990). 사회적응을 위한 인간관계. 하나의학사.

이미리(2006). 청소년의 우울증에 대한 스트레스와 대처전략의 상호작용 효과. 아동학회지, 27(5), 67-78.

이민규 · 김순화 · 금명자 역(1988). 스트레스. 중앙적성출판사.

이상미 · 임정하(2015). 청소년의 기질과 스트레스 대처전략이 심리적 안녕감에 미치는 영향, 한국가정과교육학회지, 27(2), 121-135.

이수원 · 장현갑 · 안신호 · 이만영 · 김경린 · 정찬섭 · 이승복 · 이춘재 · 윤호균 · 안창일 · 오경자 · 조경호 · 한덕웅 · 윤진(1990). 심리학 : 인간의 이해. 정민사.

이순묵 · 반재천 · 이형초 · 최윤경 · 이순영(2006). 인터넷중독 진단용 방식의 전환. 한국심리학회 학술대회 자료집, 1, 592-593.

이시형(1985). 대인공포증의 치료. 집현전.

이장호(1988). 상담심리학 입문(제2판). 박영사.

이재창 · 임용자(1998). 인간관계론. 문음사.

이재창 · 정연윤 · 구본권 · 손진훈 · 김정기 · 박승호(1955). 인간이해를 위한 심리학. 문음사.

이중석(1994). 10대의 정신병리(상). 협신사.

이지항(2005). 인터넷 환경변인과 중재변인이 청소년의 인터넷 중독 성향에 미치는 효과. 숙명여자대학교 대학원 박사학위논문.

이현만 · 한성희(1996). 부모의 양육태도가 중학생의 우울성향에 미치는 영향. 소아 · 청소년 정신의학, 7(2), 167-178.

이현수(1976). 이상행동의 심리학. 대왕사.

이형득 외(1991). 상담의 이론적 접근. 형설출판사.

이형초 · 심경섭(2006). 인터넷 중독 완전정복. 시그마프레스.

임계원(1981). 사이코드라마의 치료기제.

임승권(1993). 정신위생. 양서원.

임승권(1996). 정신위생(증보판). 양서원.

장대숙(1998). *Christian Perspective on Theories and Applications of Gerontology*. Seoul Publishing House the Presbyterian Church of Korea.

장연집 · 박경 · 최순영(2000). 현대인의 정신건강. 학지사.

전국지리교사연합회(2011). 살아있는 지리 교과서1(자연지리, 사람과 자연의 조화로운 공존). 휴머니스트.

정옥분(2009). 청년 발달의 이해. 학지사.

정일출(1997). 과밀 및 소음환경이 중학생의 정신건강에 미치는 영향. 한국교원대학교 대학원 석사 학위논문.
정현숙 · 정영화 · 천혜정 · 양성은 · 조은희(2003). 가족관련기본법 제정을 위한 기초조사 및 평등 가족기본법(안) 마련. 여성부.
정현희 · 이경아(1999). 스트레스, 자아존중감 및 교사와의 관계가 청소년의 학교적응에 미치는 영향. 한국심리학회지, 11(2), 104-116.
조은숙(1986). 정신위생. 교육연구사.
조은숙(2000). 현대인의 정신건강. 법문사.
조흥식 · 김혜련(2000). 여성복지학. 학지사.
진현령(1998). 영재 유형별 스트레스 수준과 학교생활 적응도와의 관계. 충북대학교 대학원 석사 학위논문.
차동엽(2007). 무지개 원리. 위즈 앤 비즈.
청소년폭력예방재단(2014). 2013년 전국 학교폭력 실태조사 결과발표.
최병철(1999). 음악치료학. 학지사.
최윤미(1993). 사이코드라마. 워크숍 자료.
최윤미(1996). 심리극. 중앙적성출판사.
최창호(1997). 그래, 이게 바로 나야. 김영사.
최헌진(2003). 사이코드라마 이론과 실제. 학지사.
통계청(2015a). 2014년 혼인 · 이혼 통계
통계청(2015b). 2015 청소년 통계.
통계청 · 여성가족부(2014). 청소년 통계.
표창원(2016). 프로파일러 표창원의 사건추적. 지식의 숲.
학교사회사업학회(1997). 위기의 청소년 어떻게 도울 것인가. 제2회 학교사회사업학회 학술대회.
한국교육심리학회(2000). 교육심리학용어사전. 학지사.
한국미술치료학회(1994). 미술치료의 이론과 실제. 동아문화사.
한국심리학회(1997). 현대 심리학의 이해. 학문사.
한국심리학회(1999). 학교폭력의 학술적 · 사회적 대안. 한국심리학회 심포지엄.
한국아동문제연구소(1991~1994). 소아정신건강. 1991년 8월 창간호~1994년 6월 17호.
한국여성개발원(1993). 가정폭력의 예방과 대책에 대한 연구.
한국여성개발원(1999). 여성에 대한 폭력 관련 서비스 연계방안.
한국여성개발원(2000). 여성통계 연보.
한국여성개발원(2005). 2004 전국 가정폭력 실태조사보고서.
한국여성정책연구원(2014). 가정폭력사건에 대한 경찰 초기대응 강화방안.

한국인터넷진흥원(2014). 2014년 인터넷이용실태조사.
한국청소년연구원(1992). 청소년문제론. 연구보고: 92-4-21(3), 청소년지도자 교재총서.
행정자치부(2015). 2015년 주민등록 인구통계.
허성욱(2006). 청소년 약물남용에 관한 연구. 청소년학연구, 13(2). 1-28.
홍상욱・엄경순・배옥현(2003). 현대가족에서의 청소년의 스트레스와 사회적 지지. 한국가족관계학회지, 8(1), 139-155.
홍숙기(1998). 젊은이의 정신건강. 박영사.
홍종관(2012). 학교폭력의 실태, 원인 그리고 대처에 관한 연구. 초등상담연구, 11(2), 237-259.
황상민・한규석(1999). 사이버 공간의 심리 : 인간적 정보화 사회를 향해서. 박영사.
황은숙(2005a). 이혼가정 부모교육 프로그램의 개발과 활성화 방안. 숙명여자대학교 대학원 박사학위 논문.
황은숙(2005b). 한부모 가정 실태와 정부 개선방안 연구. 한부모가정연구소.
황은숙(2006a). 서울시 한부모 가정 실태조사 연구. 한부모가정연구, 1(1), 1-40.
황은숙(2006b). 이혼가정 부모교육 프로그램 활성화를 위한 정부지원 개선 방안 연구. 유아교육・보선행정 연구, 10(2), 41-68.
황은숙(2007). 모자가정과 부자가정의 고충 비교연구. 한부모가정연구소.
황인순(2005). 가정폭력이 자녀에 미치는 영향. 상명대학교 대학원 석사학위논문.
황정규(1992). 한국청소년의 정신건강. 한국정신문화연구원.
황정규(1998). 학교학습과 교육평가(개정판). 교육과학사.
황진숙・나영주・이은희・고선주(2005). 가족과 학교 관련 요인에 따른 청소년 세분집단의 신체이미지와 자아존중감. 한국의류학회지, 29(7), 948-958.

새전북신문. 2005. 2. 14.
전국매일신문. 2016. 7. 24.
조선일보. 2001. 6. 24.

Arlow, J. A.(1979). Psychoanalysis. In R. Corsini(Ed.), *Current psycho-theraples*(2nd ed.). Itasca, Illinois: F. E. Peacock Publishers, Inc.
Bandura, A.(1980). *Social foundation of thought and action: A Social cognitive theory*. Englewood Cliffs, NJ: Prentice-Hall.
Billings, A, G., & Moos, R. H.(1984). Coping, stress, and social resources among adults with unipolar depression. *Journal of personality and social psychology*, 46(4), 877-891.
Bruno, F. J.(1977). *Human adjustment & personal growth*. New York: John Wiley and

Sons.

Corey, G.(1982). *Theory and Practice of counselling and psychotherapy*. Monterey, Calif: Brooks/Coles.

Dryden, W. & Ellis, A.(1988). Rational-emotive therapy. In K. S. Dobson(Ed.), *Handbook of cognitive-behavioral therapies*(214-272). New York: Guildford Press.

Folkman, S. & Lazarus, R. S.(1985). If it changes it must be a process: Study of emotion and coping during three stages of a college examination. *Journal of Personality and Social Psychology*, 48, 150-170.

Folkman, S., Lazarus, R. S., Dunkel-Schetter, C., Delongis, A., & Gream R. J.(1986). Dynamics of a stressful encounter: Cognitive appraisal, coping, and encounter outcomes. *Journal of Personality and Social Psychology*, 50, 992-1003.

Freud. S.(1947). *The Ego and Id*. Lodon, Routledge: MacGrow Hill.

Gergen, K. J.(1971). *The concept of self*. N.Y.: Holt, Rinehard and Winston.

Grych, J. H. & Fincham, F. D.(1990). Marital conflict and child adjustment: A cognitive contextual framework. *Psychological Bulletin*, 108, 267-290.

Hamachek, D.(1995). *Psychology in teaching, learning, and growth*. Boston, MA: Allyn & Bocan.

Journard, S.(1975). Growing experience and the experience of growth. In A. Arkoff (Ed.), *Psychology and personal growth*(307-315). Boston: Allyn and Bacon.

Kalish, R.(1975). *Late adulthood: Perspectives on human development*. Nonterey, CA: Brooks/ Cole Publishing Co.

Kim, J. S., & Jo, H. I.(2010). The mediating effect of stress coping and benefit-finding in the relationship between optimism and psychological well-being: focused on perceived controllability of adverse events. *Korean journal of counseling and psychology*, 22(3), 797-820.

Lazarus, R. S.(1976). *Patterns of adjustment*(3rd ed.). Tokyo: McGraw-Hill, Kogakusha.

Lazarus, R. S. & Folkman, S.(1984). *Stress, Appraisal, and Coping*. New York: Springer-Verlag.

Mendens, H. A.(1979). Single-parent Family: A typology of life Style. *Social Work*, 24, 193-200.

Ney, F. I.(1958). *Family Relationships and Delinquent Behavior*. N.Y.: John Willy & Sons Inc.

Ryan-Wenger, N. M.(1992). A Taxonomy of children's coping strategies: A step toward theory development. *American Journal of Orthopsychiat*, 62(2), 256-263.

Smilansky, S., Weissman, T.(1981). Social, Scholastic and emotional adjustment of children of divorced parents. *Studies in Education*, 41(Hebrew). Haifa University, Israel.

Thich Nhat Hanh(2001). 최수민 역(2002). 화(anger). 명진출판.

Trost, J.(1980). The Concept of One Parent Family. *Journal of Comparative Family Studies*, 11.

Zuckerman, M.(1991). *Psychobiology of Personality*. Cambridge: University Press.

사이언스엠디뉴스(http://www.sciencemd.com)

통계청(http://kostat.go.kr)

한국한부모가정사랑회(http://www.hanbumo.org)

한부모가정지원센터(http://www.hanbumocenter.org)

http://blog.daum.net/kbrass/12618860.

찾아보기

〈인명〉

저자소개

박선환 E-mail: shpark02@hanmail.net

숙명여자대학교 교육심리학과 졸업

숙명여자대학교 대학원 교육학 박사(교육심리 전공)

현, 한국외국어대학교 외래교수, 하연상담교육연구소 객원교수, BSC 자문교수,
한국교육개발원 학교컨설턴트

박숙희 E-mail: spark@uhs.ac.kr

숙명여자대학교 교육심리학과 졸업

숙명여자대학교 대학원 교육학 박사(교육심리 전공)

한국교육개발원 영재교육연구실 Post-Doc.(한국학술진흥재단 지원)

현, 협성대학교 교수, 한국영재교육학회 편집위원장, 한국창의력교육학회 상임부회장

이주희 E-mail: maearee@dsu.ac.kr

숙명여자대학교 교육심리학과 졸업

숙명여자대학교 대학원 교육학 박사(상담 및 생활지도 전공)

현, 동신대학교 상담심리학과 교수, 한국여성심리학회 이사

정미경 E-mail: mkchung@hknu.ac.kr

숙명여자대학교 교육심리학과 졸업

숙명여자대학교 대학원 교육학 박사(학교교육과 교육심리 전공)

한국교육과정평가원 Post-Doc.(한국학술진흥재단 지원), 한국교육과정평가원 연구교수

Purdue대학교 방문교수

현, 한경대학교 교양학부 교수, 한국교육심리학회 이사, 한국영재교육학회 이사

김혜숙 E-mail: ddalkikot@hanmail.net

숙명여자대학교 교육심리학과 졸업

숙명여자대학교 대학원 교육학 박사(교육심리 전공)

성균관대학교 Post-Doc.(BK21)

현, 부산가톨릭대학교 병원경영학과 교수, 한국창의력교육학회 이사,
한국여성심리학회 이사, 한국영재교육학회 이사

정신건강론

1판 1쇄 발행 2008년 3월 5일
1판 10쇄 발행 2014년 7월 10일
2판 1쇄 발행 2017년 2월 20일
2판 3쇄 발행 2022년 2월 25일

저 자 | 박선환 · 박숙희 · 이주희 · 정미경 · 김혜숙
발행인 | 박철용
발행처 | 양서원
주 소 | 경기도 파주시 직지길 522 파주출판도시
전 화 | 031-955-8000(代)
팩 스 | 031-955-8005
홈페이지 | www.yswpub.co.kr
이메일 | yswgroup@naver.com
출판등록 | 1987년 11월 24일 제 406-2003-037 호

ISBN 978-89-994-0659-1

정가 19,000원